Ronco e
Apneia do
Sono

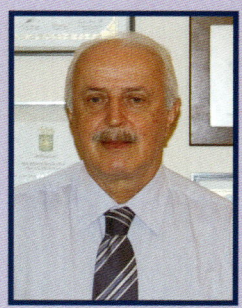
José Antonio Pinto é médico especialista em Otorrinolaringologia e Cirurgia de Cabeça e Pescoço, sendo, atualmente, coordenador do Comitê de Medicina do Sono da Associação Brasileira de Otorrinolaringologia e Cirurgia Cervicofacial. Introdutor de técnicas inovadoras no diagnóstico e no tratamento do ronco e da apneia do sono, tem desenvolvido intenso trabalho em nosso país e no exterior por meio de cursos e palestras, sendo um dos fundadores e coordenador do Grupo de Estudos Latino-Americano em Roncopatia e Apneia do Sono (GELARA) e membro fundador da *International Surgical Sleep Society*, entidades internacionais que promovem a difusão do estudo, a investigação e o tratamento das alterações obstrutivas do sono.

Diretor do Núcleo de Otorrinolaringologia e Cirurgia de Cabeça e Pescoço de São Paulo e Chefe do Serviço de Otorrinolaringologia do Hospital e Maternidade São Camilo – Pompéia, faz parte do corpo clínico do Hospital Israelita Albert Einstein e Hospital Alemão Oswaldo Cruz.

Fellow da Academia Americana de Otorrinolaringologia e Cirurgia de Cabeça e Pescoço, foi presidente da Sociedade Brasileira de Endoscopia Peroral (1990–1992), da Academia Brasileira de Laringologia e Voz (2001–2003) e é coordenador da área de Otorrinolaringologia da Sociedade Brasileira de *Laser* em Medicina e Cirurgia.
Participando ativamente de inúmeras sociedades científicas, tem recebido diversos prêmios e homenagens de reconhecimento por sua contribuição à educação e ao desenvolvimento da Otorrinolaringologia no Brasil e no exterior.

Ronco e Apneia do Sono

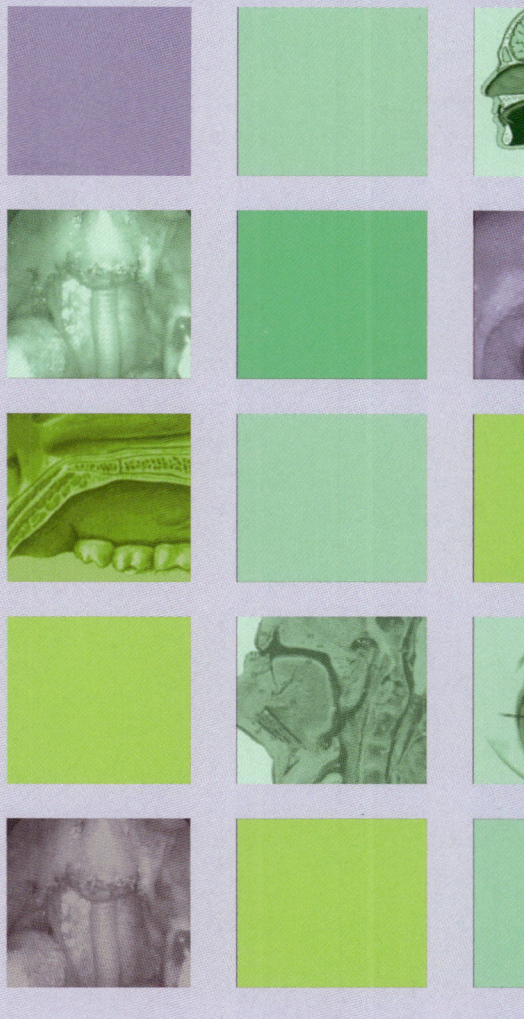

José Antonio Pinto
Médico-Otorrinolaringologista e Cirurgião de Cabeça e Pescoço
Diretor do Núcleo de Otorrinolaringologia e Cirurgia de Cabeça e Pescoço de São Paulo
Chefe do Serviço de Otorrinolaringologia do Hospital e Maternidade São Camilo – Pompeia, São Paulo
Coordenador do Departamento Científico de Medicina do Sono da
Associação Brasileira de Otorrinolaringologia e Cirurgia Cervicofacial

Segunda Edição

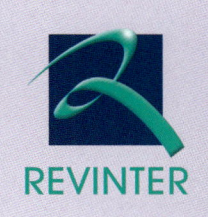

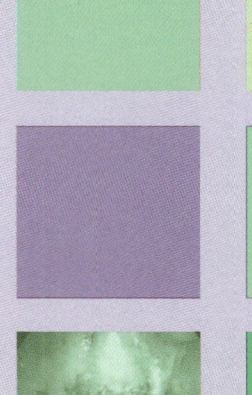

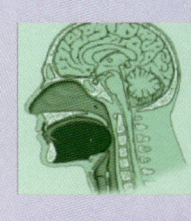

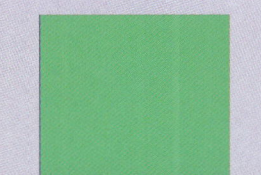

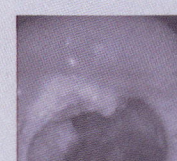

REVINTER

Ronco e Apneia do Sono, Segunda Edição
Copyright © 2010 by Livraria e Editora Revinter Ltda.

ISBN 978-85-372-0260-9

Todos os direitos reservados.
É expressamente proibida a reprodução
deste livro, no seu todo ou em parte,
por quaisquer meios, sem o consentimento
por escrito da Editora.

Contato com o autor:
japorl@uol.com.br

CIP-BRASIL. CATALOGAÇÃO-NA-FONTE
SINDICATO NACIONAL DOS EDITORES DE LIVROS, RJ

P728r
2.ed.

Pinto, José Antonio
   Ronco e apneia do sono / José Antonio Pinto. - 2.ed. [atual. e ampliada]. - Rio de Janeiro : Revinter, 2010.
   304p. : il.

   Inclui bibliografia e índice
   ISBN 978-85-372-0260-9

   1. Distúrbios do sono. 2. Ronco. 3. Síndromes da apneia do sono - Diagnóstico. 4. Síndromes da apneia do sono - Tratamento. I. Título.

09-2350.   CDD: 616.209
                      CDU: 616.211-008.4

A precisão das indicações, as reações adversas e as relações de dosagem para as drogas citadas nesta obra podem sofrer alterações.
Solicitamos que o leitor reveja a farmacologia dos medicamentos aqui mencionados.
A responsabilidade civil e criminal, perante terceiros e perante a Editora Revinter, sobre o conteúdo total desta obra, incluindo as ilustrações e autorizações/créditos correspondentes, é do(s) autor(es) da mesma.

Livraria e Editora REVINTER Ltda.
Rua do Matoso, 170 – Tijuca
20270-135 – Rio de Janeiro – RJ
Tel.: (21) 2563-9700 – Fax: (21) 2563-9701
livraria@revinter.com.br – www.revinter.com.br

Este livro é uma homenagem à minha família – minhas raízes, meu tronco e meus frutos, de onde retirei a seiva e a inspiração para minha vida.

A Leila, imenso amor... A Felipe, imensa alegria...

Agradecimentos

O desenvolvimento da Medicina do Sono, esta nova ciência médica, tem sido intenso, atraindo o interesse de várias especialidades médicas. Dentro dela, uma das áreas de maior crescimento refere-se à Síndrome da Apneia Obstrutiva do Sono (SAOS), que, nos últimos 20 anos, vem apresentando novos conceitos, mudanças em procedimentos e tratamentos, com melhores perspectivas aos pacientes.

A classe médica brasileira não tem ficado alheia a este desenvolvimento em várias especialidades e, em especial, na Otorrinolaringologia. A Associação Brasileira de Otorrinolaringologia e Cirurgia Cervicofacial (ABORL-CCF) tem estimulado, sobremaneira, esta área, inicialmente com a criação da Academia Brasileira de Ronco e Apneia do Sono transformada, atualmente, no Departamento Científico de Medicina do Sono da ABORL-CCF. O interesse dos otorrinolaringologistas tem sido cada vez maior, com maior número de temas em nossos congressos, cursos de educação continuada, congressos internacionais, crescimento das publicações, aumento nas grades das residências médicas, culminando com a criação do Curso de Habilitação em Polissonografia da ABORL-CCF.

Durante estas duas décadas, o Núcleo de Otorrinolaringologia e Cirurgia de Cabeça e Pescoço de São Paulo participou ativamente deste trabalho, organizando 12 cursos teórico-práticos de imersão em SAOS, assim como dois simpósios internacionais realizados em 1997 e 1998, na cidade de São Paulo. Destes dois eventos, surgiu a primeira edição de *Ronco e Apneia do Sono*, pela Editora Revinter, congregando a experiência de especialistas nacionais e internacionais sobre o tema.

Nestes nove anos, muita coisa aconteceu, tornando necessárias a sua atualização e a ampliação, decorrentes do impressionante crescimento no conhecimento dos distúrbios respiratórios do sono. A contribuição de experientes colegas faz desta obra um estado da arte, trazendo novos conceitos e técnicas, demonstrando o quanto avançamos na compreensão desta complexa síndrome. A eles deixamos os nossos sinceros agradecimentos.

Ao Dr. Roberto Duarte Ferreira, devemos todo o trabalho de reunião e revisão dos capítulos, além de importantes sugestões, cuja contribuição foi inestimável e a quem devo minha gratidão irrestrita. Sou muito grato às minhas residentes Luciana Ballester M. de Godoy, Michelle Vila Flor Brunoro, Valéria Pinto Brandão Marquis e Paola Barbieri Pasquali, pela revisão das traduções, e a todos os médicos-residentes do Núcleo de Otorrinolaringologia de São Paulo que me auxiliaram nesta tarefa.

À Editora Revinter, agradecemos pelo apoio e brilhante trabalho editorial.

Apresentação

> "My bed will comfort me, my rest will restore me,"
> Your nightmares horrify, Your visions terrify.
> Thus in strangled sleep my soul yearns to die
> Rather than endure this life of agony.
>
> *JOB 7:13-15*

> "... It is clear that there is a great need for surgeons focusing on the upper airway and maxillofacial areas to extend their concern to sleeping patient, to develop knowledge and expertise in the area of sleep disorders, and join in capturing the great potential of new approaches and new awareness."
>
> *William C. Dement, MD, PhD*
> Stanford Sleep Disorders Center

> "De manhã escureço
> De dia tardo
> De tarde anoiteço
> De noite ardo."
>
> *Vinicius de Moraes*

> "Sabe que a principal causa de divórcio no Brasil é a mulher raspar as pernas com o aparelho de barba do marido e depois não limpar? Em segundo lugar vem o adultério; em terceiro, o ronco."
>
> *Luis Fernando Veríssimo, "Coexistência"*

Prefácio

Os distúrbios respiratórios do sono representam uma condição extraordinariamente comum. O ronco, a clássica apneia do sono, a hipoventilação noturna, o aumento da resistência das vias aéreas e microdespertares, e a obstrução nasal afetam o sono e a saúde. Os pacientes podem apresentar-se com sintomas de um sono não reparador, insônia, hipersônia, ou com riscos aumentados de uma variedade de problemas médicos (particularmente cardiovasculares). As causas dos distúrbios respiratórios do sono variam, entre elas muitas anomalias estruturais das vias aéreas superiores (VAS), cuja correção melhora os resultados clínicos.

Diferentes terapias têm sido descritas para tratar distúrbios respiratórios do sono. Estas variam desde a mudança de condições predisponentes, a redução dos fatores médicos de risco (tal como a obesidade), aparelhos (oral, nasal, CPAP) e, finalmente, cirurgias das VAS. Para a clássica apneia do sono, o CPAP nasal é o tratamento médico mais comum e revolucionou o tratamento desde a sua introdução por Sullivan em 1981. Contudo, pode-se argumentar que uma grande porcentagem de pacientes com distúrbios respiratórios do sono continuam com problemas. Para estes pacientes, opções de tratamentos alternativos e adicionais podem ser necessárias, incluindo a cirurgia.

O colapso faríngeo durante o sono é resultado de uma anatomia estrutural anormal e perda do tônus muscular durante o sono. A obstrução não é uma estenose da via aérea, mas constitui uma instabilidade da via aérea resultante de uma anatomia estreita combinada com a fisiologia do sono. As VAS estão estruturalmente vulneráveis.

A apneia do sono está associada a uma grande variedade de problemas de saúde, incluindo menor qualidade de vida, disfunção neurocognitiva, morbidade médica, especialmente relacionada com problemas cardiovasculares, e riscos de mortalidade aumentados. Mesmo entre os pacientes que são considerados bem-sucedidos em tratamentos a longo prazo, para uma doença de vida longa, isto tem, ainda, que ser demonstrado. Há necessidade de aumentar as opções de tratamento. Este livro representa um esforço maior para juntar o conhecimento em medicina do sono e cirurgia, visando melhorar e avançar o conhecimento clínico e os cuidados com os pacientes. Tanto quanto possível, ele descreve o estado da arte técnica.

Muitos desafios existem neste campo. O tratamento bem-sucedido tem, tradicionalmente, requerido um mínimo de três passos. Estes incluem um diagnóstico preciso, a seleção do tratamento e a aplicação habilidosa. Um quarto requisito está hoje bem claro. É a necessidade para um seguimento longo e um tratamento de vida longa para a realidade de uma doença crônica. Para grande número de pessoas, os distúrbios respiratórios do sono são administrados e não curados.

O tratamento bem-sucedido requer um conhecimento dos múltiplos distúrbios do sono e não só da apneia do sono. Os cirurgiões necessitam entender melhor a doença médica, e os clínicos necessitam entender os conceitos e objetivos da cirurgia. A cirurgia das VAS para os distúrbios respiratórios do sono está evoluindo de uma abordagem excisional para uma que é reconstrutiva. Procedimentos devem modificar tecidos e alterar estruturas com baixa morbidade. Não há abordagem ou tratamento simples. Poucos pacientes podem ser efetivamente tratados usando um algoritmo simples. Muitos dos tratamentos subótimos resultam da falha em reconhecer ou entender as complexas interações das múltiplas doenças médicas e do sono, a estrutura da via aérea e sua fisiopatologia.

A cirurgia pode contribuir para o tratamento de muitas maneiras; pode prevenir ou curar a doença, mas, muitas vezes, é usada como resgate para reduzir a gravidade da doença após falha de outros tratamentos. Combinada com outras terapias, a cirurgia pode melhorar os resultados em comparação com outros tratamentos únicos. Como aplicar tal abordagem muitas vezes é incerto, e mais estudos clínicos são necessários para guiar a cirurgia como um tratamento tradicional. Maiores esforços são necessários para avaliar as opções de tratamento em ensaios clínicos controlados. Exigir efetividade sem pesquisa clínica não é, absolutamente, aceitável.

Como o conhecimento dos distúrbios do sono melhora, as necessidades de ajustarmos e modificarmos terapias são inevitáveis. Este livro provê uma fonte única de referência para melhor entender e tratar as vias aéreas superiores.

B. Tucker Woodson, MD, FACS
Professor e Chefe do
Serviço de Medicina do Sono do
Departamento de Otorrinolaringologia e
Ciências da Comunicação do
Medical College of Wisconsin
Milwaukee, Wisconsin, USA

Colaboradores

ADRIANE IURCK ZONATO
Doutorado em Otorrinolaringologia pela FMUSP
Fellowship pela *Stanford University*
Especialização em Medicina do Sono pela UNIFESP

AGRÍCIO NUBIATO CRESPO
Professor Doutor Livre-Docente e Chefe da Disciplina de
Otorrinolaringologia da Faculdade de Ciências Médicas – UNICAMP
Coordenador do Serviço de Distúrbios Ventilatórios do Sono da
Disciplina de Otorrinolaringologia da
Faculdade de Ciências Médicas – UNICAMP

ALESSANDRA SOARES BOECHAT CAPITTA
Médica-Otorrinolaringologista
Especialização em Medicina do Sono pela
Associação Brasileira de Sono

ALEXANDRE SCIMINI BONI *(in memoriam)*
Cirurgião-Dentista
Mestrado em Cirurgia Bucomaxilofacial

ANTONIO ROBERTO SETTON
Mestrado em Otorrinolaringologia pela
Universidade Federal de Sergipe
Professor de Otorrinolaringologia da
Universidade Federal de Sergipe

ARTURO FRICK CARPES
Médico-Otorrinolaringologista do Núcleo de
Otorrinolaringologia e Cirurgia de Cabeça e Pescoço de São Paulo
Fellow em Cirurgia – Hospital das Clínicas da
Universidade de São Paulo
Membro do Comitê de Cirurgia Craniomaxilofacial da Associação
Brasileira de Otorrinolaringologia e Cirurgia Cervicofacial

B. TUCKER WOODSON, MD, FACS
Professor e Chefe do Serviço de Medicina do Sono do
Departamento de Otorrinolaringologia e Ciências da
Comunicação do *Medical College of Wisconsin*, Milwaukee,
Wisconsin, EUA

CARLOS FERNANDO DE MELLO JUNIOR
Doutorado em Radiologia pela Universidade de São Paulo
Professor-Adjunto da Disciplina de
Radiologia do Curso de Medicina da
Universidade Federal do Rio Grande do Norte
Médico-Radiologista da Liga Norte Riograndense de
Combate ao Câncer

DALVA POYARES
Doutorado em Ciências pela Universidade Federal de São Paulo
Professora-Afiliada da Disciplina de Medicina e Biologia do
Sono da Universidade Federal de São Paulo

DANIEL VASCONCELOS D'AVILA
Acadêmico da Escola Baiana de Medicina, SP

DENILSON S. FOMIN
Médico-Otorrinolaringologista
Mestrado e Doutorado em Otorrinolaringologia pela
Faculdade de Medicina da Universidade de São Paulo

EDÍLSON ZANCANELLA
Médico-Otorrinolaringologista
Especialização em Medicina do Sono
Mestrado em Otorrinolaringologia pela
Universidade de São Paulo
Doutorando do Curso de Pós-Graduação em Neuro-Sono pela
Universidade Federal de São Paulo
Fellowship pela *American Academy Sleep*
Médico-Assistente do Serviço de Distúrbios Ventilatórios do
Sono da Disciplina de Otorrinolaringologia da
Faculdade de Ciências Médicas da Universidade Estadual de
Campinas

EDUARDO GEORGE BAPTISTA DE CARVALHO
Médico-Otorrinolaringologista e Cirurgião de Cabeça e Pescoço da
Disciplina de Otorrinolaringologia da Faculdade de Ciências Médicas da
Universidade Estadual de Campinas
Mestrado e Doutorando em Ciências Médicas – Otorrinolaringologia –
pela Faculdade de Ciências Médicas da Universidade Estadual de Campinas
Médico-Assistente do Serviço de Distúrbios Ventilatórios do Sono da
Disciplina de Otorrinolaringologia da Faculdade de Ciências Médicas da
Universidade Estadual de Campinas

ELOISA PIRES DO PRADO
Médica-Assistente do Núcleo de Otorrinolaringologia de São Paulo
Especializanda em Medicina do Sono pelo
Instituto do Sono de São Paulo

FÁBIO TADEU MOURA LORENZETTI
Doutorando pela Faculdade de Medicina da
Universidade de São Paulo
Especialização pela Associação Brasileira de Otorrinolaringologia e
Cirurgia Cervicofacial
Título de Medicina do Sono pela Associação Brasileira de Sono

FERNANDA LOUISE MARTINHO HADDAD
Médica-Otorrinolaringologista do Instituto do Sono – AFIP
Mestrado pela Universidade Federal de São Paulo
Médica-Colaboradora da Disciplina de Otorrinolaringologia da
Faculdade de Medicina do ABC

FERNANDO DRIMEL MOLINA
Docente do Departamento de Otorrinolaringologia e
Cirurgia de Cabeça e Pescoço da Faculdade de
Medicina e Enfermagem de Rio Preto

JEFERSON SAMPAIO D'AVILA
Presidente da Academia Brasileira de Laringologia e Voz (2007-2009)
Doutorado em Otorrinolaringologia pela
Faculdade de Medicina da Universidade de São Paulo
Professor-Chefe de Otorrinolaringologia da
Universidade Federal de Sergipe

JOÃO ADOLFO CALDAS NAVARRO (in memoriam)
Professor Titular de Anatomia do Departamento de Anatomia da
Faculdade de Odontologia de Bauru – Universidade de São Paulo

JOÃO MARCOS BOECHAT CAPITTA ROCHA
Médico-Otorrinolaringologista
Medicina do Sono
Medicina do Tráfego pela Universidade do Estado do
Rio de Janeiro – UERJ

JOSÉ ANTONIO PINTO
Médico-Otorrinolaringologista e Cirurgião de Cabeça e Pescoço
Diretor do Núcleo de Otorrinolaringologia e Cirurgia de
Cabeça e Pescoço de São Paulo
Chefe do Serviço de Otorrinolaringologia do
Hospital e Maternidade São Camilo – Pompeia, SP
Coordenador do Departamento Científico de Medicina do Sono da
Associação Brasileira de Otorrinolaringologia e Cirurgia Cervicofacial

JOSÉ VICTOR MANIGLIA
Livre-Docente do Departamento de Otorrinolaringologia e
Cirurgia de Cabeça e Pescoço da
Faculdade de Medicina e Enfemagem de Rio Preto

LUCAS NEVES DE ANDRADE LEMES
Médico-Otorrinolaringologista
Especialização em Medicina do Sono pela
Universidade Federal de São Paulo
Doutorado em Biociências pela
Universidade do Estado do Rio de Janeiro

LUCIANA BALESTER MELLO DE GODOY
Médica-Otorrinolaringologista
Médica-Assistente do Núcleo de Otorrinolaringologia e
Cirurgia de Cabeça e Pescoço de São Paulo
Médica-Assistente do Serviço de Otorrinolaringologia do
Hospital e Maternidade São Camilo – Pompeia, SP

LUCIANO RIBEIRO PINTO JR.
Mestrado em Neurologia pela Universidade de São Paulo
Doutorado em Neurociência pela Universidade Federal de São Paulo
Pesquisador da Disciplina de Medicina e Biologia do Sono da
Universidade Federal de São Paulo

MARCELO RIBEIRO DE MAGALHÃES QUEIROZ
Médico-Anestesista do Hospital e Maternidade São Camilo –
Pompeia, SP
Médico-Anestesista do Hospital Albert Einstein, SP
Chefe do Grupo de Dor do Hospital e Maternidade São Camilo –
Pompeia, SP

MARIO LUIZ AUGUSTUS DA SILVA FREITAS
Médico-Otorrinolaringologista
Diretor do Núcleo de Otorrinolaringologia de Sorocaba, SP
Assistente do Departamento de
Otorrinolaringologia da Faculdade de Medicina da
Pontifícia Universidade Católica de Sorocaba

MAURO BECKER MARTINS VIEIRA
Coordenador da Clínica de Otorrinolaringologia e Cirurgia de
Cabeça e Pescoço do Hospital Felício Rocho, MG
Membro Titular do Serviço de Otorrinolaringologia do
Hospital Governador Israel Pinheiro, MG
Especialização pela
Associação Brasileira de Otorrinolaringologia e pela
Sociedade Brasileira de Cirurgia de Cabeça e Pescoço

MICHEL BURIHAN CAHALI
Professor Doutor Colaborador da Faculdade de Medicina da
Universidade de São Paulo
Otorrinolaringologista do Hospital das Clínicas da
Faculdade de Medicina da Universidade de São Paulo e do
Hospital do Servidor Público Estadual de São Paulo

MÔNICA MORAES CUNHA MACEDO
Especialização em Imaginologia Bucomaxilofacial
Especialização em Ortodontia
Mestrado em Ortodontia

NELSON EDUARDO PARIS COLOMBINI
Médico-Otorrinolaringologista
Cirurgião-Craniomaxilofacial
Cirurgião-Dentista

RENATA NAKAMURA MAZZARO
Residente do Instituto Maniglia e Serviço de
Otorrinolaringologia da Irmandade Santa Casa de Misericórdia de
São José do Rio Preto

RICARDO CASTRO BARBOSA
Cirurgião-Dentista
Especialização em Prótese Dental pela
Associação Paulista de Cirurgiões-Dentistas
Mestrado em Prótese Dental/Distúrbios do Sono pela FOUSP
Doutorado em Prótese Dental/Distúrbios do Sono pela FOUSP

ROBERTO DUARTE PAIVA FERREIRA
Médico-Otorrinolaringologista do Núcleo de
Otorrinolaringologia e Cirurgia de Cabeça e Pescoço e
Base de Crânio de São Paulo e do Serviço de
Otorrinolaringologia do Hospital e Maternidade São Camilo –
Pompeia, SP
Fellowship em Rinologia e Cirurgia Endoscópica Endonasal pela
University of Illinois, Chicago, EUA e pela
Associates in ENT and HNS – Elgin, Illinois, EUA
Aluno especial de Pós-Graduação da Faculdade de Medicina do
Hospital das Clínicas da Universidade de São Paulo

RONALDO CARVALHO SANTOS JÚNIOR
Presidente da Sociedade Sergipana de Otorrinolaringologia
Doutorado em Otorrinolaringologia pela
Faculdade de Medicina da Universidade de São Paulo
Professor de Otorrinolaringologia da
Universidade Federal de Sergipe

SILVANA BELLOTTO
Médica-Residente em Otorrinolaringologia do Núcleo de
Otorrinolaringologia e Cirurgia de Cabeça e Pescoço de São Paulo

VALÉRIA WANDERLEY P. B. MARQUIS
Médica-Otorrinolaringologista do Núcleo de
Otorrinolaringologia e Cirurgia de Cabeça e Pescoço de São Paulo

WINFRIED HOHENHORST
Chefe do Departamento de Otorrinolaringologia, Cirurgia Plástica
Facial e Medicina do Sono do Kliniken St. Antonius Ggmbh,
Universidade de Düsseldorf – Wuppertal, Alemanha

Sumário

1. Um pouco de história e o papel do otorrinolaringologista no diagnóstico e no tratamento da SAOS.................... 1
   José Antonio Pinto

2. Anatomia cirúrgica das vias aéreas superiores.............. 3
   Arturo Frick Carpes
   João Adolfo Caldas Navarro (in memoriam)

3. Classificação internacional dos distúrbios do sono............ 23
   Dalva Poyares
   Eloisa Pires do Prado

4. Sono normal e polissonografia......................... 33
   Luciano Ribeiro Pinto Jr.

5. Fisiopatologia da síndrome da apneia obstrutiva do sono (SAOS)................... 45
   José Antonio Pinto

6. Manifestações cardiometabólicas da síndrome da apneia obstrutiva do sono................... 51
   Lucas Neves de Andrade Lemes

7. Síndrome da apneia obstrutiva do sono (SAOS) e acidentes de tráfego................... 59
   Alessandra Soares Boechat Capitta
   João Marcos Boechat Capitta Rocha

8. Síndrome da apneia obstrutiva do sono (SAOS) na infância.... 67
   Alessandra Soares Boechat Capitta
   João Marcos Boechat Capitta Rocha

9. Avaliação otorrinolaringológica dos pacientes com SAOS...... 75
   Adriane Iurck Zonato

10. Nasofibrolaringoscopia e sonoendoscopia................. 83
    Roberto Duarte Paiva Ferreira
    José Antonio Pinto

11. Sonoendoscopia induzida por drogas – ferramenta diagnóstica em distúrbios respiratórios do sono dependente... 89
    Winfried Hohenhorst

12. Apneia do sono – diagnóstico por imagem................ 95
    Carlos Fernando de Mello Junior

13. Cefalometria e preparo do paciente cirúrgico............. 99
    Mônica Moraes Cunha Macedo

14. Tratamento higienodietético, medicamentoso e com aparelhos de pressão aérea positiva (PAPs) na SAOS........ 119
    Sérgio Rogério Barros Vieira

15. Adesão ao CPAP × alterações nasais e faríngeas............ 127
    Fernanda Louise Martinho Haddad

16. Tratamento da síndrome da apneia obstrutiva do sono e ronco através de aparelhos intraorais – intervenção odontológica.... 131
    Ricardo Castro Barbosa

17. Indicação e seleção do tratamento cirúrgico da SAOS 141
    Agrício Nubiato Crespo
    Edílson Zancanella
    Eduardo George Baptista de Carvalho

18. Anestesia em pacientes com SAOS – cuidados pré, intra e pós-operatórios................................159
    Marcelo Ribeiro de Magalhães Queiroz
    Silvana Bellotto

19. Considerações sobre diagnóstico e tratamento da obstrução nasal e a síndrome da apneia – hipopneia obstrutiva do sono.. 171
    José Victor Maniglia
    Fernando Drimel Molina
    Renata Nakamura Mazzaro

20. Uvulopalatofaringoplastia.............................177
    José Antonio Pinto
    Mario Luiz Augustus da Silva Freitas

21. Uvulopalatoplastia assistida por *laser* (LAUP – *laser-assisted uvulopalatoplasty*).............................189
    José Antonio Pinto

22. Faringoplastia lateral................................193
    Michel Burihan Cahali

23. Zetapalatofaringoplastia (ZPFP).......................197
    Mauro Becker Martins Vieira

24. Faringoplastia com avanço transpalatal 203
    B. Tucker Woodson

25. Faringoesfincterplastia expansiva para apneia obstrutiva do sono................................209
    B. Tucker Woodson, MD, FACS

26. Procedimentos associados na cirurgia da SAOS............ 215
    Jeferson Sampaio d'Avila
    Ronaldo Carvalho Santos Júnior
    Antonio Roberto Setton
    Daniel Vasconcelos d'Avila

27. Radiofrequência para redução volumétrica dos tecidos (RFRVT) no tratamento da síndrome da apneia obstrutiva do sono (SAOS)..................219
   José Antonio Pinto
   Denilson S. Fomin

28. Substâncias esclerosantes – injeção roncoplástica...........227
   Fábio Tadeu Moura Lorenzetti

29. Cirurgia excisional para obstrução retrolingual de VAS........231
   José Antonio Pinto

30. Técnica inovadora para glossectomia de linha média.........235
   B. Tucker Woodson, MD, FACS

31. Cirurgia craniomaxilofacial e síndrome da apneia obstrutiva do sono...................................241
   Nelson Eduardo Paris Colombini
   Arturo Frick Carpes
   Alexandre Scimini Boni (in memoriam)

32. Cirurgias múltiplas no tratamento da síndrome da apneia obstrutiva do sono...................................263
   José Antonio Pinto
   Valéria Wanderley P. B. Marquis

33. Complicações das cirurgias no tratamento da síndrome da apneia obstrutiva do sono.........................267
   José Antonio Pinto
   Nelson Eduardo Paris Colombini
   Luciana Balester Mello de Godoy

34. Perspectivas futuras no tratamento da SAOS................275
   José Antonio Pinto

    Índice Remissivo...................................277

Ronco e Apneia do Sono

CAPÍTULO 1

Um pouco de história e o papel do otorrinolaringologista no diagnóstico e no tratamento da SAOS

José Antonio Pinto

Diz Peretz Lavie "como pode uma síndrome com tão óbvios sintomas – ronco alto à noite, sono interrompido por intermitentes paradas respiratórias e obsessivos surtos de sonolência diurna – passar despercebida aos olhos de tantas gerações de médicos?" Seria a síndrome da apneia do sono um fenômeno recente? Intrigado e buscando explicações, Lavie mergulhou em busca de dados e somente na Conway Library da Escola de Medicina de Harvard encontrou mais de 900 artigos médicos do século XIX sobre "Sono" e "Distúrbios do Sono", com 316 referências a várias formas de "Sonolência excessiva".

Além dos irlandeses, Cheyne (1818), que primeiro descreveu um distúrbio respiratório do sono, e Stokes (1854), outros médicos ingleses como Broadbent, Caton, Morrison, descreveram casos de paradas respiratórias durante o sono, culminando com a descrição do presidente da Clinical Society of London, Christopher Heath, que chamou a atenção para a similaridade de pacientes obesos e sonolentos com o personagem Joe, o menino obeso, do livro The Pickwick Papers, de Charles Dickens, publicado em 1835. Joe, baseado em figura real de Dickens, inspirou o professor de Medicina de Oxford, Sir William Osler, a cunhar o termo "Pickwickiano" para descrever pacientes obesos e sonolentos.

Cem anos após a descrição de Dickens, a síndrome de Pickwick foi definida como termo médico na associação de obesidade e sonolência excessiva.

Alguns fatos pitorescos chamam a atenção: George Catlin, advogado, pintor, antropólogo, dedicou boa parte de sua vida ao estudo dos costumes dos índios americanos e, em 1861, publicou o livro The Breath of Life. Nesta obra, Catlin mostra a diferença entre a respiração bucal e nasal dos índios e dos brancos durante o sono, demonstrando a melhor qualidade de sono e de respiração entre os indígenas que cuidavam para que suas crianças tivessem uma boa respiração nasal. Mudou o título de seu livro para Shut your mouth and save your life, precedendo cem anos antes os cuidados na prevenção dos distúrbios respiratórios do sono.

Vemos que na primeira metade do século XX há um grande hiato na literatura médica a respeito dos distúrbios respiratórios do sono, relacionando-se a sonolência excessiva diurna a doenças específicas ou lesões do sistema nervoso central como a narcolepsia, a doença do sono africana causada pelo mosquito Tsetse e a encefalite letárgica. Somente após a metade do século XX, houve a redefinição da síndrome de Pickwick como a combinação de obesidade e de sonolência excessiva considerada como resultado do aumento da concentração de gás carbônico no sangue. Em 1960, Kuhl e Jung da Universidade de Freiburg, Alemanha, explicam os distúrbios respiratórios dos pacientes pickwickianos como resultado de disfunção do centro respiratório cerebral. A escola de Marselha com Gastaut e Duron, estudando estes pacientes com sensores de fluxo nasal e também os movimentos de tórax, atribui o problema a um bloqueio das vias aéreas.

Já então, nesta época, influenciado pela descoberta do sono REM (rapid eye movement) por Aserinsky e Kleitman em 1953, Lugaresi e Cocagna, neurologistas da Universidade de Bologna, montaram um laboratório de pesquisa em sono, desenvolvendo intenso trabalho, que culminou com a organização de conferência em 1967, em Bologna, que foi a primeira de uma série a reunir os mais importantes pesquisadores do mundo, como William Dement e Allan Rechtschaffen dos Estados Unidos, Henri Gastaut e Pierre Passouant da França, Ian Oswald da Escócia, Yasuo Hishikawa do Japão, e outros. A conferência de Bologna representou a pedra angular no campo da medicina do sono e seus participantes tornaram-se figuras chaves no estudo do sono e de seus distúrbios.

Nesta época, Kuhlo, 1969, realizou a primeira traqueostomia para tratar um paciente pickwickiano em coma, que, após o procedimento, recuperou-se completamente de sua apneia obstrutiva e da sonolência excessiva diurna. Este fato representa o marco inicial no tratamento cirúrgico dos distúrbios respiratórios do sono.

O grupo de Bologna organizou, em 1972, novo encontro intitulado Hipersomnia and Periodic Breathing no qual foram apresentados resultados com o uso da traqueostomia. Neste evento, Dement e Guilleminault, 1972 apresentaram os estudos do grupo de Stanford em pacientes não obesos com apneia do sono, descrevendo a síndrome da apneia obstrutiva do sono (SAOS).

Dados epidemiológicos foram surgindo e mostraram a prevalência dos distúrbios respiratórios do sono na população em geral, sendo clássica a pesquisa realizada por Lugaresi, 1976, na República de San Marino, entrevistando 5.713 habitantes, dos quais 45% roncavam ocasionalmente e 25% roncavam diariamente, já mostrando a relação ronco e hipertensão arterial. Partinen, na Finlândia, chegou às mesmas conclusões, constatando que um em cada quatro adultos ronca frequentemente.

Porém, a pesquisa que representa um marco na história da SAOS foi realizada pela epidemiologista Terry Young, 1993, da Universidade de Wisconsin, que selecionou 602 funcionários públicos que foram submetidos à polissonografia noturna, dos quais 355 foram definidos como "roncadores" e 247 como "não roncadores". Os resultados demonstraram que 2% das mulheres e 4% dos homens entre 30 e 60 anos tinham SAOS. Publicado em 1993 no *New England Journal of Medicine*, este trabalho de Young é o mais citado na literatura médica sobre o assunto e o editorial desta edição, considerando-a um problema de saúde pública, deu à síndrome relevância especial na comunidade médica.

As pesquisas na compreensão do colapso noturno das VAS e seus mecanismos respiratórios e neurais constituem ainda desafios a todos os profissionais que se envolvem no estudo desta complexa síndrome. Os riscos e consequências relacionadas com o aparelho cardiovascular, às alterações neurológicas, metabólicas e comportamentais, fazem da SAOS uma doença multidisciplinar em que várias áreas médicas possam estar envolvidas. Isto inclui o clínico geral, o pneumologista, o neurologista, o endocrinologista, o dentista e, em especial, o otorrinolaringologista e o cirurgião craniomaxilofacial.

A evolução do tratamento da SAOS passou por várias fases. Além da traqueostomia, Ikematsu, 1964, no Japão, realizou os primeiros procedimentos no tratamento do ronco, cabendo a Quesada e Perelló, 1977 a primeira padronização da ressecção parcial de palato mole, aperfeiçoada posteriormente por Fujita (1981) através da uvulopalatofaringoplastia, mundialmente difundida. Coincide também esta data com o aparecimento do CPAP *(Continuous Positive Airway Pressure)* desenvolvido por Sullivan.

O crescente desenvolvimento da otorrinolaringologia no diagnóstico e no tratamento da SAOS tem sido relevante nestas últimas duas décadas, com uma melhor compreensão da fisiopatologia da doença e das várias formas de tratá-la. O Otorrinolaringologista deixou de ser *the tail end of the dog* no dizer de Powell, 2005, tornando-se um profissional habilitado a diagnosticar e oferecer as várias opções de tratamento a estes pacientes.

A avaliação clínica e endoscópica, a interpretação dos estudos do sono, a indicação de tratamentos comportamentais e através de PAPs e, acima de tudo, a compreensão que a cirurgia das vias aéreas superiores deve ser um procedimento reconstrutivo, muitas vezes em níveis múltiplos, tem levado a melhores resultados no tratamento desta complexa síndrome.

A Associação Brasileira de Otorrinolaringologia e Cirurgia Cervicofacial (ABORL-CCF) assumiu importante papel com a criação da Academia Brasileira de Ronco e Apneia do Sono, hoje transformada em Comitê Científico de Medicina do Sono da ABORL-CCF, visando desenvolver dentro da Otorrinolaringologia o conhecimento dos distúrbios do sono e, em especial, os transtornos respiratórios a ele relacionados.

Esta posição aumenta nossa responsabilidade, porém enriquece nosso trabalho, abrindo novos horizontes nos instigantes caminhos dos mistérios do sono.

REFERÊNCIAS BIBLIOGRÁFICAS

Catlin G. *The breath of life*. New York: Wiley, 1861.

Dickens C. *The posthumous papers of the Pickwick club*. Londres: Chapman & Hall, 1837.

Fujita S, Conway W, Zorick F et al. Surgical correction of anatomic abnormalities in obstructive sleep apnea syndrome: uvulopalatopharyngoplasty. *Otolaryngol Head Neck Surg* 1981;89:923-34.

Gastaut H, Tassinari CA, Duron B. Polygrafic study of the episodic diurnal and nocturnal (hypnic and respiratory) manifestations of the Pickwick syndrome. *Brain Research* 1966;1:167-186.

Guilleminault C, Eldridge F, Dement WC. Insomnia, narcolepsy and sleep apneas. *Bull Physiopath Respir* 1972;8:1127-38.

Ikematsu T. Study of snoring, fourth report. Therapy Japan. *J Oto Rhino Laryngol* 1964;64:434-35.

Kuhlo W, Dool E, Franck MC. Erfolgreiche behandlung eines pickwick-syndrome durch eine dauertracheal kanule. *Deutsch Med Wochenschr* 1969;94:1286-90.

Lugaresi E, Cirignotta F, Piana G. Some epidemiological data on snoring and cardiocirculatory disturbances. *Sleep* 1980;3:221-24.

Osler W. *The principles and practice of medicine*. New York: Appleton, 1906.

Peretz L. *Restless nights – Understanding snoring and sleep apnea*. New Haven: Conn, Yale University Press, 2003.

Powell N. Upper airway surgery does have a major role in the treatment of obstructive sleep apnea. "The Tail End of the Dog". *J Clin Sleep Medicine* 2005;1(3):236-40.

Quesada P, Pedro-Botet J, Fuentes E et al. Resección parcial del paladar blando como tratamiento del síndrome de hipersomnia y respiración periódica de los obesos. *ORL Dips* 1977;5:81-88.

Sadout T, Lugaresi E (Eds). Hypersomnia and periodic breathing – A symposium. *Bull Physiopathol Respir* 1972;8:967-1292.

Sullivan CE, Issa FG, Berthon-Jones M et al. Reversal of obstructive sleep apnea by continuous positive airway pressure applied through the nares. *Lancet* 1981;1(8225):862-65.

Young T, Palma M, Dempsey J. The occurrence of sleep-disordered breathing among middle-aged adults. *New England Journal of Medicine* 1993;328:1230-35.

CAPÍTULO 2

Anatomia cirúrgica das vias aéreas superiores

Arturo Frick Carpes
João Adolfo Caldas Navarro (in memoriam)

Para entendermos o colapso da via aérea em pacientes portadores de apneia obstrutiva do sono e os princípios dos tratamentos disponíveis atualmente para essa doença, devemos conhecer as particularidades anatômicas dessa complexa estrutura. A consistência na terminologia torna a localização dos sítios de obstrução mais acurada, uniformizando a informação.

PALATO

O crescimento das maxilas é responsável pelo alongamento vertical da face entre 6 e 12 anos de idade. Segundo Gardner, em 1988, ela se desenvolve a partir de lâminas de osso membranoso e tem 5 componentes: as extensões zigomática e frontal, o osso palatino, o processo alveolar e os seios aéreos maxilares (Fig. 2-1).

O palato constitui o teto da cavidade oral e o assoalho da cavidade nasal. Está arqueado tanto no eixo transversal quanto no anteroposterior, principalmente em sua porção anterior. Estende-se em direção posterior formando uma divisão parcial entre os segmentos bucal e nasal da faringe. Os dois terços anteriores são ósseos (palato duro) e o terço posterior é fibromuscular (palato mole).

Conforme Navarro, em 2000, o *palato duro* encontra-se ao nível do áxis no adulto e mais alto na criança. É formado pelos processos palatinos das maxilas, anteriormente, e pelas lâminas horizontais dos ossos palatinos, complementados pelos processos pterigoides do esfenoide que se articulam com as porções piramidais dos palatinos, posteriormente. Anteriormente, os segmentos maxilares desses ossos se articulam com a parte mais posterior e inferior das tuberosidades das maxilas. Na região dos dentes incisivos centrais maxilares aparece o *forame incisivo*, por onde passam o *nervo palatino* e o *ramo terminal da artéria esfenopalatina*. No interior dessas porções ósseas maxilopterigopalatinas encontram-se os *canais palatinos maiores e menores*, que se abrem na região do palato duro posterior, medialmente ao terceiro molar, e servem de veículo aos pedículos vasculonervosos homônimos. O *forame palatino maior* pode ser usado para acessar o

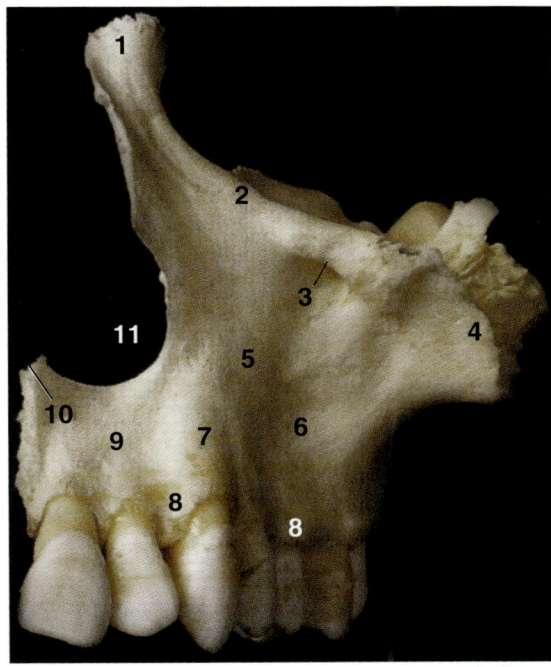

Fig. 2-1.
Maxila esquerda, vista frontal. 1. Processo frontal. 2. Margem infraorbital. 3. Forame infraorbital. 4. Processo zigomático. 5. Face anterior. 6. Fossa canina. 7. Eminência canina. 8. Processo alveolar. 9. Fossa incisiva. 10. Espinha nasal anterior. 11. Incisura nasal.

ramo maxilar do nervo trigêmeo (V2), na fossa pterigopalatina, com anestesia local (Figs. 2-1 e 2-2).

O palato ósseo está coberto, superiormente, pela membrana mucosa da cavidade nasal, e inferiormente, pelo mucoperiósteo do palato duro. O mucoperiósteo contém vasos sanguíneos e nervos e, posteriormente, um grande número de glândulas palatinas do tipo mucoso. Seu epitélio é do tipo escamoso e estratificado, queratinizado e muito sensível ao tato. O mucoperiósteo apresenta uma rafe mediana que termina anteriormente, na *papila incisiva*. Várias pregas palatinas transversas se estendem lateralmente e ajudam a prender os

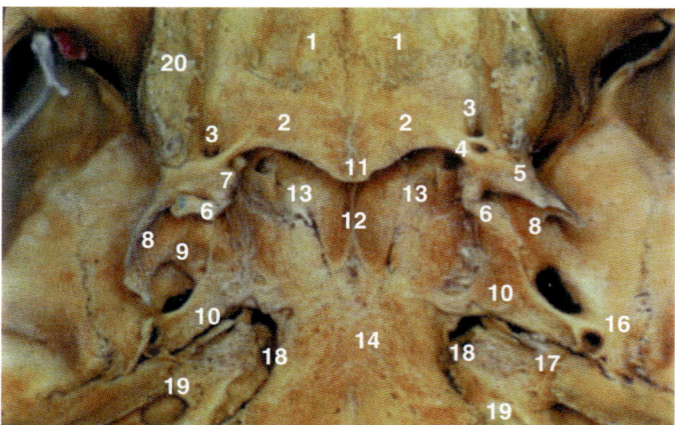

Fig. 2-2.
Palato ósseo e região piramidal, crânio de adulto. 1. Processo palatino da maxila. 2. Processo horizontal do palatino. 3. Forame palatino maior. 4. Forame palatino menor. 5. Processo piramidal. 6. Hâmulo. 7. Lâmina medial do processo pterigoide do esfenoide. 8. Lâmina lateral do processo pterigoide do esfenoide. 9. Fossa pterigoide. 10. Fossa escafoide. 11. Espinha nasal anterior. 12. Vômer. 13. Coana. 14. Teto da faringe. 15. Forame oval. 16. Forame espinhoso. 17. Espinha do esfenoide. 18. Forame lácero. 19. Porção petrosa do temporal. 20. Rebordo alveolar da maxila reabsorvido.

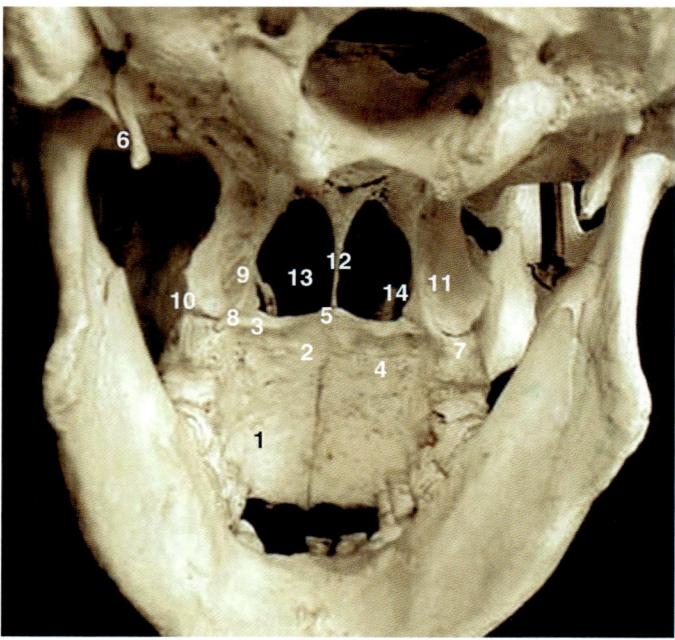

Fig. 2-3.
Palato ósseo e região piramidal, crânio adulto. 1. Processo palatino da maxila. 2. Processo horizontal do palatino. 3. Rugosidades para inserções da aponeurose do palato mole. 4. Tubérculos para inserções da aponeurose do palato mole. 5. Espinha nasal posterior. 6. Processo estiloide. 7. Região piramidal. 8. Hâmulo. 9. Lâmina medial do processo pterigoide do esfenoide. 10. Lâmina lateral do processo pterigoide do esfenoide. 11. Fossa pterigoide. 12. Septo do nariz. 13. Coana. 14. Concha nasal inferior.

alimentos durante a mastigação. Os processos horizontais dos ossos palatinos são marcados por depressões, rugosidades e pequenos tubérculos, devido às inserções tendinosas e musculares, o mesmo ocorrendo com as duas margens posteriores, que ao nível da linha mediana se encontram para formar a *espinha nasal posterior*. Variações anatômicas dessas estruturas são frequentes e ocasionadas por morfofisiologia osteomuscular (Figs. 2-2 e 2-3) (Montgomery, 2001).

O *palato mole* é uma prega fibromuscular móvel, suspensa da margem posterior do palato duro, que separa a nasofaringe, acima, da orofaringe, abaixo. Tem função no fechamento do istmo faríngeo, na deglutição, desloca-se para trás, contra a parede da faringe. Lateralmente é contíguo à faringe e se une à língua pelos arcos palatoglosso e palatofaríngeo. Encontra-se recoberto, principalmente, por epitélio escamoso estratificado e numerosas glândulas palatinas estão presentes em sua face anterior. Posteriormente, aparecem papilas gustatórias e folículos linfáticos podem estar presentes (Williams, 1989).

O *processo pterigoide* apresenta duas lâminas verticais, lateral e medial, separadas posteriormente pela fossa pterigoide, onde se encontram as inserções de origem do *músculo pterigoide medial*. Superior e medialmente, encontra-se a pequena *fossa navicular* (escafoide), onde se localiza grande parte da inserção de origem do *músculo tensor do véu palatino* (Figs. 2-2 a 2-4). Da extremidade inferior da lâmina medial do processo pterigoide salienta-se o *hâmulo* (processo hamular ou gancho do processo pterigoide). É um prolongamento cilíndrico, afilado, em forma de "C", côncavo para lateral, dirigido para posterior e inferior (Figs. 2-2 a 2-4). Sua forma e comprimento variam, podendo se aproximar da superfície palatina, provocando isquemia e lesões na área. O hâmulo é de fundamental importância para as inserções, suporte e direcionamento de estruturas musculares do palato, boca e faringe (Figs. 2-5 a 2-7). O *músculo bucinador* tem suas inserções mais posteriores na região da rafe ou tendão bucofaríngeo (bucinatofaríngeo), que se estende do hâmulo até a região retromolar: posteriormente, parte das inserções do *músculo constritor superior da faringe* deixa o hâmulo (Fig. 2-6); lateralmente encontram-se inserções do *músculo tensor do véu palatino* (Figs. 2-6 e 2-7); junto à margem inferior desse processo existe uma pequena bolsa serosa, sob a qual se apoia o tendão intermediário do músculo tensor do palato. Esse músculo triangular, com base superior exocranial, lateral e inferior às porções cartilagínea e membranosa da tuba auditiva, desce, convergindo num tendão laminar, estreito que contorna o hâmulo inferiormente, e segue em direção horizontal, em leque, predominantemente tendinoso, em direção à margem da lâmina horizontal do palatino, e medialmente para se encontrar com os músculos da úvula (Fig. 2-8). Essa porção laminar palatina do músculo tensor do véu palatino é vista como um verdadeiro esqueleto fibroso *(aponeurose palatina)* para inserção dos demais músculos do palato mole, conferindo-o um aspecto espesso anterior e mais fino posterior. A redução da atividade tônica deste músculo durante o sono é proporcional à resistência ao fluxo aéreo na via aérea superior (VAS). Na literatura clássica descreve-se uma lâmina fibro-

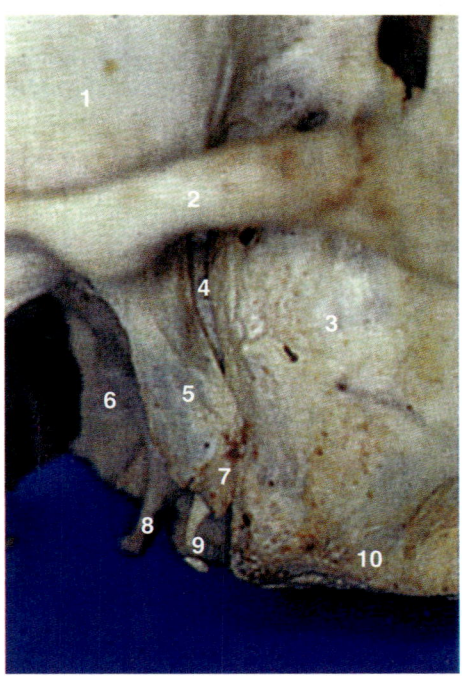

Fig. 2-4.
Vista lateral do crânio adulto, lado esquerdo. 1. Fossa temporal. 2. Arco zigomático. 3. Tuberosidade da maxila. 4. Fissura pterigomaxilar. 5. Lâmina lateral do processo pterigoide do esfenoide. 6. Lâmina medial do processo pterigoide do esfenoide. 7. Região piramidal. 8. Hâmulo esquerdo. 9. Hâmulo direito. 10. Rebordo alveolar da maxila reabsorvido.

e internamente à porção cartilagínea da tuba auditiva, desce oblíqua e medialmente em direção ao palato, onde se mistura com fibras dos músculos da úvula, músculo tensor do véu palatino, palatofaríngeo e palatoglosso. Juntos, o elevador do palato e o palatofaríngeo trabalham com o constritor superior para fechar o segmento retropalatal, evento importante na fala e na deglutição (Figs. 2-6, 2-8 e 2-9) (Navarro, 2000).

Kuna, em 2000, relatou que fraturas ou ressecções cirúrgicas do hâmulo podiam comprometer as inserções e suportes musculares do palato mole, interferindo na anatomia e função dos esfíncteres nasobucofaríngeo e laríngeo e, consequentemente, nos atos da respiração, deglutição e fonação.

Em 1993, Fugita já descrevia as variações anatômicas dimensionais e volumétricas como consequência da dinâmica osteomuscular, da presença de grande quantidade de glândulas salivares menores, de tecido adiposo e terminações vasculonervosas (Figs. 2-10 a 2-12).

O tecido linfático faríngeo predomina como um anel incompleto localizado nas regiões tonsilares – faríngea, tubária, palatina e lingual –, conhecido como anel de Waldeyer; também contribui para o aspecto turgescente e volumoso da região. Próximos ao recesso, entre os pilares palatofaríngeos e palatoglossos, encontram-se as *tonsilas palatinas*, cuja variação anatômica é acentuada, modificando constantemente a anatomia regional. A fáscia faringobasilar cobre os músculos palatofaríngeos e constritor superior da faringe para criar o

sa palatina, inserida no terço posterior do palato ósseo, que serviria de base para as inserções dos músculos do palato, inclusive do músculo tensor do véu palatino. O *músculo elevador do palato*, cilíndrico e robusto, origina-se na região medial

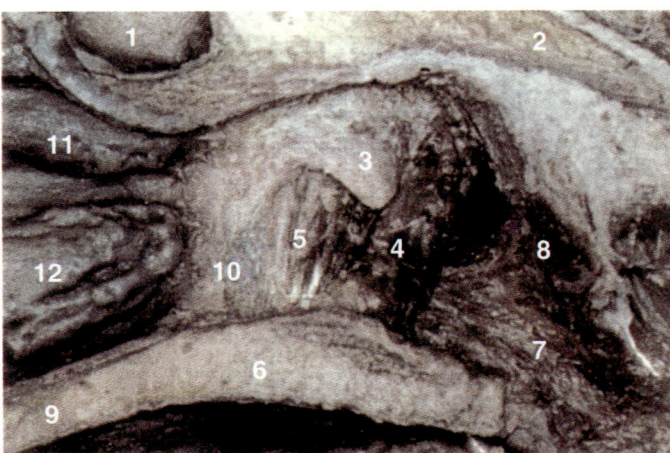

Fig. 2-5.
Nasofaringe de adulto, lado esquerdo. 1. Seio esfenoidal. 2. Processo basilar. 3. Cartilagem tubária. 4. Músculo elevador do palato. 5. Músculo tensor do palato. 6. Palato mole. 7. Músculo palatofaríngeo. 8. Músculo constritor superior da faringe. 9. Palato duro. 10. Lâmina medial do processo pterigoide do esfenoide. 11. Concha nasal média. 12. Concha nasal inferior.

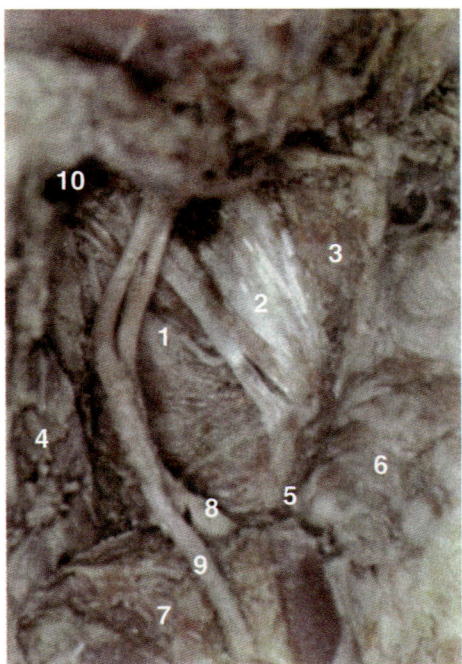

Fig. 2-6.
Vista lateral da região pterigofaríngea do adulto, lado esquerdo. 1. Inserções de origem do músculo pterigóideo medial na fossa pterigoide. 2. Músculo tensor do palato. 3. Músculo elevador do palato. 4. Músculo constritor superior da faringe. 5. Região do hâmulo (rafe bucinatofaríngea). 6. Músculo bucinador. 7. Ramo da mandíbula. 8. Nervo lingual. 9. Nervo alveolar inferior. 10. Membrana faringobasilar.

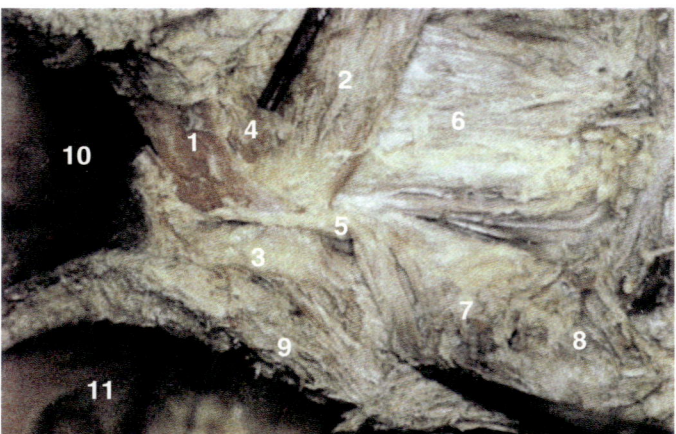

Fig. 2-7.
Vista medial da musculatura palatofaríngea de adulto, lado direito. 1. Lâmina medial do processo pterigoide do esfenoide. 2. Músculo tensor do palato. 3. Porção palatina (horizontal) do músculo tensor do palato. 4. Músculo elevador do palato (ressecado). 5. Hâmulo. 6. Músculo pterigóideo medial. 7. Músculo constritor superior da faringe, rebatido para baixo e medial. 8. Músculo palatofaríngeo. 9. Palato mole. 10. Seio Maxilar. 11. Cavidade bucal.

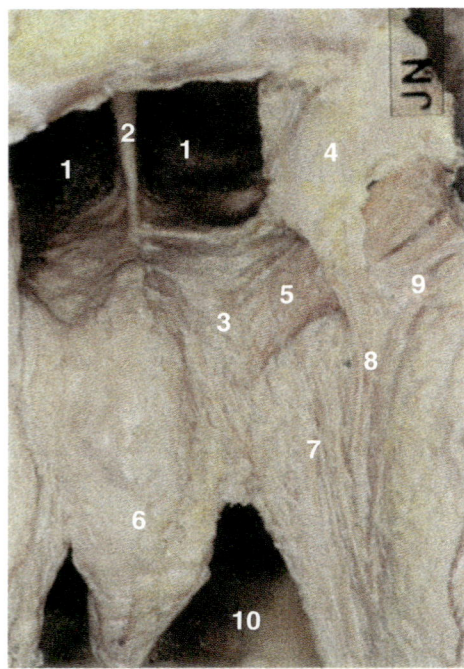

Fig. 2-9.
Vista posterior da musculatura palatofaríngea de um adulto, lado direito. 1. Coana. 2. Septo do nariz. 3. Músculos tensor e elevador do palato. 4. Cartilagem tubária. 5. Músculo elevador do palato. 6. Úvula. 7. Músculo palatofaríngeo. 8. Músculo salpingofaríngeo. 9. Músculo constritor superior da faringe. 10. Cavidade bucal.

leito tonsilar. O suprimento sanguíneo predominante da tonsila palatina é o ramo tonsilar da artéria facial. Ele viaja através do músculo constritor superior e entra no polo inferior tonsilar. Suprimento adicional se dá pelos ramos tonsilares das artérias palatina ascendente e descendente, lingual e faríngea ascendente. O glossofaríngeo, vago e ramos do plexo faríngeo inervam as tonsilas e os arcos faríngeos (Figs. 2-11 a 2-13) (Moore, 1999).

O *músculo palatofaríngeo* é um dos principais elementos do esfíncter nasobucofaríngeo. Recebe fibras do *músculo salpingofaríngeo*, que descem do extremo inferior ao tubário e se

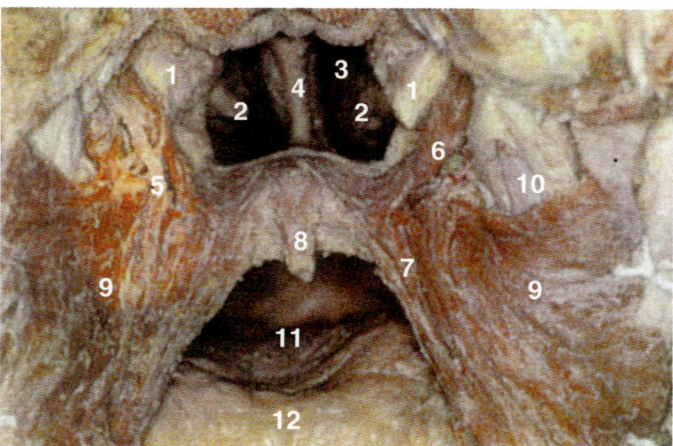

Fig. 2-8.
Vista posterior da musculatura palatofaríngea de adulto, lado direito. 1. Cartilagem tubária. 2. Concha nasal inferior. 3. Coana. 4. Septo do nariz. 5. Músculo salpingofaríngeo. 6. Músculo elevador do palato. 7. Músculo palatofaríngeo. 8. Músculo da úvula. 9. Músculo constritor superior da faringe. 10. Artéria carótida interna. 11. Cavidade bucal. 12. Língua.

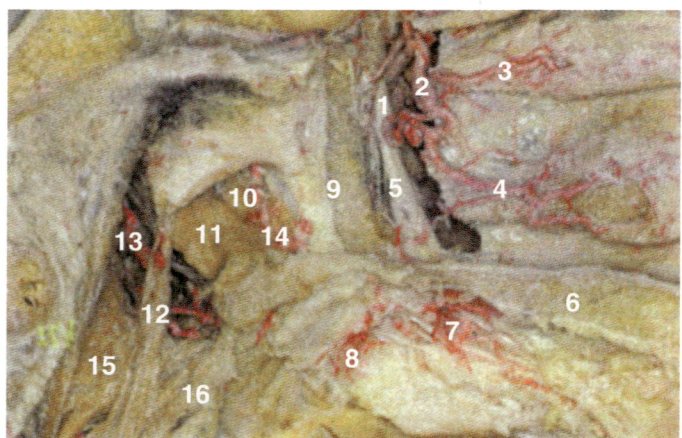

Fig. 2-10.
Artérias da musculatura palatofaríngea de um adulto, lado esquerdo. 1. Fossa pterigopalatina. 2. Artéria nasal lateral posterior. 3. Artérias da concha nasal média. 4. Artéria da concha nasal inferior. 5. Nervos palatinos. 6. Palato. 7. Ramos da artéria palatina maior. 8. Artérias palatinas menores. 9. Lâmina medial do processo pterigoide do esfenoide. 10. Músculo tensor do palato. 11. Músculo elevador do palato. 12. Músculo salpingofaríngeo. 13. Ramos palatinos ascendentes da artéria facial. 14. Ramos tubários das artérias pterigopalatinas. 15. Músculo constritor superior da faringe. 16. Músculo palatofaríngeo.

misturam às inserções palatinas que se originam do músculo palatofaríngeo. Estas são amplas, estendem-se da úvula ao hâmulo, seguindo para posterior e inferior, em direção à parede lateral interna da faringe e, junto com o *músculo constritor superior da faringe,* formam um toldo (dobras de Passavant), importante na modulação do esfíncter nasobucal, elevando-se na deglutição para reduzir o espaço bucofaríngeo nesse estágio mastigatório e na fonação (Figs. 2-8 a 2-10 e 2-13).

Uma dobra fibromucosa é observada desde o toro tubário até a parede lateral da faringe. Desde inexistente até de acentuado volume, pode ou não conter o músculo salpingofaríngeo, cujas fibras são delgadas e se misturam mais abaixo às do músculo palatofaríngeo. Essa saliência faríngea, mesmo volumosa, pode, muitas vezes, não conter músculo no seu interior.

O *músculo palatoglosso* é mais delgado e laminar, descendo do palato, desde a região uvular até a língua, onde se mistura com fibras do *músculo transverso da língua.* Bilateralmente, esses músculos formam um esfíncter, importante para regular e dividir o bolo alimentar no ato da deglutição. Podem tracionar ou tensionar o palato mole, em conjunto com os músculos elevadores e tensores.

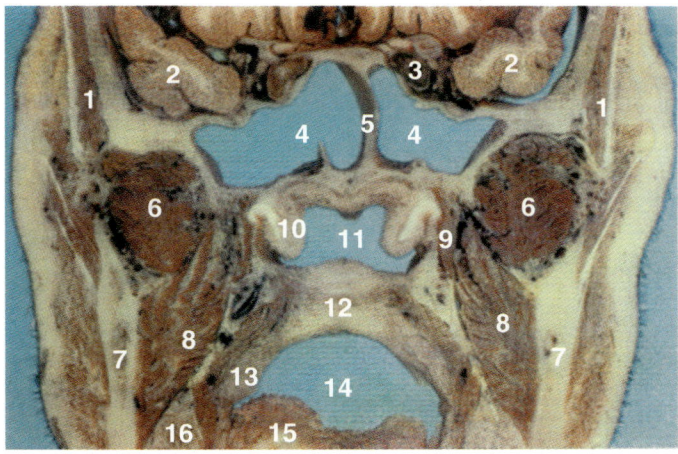

Fig. 2-12.
Corte coronal da cabeça de adulto, na região anterior da nasobucofaringe, vista posterior. 1. Músculo temporal. 2. Lobo temporal do cérebro. 3. Artéria carótida interna no seio cavernoso. 4. Seio esfenoidal. 5. Septo principal do seio esfenoidal. 6. Músculo pterigóideo lateral. 7. Mandíbula. 8. Músculo pterigóideo medial. 9. Músculo tensor do palato. 10. Cartilagem tubária. 11. Nasofaringe. 12. Palato mole. 13. Músculo palatoglosso. 14. Cavidade bucal. 15. Língua. 16. Glândula submandibular.

A relação anatômica das inserções de origem dos músculos elevadores e tensores do palato com a porção cartilagínea da tuba auditiva, lateral, medial e no seu interior, através de sua abertura faríngea, apresenta um aspecto funcional muito importante na regulagem da abertura tubária para a circulação aérea, através da tuba até a orelha média. As origens embriológicas comuns dos músculos tensor da membrana do tímpano e tensor do palato, com terminações nervosas ao mesmo ramo trigeminal (mandibular), estão retratadas nas atividades desses músculos, acima descritas, com relação à tuba auditiva e à orelha média.

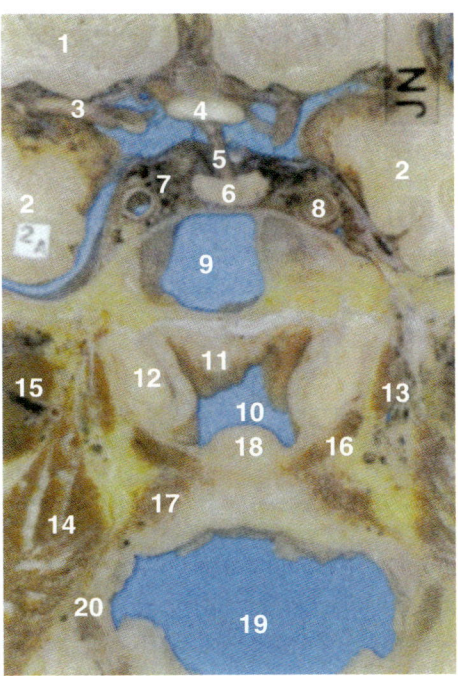

Fig. 2-11.
Corte coronal da cabeça de adulto, na região posterior da nasobucofaringe, vista anterior. 1. Cérebro, lobo parietal. 2. Cérebro, lobo temporal. 3. Artéria cerebral média. 4. Quiasma óptico. 5. Pedículo hipofisário. 6. Hipófise. 7. Seio cavernoso. 8. Artéria carótida interna. 9. Seio esfenoidal. 10. Nasofaringe. 11. Tonsila faríngea. 12. Região tubária. 13. Músculo tensor do palato. 14. Músculo pterigóideo medial. 15. Músculo pterigóideo lateral. 16. Músculo elevador do palato. 17. Músculo palatofaríngeo. 18. Úvula. 19. Cavidade bucal. 20. Músculo bucinador.

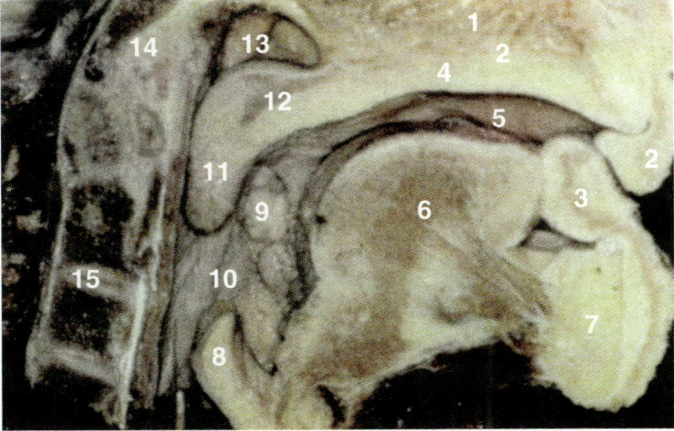

Fig. 2-13.
Hemicabeça de adulto, lado direito, vista medial. 1. Septo do nariz. 2. Lábio superior. 3. Lábio inferior. 4. Palato duro. 5. Cavidade bucal. 6. Língua. 7. Mandíbula. 8. Epiglote. 9. Tonsila palatina. 10. Bucofaringe. 11. Úvula. 12. Palato mole. 13. Nasofaringe. 14. Processo basilar. 15. Coluna cervical.

O suprimento arterial e nervoso da região do palato mole chega através dos canais dos forames palatinos, como ramos da *artéria maxilar* (carótida externa), do *nervo mandibular* (trigêmeo) e ramos parassimpáticos do gânglio pterigopalatino, também via trigeminal pelos mesmos forames acima. Os ramos nervosos simpáticos podem chegar tanto por essas vias como pelas redes periarteriais; para a região coanal afluem ramos das artérias e nervos nasais, através do forame esfenopalatino; à região tonsilar chegam componentes da artéria facial pelos ramos palatinos ascendentes (Fig. 2-10); ramos dos nervos mandibular e do plexo faríngeo (IX, X pares cranianos) integram a grande rede que se estende desde o palato até a oro e a hipofaringe. Com exceção do músculo tensor do palato, que é inervado por ramos do nervo mandibular, os demais músculos do palato mole recebem componentes nervosos desse plexo (Navarro, 2000).

As *artérias palatinas menores* se anastomosam com a *faríngea ascendente* (ramo palatino), *facial* (ramo palatino ascendente) e *dorsal da língua* (ramo tonsilar) no palato mole. Riley menciona, em 1990, estes vasos acessórios como importantes fontes de suprimento sanguíneo para o palato em cirurgia de avanço maxilar, quando os vasos palatinos maiores são seccionados nos cortes posteriores da osteotomia de Le Fort I (Fig. 2-14).

A drenagem venosa faz-se por ramos dos plexos pterigoide e tonsilar, além de nasais e linguais que convergem para o complexo linguofacial e veia jugular interna. A drenagem linfática incorpora-se à cadeia do anel perilinfático nasobucofaríngeo (de Waldeyer), que se dirige ao sistema cervical profundo da base do pescoço.

Schwab, em 1998, mostra que no exame de cortes tomográficos coronais de cabeça podem ser observadas as estruturas anatômicas da região do palato mole, evidenciando-se a relação intermuscular dos elementos glandulares, conjuntivos, vasculonervosos e o revestimento mucoso. Os músculos do palato mole apresentam suas relações anatômicas com o hâmulo. Com a segmentação coronal posteroanterior das regiões naso e orofaríngea, o palato mole e a úvula se evidenciam na transição nasobucal. Próximo às inserções musculares, na margem posterior do palato duro, encontram-se os prolongamentos palatinos do músculo elevador do palato. Estendendo-se lateralmente, observam-se o hâmulo e suas inserções musculares (Figs. 2-6 e 2-7).

Analisando seus resultados cirúrgicos, em 1999, Powell considera que, ao nível dos tendões e inserções musculares, encontram-se os receptores nervosos proprioceptivos; à medida que se efetuam ressecções dessas regiões, os estímulos nervosos são lesados, com possíveis alterações e perdas de reflexos, comprometendo a integridade do controle nervoso, da irrigação e drenagem, modificações da anatomia e da função que deverão se adaptar às novas condições.

MANDÍBULA

O suporte ósseo da via aérea oral é dado pela maxila e mandíbula. A mandíbula, ou maxila inferior, é o osso mais forte da face. Ela se desenvolve da *cartilagem de Meckel* e consiste em corpo horizontal, porção alveolar e dois ramos verticais que se estendem superiormente ao *ângulo mandibular*, que apresenta valor médio de 125°, variando desde 110° a 140°. O *ramo mandibular* contém o *processo coronoide* anterior e o *processo condilar* posterior, que são separados pela *incisura da mandíbula*. Os *tubérculos geniais*, que podem estar fundidos na linha média, se projetam da face lingual do corpo mandibular como espinhas mentuais superior e inferior (Fig. 2-15A, B e D). Os *músculos genioglosso e gênio-hióideo* se inserem nas *espinhas superior e inferior*, respectivamente. As *fóveas sublinguais* são laterais a cada tubérculo genial e contêm as glândulas sublinguais. Posterior à fóvea sublingual está a inserção do músculo milo-hióideo. Imediatamente inferior ao tubérculo genial está a inserção do ventre anterior do digástrico, na *fossa digástrica*. O *canal mandibular*, contendo o *nervo alveolar inferior*, fica posterossuperior à linha milo-hióidea. A *língula* é uma fina saliência óssea sobre o canal mandibular e serve como referência para margem cirúrgica inferior no corte horizontal medial da osteotomia sagital mandibular (Fig. 2-15C). Segundo Terris, 2007, a distância entre a língula e a incisura mandibular varia de 10,5-15 mm. O *forame mandibular* está 15-20 mm inferior à incisura mandibular. O *nervo alveolar inferior* está em associação íntima com a mandíbula, 4-5 mm acima da língula. O corte horizontal da osteotomia é mais bem locado 7 mm abaixo da incisura mandibular, ou seja, 7 mm acima da língula, aproximadamente (Fig. 2-16). O nervo alveolar inferior (V3) desce com o nervo lingual entre os músculos pterigóideos medial e lateral. Seu *ramo milo-hióideo* fica na ranhura milo-hióidea e fornece o ramo motor ao músculo milo-hióideo e ventre anterior do digástrico. Ele, então, entra no forame mandibular para inervar a dentição mandibular. O nervo alveolar inferior e vasos associados viajam através do canal mandibular; eles atravessam o forame mentual como nervo mentual e vasos mentuais. O *nervo mentual* inerva a pele do lábio inferior e queixo, a mucosa labial e gengiva adjacente. No

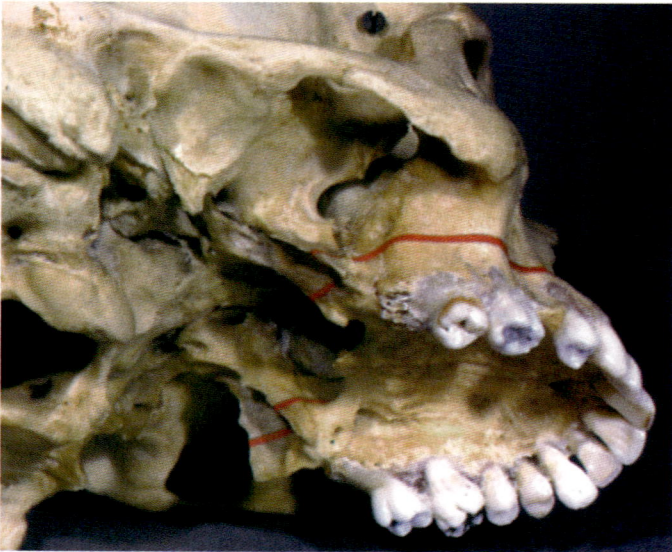

Fig. 2-14.
Linha de fratura de Le Fort I.

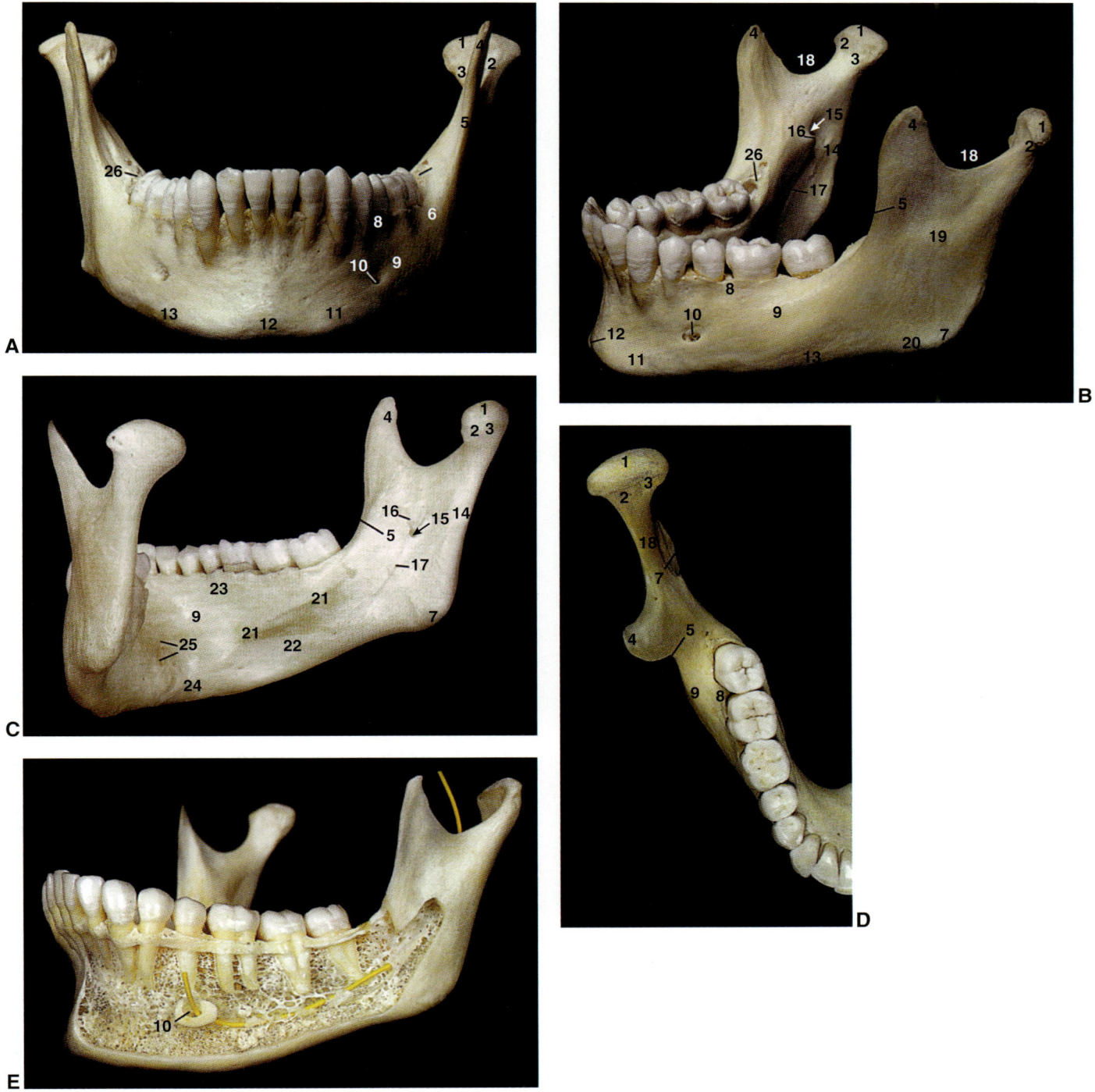

Fig. 2-15.
Mandíbula: (**A**) vista frontal; (**B**) vista esquerda e superior; (**C**) vista inferior, ramo direito; (**D**) vista superior; (**E**) vista esquerda; (**F**) vista esquerda, por detrás e inferior. 1. Cabeça do processo condilar. 2. Colo do processo condilar. 3. Fóvea pterigóidea do processo condilar. 4. Processo coronoide. 5. Margem anterior do ramo e incisura coronóidea. 6. Linha oblíqua. 7. Ângulo. 8. Parte alveolar. 9. Corpo. 10. Forame mentual. 11. Tubérculo mentual. 12. Protuberância mentual. 13. Base. 14. Margem posterior do ramo. 15. Forame mandibular. 16. Língula. 17. Sulco milo-hióideo. 18. Incisura mandibular. 19. Ramo. 20. Margem inferior do ramo. 21. Linha milo-hióidea. 22. Fossa mandibular. 23. Fossa sublingual. 24. Fossa digástrica. 25. Espinhas mentuais superior e inferior. 26. Terceiros molares não erupcionados.

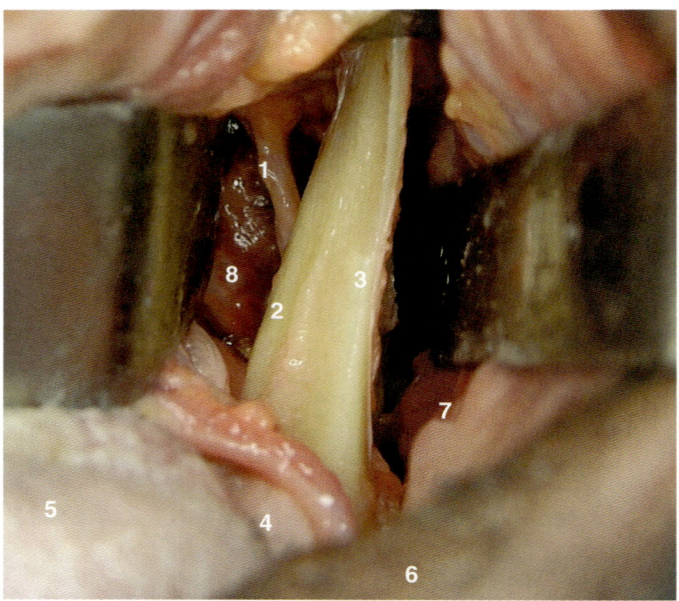

Fig. 2-16.
Vista anterior de ramo mandibular esquerdo, dissecção em cadáver. 1. Feixe vasculonervoso alveolar inferior. 2. Linha oblíqua interna. 3. Linha oblíqua externa. 4. Trígono retromolar. 5. Rebordo da língua. 6. Lábio inferior. 7. Músculo masseter. 8. Músculo pterigóideo medial.

forame mentual, o feixe vasculonervoso é suscetível à lesão durante procedimentos cirúrgicos. O forame mentual está localizado na lateral do corpo mandibular entre os ápices das raízes do primeiro e segundo molares, e pode haver variações individuais pequenas nesta localização (Figs. 2-15E, F e 2-17) (Riley, 1989).

Os músculos masseter e pterigóideo medial se inserem lateral e medialmente ao ramo e ângulo mandibular, servindo como suprimento sanguíneo à mandíbula proximal, o que ajuda na vitalidade óssea após osteotomias. O suprimento sanguíneo da mandíbula distal é dado pela artéria alveolar inferior. Ela viaja através do canal mandibular e supre a dentição, osso e tecidos moles adjacentes. A mandíbula é também irrigada anteriormente, de forma secundária, por vasos nos músculos gênio-hióideo, genioglosso e ventre anterior do digástrico. Na região do primeiro pré-molar, a artéria alveolar inferior fornece os ramos incisivo e mentual. O ramo incisivo supre os dentes anteriores e estruturas de suporte. O ramo mentual se une aos vasos labiais inferiores e submentuais para suprir o mento (Fig. 2-18A, B). Vasos da cápsula articular temporomandibular e músculo pterigóideo lateral suprem o côndilo. O músculo temporal se insere no processo coronoide e fornece o suporte sanguíneo para essa área do ramo.

A relação dentária foi descrita por Angle, em 1899, como a relação entre as arcadas dentárias maxilar e mandibular. Na oclusão classe I, a cúspide mesial bucal do primeiro molar maxilar faz contato com a ranhura mesial bucal do primeiro molar mandibular. Na classe II ou retrognatia, a cúspide mesial bucal é mesial à ranhura, e na classe III, ou oclusão prognata, a cúspide é distal à ranhura.

As estruturas do esqueleto ósseo determinam a relação dos tecidos moles da VAS; isso se refere à posição da maxila e da mandíbula em relação à base do crânio, sendo medida pela radiografia cefalométrica lateral (Simões, 2000).

FOSSA PTERIGOPALATINA

A *fossa pterigopalatina* assume grande importância anatomocirúrgica por seu conteúdo e relações nas cirurgias esqueléticas da face. É uma região bilateral, localizada entre os ossos esfenoide, palatino e maxila, sob a fossa anterior do crânio. Essa fossa pode ser descrita como uma pirâmide de base triangular superior e vértice inferior. Sua parede anterior é limitada por estreita área vertical da maxila; posterior, pela face anterior do processo pterigoide do esfenoide; medial, pelo processo vertical do palatino; e lateral, pela fissura pterigomaxilar, que no vivo e no cadáver encontra-se fechada por uma bolsa fibrosa, extensão da periórbita, que envolve todo o conteúdo da fossa, prolongando-se nos canais, forames e espaços que com ela se comunicam, e permitindo somente a passagem de elementos vasculonervosos (Figs. 2-19 e 2-20). Ainda no crânio, na parede anterior da fossa, junto ao seu limite superior, encontra-se a *fissura orbital inferior*, em comum com o limite posterior da órbita; na margem inferior dessa fissura encontra-se o *sulco infraorbital*, guia do conjunto vasculonervoso infraorbital, que por ele chega ao canal infraorbital, para emergir na face. Na parede posterior, à altura do limite superior da fossa, observa-se mais lateralmente a abertura do *canal redondo*, por onde o *nervo maxilar* emerge na fossa, vindo da fossa média do crânio; mais central, evidencia-se a abertura do *canal pterigoide*, pelo qual o *nervo do canal pterigoide* chega à fossa; medialmente, observam-se um ou dois pequenos forames que levam ao *canal pterigopalatino*, por onde os nervos homônimos chegam à tuba auditiva. Na parte mais superior da parede medial da fossa está o *forame esfenopalatino*, também vedado pela bolsa fibrosa. De grande importância anatomofuncional, esse forame é atravessado pelos pedículos vasculonervosos que chegam à cavidade do nariz. O vértice inferior forma-se pela junção piramidal,

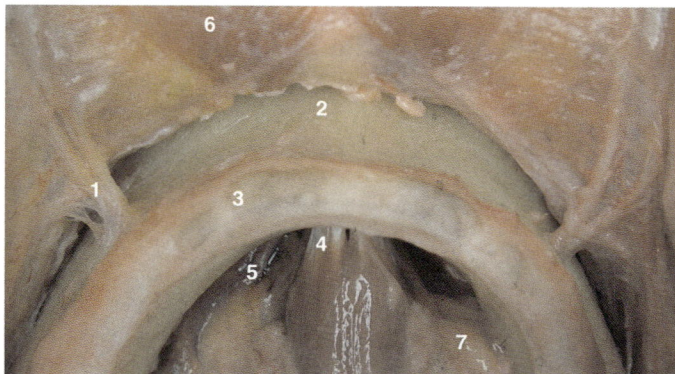

Fig. 2-17.
Vista superior da mandíbula, cadáver idoso, desdentado. 1. Nervo e vasos mentuais. 2. Protuberância mentual. 3. Rebordo alveolar. 4. Inserção do músculo genioglosso. 5. Artéria sublingual. 6. Músculo mentual. 7. Glândula salivar sublingual.

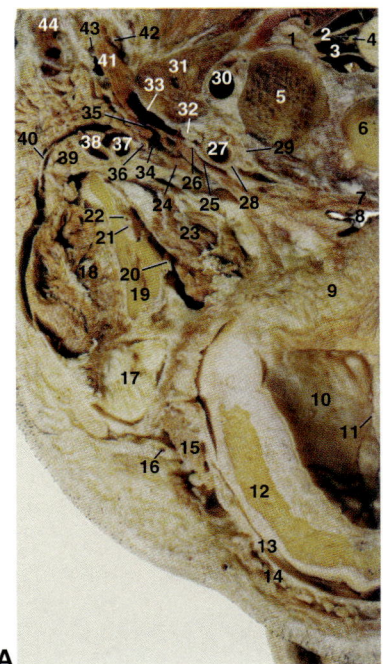
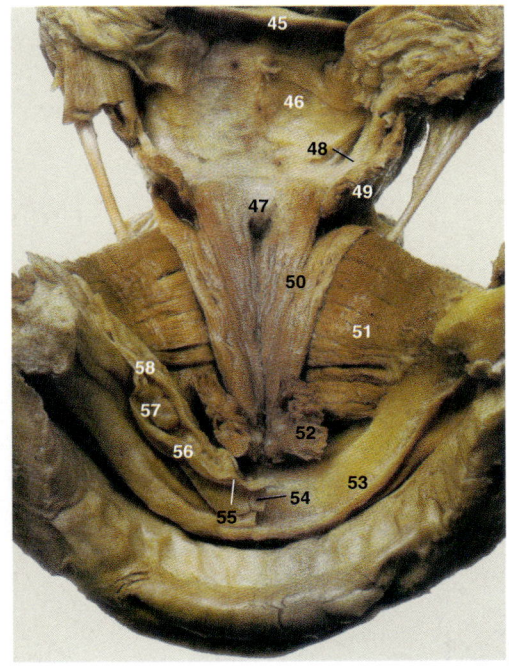

Fig. 2-18.

(**A**) Corte transversal da metade esquerda da cabeça na região do palato, vista inferior invertida. (**B**) Assoalho da boca, vista superior após remoção da língua. 1. Gânglio e raiz dorsal do par craniano II. 2. Raiz dorsal de PC2. 3. Raiz ventral de PC2. 4. Raiz espinal do nervo acessório. 5. Massa lateral do atlas. 6. Dente do áxis. 7. Constritor superior da faringe. 8. Parte nasal da faringe. 9. Palato mole. 10. Palato duro. 11. Rafe palatina. 12. Processo alveolar da maxila. 13. Vestíbulo da boca. 14. Glândulas labiais. 15. Bucinador. 16. Artéria facial. 17. Corpo adiposo da bochecha. 18. Masseter. 19. Ramo da mandíbula. 20. Nervo lingual. 21. Nervo alveolar inferior. 22. Artéria alveolar inferior. 23. Pterigóideo medial. 24. Estiloglosso. 25. Estilofaríngeo. 26. Nervo glossofaríngeo. 27. Artéria carótida interna. 28. Nervo hipoglosso. 29. Gânglio simpático cervical superior. 30. Artéria vertebral. 31. Processo transverso do atlas. 32. Nervo vago. 33. Veia jugular interna. 34. Ligamento estilo-hióideo. 35. Estilo-hióide. 36. Artéria auricular posterior. 37. Artéria carótida externa. 38. Veia retromandibular. 39. Glândula parótida. 40. Ramo zigomático do nervo facial. 41. Ventre posterior do digástrico. 42. Nervo acessório. 43. Artéria occipital. 44. Esternocleidomastóideo. 45. Epiglote. 46. Valécula. 47. Corpo do osso hioide. 48. Corno maior do osso hioide. 49. Hioglosso. 50. Gênio-hióideo. 51. Milo-hióideo. 52. Genioglosso. 53. Corpo da mandíbula (desdentada). 54. Freio da língua. 55. Papila sublingual. 56. Prega sublingual. 57. Glândula sublingual. 58. Ducto submandibular.

entre o processo pterigoide e o osso palatino e com a tuberosidade da maxila; permanecendo vários canais oblíquos e verticais, pelos quais a fossa se comunica com a cavidade bucal, enviando a ela terminações vasculonervosas palatinas. O teto da fossa pterigopalatina é virtual, continuando-se nas fissuras orbitais inferior e superior, na região do vértice orbital. Acima e medial à fissura, encontra-se a abertura orbital do *canal óptico*. É uma região de grande risco porque não há estrutura óssea que separe os elementos anatômicos no interior do vértice orbital. A periórbita continua na fissura orbital superior e através dos forames e canais que se comunicam com a fossa, para encontrar-se com a dura-máter, que deixa a base do crânio por essas aberturas. Plexos venosos e pedículos vasculonervosos deixam a órbita e atravessam as fissuras, canais e forames, contornando as expansões sinusais etmoidais e esfenoidais (Fig. 2-21) (Navarro, 1981).

A *artéria maxilar*, tortuosa, chega à tuberosidade da maxila, fixa-se a ela, mantida por ligamentos e pela proximidade do músculo temporal. Nessa porção, a artéria emite os *ramos palatino descendente, alveolares superior e posterior, infraorbital* e *gengivais externos*. Em seguida, abaixo do nervo maxilar, que nesse segmento encontra-se na região zigomática, a artéria maxilar atravessa a bolsa fibrosa que veda a entrada da fissura pterigomaxilar, e penetra na fossa pterigopalatina (Fig. 2-22). O nervo maxilar é visto pouco acima da artéria maxilar, emitindo ramos homônimos e satélites dos ramos arteriais. No interior da fossa, a artéria maxilar emite ramos para todos os forames e canais dispostos nas paredes e vértice da fossa. Observando-se a fossa pterigopalatina numa dissecção nasossinusal, verifica-se que os *ramos septal* e *nasal lateral posterior* originam-se da artéria maxilar, ainda no interior da fossa pterigopalatina, e adentram a cavidade do nariz tangenciando as margens superior e inferior do forame esfenopalatino, respectivamente (Fig. 2-22) (Rabischong, 1980).

Numa visão de segmentos da cabeça em cortes tomográficos coronais, focalizando-se o complexo nasal e paranasal em suas relações anatômicas, observa-se a presença bilateral da concha bolhosa e também a expansão cranial da bolha etmoidal, caracterizando a fóvea etmoidal. Estiletes amarelos indicam o canal e os óstios sinusal e nasal do seio maxilar.

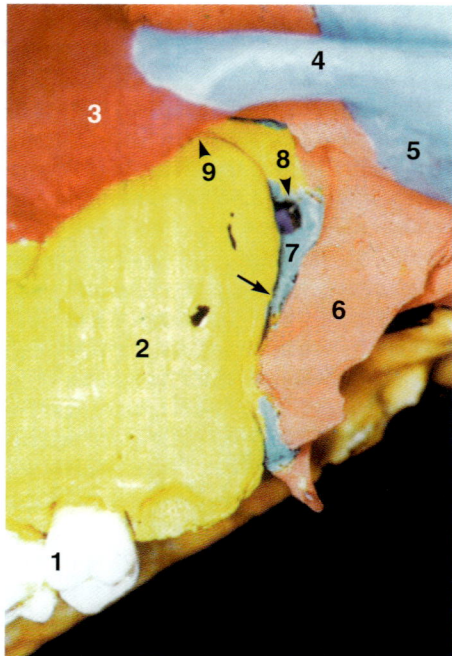

Fig. 2-19.
Vista lateral da fossa pterigopalatina óssea. 1. Arcada dentária superior permanente. 2. Tuberosidade da maxila. 3. Osso zigomático. 4. Processo zigomático. 5. Osso temporal. 6. Processo pterigoide do esfenoide. 7. Osso palatino. (Seta) Fissura pterigomaxilar. 8. Forame esfenopalatino. 9. Fissura orbital inferior.

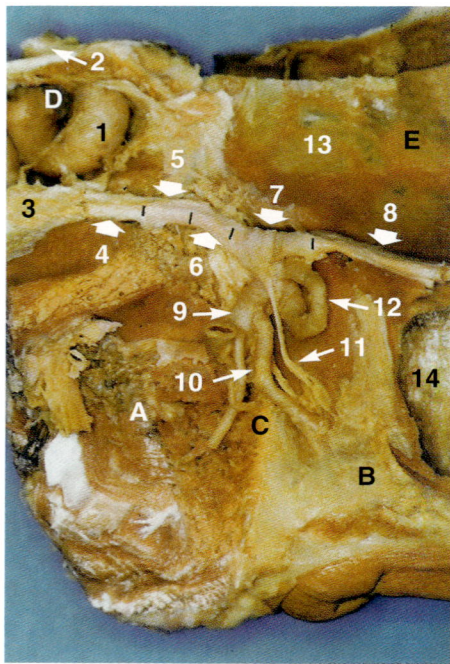

Fig. 2-21.
Artérias e nervos da região tuberal, lado direito. (A) Região zigomática. (B) Região tuberal. (C) Região da fissura pterigomaxilar. (D) Região do seio cavernoso. 1. Artéria carótida interna. 2. Nervo óptico. 3. Gânglio trigeminal ressecado. 4. Nervo maxilar endocranial. 5. No canal redondo. 6. Na fossa pterigopalatina. 7. Zigomática. 8. E no sulco-canal infraorbital. 9. Artéria maxilar. 10. Artéria alveolar superior posterior. 11. Nervo alveolar superior posterior. 12. Artéria infraorbital. (E) Parede medial da órbita. 13. Paredes orbitais das células etmoidais. 14. Seio maxilar.

Estiletes brancos evidenciam os locais de abertura das selas etmoidais anteriores. O septo do nariz apresenta acentuado desvio à esquerda, com o estreitamento do meato comum deste lado (Fig. 2-23).

Testut, em 1959, já observara que o assoalho do seio maxilar apresenta diferentes níveis em relação ao assoalho da cavidade do nariz, dependendo do plano de corte coronal. Verifica-se que, no plano axial, tanto a lâmina crivosa quanto a fóvea etmoidal encontram-se abaixo do nível supraorbital (Fig. 2-23).

LÍNGUA

A língua é um órgão muscular recoberto por uma membrana mucosa, presa no assoalho da boca ao osso hioide, à mandíbula, ao processo estiloide e à faringe. É dividida em duas regiões anatômicas pelo *sulco terminal* (V lingual): língua oral (2/3 anteriores) e língua faríngea (terço posterior). O sulco terminal é uma ranhura em forma de "V" atrás das papilas circunvaladas. O ápice desse "V" é posterior e representa o *forame cego* (remanescente da abertura do ducto tireoglosso) (Williams, 1989).

A língua apresenta um ápice e uma margem, uma face dorsal, uma ventral e uma raiz. O ápice repousa sobre os den-

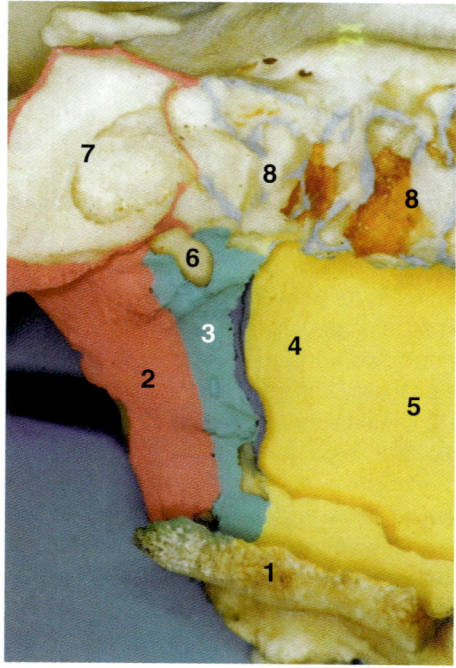

Fig. 2-20.
Vista medial (nasal) da fossa pterigopalatina óssea. 1. Palato duro. 2. Processo pterigoide do esfenoide. 3. Lâmina vertical do palatino. 4. Parede posterior. 5. Lateral. 6. Seio maxilar, forame esfenopalatino. 7. Seio esfenoidal. 8. Células etmoidais.

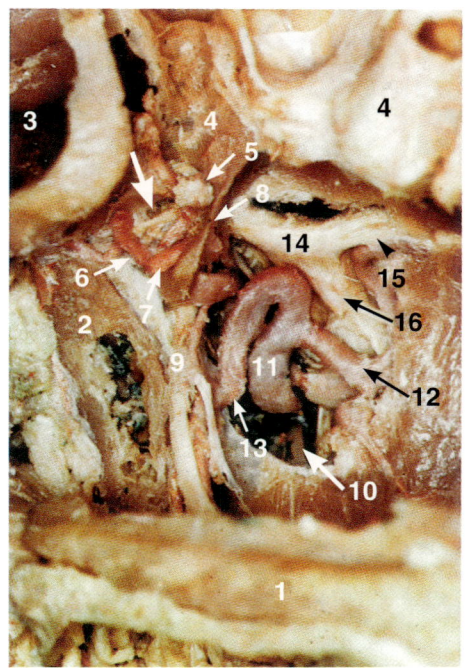

Fig. 2-22.
Fossa pterigopalatina dissecada pelos lados nasal e sinusal.
1. Palato. 2. Processo pterigoide do esfenoide. 3. Seio esfenoidal. 4. Células etmoidais. (Seta) Forame esfenopalatino. 5. Atravessado por nervos. 6. Artéria septal. 7. Nasal lateral posterior. 8. Margem anteroinferior do forame esfenopalatino. 9. Parede medial da fossa aberta, expondo-se seu conteúdo adiposo e vasculonervoso. 10. Parede posterior do seio maxilar ressecada. 11. Com dissecção da transição zigomático-pterigopalatina, mostrando as artérias maxilares. 12. Infraorbital. 13. Palatina descendente. 14. Nervos maxilares. 15. Infraorbital. 16. Alveolares superiores posteriores.

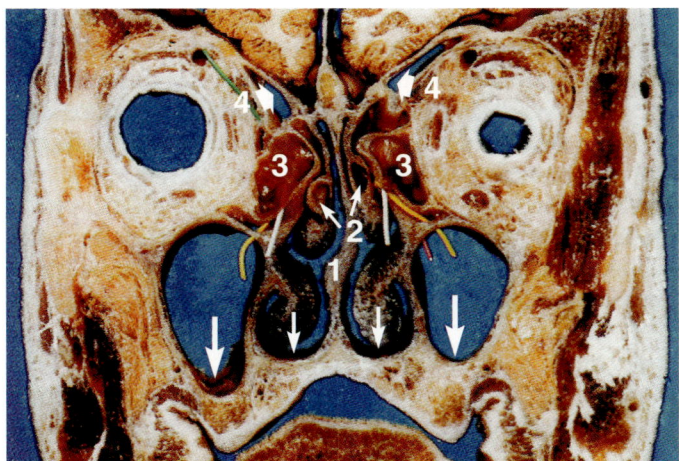

Fig. 2-23.
Corte coronal da cabeça na região média da cavidade nasal. Setas em diferentes níveis dos assoalhos da cavidade do nariz e do seio maxilar. 1. Desvio septal. 2. Conchas nasais médias bolhosas. 3. Bolha etmoidal. (Estilete branco) Ductos de drenagem de célula etmoidal anterior. (Estiletes amarelos) Ductos de drenagem dos seios maxilares. 4. Fóvea etmoidal.

tes incisivos e a margem relaciona-se com cada lado com as gengivas e os dentes. A superfície dorsal da língua oral é coberta pelas papilas filiformes, fungiformes e circunvaladas. A base (porção faríngea) da língua representa a parede anterior da orofaringe e mostra uma massa de tecido linfoide recoberta por papilas lenticulares, constituindo a *tonsila lingual*, porção inferior do anel de Waldeyer. Posteriormente ela se reflete sobre a parte anterior da epiglote (como *prega glossoepiglótica mediana*) e sobre a parede lateral da faringe (*prega glossoepiglótica lateral ou faringoepiglótica*). O espaço de cada lado da prega glossoepiglótica mediana é denominado *valécula da epiglote*. A face ventral da língua está situada somente na cavidade oral. Fina e lisa, desprovida de papilas, prende-se ao assoalho da boca por uma prega de membrana mucosa mediana, o *frênulo lingual*. A veia profunda da língua pode ser vista através da membrana mucosa em cada lado do frênulo. Uma prega franjada de mucosa, a *prega fimbriada*, localiza-se sobre a face lateral da veia. As *glândulas salivares linguais* estão envolvidas na musculatura, de cada lado; são do tipo misto e seus diminutos ductos se abrem na superfície inferior da língua. A raiz da língua é a parte que repousa sobre o assoalho da boca, presa à mandíbula e ao osso hioide (músculos gênio-hióideo e milo-hióideo). Os nervos, vasos e músculos intrínsecos entram na língua ou deixam-na através de sua raiz, que não está coberta de membrana mucosa.

A estrutura muscular da língua é dividida na região mediana por um septo de tecido conectivo profundo. Cada metade é constituída por quatro músculos intrínsecos e quatro extrínsecos. Os músculos intrínsecos formam o corpo da língua, e são eles: o longitudinal superior e inferior, o transverso e o vertical. Os músculos longitudinais deformam a língua durante a fala e a deglutição. Os músculos transversos a estreitam e alongam. Já os verticais a achatam e alargam (Fig. 2-24A-C).

Quatro músculos extrínsecos se inserem externamente à língua: o genioglosso, o hioglosso, o estiloglosso e o palatoglosso. O *genioglosso* protrui e deprime a língua. Ele se origina na superfície lingual anterior da mandíbula, no tubérculo genial superior. Imediatamente acima da inserção muscular gênio-hióidea. Esse tubérculo pode ser palpado e serve como importante referência na cirurgia de avanço genioglosso, a fim de preservar a inserção muscular durante a osteotomia. A distância da margem superior do tubérculo genial ao ápice da raiz dentária pode ser de apenas 5 mm, segundo Mintz, 1995. O genioglosso amplia o espaço aéreo posterior (PAS) e é considerado o músculo mais importante na manutenção da patência da VAS. Sua contração é fásica em relação à inspiração; essa atividade diminui durante o sono, se torna praticamente inexistente durante o sono REM, cessa em pacientes com apneia obstrutiva do sono durante o evento respiratório, e aumenta com o término da obstrução (Benumof, 2002). Mecanorreceptores controlam a atividade do músculo genioglosso e são fundamentais na manutenção da patência da VAS em pacientes com Síndrome da Apneia Obstrutiva do Sono (SAOS). O *músculo hioglosso* surge da face lateral e corno maior do osso hioide, viaja verticalmente e passa lateralmente à porção posterior do genioglosso. Ele cursa entre o estiloglosso, lateralmente, e o músculo longitudinal inferior, medi-

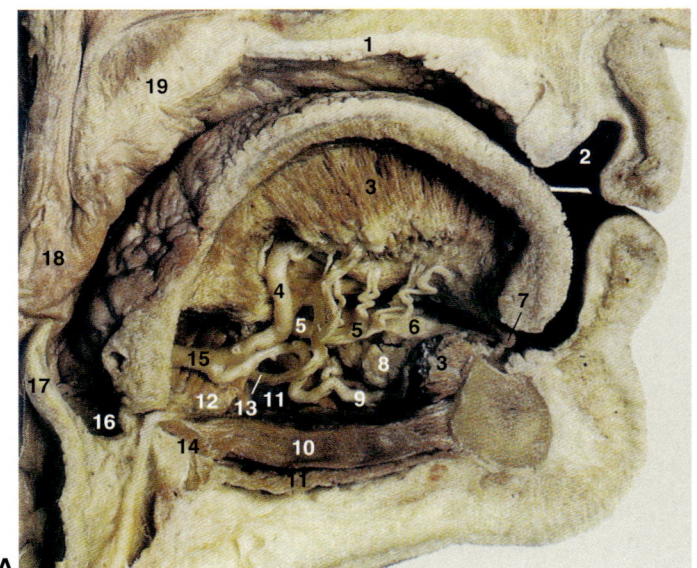
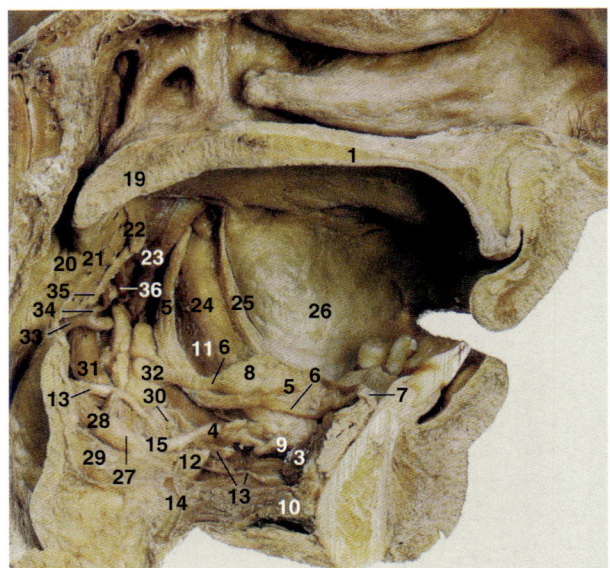
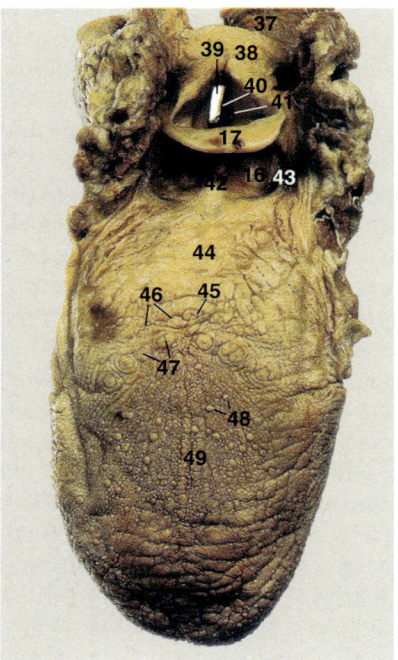

Fig. 2-24.
Língua e assoalho da boca. (**A**) Dissecção profunda da metade esquerda da língua; (**B**) metade esquerda da boca com língua removida; (**C**) língua e ádito laríngeo.
1. Palato duro. 2. Vestíbulo da boca. 3. Genioglosso. 4. Artéria lingual profunda. 5. Nervo lingual. 6. Ducto submandibular. 7. Orifício do ducto submandibular na papila sublingual. 8. Glândula sublingual. 9. Artéria sublingual. 10. Gênio-hióideo. 11. Milo-hióideo. 12. Hipoglosso. 13. Nervo hipoglosso. 14. Corpo do osso hioide. 15. Artéria lingual. 16. Valécula. 17. Epiglote. 18. Parte bucal da faringe. 19. Palato mole. 20. Arco palatofaríngeo. 21. Tonsila. 22. Extremidade superior do arco palatoglosso. 23. Pterigóideo medial. 24. Margem superior do corpo da mandíbula desdentada. 25. Extremidade da membrana mucosa. 26. Membrana mucosa cobrindo o bucinador. 27. Extremidade inferior do ligamento estilo-hióideo. 28. Constritor médio da faringe. 29. Corno maior do osso hioide. 30. Veia satélite do nervo hipoglosso. 31. Estilo-hióideo. 32. Parte profunda da glândula submandibular. 33. Artéria facial. 34. Artéria palatina ascendente. 35. Veia palatina externa (paratonsilar). 36. Estiloglosso. 37. Parede posterior da faringe. 38. Parede posterior da laringe. 39. Rima da glote. 40. Prega vocal. 41. Prega vestibular. 42. Prega glossoepiglótica mediana. 43. Prega glossoepiglótica lateral. 44. Parte pós-sulcal do dorso da língua. 45. Forame cego. 46. Sulco terminal. 47. Papila valada. 48. Papila fungiforme. 49. Parte pré-sulcal do dorso da língua.

almente, para se inserir na língua. Ele a retrai. O avanço cirúrgico do complexo hioide-hioglosso pode anteriorizar a base de língua para ampliar o PAS. O *estiloglosso* se estende do processo estiloide e ligamento para se inserir na face lateral e inferior da língua. Ele a movimenta para cima e para trás. O *palatoglosso* se estende da aponeurose palatina, inferiormente, através da tonsila, e forma o *arco palatoglosso* (pilar anterior). Ele se insere lateralmente à língua e é responsável pela elevação de sua face posterior. Reflexos mecanorreceptores ativam o músculo palatoglosso, dilatando a faringe sob pressão negativa na VAS (Fig. 2-25).

Os músculos milo-hióideo e digástrico estão associados à posição da língua e seus movimentos. O *milo-hióideo* se estende da linha milo-hióidea, na superfície interna da mandíbula, à linha média, onde fibras posteriores se inserem no osso hioide e fibras anteriores encontram fibras milo-hióideas contralaterais na rafe mediana. Ele eleva o osso hioide e, consequentemente, o assoalho da boca e a base da língua. O músculo gênio-hióideo e a musculatura lingual estão acima do músculo milo-hióideo e ventre anterior do digástrico. O *músculo digástrico* consiste em ventre anterior e posterior. Origina-se medialmente no processo mastóideo, como o ventre posterior, e segue anteriormente, transformando-se em um tendão que atravessa o osso hioide e continua anteriormente, como ventre anterior. Os músculos digástricos, assim como os milo-hióideos e gênio-hióideos, ajudam na abertura

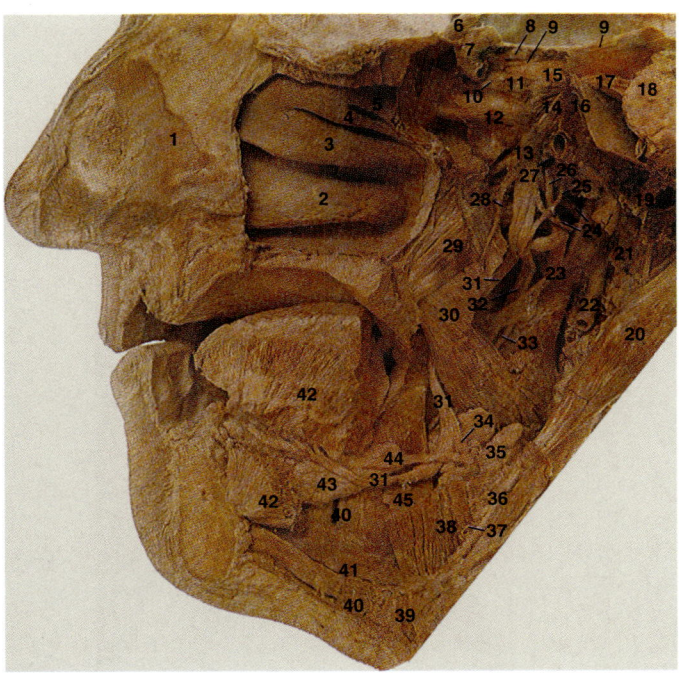

Fig. 2-25.
Ramos do nervo trigêmeo direito e estruturas relacionadas, aspecto lateral direito. 1. Septo nasal. 2. Concha inferior. 3. Concha média. 4. Concha superior. 5. Concha suprema. 6. Nervo óptico. 7. Artéria carótida interna. 8. Nervo oculomotor. 9. Nervo troclear. 10. Nervo abducente. 11. Ramo oftálmico. 12. Ramo maxilar. 13. Ramo mandibular do trigêmeo. 14. Raízes motoras do nervo trigêmeo. 15. Gânglio trigêmeo. 16. Porção petrosa do osso temporal. 17. Nervo trigêmeo. 18. Ponte. 19. Bulbo jugular. 20. Ventre posterior do digástrico. 21. Glândula parótida. 22. Artéria carótida externa. 23. Ligamento esfenomandibular e artéria maxilar. 24. Raízes do nervo auriculotemporal. 25. Corda do tímpano. 26. Artéria meníngea média. 27. Marcador do canal auditivo. 28. Nervo para o pterigóideo medial. 29. Extremidade inferior do pterigóideo lateral. 30. Pterigóideo medial. 31. Nervo lingual. 32. Nervo alveolar inferior. 33. Nervo para o milo-hióideo. 34. Gânglio submandibular. 35. Glândula submandibular. 36. Ligamento estilo-hióideo. 37. Artéria lingual. 38. Hioglosso. 39. Corpo do osso hioide. 40. Milo-hióideo. 41. Gênio-hióideo. 42. Genioglosso. 43. Glândula sublingual. 44. Ducto submandibular. 45. Nervo hipoglosso.

oral. Em função de suas inserções mandibulares e hióideas, estão envolvidos na abertura do PAS com a cirurgia de avanço mandibular (Lee, 2007).

O *osso hioide* não se articula com outros. É um osso móvel que participa da fonação e da deglutição. O alongamento da faringe oral em humanos pode ser o responsável pela frouxidão da base de língua, que produz obstrução durante o sono. Esse comprimento é medido pela distância entre o plano mandibular (MP) e o osso hioide (H) na cefalometria lateral. A referência normal é 11-19 mm. Quanto maior a distância, maior a possibilidade de o paciente ter SAOS. O constritor médio da faringe se insere lateralmente ao hioide. Durante a fase faríngea da deglutição, o hioide é elevado pelos músculos supra-hióideos (milo-hióideo, ventre anterior do digástrico, gênio-hióideo, estilo-hióideo, hioglosso, genioglosso, estiloglosso e palatoglosso), que elevam a laringe. Os músculos infra-hióideos (tireo-hióideo, omo-hióideo e esterno-hióideo) rebaixam e estabilizam o osso hioide e, com o gênio-hióideo, estabilizam e dilatam a hipofaringe retroepiglótica tensionando o ligamento hioepiglótico.[24] Esses músculos são fásicos com a inspiração, e fatores que afetam a posição hióidea podem, adversamente, afetar a musculatura e causar o estreitamento da hipofaringe. Terris, em 2007, sugeriu que a imobilização cirúrgica do osso hioide, durante os procedimentos de suspensão, pode causar disfagia.

As principais artérias da língua são suas duas *artérias linguais*, ramos da carótida externa ao nível do corno maior do osso hioide. A artéria lingual fornece um *ramo supra-hióideo* na margem posterior do músculo hioglosso, passa profundamente a esse músculo e cria dois ramos dorsais à língua que suprem o segmento faríngeo da língua e tonsila palatina. Perto da margem anterior do músculo hioglosso ela se divide em *artéria profunda da língua* e *artéria sublingual*. A artéria sublingual supre a glândula sublingual e a musculatura da língua. As veias profundas da língua acompanham o trajeto da artéria, e drenam para a veia facial ou jugular interna. A drenagem linfática é importante devido à disseminação precoce do carcinoma da língua e se faz por linfonodos submentuais, submandibulares e daí para cervicais profundos (incluindo o jugulodigástrico e júgulo-homo-hióideo) (Gardner, 1988).

A localização da artéria lingual é fundamental para identificar a localização do pedículo neurovascular da língua. Lauretano, em 1997, descreve a artéria: ela tem três segmentos no corpo da língua. Esses incluem o oblíquo, o profundo e o anterior. A posição do feixe neurovascular varia entre os indivíduos e muda com a tração e o movimento da língua. Posteriormente, a artéria lingual penetra na parede lateral e ventral da língua, correndo obliquamente em direção paralela à margem inferior da mandíbula. A artéria cursa medial ao músculo hioglosso e nervo hipoglosso. Aproximadamente a 2 cm da margem posterior da língua a artéria muda de direção e cursa verticalmente (segmento profundo). O segmento profundo está, aproximadamente, a 2 cm da linha média. A artéria se aproxima da linha média em seu segmento anterior, ficando lateral ao músculo genioglosso, a 1 cm da linha média. Geralmente o curso das veias assume uma forma sigmoide na língua. O nervo hipoglosso corre lateral à veia no segmento oblíquo, e anteroinferiormente nos segmentos profundo e anterior. O segmento anterior passa a ser uma referência anatômica superficial a aproximadamente 1-1,5 cm do frênulo. Estudos anatômicos localizam a artéria lingual a 2,7 cm inferior e 1,6 cm lateralmente ao forame ceco; 0,9 cm superior ao osso hioide e 2,2 cm medial à mandíbula. Devemos ter cuidado em medidas estáticas, uma vez que a língua é móvel. Esta localização inferolateral permite uma ampla área segura para ressecção na porção posterior da língua, entre o segmento oblíquo do pedículo neurovascular.

A inervação motora da musculatura intrínseca e extrínseca da língua, excluindo o palatoglosso, é dada pelo *nervo hipoglosso* (XII). O ramo medial do nervo hipoglosso inerva os protrusores da língua (genioglosso e gênio-hióideo). O ramo lateral inerva os retratores da língua (estiloglosso e hioglosso). A inervação sensorial para o tato, dor e temperatura no segmento oral da língua e gengiva lingual é dada pelo *nervo lingual* (V3), ramo do nervo alveolar inferior. Ele também contém fibras pós-ganglionares aferentes viscerais especiais (paladar) do *nervo corda do tímpano* (VII), através do gânglio geniculado e fibras parassimpáticas para as glândulas submandibulares e sublinguais. O *nervo glossofaríngeo* (IX) fornece paladar e tato para a língua faríngea e valécula. O *ramo interno do nervo laríngeo superior* (X) fornece fibras sensoriais à base de língua e epiglote. Embora as papilas circunvaladas façam parte do segmento oral da língua, elas são inervadas pelas fibras de sensação geral e paladar do nervo glossofaríngeo (Fig. 2-24A-C).

FARINGE

Com a exceção das duas extremidades do trato respiratório (narinas e vias intrapulmonares menores), a faringe é o único segmento colapsável da via aérea.

Os tratos alimentar e respiratório se tornam comuns na porção média da faringe. A *faringe* é um tubo fibromuscular que se estende da base do crânio à margem inferior da cartilagem cricóidea, na porção anterior, e à margem da vértebra C6 na região posterior. Anatomicamente, a faringe está em frente à coluna vertebral e fáscia pré-vertebral, e atrás da cavidade nasal, cavidade oral e laringe. É dividida em três regiões: nasofaringe, orofaringe e hipofaringe (Fig. 2-26).

A natureza colapsável da porção alimentar compromete potencialmente o fluxo respiratório durante o sono, especialmente a obstrução anterior do palato (retropalatal), língua (retroglossal), epiglote (retroepiglótico) e colapso da parede faríngea lateral.

A *nasofaringe* é posterior à cavidade nasal, estendendo-se desde a porção superior da coana até a face superior do palato mole. O teto e a parede posterior da nasofaringe formam uma superfície contínua, sendo inferior ao corpo do esfenoide, e a parte basilar do osso occipital. A tonsila faríngea está na membrana mucosa do teto e parede posterior da nasofaringe, e é frequentemente sítio de obstrução na hiperplasia adenóidea. A parede lateral da nasofaringe contém tuba auditiva e cartilagem, tensor e elevador do palato e músculo salpingofaríngeo. Posteriormente à tuba auditiva e à prega salpingofaríngea está o recesso faríngeo.

A *orofaringe* se estende do palato mole à ponta da epiglote e é cercada, lateralmente, pelos arcos palatoglossos e palatofaríngeos (Fig. 2-27).

A *hipofaringe* está posterior à laringe e se estende da ponta da epiglote e pregas faringoepiglóticas até a margem inferior da cartilagem cricóidea, onde se estreita e se torna contínua com o esôfago. Wang, 2007, afirmou que as fibras musculares longitudinais esofágicas têm múltiplas inserções superiores. Algumas delas são contínuas com os músculos longitudinais faríngeos e formam uma fáscia membranosa que ancora a parede faringoesofágica à cartilagem tireóidea, região anatômica cuja integridade é importante para função esfincteriana superior do esôfago. Posteriormente, a hipofaringe se relaciona com os corpos vertebrais de C4-6. Suas paredes posteriores e laterais são formadas pelos músculos constritor médio e inferior (Fig. 2-26).

A estrutura da faringe consiste em quatro túnicas principais de dentro para fora; *túnica mucosa*: na nasofaringe é constituída por epitélio respiratório, a mucosa da orofaringe consiste em epitélio respiratório e alimentar e, o da hipofaringe é alimentar, possuindo epitélio escamoso estratificado. *Túnica fibrosa*: logo abaixo da mucosa está a *fáscia faringobasilar*, que é a submucosa da parede faríngea; é espessada e visível superiormente, uma vez que não há camada muscular externa a ela. Prende-se à base do crânio, à tuba auditiva e à margem posterior da lâmina medial do processo pterigoide; ao ligamento pterigomandibular e à extremidade posterior da linha milo-hióidea da mandíbula; ao osso hioide e às carti-

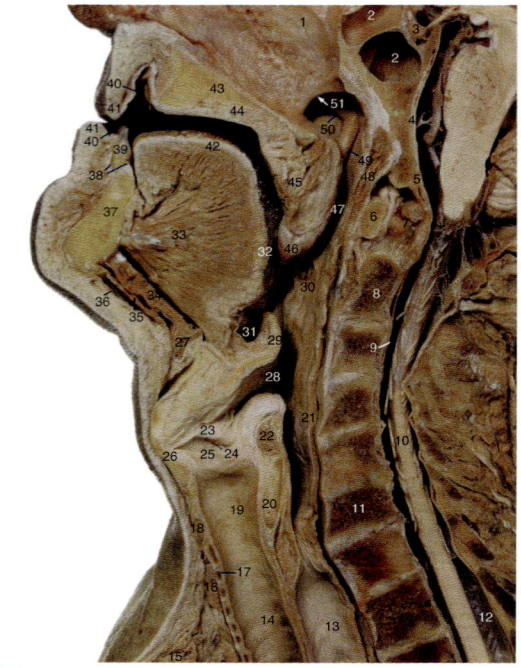

Fig. 2-26.
Boca, palato e faringe – Corte sagital através da cabeça e pescoço, metade direita. 1. Septo nasal. 2. Seio esfenoidal. 3. Glândula hipófise. 4. Clivo. 5. Margem anterior do forame magno. 6. Arco anterior do atlas. 7. Dente do áxis. 8. Corpo do áxis. 9. Espaço subaracnóideo espinal. 10. Medula espinal. 11. Corpo da C6. 12. Septo subaracnóideo. 13. Esôfago. 14. Traqueia. 15. Incisura jugular do manúbrio do externo. 16. Istmo da glândula tireoide. 17. Segundo anel traqueal. 18. Arco da cartilagem cricóidea. 19. Parte inferior da laringe. 20. Lâmina da cartilagem cricóidea. 21. Parte laríngea da faringe. 22. Músculo aritenóideo transverso. 23. Prega vestibular. 24. Ventrículo da laringe. 25. Prega vocal. 26. Lâmina da cartilagem tireóidea. 27. Corpo do osso hioide. 28. Prega ariepiglótica. 29. Epiglote. 30. Parte bucal da faringe. 31. Valécula. 32. Parte pós-sulcal do dorso da língua. 33. Genioglosso. 34. Gênio-hióideo. 35. Milo-hióideo. 36. Platisma. 37. Corpo da mandíbula. 38. Gengiva. 39. Dente incisivo central inferior esquerdo. 40. Vestíbulo da boca. 41. Lábio. 42. Parte pré-sulcal do dorso da língua. 43. Palato duro. 44. Glândulas palatinas no mucoperiósteo. 45. Palato mole. 46. Úvula. 47. Parte nasal da faringe. 48. Tonsila faríngea. 49. Recesso faríngeo. 50. Abertura da tuba auditiva. 51. Coana.

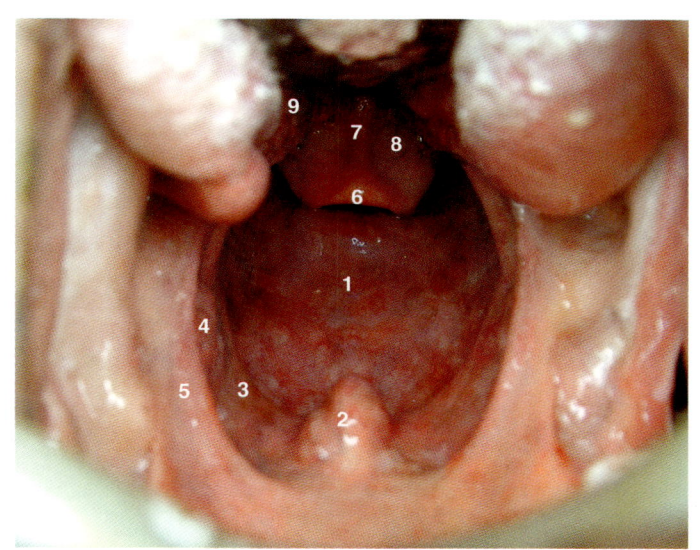

ANATOMIA CIRÚRGICA DAS VIAS AÉREAS SUPERIORES

Fig. 2-27.
Vista superior da cavidade oral e orofaringe, dissecção em cadáver.
1. Parede posterior da orofaringe. 2. Úvula. 3. Pilar palatofaríngeo (posterior). 4. Tonsila palatina. 5. Pilar palatoglosso (anterior).
6. Epiglote. 7. Prega glossoepiglótica mediana. 8. Valécula direita.
9. Prega glossoepiglótica lateral. 10. Palato mole.

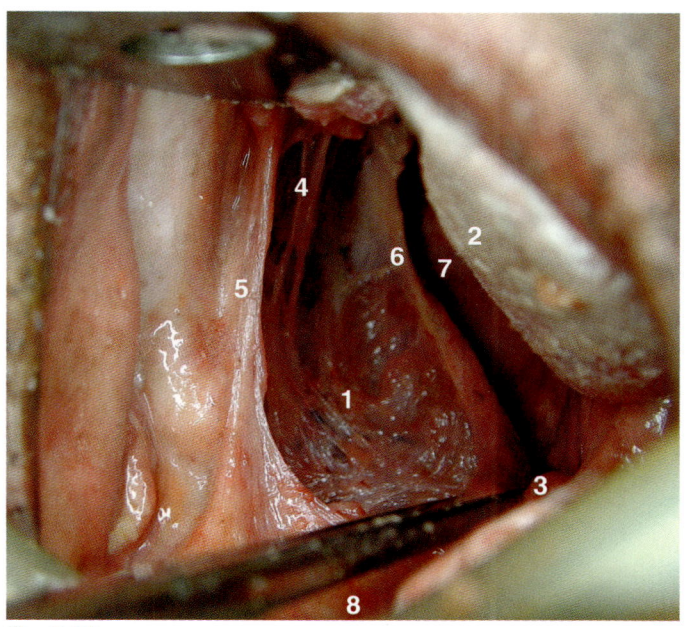

Fig. 2-28.
Vista superior de loja tonsilar palatina esquerda, dissecção em cadáver. 1. Fáscia bucofaríngea. 2. Dorso da língua. 3. Úvula.
4. Artéria faríngea ascendente. 5. Pilar anterior. 6. Pilar posterior.
7. Parede posterior da orofaringe. 8. Palato mole.

lagens cricóidea e tireóidea. A fáscia faringobasilar serve para limitar as deformações da nasofaringe e, desta forma, auxiliar na manutenção de sua permeabilidade. Essa fáscia separa o epitélio dos músculos constritores faríngeos, cobre os músculos palatofaríngeos e constritor superior para criar o leito tonsilar (Fig. 2-28). *Túnica muscular*: é composta por duas camadas com três músculos cada. A camada externa é composta pelos músculos constritores circulares (superior, médio e inferior), e se contrai, peristalticamente, para empurrar o bolo alimentar para o esôfago. A camada interna é composta por músculos longitudinais (palatofaríngeo, estilofaríngeo e salpingofaríngeo) que elevam e dilatam a faringe para acomodar o bolo durante a deglutição. *Túnica fascial*: cerca os músculos constritores como fina *fáscia bucofaríngea*, que permite a expansão faríngea e mobilidade. Ela contém os nervos do plexo faríngeo e se mistura, acima, com a fáscia faringobasilar (Gardner, 1988).

A musculatura constritora apresenta seus pontos fixos anteriormente, onde se prendem a osso ou cartilagens, enquanto eles se expandem posteriormente e sobrepassam um sobre o outro, de baixo para cima, terminando numa rafe tendínea mediana. A parede muscular faríngea está revestida pela fáscia bucofaríngica e forrada pela fáscia faringobasilar. O *músculo constritor superior* tem uma origem anterior contínua à lâmina pterigóidea medial, hâmulo pterigoide, rafe pterigomandibular e extremo posterior da linha milo-hióidea. Deste ponto ele segue posteriormente para se inserir na linha média, tubérculo faríngeo do osso occipital superiormente e, na rafe faríngea, inferiormente. O *constritor médio* tem uma origem anterior relativamente menor da porção baixa do ligamento estilo-hióideo e do corno maior e menor do osso hioide. Ele segue, posteriormente, para se inserir na rafe faríngea, cobrindo o constritor superior, acima, e se estendendo ao nível da laringe, abaixo. O músculo estilofaríngeo e nervo glossofaríngeo passam através do espaço entre o constritor superior e médio. O *músculo constritor inferior* surge da linha oblíqua na lâmina das cartilagens tireóidea e cricóidea. O arco de fibras abraça o constritor médio. Fibras inferiores da cartilagem cricóidea correm horizontalmente e constituem o *músculo cricofaríngeo*. Os três constritores são inervados por ramos do plexo faríngeo, IX, X e plexo simpático. O músculo cricofaríngeo é inervado pelo ramo externo do nervo laríngeo superior. A ação dos músculos constritores faríngeos é elevação e compressão da faringe (Fig. 2-29).

Os músculos faríngeos (estilo, salpingo e palatofaríngeo) dilatam a faringe e elevam a laringe na fonação e deglutição. O *músculo estilofaríngeo* surge da área medial do processo estiloide e desce perto do constritor faríngeo superior, passando através do espaço entre o constritor superior e médio, antes de se inserir na margem posterior da cartilagem tireóidea. Ele eleva a laringe e faringe, inervado pelo glossofaríngeo (IX). O *músculo salpingofaríngeo* se origina da cartilagem da tuba auditiva, descendo no interior do músculo constritor superior para se inserir na cartilagem tireóidea da mesma forma que o estilofaríngeo. Ele fica na parede muscular da faringe, adicionando uma prega logo abaixo da tuba auditiva. O salpingofaríngeo eleva a laringe e faringe, e abre a tuba auditiva. É inervado pelo plexo faríngeo. O *músculo palatofaríngeo* se origina da aponeurose palatina e se insere na parede faríngea posterior e cartilagem tireóidea. Ele eleva a laringe e faringe enquanto rebaixa o palato. É inervado pelo plexo faríngeo (Fig. 2-30).

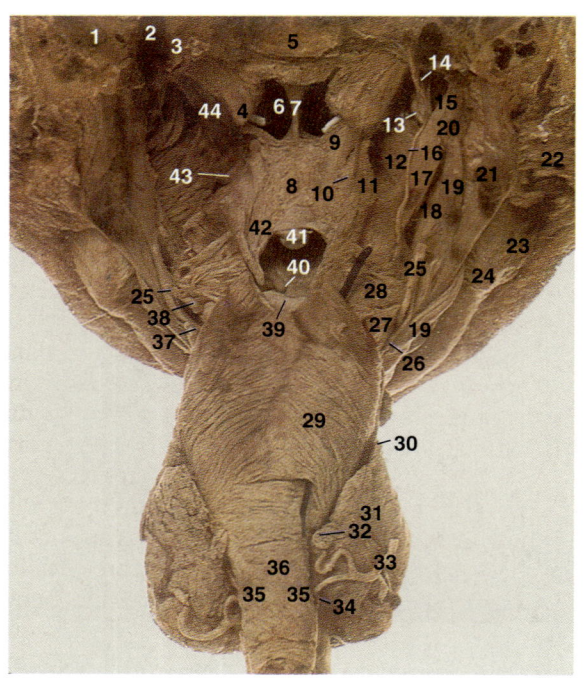

Fig. 2-29.
Faringe, aspecto posterior com a maior parte de constritores superiores e médios ressecada. 1. Seio sigmoide. 2. Bulbo jugular. 3. Artéria carótida interna. 4. Porção cartilaginosa do canal auditivo (marcador da abertura). 5. Clivo. 6. Coana. 7. Vômer. 8. Palato mole. 9. Elevador do véu palatino. 10. Salpingofaríngeo. 11. Constritor superior (margem seccionada). 12. Pterigóideo medial. 13. Nervo lingual. 14. Nervo alveolar inferior. 15. Corda do tímpano. 16. Nervo glossofaríngeo. 17. Estilofaríngeo. 18. Estiloglosso. 19. Estilo-hióideo. 20. Apófise estiloide. 21. Ventre posterior do digástrico. 22. Glândula parótida. 23. Masseter. 24. Ângulo da mandíbula. 25. Nervo hipoglosso. 26. Nervo parotídeo-hióideo. 27. Corno maior do hioide. 28. Constritor médio (recobrindo o marcador vermelho). 29. Constritor inferior (recobrindo o marcador azul). 30. Artéria tireóidea superior. 31. Lobo lateral da glândula tireoide. 32. Glândula paratireoide superior. 33. Artéria tireóidea inferior. 34. Nervo laríngeo recorrente. 35. Músculo longitudinal do esôfago. 36. Músculo circular do esôfago. 37. Nervo laríngeo interno. 38. Artéria lingual. 39. Epiglote. 40. Forame cego da língua. 41. Úvula. 42. Palatofaríngeo. 43. Hâmulo pterigoide. 44. Tensor do véu palatino.

Fig. 2-30.
Superfície interna da faringe, vista da esquerda. 1. Seio esfenoidal. 2. Vômer. 3. Tensor do véu palatino. 4. Tuba auditiva. 5. Elevador do véu palatino. 6. Palato mole. 7. Úvula, 8. Palatofaríngeo. 9. Salpingofaríngeo. 10. Constritor superior. 11. Longo da cabeça. 12. Inserção da rafe faríngea no tubérculo faríngeo. 13. Constritor médio. 14. Constritor inferior. 15. Fossa piriforme. 16. Lâmina da cartilagem cricóidea. 17. Epiglote. 18. Parede faríngea cobrindo o corno superior da cartilagem tireóidea. 19. Corno maior do osso hioide. 20. Ligamento estilo-hióideo. 21. Nervo glossofaríngeo. 22. Parte pós-sulcal do dorso da língua. 23. Palatoglosso.

Em 1999, McWhorter descreve músculo genioglosso como o dilatador da faringe mais importante, e em uma extensão menor, o tensor do véu palatino; este pode precisar de uma ação coordenada do músculo palatofaríngeo para influenciar adequadamente o colapso da VAS. O gênio-hióideo e esterno-hióideo são considerados músculos dilatadores da faringe. Os músculos infra-hióideos (tireo-hióideo, omo-hióideo e esterno-hióideo) trabalham em conjunto com o gênio-hióide no osso hióide, sendo que o movimento anterior desse osso por uma tração muscular ou por intervenção cirúrgica dilata o segmento retroepiglótico através da tração no ligamento hioepiglótico (Kuna, 2000). Assim, a patência inspiratória da área retropalatal, retroglossal e retroepiglótica se dá pela contração tônica sincronizada do tensor do véu palatino, genioglosso e músculos hióideos, respectivamente.

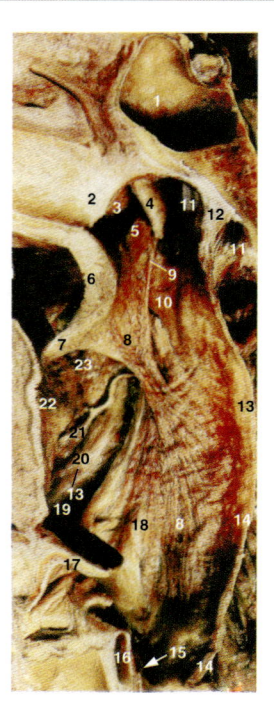

Causas de obstrução anatômica da via aérea faríngea incluem processos inflamatórios que causam alargamento difuso dos tecidos linfáticos, hipertrofia da língua e musculatura faríngea, compressão por gordura extrafaríngea e deformidades estruturais. Neoplasias, traumas, doenças metabólicas, mesmo sendo raras, devem ser consideradas no diagnóstico diferencial topográfico da obstrução. Pacientes com deformidades craniofaciais e SAOS comparados a controles normais têm mandíbulas menores e retroposicionadas, PAS estreitado, tonsilas palatinas e palato mole hipertrofiados, osso hioide rebaixado e retroposição maxilar (Watanabe, 2002). O volume de gordura depositado nas paredes laterais da faringe se correlaciona bem com a gravidade da SAOS, e a perda dessa gordura melhora a obstrução lateral faríngea. Os músculos dilatadores faríngeos se encontram anteriores à faringe e se tornam menos eficientes em vias áreas elípticas com maior diâmetro anteroposterior. Lee, recentemente, em 2007, demonstra como a respiração com boca aberta estreita significativamente as áreas retropalatal e retrofaríngea, alonga a faringe e reduz a distância do plano mandibular ao osso hioide (MP-H). Conhecendo essas alterações se compreende o aumento da gravidade da SAOS e a baixa aderência à terapia com pressão positiva contínua nasal (CPAP) em respiradores orais.

A faringe é inervada pelo *plexo faríngeo*, que é um grupo de fibras nervosas finas e ramificadas, na parede posterior da faringe, sobre os músculos constritores médios. A inervação motora deriva do nervo vago (X) que carrega fibras motoras eferentes da parte cranial do nervo acessório, que se origina no núcleo ambíguo e inerva os músculos constritores faríngeos, elevador do palato, salpingofaríngeo, palatofaríngeo e palatoglosso (todos os músculos estriados derivados dos arcos branquiais). As exceções são o estilofaríngeo, inervado pelo nervo glossofaríngeo (IX) e o tensor do véu palatino, inervado pelo trigêmeo (V3). O vago também tem fibras motoras parassimpáticas para as glândulas da mucosa. Estudos recentes indicam que o nervo glossofaríngeo também inerva o elevador do véu palatino, constritores faríngeos e músculos cricofaríngeos, através do plexo faríngeo. A atividade do nervo glossofaríngeo tem efeito dilatador da via aérea faríngea, sua estimulação amplia o diâmetro lateral aos níveis retropalatal e orofaríngeo, enquanto o estímulo do ramo faríngeo vagal estreita a via aérea retropalatal e retroglossal. O tratamento cirúrgico da parede lateral, reduzindo o volume de tecido mole ou enrijecendo-o, pode, eventualmente, lesar o nervo glossofaríngeo e, ainda, afetar potencialmente a função dilatadora do músculo estilofaríngeo, por lesão direta. Ponto importante a ser observado durante a faringoplastia lateral (Fig. 2-31) (McWhorter, 1999).

A inervação sensorial da faringe se dá pelo nervo vago (X), através de fibras somáticas gerais aferentes originadas do núcleo sensorial do nervo trigêmeo, via nervo maxilar (gânglio pterigopalatino) para a nasofaringe. O nervo glossofaríngeo (IX) possui fibras aferentes da mucosa faríngea, abaixo da nasofaringe. Fibras simpáticas do gânglio cervical superior inervam os vasos sanguíneos e são responsáveis pela vasoconstrição na faringe.

A irrigação sanguínea da faringe é dada por múltiplas fontes; a maioria é ramo da artéria carótida externa e inclui a faríngea ascendente, palatina ascendente, facial, lingual, laríngea e artérias tireóideas superior e inferior. O plexo venoso na superfície externa da laringe drena para a veia jugular interna. A linfa da faringe passa por linfonodos retrofaríngeos e drena para os nodos cervicais profundos. As artérias carótida e facial são laterais aos músculos constritores médio e inferior da orofaringe e hipofaringe. Esses vasos também estão sob risco de lesão durante procedimentos cirúrgicos que tratam a faringe lateral nestes níveis. A artéria carótida interna está frequentemente localizada uns poucos centímetros posterolateralmente à tonsila (Fig. 2-32).

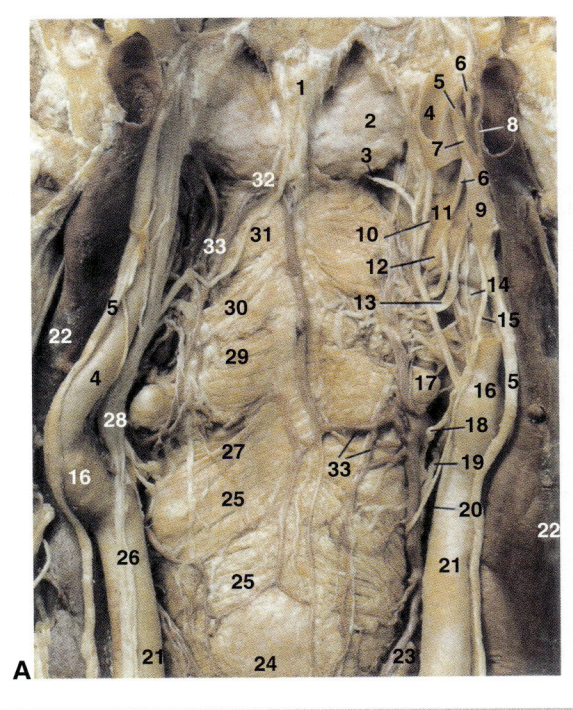

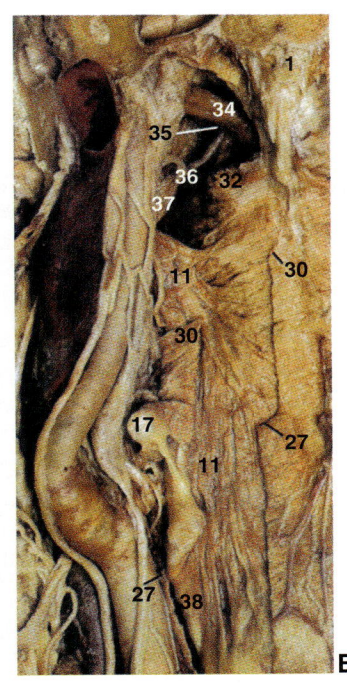

Fig. 2-31.
Superfície posterior da faringe, corte coronal na região do tubérculo faríngeo. (**A**) Faringe íntegra. (**B**) Metade esquerda após remoção da fáscia faringobasilar. 1. Inserção da rafe faríngea para o tubérculo faríngeo. 2. Fáscia faringobasilar. 3. Artéria faríngea ascendente. 4. Artéria carótida interna. 5. Nervo vago. 6. Nervo glossofaríngeo. 7. Nervo acessório. 8. Nervo hipoglosso. 9. Gânglio interior do nervo vago. 10. Artéria meníngea posterior. 11. Estilofaríngeo. 12. Ramo faríngeo do nervo glossofaríngeo. 13. Ramo faríngeo do nervo vago. 14. Ramo vagal do corpo carotídeo. 15. Ramo laríngeo superior do nervo vago. 16. Seio carotídeo. 17. Ponta do corno maior do osso hioide. 18. Nervo laríngeo interno. 19. Artéria tireóidea superior. 20. Nervo laríngeo externo. 21. Artéria carótida comum. 22. Veia jugular interna. 23. Lobo lateral da glândula tireoide. 24. Parte cricofaríngea do constritor inferior. 25. Parte tireofaríngea do constritor inferior. 26. Tronco simpático. 27. Margem superior do constritor inferior. 28. Gânglio simpático cervical superior. 29. Constritor médio. 30. Margem superior do constritor médio. 31. Constritor superior. 32. Margem superior do constritor superior. 33. Veias faríngeas. 34. Elevador do véu palatino. 35. Tensor do véu palatino. 36. Artéria palatina ascendente. 37. Pterigóideo medial. 38. Margem posterior da lâmina da cartilagem tireóidea.

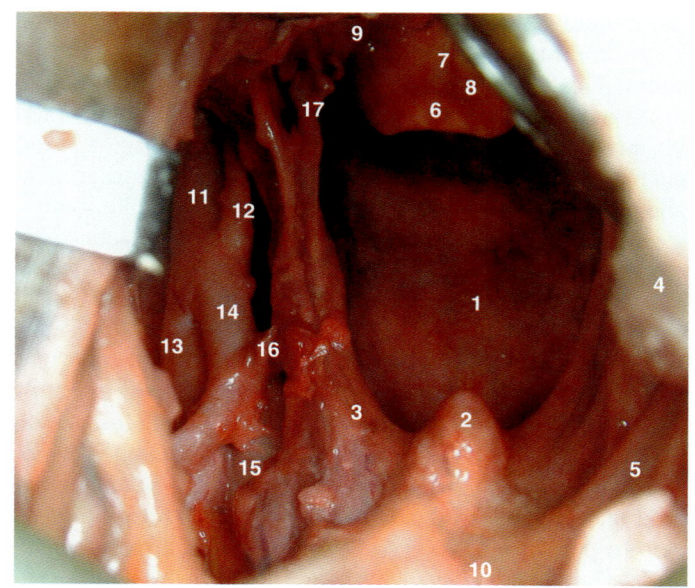

Fig. 2-32.
Vista superior da cavidade oral e orofaringe, dissecção em cadáver. 1. Parede posterior da orofaringe. 2. Úvula. 3. Pilar palatofaríngeo (posterior). 4. Dorso da língua. 5. Pilar palatoglosso (anterior). 6. Epiglote. 7. Prega glossoepiglótica mediana. 8. Valécula direita. 9. Prega glossoepiglótica lateral. 10. Palato mole. 11. Artéria carótida comum. 12. Artéria laríngea superior. 13. Artéria carótida interna. 14. Artéria carótida externa. 15. Fáscia pré-vertebral. 16. Artéria lingual seccionada. 17. Fáscia faringobarilar.

O adulto humano é o único mamífero que sofre de SAOS devido à falta de suporte na orofaringe; em outros mamíferos a úvula encosta na epiglote e o osso hioide suporta este segmento por sua articulação com a coluna cervical (Watanabe, 2002).

Mallampati, desde 1985, relata que as alterações estruturais anatômicas, em cada segmento faríngeo, são afetadas pelo tônus neuronal e pela posição do paciente. No paciente anestesiado, a passagem de ar pela faringe é facilitada pela extensão da cabeça.

Estudos de Friedman, 2002, sugerem que a predisposição masculina para o colapso faríngeo tem base anatômica, primariamente, como resultado de um aumento no comprimento de uma VAS vulnerável, assim como um palato mole maior.

Devemos perseguir a identificação acurada dos sítios anatômicos de obstrução da via aérea durante o sono. Entendendo a anatomia e os mecanismos fisiológicos que mantêm a VAS pérvia durante o sono, podemos expandir nosso papel no diagnóstico e manejo da SAOS, oferecendo procedimentos cirúrgicos terapêuticos que produzam resultados seguros, funcionais e duradouros.

REFERÊNCIAS BIBLIOGRÁFICAS

Angle EH. *Classification of malocclusion*. Philadelphia: Dent Cosmos, 1899. p. 248-357, v. 41.

Benumof JL. Obstructive sleep apnea in the adult obese patient: implications for airway management. *Anesthesiol Clin North Am* 2002;20(4):789-811.

Figun ME, Garino RR. *Anatomia odontológica funcional e aplicada*. 2nd ed. São Paulo: Panamericana, 1989.

Friedman M, Ibrahim H, Bass L. Clinical staging for sleep-disordered breathing. *Otolaryngol Head Neck Surg* 2002;127(1):13-21.

Fujita S. Obstructive sleep apnea syndrome: pathophysiology, upper airway evaluation and surgical treatment. *Ear Nose Throat J* 1993;72(1):67-72, 75-76.

Gardner E, Gray DJ, Rahilly RO. *Anatomy: a regional study of human structure*. 4th ed. Philadelphia, PA: WB Saunders Company, 1988.

Janfaza P, Montgomery WW, Salman SD. *Surgical anatomy of the head and neck*. Philadelphia, PA: Williams & Wilkins, 2001. p. 259-272.

Kuna S, Remmers JE. Anatomy and physiology of upper airway obstruction. In: Kryger MH, Roth T, Dement WC. *Principles and practice of sleep medicine*. 3rd ed. Philadelphia, PA: WB Saunders Company, 2000. p. 840-858.

Lauretano AM, Li KK, Caradonna DS et al. Anatomic location of the tongue base neurovascular bundle. *Laryngoscope* 1997;107:1057-1059.

Lee SH, Choi JH, Shin C et al. How does open-mouth breathing influence upper airway anatomy? *Laryngoscope* 2007;117:1102-1106.

Li KK, Riley RW, Powell NB et al. Overview of phase I surgery for obstructive sleep apnea syndrome. *Ear Nose Throat J* 1999;78(11):836-837, 841-845.

Logan BM, Reynolds PA, Hutchings RT. *Atlas colorido da cabeça e pescoço de McMinn*. São Paulo: Artes Médicas, 2005.

Mallampati SR, Gatt SP, Gugino LD et al. A clinical sign to predict difficult tracheal intubation: a prospective study. *Can Anaesth Soc J* 1985;32(4):429-434.

McWhorter AJ, Rowley JA, Eisele DW et al. The effect of tensor veli palatine stimulation on upper airway patency. *Arch Otolaryngol Head Neck Surg* 1999;125:937-940.

Miles PG, Vig PS, Weyant RJ et al. Craniofacial structure and obstructive sleep apnea syndrome–a qualitative analysis and meta-analysis of the literature. *Am J Orthod Dentofacial Orthop* 1996;109:163-172.

Mintz SM, Ettinger AC, Geist JR. Anatomic relationship of the genial tubercles to the dentition as determined by cross sectional tomography. *J Oral Maxillofac Surg* 1995;53:1324.

Moore KL, Dalley AF. *Clinically oriented anatomy*. 4th ed. Philadelphia, PA: Lippincott Williams & Wilkins, 1999. p. 1049-1059.

Navarro JAC, Berbert CCV. Contribuição ao estudo do nervo maxilar na fossa pterigopalatina. *Rev Bras Otorrinolaring* 1981;47:31-38.

Navarro JAC, Toledo Filho JL, Zorzetto NL. Anatomy of the maxillary artery into the pterigopalatine fossa. *Anat Anz* 1982;152:413-433.

Navarro JAC. Anatomia cirúrgica do nariz, dos seios paranasais e da fossa pterigopalatina, com interesse na cirurgia estética funcional. In: Colombini NEP (Ed.). *Cirurgia da face: interpretação funcional e estética – cirurgia plástica e funcional da face*: enfoque maxilofacial e otorrinolaringológico. Volume III. São Paulo-SP: Revinter, 2002. p. 1057-1060.

Navarro JAC. Anatomia cirúrgica do palato mole. In: Pinto JA (Ed.). *Ronco e apnéia do sono*. Rio de Janeiro: Revinter, 2000. p. 3-8.

Rabischong P et al. Bases anatomiques de l'abord de la fosse pterygopalatine. *Anatomia Clínica* 1980;2:209-222.

Rama AN, Tekwane SH, Kushida CA. Sites of obstruction in obstructive sleep apnea. *Chest* 2002;122:1139-1147.

Riley RW, Powell NB, Guilleminault C. Inferior mandibular osteotomy and hyoid myotomy suspension for obstructive sleep apnea: a review of 555 patients. *J Oral Maxillofac Surg* 1989;47:159-164.

Riley RW, Powell NB, Guilleminault C. Maxillary, mandibular and hyoid advancement for treatment of obstructive sleep apnea: a review of 40 patients. *J Oral Maxillofac Surg* 1990;48:20-22.

Schwab RJ, Goldberg AN. Upper airway assessment: radiographic and other imaging techniques. *Otolaryngol Clin North Am* 1998;31(6):931-968.

Simões DO. Cefalometria em apneia do sono. In: Pinto JA (Ed.). *Ronco e apnéia do sono*. Rio de Janeiro: Revinter, 2000. p. 47-72.

Terris DJ, Good RL. *Surgical management of sleep apnea and snoring*. New York, NY: Informa Healthcare USA, Inc, 2007. p. 1-41.

Testut L, Latarget A. *Tratado de anatomia humana*. Barcelona: Salvat, Tomo III, 1959.

Wang Q, Xu S, Tu L *et al.* Anatomic continuity of longitudinal pharyngeal and esophageal muscles. *Laryngoscope* 2007;117:282-287.

Watanabe T, Isono S, Tanaka A *et al.* Contribution of body habitus and craniofacial characteristics to segmental closing pressures of the passive pharynx in patients with sleep-disordered breathing. *Am J Resp Crit Care Med* 2002;165(2):260-515.

Williams PL, Warwick R (Eds.). *Gray's anatomy*. 37th ed. London: Churchill Livingston, 1989. p. 1323-1330.

Woodson TB. Innovative technique for lingual tonsillectomy and midline posterior glosectomy for obstructive sleep apnea. *Operative Techniques in Otolaryngology* 2007;18:20-28.

CAPÍTULO 3

Classificação internacional dos distúrbios do sono

Dalva Poyares
Eloisa Pires do Prado

INTRODUÇÃO

No ano de 2005, foi publicada a nova Classificação Internacional dos Distúrbios do Sono (CIDS-2) que difere da anterior, CIDS-1 (1990) nos seguintes aspectos:

1. CIDS-2 não segue um sistema axial e é baseada nos diagnósticos da CIDS-1.
2. CIDS-2 não contém uma lista de procedimentos diagnósticos como a CIDS-1, pois esses diferem entre vários países e regiões e sua codificação não é o objetivo da nova classificação.
3. Os termos dissonias intrínseca e extrínseca foram abolidos e os distúrbios do sono foram agrupados em oito categorias separadas.
4. As doenças do sono secundárias a outras (mental, neurológica e outras doenças médicas) não foram incluídas na CIDS-2.

   As regras da Classificação Internacional das Doenças (CID) foram seguidas (permanece o diagnóstico da doença primária e o distúrbio do sono como sintoma secundário).
5. O texto referente a cada doença foi modificado em comparação com a CIDS-1.

Nessa última eram citados critérios principais e mínimos para o diagnóstico.

Na CIDS-2 só são citados os critérios principais e não foram incluídos critérios de gravidade.

Objetivos da CIDS-2

1. Descrever os distúrbios do sono e do despertar baseando-se em evidências científicas e clínicas.
2. Apresentar os distúrbios do sono e do despertar em uma estrutura organizada, clinicamente razoável e cientificamente válida.
3. Propiciar que os distúrbios do sono e do despertar sejam compatíveis com o CID-9 e CID-10, quando possível.

INSÔNIAS

Insônia aguda

Insônia aguda é a presença de insônia, em associação com um fator de estresse identificável. Tem uma duração relativamente curta, normalmente alguns dias ou algumas semanas. Resolve-se este distúrbio do sono, ou se espera que resolva, quando o fator de estresse específico se resolve, ou quando o indivíduo se adapta ao fator de estresse.

Insônia psicofisiológica

A característica essencial da insônia psicofisiológica é o aumento intensificado de estimulação, podendo refletir uma hipervigilância cognitiva, e também uma grande preocupação com a incapacidade de dormir, o que resulta em queixa de insônia e de diminuição de funcionamento durante a vigília.

Insônia paradoxal

A característica essencial da insônia paradoxal é a queixa severa de insônia que ocorre sem evidência objetiva de distúrbio do sono e sem o nível de enfraquecimento diurno comensurado com o grau de falta de sono relatado. A severa queixa noturna não se assemelha por evidência de sonolência patológica ou marcada perda de desempenho, e outras graves deficiências funcionais durante o dia, que são típicas em casos de privação do sono.

Insônia idiopática

A característica essencial da insônia idiopática é uma queixa de insônia com início insidioso, que ocorre durante a infância. Uma característica marcante da insônia idiopática é a ausência de qualquer fator associado com o aparecimento ou a persistência da condição, incluindo os fatores de estresse psicossociais, outros distúrbios do sono e desordem médica ou medicamentos. A desabilidade funcional vista em pacientes com insônia idiopática inclui fadiga ou sonolência diurna, sintomas de humor ou queixas cognitivas, como a má atenção e a concentração.

Insônia por desordem mental

Sua origem é devida à desordem mental subjacente. Transtornos do humor, incluindo transtorno depressivo significante, transtorno distímico, transtorno bipolar e transtorno ciclotímico podem todos ter forte influência neste tipo de insônia.

Higiene inadequada do sono

A característica essencial da insônia relacionada com a higiene inadequada do sono é uma insônia associada à inadequada atividade do cotidiano que prejudica a manutenção da boa qualidade do sono e da vigília. Substâncias comumente utilizadas como a cafeína e a nicotina podem produzir excitação. O álcool também pode ter um efeito prejudicial aumentando os despertares após o início do sono e reduzindo o sono REM. O *stress*, fortes atividades mentais, e o excesso de atividades físicas podem também levar à perturbação do sono, quando ocorrem perto da hora de dormir. A excitação pode tornar-se variável quando muito tempo é gasto na cama, quando há grande variação no horário do sono e da vigília e quando ocorrem sonecas durante o dia.

Insônia comportamental da infância

A característica essencial da insônia comportamental da infância é uma dificuldade em adormecer, permanecer dormindo, ou ambos que se relaciona com um comportamento de etiologia identificada. Algumas crianças se apresentam com tremores noturnos caracterizados por comportamentos que são mais uma manifestação de teimosia que baseada em ansiedade. No entanto, os problemas surgem quando pouco limite é instituído pelo responsável. De fato a ansiedade de separação é normal e pode desencadear insônia comportamental em crianças pequenas.

Insônia causada por uso de drogas ou substâncias

A característica essencial da insônia pelo uso de droga é uma supressão ou perturbação do sono causada pelo consumo de uma droga de prescrição médica, drogas recreativas, cafeína, álcool ou alimento ou por exposição a uma toxina ambiental. Perturbação do sono pode ocorrer durante os períodos de utilização ou suspensão da substância. Entre os estimulantes que mais comumente levam a dormir com dificuldade estão a cafeína, as anfetaminas e a cocaína. Uma baixa dose de cafeína consumida muitas horas antes de deitar pode ter pouco ou nenhum efeito sobre o sono. Contudo, com uma meia-vida de 3 a 7 horas e um efeito dose-dependente no sono, a cafeína pode causar dificuldade em dormir ou manutenção do sono se consumida durante a última parte do período de acordar ou em doses excessivamente elevadas durante todo o dia. Da mesma forma, o uso de anfetaminas e cocaína geralmente causa insônia durante os períodos de intoxicação e sonolência durante os períodos de retirada. A insônia pode ocorrer como um efeito colateral não intencional de drogas ou medicamentos sob prescrição como os antidepressivos, alguns anti-hipertensivos, hipolipemiantes, pseudoefedrina, corticosteroides, drogas antiparkinsonianas, teofilina, agentes anorexígenos, e um subconjunto de medicações antiepilépticas.

Insônia devida a causas médicas

É essencialmente causada por uma condição médica ou outros fatores fisiológicos. Queixas de má estruturação do sono são frequentemente vistas em pacientes com dor crônica. Doenças pulmonares obstrutivas podem ser caracterizadas pela dificuldade em iniciar o sono, despertares frequentes com desconforto respiratório, cansaço após despertar pela manhã. Pacientes com asma comumente mostram despertares noturnos com dispneia, sibilância, tosse, falta de ar, aperto no peito ou associada com ansiedade. Várias doenças neurológicas também podem causar insônia porque conduzem a padrões de sono fragmentado, preocupações subjetivas do sono e ruptura do ciclo sono-vigília. Sono perturbado em associação com a menopausa é comum e pode levar a queixas de insônia. Mulheres afetadas referem repetidos despertares noturnos, associados com ondas de calor ou suores noturnos. A gravidez também pode causar dificuldade em dormir, especialmente no último trimestre.

DISTÚRBIOS RESPIRATÓRIOS DO SONO

Apneia central primária

Apneia central primaria é de etiologia desconhecida (idiopática) e é caracterizada na polissonografia por recorrente cessação da respiração durante o sono, não sendo associada a esforço ventilatório. Pode levar à fragmentação do sono, produzindo sonolência excessiva diurna, despertares noturnos frequentes, ou ambos.

Padrão respiratório de Cheyne-Stokes

Padrão respiratório de Cheyne-Stokes é caracterizado por apneias recorrentes, hipopneia, ou ambas alternando com hipopneias prolongadas durante o qual o volume corrente varia em um padrão crescente-decrescente.

Respiração periódica de alta altitude

Respiração periódica de alta altitude é caracterizada por períodos de apneia central e hiperpneia. A duração desse ciclo padrão respiratório é geralmente 12 a 34 segundos. Este período na respiração ocorre em subida para altitudes elevadas. Praticamente todas as pessoas demonstram esse padrão respiratório em altitudes superiores a 7.600 metros e algumas, mesmo em altitudes inferiores a 5.000 metros. Isto leva à fragmentação do sono com redução de estágios 3 e 4 em favor dos estágios 1 e 2 do sono. O sono REM pode ou não ser reduzido.

Apneia do sono central devida a drogas ou substância

Um pequeno número de estudos tem documentado que os utilizadores de opiáceos de ação prolongada podem ter apneias centrais durante o sono. A droga de maior interferência é a metadona, no entanto, a condição também tem sido descrita em doentes que tomam morfina. Anormalidades respiratórias associadas a essas drogas não estão restritas apenas às centrais. A descrição desses pacientes é complicada pelo fato de que muitas delas são sobre várias outras drogas (ambas ilícitas e prescritas) que podem afetar o sono e a respiração.

Apneia primária da infância

Apneia primária da infância é caracterizada por apneias central, mista ou obstrutiva ou hipopneias associadas com comprometimento fisiológico (hipoxemia, bradicardia, ou necessidade de intervenção como estimulação ou ressuscitação). É uma desordem de controle respiratório que pode ser associada a imaturidade do centro respiratório ou secundária a outras condições médicas. Esse tipo de apneia é comum em bebês (apneia da prematuridade), e é ocasionalmente vista em bebês recém-nascidos. É também observada em bebes menores de 6 meses com predisposição. A apneia dos recém-nascidos ou bebês pode ser exacerbada ou precipitada por uma variedade de condições médicas que devem ser reconhecidas e tratadas para estabilizar a apneia (p. ex., anemia, infecção, hipoxemia, distúrbio metabólico, refluxo gastresofágico, drogas ou anestesia).

Síndrome da apneia obstrutiva do sono

A apneia obstrutiva do sono (SAOS) é caracterizada por episódios repetitivos de completa (apneia) ou parcial (hipopneia) obstrução das vias aéreas superiores que ocorrem durante o sono. Estes eventos muitas vezes resultam em reduções na saturação da oxi-hemoglobina e a microdespertares. Os eventos podem ocorrer em qualquer fase do sono, mas frequentemente nos estágios 1 e 2 do sono NREM e REM que na fase 3 ou 4 do sono NREM. Eventos são geralmente mais longos e mais graves, associados a dessaturações quando ocorrem no sono REM. A saturação da oxi-hemoglobina retorna aos valores de base depois do retorno da respiração normal. O ronco entre as apneias é geralmente relatado pelo companheiro de cama, juntamente com suspiros, engasgos e movimentos que interrompem o sono. A maioria dos pacientes desperta pela manhã sentindo cansaço independentemente da duração do seu tempo na cama. Eventos de apneia, hipopneia e ronco podem ser agravados após a ingestão de álcool antes de dormir ou depois de um aumento no peso corporal. A sonolência excessiva é uma das principais queixas. A qualidade de vida do paciente é afetada negativamente pela má higiene do sono, pela sonolência, pela fadiga e pela perturbação do sono do parceiro com o consequente aumento de sua irritabilidade.

Síndrome da apneia obstrutiva do sono em pediatria

SAOS em pediatria é caracterizada por obstrução intermitente das vias aéreas superiores completa ou parcial (hipopneia ou apneia obstrutiva), ou ambas. Em crianças, obstrução das vias aéreas superiores ocorre predominantemente durante o sono REM. As crianças muitas vezes não têm despertares corticais em resposta à obstrução das vias aéreas superiores, embora possam ter movimento autônomo ou despertares. Talvez em consequência do maior limiar de excitação, a arquitetura do sono geralmente é normal, com quantidades normais de sono de ondas lentas. Os eventos respiratórios durante o sono de ondas lentas são incomuns. Mesmo curtas apneias obstrutivas podem ser associadas a hipoxemia severa porque as crianças têm uma frequência respiratória mais rápida e de menor capacidade residual e funcional que os adultos.

Hipoventilação não obstrutiva alveolar idiopática do sono

É caracterizada pela diminuição da ventilação alveolar durante o sono relacionada com dessaturação da oxi-hemoglobina em pacientes com as propriedades mecânicas do pulmão normais. Na ausência de problemas periféricos, como obesidade grave ou anormalidades na mecânica pulmonar, o problema crônico é referido como síndrome idiopática central alveolar de hipoventilação.

Síndrome da hipoventilação central alveolar congênita

Síndrome da hipoventilação central alveolar congênita é uma falha do controle automático da respiração caracterizado pelo aparecimento de hipoventilação, geralmente na primeira infância. A hipoventilação é pior durante o sono que durante a vigília e não pode ser explicada por uma doença pulmonar primária, doença neurológica ou doença metabólica.

Síndrome da hipoventilação/hipoxemia relacionada com o sono ocasionada por doença parenquimatosa ou vascular pulmonar

Ocorre a presença de uma significante hipoxemia associada ao sono em presença de doença pulmonar parenquimatosa (como documentado por teste de função pulmonar ou imagem radiográfica) ou vascular (documentada por ecocardiografia, cateterismo pulmonar e estudos laboratoriais). A hipoxemia observada não é inteiramente a função dos distúrbios respiratórios do sono. O melhor meio de se identificar a síndrome é a dessaturação sustentada da oxi-hemoglobina em ausência de eventos obstrutivos, centrais ou mistos e limitação de fluxo.

Síndrome da hipoventilação/hipoxemia devida à obstrução de vias aéreas inferiores

É caracterizada pela obstrução ou resistência aumentada das vias aéreas abaixo da laringe. O padrão de identificação da síndrome é o aumento da $PaCO_2$, acima de 45 mmHg, medida durante o sono. Na ausência desses dados, a síndrome pode ser inferida pela hipoxemia prolongada na ausência de eventos respiratórios do sono ou do ronco.

Síndrome da hipoxemia/hipoventilação causada por distúrbios neuromusculares e da parede torácica

Apresenta-se como hipoventilação alveolar característica de uma "bomba ventilatória" anormal. Essa bomba é incapaz de manter um esforço respiratório capaz de manter a $PaCO_2$ igual ou inferior a 45 mmHg.

Os distúrbios do sono relacionados com hipoventilação/hipoxemia são devido à parede torácica distúrbios neuromusculares que podem ser agravados com a presença de SAOS.

HIPERSONIAS

Narcolepsia com cataplexia

A narcolepsia com cataplexia é essencialmente caracterizada por sonolência excessiva diurna e cataplexia. A sonolência excessiva diurna é, geralmente, o sintoma mais incapacitante e o primeiro a ocorrer. É caracterizada por episódios repetidos de cochilos ou lapsos em todo o sono diurno. Pacientes com narcolepsia com cataplexia tipicamente dormem por um curto período e acordam recuperados, mas dentro de 2 ou 3 horas começam a sentir-se sonolento novamente. O padrão se repete ao longo do dia. Cataplexia, como característica única de narcolepsia, é caracterizada por perda súbita do tônus muscular provocada por fortes emoções, geralmente positivas, tais como riso, orgulho, exaltação ou surpresa. Cataplexia pode ser localizada, ou pode incluir todos os grupos de músculos esqueléticos, sendo às vezes seguida por sono.

Narcolepsia sem cataplexia

A sonolência excessiva diurna na narcolepsia sem cataplexia é associada a cochilos restauradores, enquanto o sono noturno é normal ou moderadamente perturbado, sem quantidades excessivas de sono. Paralisia do sono, alucinações hipnagógicas, ou comportamento automático podem estar presentes.

Narcolepsia devida à condição médica

A causa direta da narcolepsia devida à condição médica é a coexistência de uma condição clínica ou neurológica. A narcolepsia deve ser documentada clínica ou polissonograficamente. Doenças que produzem narcolepsia secundária com cataplexia incluem tumores, sarcoidose do hipotálamo, esclerose múltipla com placas no hipotálamo, síndromes paraneoplásicas, doença de Neiman-Pick tipo C e síndrome de Coffin-Lowry.

Hipersonia recorrente

A hipersonia recorrente mais bem caracterizada é a síndrome de Kline-Levin. Os pacientes podem dormir 16 horas a 18 horas por dia, acordando apenas para comer e urinar. A incontinência urinária não ocorre. Anormalidades cognitivas, como a sensação de irrealidade, confusão, alucinação podem ocorrer. Anormalidades comportamentais, como a compulsão alimentar, hipersexualidade, irritabilidade e agressividade, podem estar presentes.

Enurese noturna

Enurese noturna é caracterizada pela repetição de micção involuntária que ocorre durante o sono.

Gemidos relacionados com o sono (catathrenia)

É um distúrbio crônico, geralmente noturno, caracterizado por gemidos expiratórios durante o sono, especialmente durante a segunda metade da noite. Polissonografia revela episódios bradipneicos principalmente durante o sono REM

Síndrome de explosão da cabeça

É caracterizada por um ruído imaginário súbito e alto, ou a sensação de uma violenta explosão na cabeça quando o indivíduo está adormecendo ou acordando. Em geral não é doloroso e pode ocorrer por muitas noites, que se seguem a um intervalo de semanas a meses.

Alucinações do sono

São experiências alucinatórias, principalmente visuais, que ocorrem no início do sono ou no despertar, predominantemente visuais, mas podem incluir auditivo, táctil, ou fenômenos cinéticos.

Transtorno alimentar relacionado com o sono

O transtorno alimentar relacionado com o sono consiste em episódios recorrentes de comer e beber involuntários durante despertares com consequências problemáticas.

DESORDEM DO RITMO CIRCADIANO

Atraso de fase

O distúrbio do ritmo circadiano, do tipo atraso de fase, é caracterizado pelo atraso habitual do horário de dormir e de despertar mais de 2 horas a mais dos horários convencionais ou socialmente aceitáveis. Os indivíduos afetados queixam de dificuldade em adormecer em um horário socialmente aceitável. Depois de adormecer, o sono é normal. Um paciente típico tem dificuldade para dormir e prefere despertar mais tarde. Quando pode seguir o seu horário preferido, a fase circadiana do paciente é atrasada, mas é relativamente estável. As tentativas de adormecer mais cedo são geralmente infrutíferas

Avanço de fase

Avanço de fase é caracterizado pelo início do sono e despertar várias horas mais cedo que os horários convencionais ou desejados. Os indivíduos afetados queixam-se de sonolência ao final da tarde ou de noite, início precoce do sono e despertar espontâneo pela madrugada. Os indivíduos tipicamente se queixam de insônia matinal e sonolência excessiva à noite. Quando os pacientes estão autorizados a manter um calendário avançado, seu sono geralmente é normal para a idade.

Ritmo circadiano irregular

É caracterizado pela falta de um ritmo cicardiano definido de sono e vigília. O padrão do sono-vigília é temporalmente tão desorganizado que dormir e acordar são variáveis durante todo o período de 24 horas. Os indivíduos têm sintomas de insônia e sonolência excessiva, dependendo da hora do dia.

Livre curso

O distúrbio de ritmo circadiano do sono do tipo livre curso é caracterizado por sintomas que ocorrem em razão de o marca-passo circadiano intrínseco não ser ajustado a um período de 24 horas. Ou segue um ritmo que não é de 24 horas, em geral mais longo. O padrão do sono pode ser muito variável. Alguns adotam esse marca-passo e mudam seus horários de acordo com ele.

Jet lag

O *Jet lag* é um distúrbio no qual existe um desajuste temporário entre o marca-passo endógeno e o de um determinado fuso horário. Os indivíduos queixam-se de perturbações do sono, diminuição subjetiva do estado de alerta e prejuízo da função diurna. A gravidade dos sintomas é dependente do número de fusos horários viajados. A adaptação em geral é mais difícil em uma viagem para o leste.

Mudança de turno

O distúrbio do ritmo circadiano do tipo mudança de turno é caracterizado por queixas de insônia ou sonolência excessiva que ocorre com relação às horas de trabalho que estão programadas durante o período do sono habitual. Existem vários tipos de trocas de horário de trabalho, incluindo os turnos noturnos, turnos pela manhã e de turnos rotativos. A perturbação do sono é mais comumente relatada associada à noite e pela manhã. Além do comprometimento do desempenho no trabalho, a redução da vigília também pode ter consequências associadas à segurança. O distúrbio do sono ocorre apesar das tentativas de aperfeiçoar as condições ambientais para o sono. A condição geralmente persiste por toda a duração dos períodos de turno. Porém, em alguns indivíduos, o sono perturbado pode perdurar além da duração do trabalho.

Desordem do ritmo circadiano devida a uma condição clínica

A causa desse distúrbio é uma condição clínica ou neurológica primária. Dependendo da condição médica ou neurológica subjacente, os pacientes podem apresentar-se com uma variedade de sintomas, incluindo insônia e sonolência excessiva.

PARASSONIAS

Despertares confusionais

Despertares confusionais consistem em confusão mental ou comportamento confusional durante ou após despertares do sono, normalmente a partir do sono de ondas lentas na primeira parte da noite, mas também ao se tentar levantar pela manhã. O indivíduo está desorientado no tempo e no espaço, com um discurso lento, diminuição do raciocínio, e respostas embotadas. Existe um importante prejuízo de memória retrógrada e anterógrada. Durante despertares confusionais, especialmente durante despertares forçados, o comportamento pode ser muito inadequado, vigoroso, altamente resistente, ou até mesmo violento e assassino, podendo os episódios durar minutos a várias horas. A pessoa pode parecer estar acordada durante cerca de uma ou mais excitação confusional, apesar da diminuição cerebral à reatividade a estímulos externos, com redução de vigilância e comprometimento cognitivo à resposta. Comportamentos podem ser simples e não metadirigidos, ou complexos e demorados, e podem envolver agressão, violência ou comportamento sexual inadequado consigo mesmo ou com o parceiro de cama.

Sonambulismo

O sonambulismo consiste em uma série de comportamentos complexos que se iniciam em um despertar do sono de ondas lentas e culminam no comportamento de andar com um estado de consciência alterado e o juízo prejudicado. Episódios muitas vezes começam com o indivíduo sentado na cama e o olhar confuso antes de caminhar. Os episódios também podem começar imediatamente com a saída da cama ou até mesmo pulando da cama e correndo. A frenética tentativa de escapar de uma iminente ameaça percebida ou sonho pode ocorrer. Comportamento agitado, agressivo ou violento também podem ocorrer. A pessoa pode ser difícil de despertar, mas, quando desperta, muitas vezes está confusa. Geralmente há amnésia para estes episódios, embora os adultos possam lembrar-se de fragmentos de episódios e, por vezes, terão consequências para relembrar acontecimentos. Sonhar durante o sonambulismo é, por vezes, relatado em adultos, o que constitui uma forma de encenação do sonho indistinguível do distúrbio comportamental do sono REM. Como em geral se origina do sono de ondas lentas, ocorre mais frequentemente no primeiro terço ou na metade do primeiro período do sono. Podem ocorrer durante outros períodos de aumento do sono de ondas lentas, como, por exemplo, durante a recuperação após a privação do sono. A deambulação pode terminar espontaneamente, às vezes, em lugares inadequados, ou o sonâmbulo pode retornar para a cama, deitar-se e continuar a dormir sem chegar à vigília, em qualquer ponto. Sonambulismo e gritos podem acompanhar esses eventos. Os olhos estão abertos normalmente durante um episódio e, não raro, são muito abertos e confundidos com um estado de apatia, ao contrário do distúrbio comportamental do sono REM, quando os olhos estão geralmente fechados. Um episódio de sonambulismo pode ocorrer ocasionalmente durante um cochilo diurno.

Terror noturno

Terrores do sono consistem em despertares de sono de ondas lentas acompanhados por um grito, choro e manifestações comportamentais de medo intenso. Existe muitas vezes uma intensa descarga autonômica, com taquicardia, taquipneia, rubor da pele, sudorese, midríase e aumento do tônus muscular. A pessoa senta-se normalmente na cama, não responde a estímulos externos, e, se despertado, fica confuso e desorientado. No entanto, sair da cama e correr não é raro em adultos e também pode ser associado a comportamentos violentos. Amnésia para o episódio ocorre posteriormente, embora, por vezes, haja relatos de breves fragmentos ou imagens ou alucinações de sonhos vividos. Em alguns adultos, sonhos elaborados em imagens podem ser relatados, especialmente no que diz respeito a um encontro assustador. O episódio de terror pode ser acompanhado por vocalizações incoerentes. Às vezes há uma não consolação prolongada com um terror de sono em crianças ou adultos. Um suporte para o diagnóstico é fornecido por uma história de episódios emergentes no primeiro terço do período do sono, particularmente em crianças. No entanto, episódios em adultos podem ocorrer durante toda a maior parte do período do sono e também estar associado a algum grau de sonho ou fragmentos de sonhos assustadores que envolvam perigo iminente ou sonho mais elaborado em imagens que poderão manifestar-se como sonho articulado de comportamento que se assemelham a distúrbio comportamental do sono REM.

Distúrbio comportamental do sono REM

O distúrbio comportamental do sono REM (DCR) é caracterizado por comportamentos anormais durante o sono REM emergentes que podem causar danos ou perturbações no sono. O DCR é também associado com anomalias eletromiográficas (EMG) durante o sono REM. A EMG demonstra um excesso de tônus muscular no período fásico ou inquietação durante o sono REM. Existe uma forma aguda de DCR que acontece durante a retirada de álcool e sedativos, agentes hipnóticos ou intoxicação com drogas.

Paralisia do sono isolada recorrente

Paralisia do sono isolada recorrente é caracterizada por uma incapacidade de realizar movimentos voluntários no início do sono ou no despertar do sono, na ausência de um diagnóstico de narcolepsia. O evento é caracterizado por uma incapacidade para falar ou para mover os membros, o tronco e a cabeça. A respiração, normalmente, não é alterada. A consciência é preservada e ocorre a recordação completa do episódio. A frequência dos episódios varia de uma vez na vida a várias vezes por ano.

Pesadelos

Pesadelos é caracterizado por experiências perturbadoras que ocorrem durante o sono REM, frequentemente causando o despertar. As emoções geralmente envolvem ansiedade, medo, terror ou, com frequência, raiva, constrangimento, indignação e outros sentimentos negativos. O conteúdo do sonho na maioria das vezes concentra-se em um iminente perigo físico para o indivíduo, mas podem também incluir outros temas angustiantes. A capacidade de detalhar o conteúdo dos pesadelos após despertar é comum nesse distúrbio. Já que pesadelos, normalmente, surgem durante o sono REM, podem ocorrer a qualquer momento se for elevada a propensão de SREM. Múltiplos pesadelos dentro de um único episódio do sono podem ocorrer e conter temas semelhantes. Pesadelos que surgem imediatamente depois de um trauma ou 1 mês ou mais podem ocorrer durante o sono NREM, especialmente no estágio 2, bem como durante o sono REM. Pesadelos pós-traumáticos podem assumir a forma de um reviver realista de um evento traumático ou descrever apenas alguns dos seus elementos.

Distúrbios dissociativos relacionados com o sono

Distúrbios dissociativos relacionados com o sono podem surgir durante todo o período de sono bem estabelecido pelo EEG, quer na transição da vigília para o sono ou vários minutos após um despertar de fases 1 ou 2 do sono NREM ou do sono REM. Engloba uma variante relacionada com o sono de transtornos dissociativos, que são definidos no DSM-IV como "...uma ruptura nas funções normalmente integradas de consciência, memória, identidade, ou percepção do ambiente.

Câimbras nas pernas relacionadas com o sono

São as sensações dolorosas súbitas e intensas causadas por contrações involuntárias dos músculos ou grupos musculares, geralmente na panturrilha ou nos pequenos músculos do pé, que ocorrem durante o período do sono. O espasmo pode ser aliviado por meio de um forte estiramento do músculo afetado e por vezes também pela massagem local.

Bruxismo relacionado com o sono

O bruxismo é uma atividade oral caracterizada por apertar os dentes durante o sono. Durante o sono, as contrações mandibulares ocorrem frequentemente. Essas contrações podem ser sustentadas (tônicas) ou em séries de contrações repetitivas (fásicas). Quando estas contrações são particularmente fortes, produzem o som de ranger dos dentes que são referidos como bruxismo. Esta condição pode levar ao desgaste anormal dos dentes, dor dentária, dor na mandíbula, ou cefaleia temporal. O bruxismo severo pode também resultar em perturbações do sono.

Distúrbio de movimentos rítmicos relacionados com o sono

O distúrbio de movimentos rítmicos relacionados com o sono é caracterizado por comportamentos motores repetitivos, estereotipados e rítmicos durante a sonolência e o sono, envolvendo grandes grupos musculares. Normalmente é visto em bebês e crianças. Existem muitos subtipos: balançar o corpo, balançar a cabeça, movimentos alternantes de cabeça, movimentos de membros, sons rítmicos. Os episódios, em geral, ocorrem perto do início do sono. São comuns em crianças e não existem evidências de consequências significativas.

DISTÚRBIOS DO MOVIMENTO RELACIONADOS COM O SONO

Síndrome das pernas inquietas

A síndrome das pernas inquietas (SPI) é um distúrbio sensomotor caracterizado por uma queixa de forte, quase irresistível, de necessidade de movimentar as pernas. Esta necessidade de movimentar é muitas vezes acompanhada por outras parestesias desconfortáveis sentidas profundamente no interior das pernas. A necessidade de movimentar e eventuais sensações são provocadas ou agravadas pelo repouso (deitado ou sentado) e que estão pelo menos parcialmente e temporariamente aliviada por andar ou mover as pernas. O alívio é geralmente imediato. A necessidade de movimentar as pernas piora à noite com relativo alívio pela manhã. Os doentes podem queixar-se de movimentos involuntários ou contração muscular das pernas enquanto está sentado ou deitado. Estes podem assumir a forma de movimentos periódicos de membros (PLM).

Distúrbio de movimentos periódicos de membros

São caracterizados por episódios periódicos ou repetitivos, altamente estereotipados, de movimento dos membros que ocorrem durante o sono e por distúrbios do sono clínico que não pode ser contabilizado por outro distúrbio do sono primário. Os movimentos periódicos de membros ocorrem mais frequentemente nas extremidades inferiores. Eles geralmente envolvem a extensão do dedão do pé, muitas vezes em combinação com flexão parcial do tornozelo, do joelho, e, por vezes, do quadril. Normalmente, o paciente desconhece os movimentos dos membros ou as frequentes perturbações do sono. Muitos indivíduos com PLM relatam ter sono não reparador e alguns têm uma queixa subjetiva de sonolência excessiva diurna. Os sintomas clínicos, as observações do parceiro de cama, os relatórios dos pais para as crianças podem auxiliar na indicação clínica de PLM. É necessário integrar uma história clínica detalhada e os achados na polissonografia para avaliar o papel deste fenômeno como um distúrbio do sono.

Hipersonia idiopática com longo período de sono

A hipersonia idiopática com longo tempo do sono é caracterizada pela constante e acentuada sonolência com prolongados cochilos não reparadores de até 3 ou 4 horas. O episódio maior de sono é prolongado para pelo menos 10 horas (normalmente de 12 a 14 horas), com pouco ou nenhum despertar. A confusão de pós-despertar (embriaguez do sono) é frequentemente relatada.

Hipersonia idiopática sem longo período de sono

A característica clínica principal da hipersonia idiopática sem sono longo é uma queixa constante de severa sonolência diurna. Sonolência diurna que resulta em cochilos involuntários e geralmente de natureza não restauradora do sono. A cataplexia é ausente. Os pacientes às vezes têm grande dificuldade em acordar de manhã. A confusão pós-despertar (embriaguez) é frequentemente relatada.

Síndrome do sono insuficiente comportamentalmente induzida

A síndrome do sono insuficiente comportamentalmente induzida ocorre quando um indivíduo persistentemente falha em obter a quantidade de sono requerida para as suas funções normais. O indivíduo começa a apresentar privação de sono crônica voluntária, apesar de não intencional. Ocorre principalmente na adolescência devido à pressão social e à tendência ao atraso de fase.

Hipersonia devida à condição clínica

A sua causa direta é um distúrbio clínico ou neurológico que produz hipersonia.

A cataplexia não deve estar presente. A sonolência diurna pode ser de gravidade variável. Paralisia do sono, alucinações hipnagógicas, ou comportamento automático podem ou não estar presentes.

A hipersonia tem sido descrita em associação com uma variedade de condições, incluindo traumatismo craniano, acidente vascular cerebral, encefalite, condições inflamatórias, tumores e genética de doenças neurodegenerativas.

Hipersonia devida a drogas ou substâncias

Esta categoria diagnóstica deve ser reservada para pacientes com excesso de sono noturno, sonolência diurna ou cochilo excessivo que se acredita ser secundário ao uso de substâncias. A hipersonia devida ao consumo de droga ou substância abrange hipersonias associadas a tolerância ou retirada de várias drogas prescritas ou ilícitas, e do álcool. Se a narcolepsia ou a hipersonia existiam antes do abuso de estimulantes, a categoria não deve ser utilizada.

Hipersonia não devida à substância ou condição fisiológica conhecida (hipersonia não orgânica)

Na hipersonia não devida à substância ou condição fisiológica conhecida refere-se o excesso de sono noturno, sonolência diurna excessiva ou cochilos. O sono é percebido como não restaurador e geralmente de má qualidade. Os doentes são muitas vezes intensamente focados em sua hipersonia, e os sintomas psiquiátricos normalmente só se manifestam depois de prolongadas entrevistas ou testes psicométricos. Causadores psiquiátricos incluem transtornos do humor, transtorno somatoforme indiferenciado ou de conversão e, menos frequentemente, outros distúrbios mentais, como transtorno esquizoafetivo, transtorno de ajuste, ou distúrbio de personalidade.

SINTOMAS ISOLADOS, VARIANTES APARENTEMENTE NORMAIS E ASSUNTOS CONTROVERSOS

Dormidor longo

Um dormidor longo é um indivíduo que dorme, de forma consistente, mais que a pessoa típica para a sua faixa etária. Apesar de longo, o sono tem sua arquitetura e fisiologia normais. Um padrão de sono bem documentado mostrando um padrão de 10 a 12 horas de sono em um período de 7 dias é essencial para o diagnóstico. Em geral o indivíduo procura ajuda devido à redução do seu período de vigília, ou ao aumento do período de sono.

O início é geralmente na infância. Muitos dormidores longos por causa das demandas educacional ou profissional, funcionam com razoável sucesso dormindo 9 horas de sono por noite, durante os dias de trabalho aumentando para 12 a 15 horas nos fins de semana e feriados.

Dormidor curto

O dormidor curto é uma pessoa que dorme 5 ou menos horas por dia sem prejuízo de suas funções diárias. Enquanto a maioria dos adultos normais sem queixa de sono normalmente requerem obtenção de 7 a 8 horas de sono por dia, alguns indivíduos normalmente requerem muito menos sem experiência subjetiva ou objetiva de sonolência diurna. Apesar da sua curta duração, o habitual período de sono do curto dormidor normalmente é ininterrupto e resulta em um sentimento de estar renovado após o despertar. Não há nenhum fim de semana ou férias revertido a longos períodos de sono. O curto dormidor não relata queda de humor, irritabilidade, ou déficits de desempenho durante os seus períodos de vigília.

Ronco

Ronco é um som respiratório gerado na via aérea superior durante o sono que ocorre normalmente durante a inspiração, mas também pode ocorrer na expiração. O ronco nesse caso, se faz, sem episódios de apneia ou hipoventilação. A intensidade do ronco pode variar e, muitas vezes, perturbar o sono do parceiro de cama e até mesmo o despertar do próprio paciente. Ronco, neste contexto, não provoca sintomas de insônia ou sonolência diurna na paciente.

Falar durante o sono

A característica essencial é o falar, com variedades no grau de compreensão, durante o sono.

Sobressaltos do sono

Também conhecidos como sobressaltos hipnagógicos. São súbitos, breves, com contrações simultâneas do corpo de um ou mais segmentos corporais ocorridas no início do sono. Apresenta-se por uma única contração que muitas vezes afeta o corpo assimetricamente, às vezes são associados com a impressão subjetiva de queda, um *flash* sensorial, ou um sonho ou alucinação visual hipnagógicas.

Mioclonia benigna do sono na infância

A mioclonia benigna do sono na infância é caracterizada por movimentos mioclônicos repetidos que ocorrem durante o sono em bebês. Aparentemente é um fenômeno raro, visto no primeiro ano de vida. Ocorre exclusivamente durante o sono.

Tremor hipnagógico dos pés e ativação alternante dos músculos das pernas

Tremor hipnagógico dos pés é o movimento ritmado dos pés ou dos dedões que ocorre na transição entre a vigília e o sono ou durante o sono NREM (fases 1 e 2).

Os indivíduos afetados movem os pés ou os dedos ritmicamente de segundos a minutos durante a vigília ou sonolência ou leves estágios do sono.

Ativação alternante dos músculos das pernas consistem em breve ativação do tibial anterior de uma perna alternado com o da outra perna durante o sono ou despertar.

Mioclonia proprioespinal no início do sono

São contrações súbitas que ocorrem na transição entre a vigília e o sono. As contrações envolvem principalmente a musculatura axial seguindo a propagação proprioespinal. Podem variar de intensidade. Sua etiopatogenia é desconhecida.

Mioclonia fragmentária excessiva

Mioclonia fragmentária excessiva é caracterizada por pequenos movimentos dos dedos, pés, ou cantos da boca ou por movimentos musculares incontrolados lembrando fasciculações. Esses movimentos podem ocorrer durante a vigília ou o sono, e normalmente o paciente desconhece a ocorrência. Em muitos casos, os movimentos são documentados como um achado incidental EMG em polissonografia. Sonolência diurna ou fadiga podem estar presentes. Os pacientes também podem ser totalmente assintomáticos. A atividade muscular ocorre tanto no sono NREM como no REM.

OUTROS DISTÚRBIOS DO SONO

Distúrbio do sono devido a fator ambiental

É um distúrbio do sono causado por um fator ambiental que causa insônia ou fadiga diurna e sonolência.

APÊNDICE: DISTÚRBIOS DO SONO ASSOCIADOS A CONDIÇÕES CLASSIFICADAS EM OUTROS LUGARES

Insônia familiar fatal

Insônia familiar fatal é um distúrbio progressivo caracterizado pela dificuldade em iniciar e manter o sono, lapsos espontâneos, em que o paciente passa de um estado de vigília calma para um estado de sono com sonhos representados e perda de sono de ondas lentas.

A hiperatividade autonômica, com pirexia, salivação, hiper-hidrose, taquicardia, taquipneia e dispneia, está presente. O distúrbio inclui distúrbios somatomotores, com disartria, disfagia, tremor, mioclonias espontâneas e reflexas, postura distônica e um sinal positivo de Babinski. O distúrbio pode progredir ao coma e finalmente à morte.

Fibromialgia

De acordo com o Colégio Americano de Reumatologia de 1990, fibromialgia é caracterizada pelo alastramento de dor de no máximo 3 meses de duração e dor muscular. Os pacientes têm como queixa, sono não reparador, fadiga, dificuldade cognitiva e sintomas de ansiedade.

Epilepsia relacionada com o sono

O sono facilita a atividade epiléptica. Alguns tipos de síndromes epilépticas têm uma acentuada tendência para a manifestação única ou predominantemente durante o sono, como, por exemplo, epilepsia noturna do lobo frontal, epilepsia benigna da infância, epilepsia mioclônica juvenil, apreensões generalizadas tônico-espasmódicas, convulsões tônicas (como um componente da síndrome de Lennox-Gastaut), síndrome de Landau-Kleffner.

Cefaleias relacionadas com o sono

O paciente pode despertar com cefaleia fora do sono REM, ou as cefaleias podem ocorrer nas fases 3 e 4 do sono NREM.

Refluxo gastresofágico relatado no sono

É caracterizado por regurgitação do conteúdo gástrico para o esôfago durante o sono.

BIBLIOGRAFIA

The International Classification of Sleep Disorders. 2nd ed. Diagnostic & coding manual. Westchester, IL, USA: American Academy of Sleep Medicine 2005.

CAPÍTULO 4

Sono normal e polissonografia

Luciano Ribeiro Pinto Jr.

SONO NORMAL

O sono normal, ou dormir bem, envolve três aspectos: quantidade, qualidade e ritmo. Quantidade é o tempo total de sono adequado para cada indivíduo. Sendo uma característica individual, pode variar de valores mínimos para um número máximo de horas de sono. Pode-se dizer que a média assim dita normal de horas de sono seria de 8 horas. Os assim chamados curtos dormidores podem-se beneficiar com menos horas de sono, assim como, em outro extremo, os longos dormidores necessitam de muitas horas de sono para se sentirem bem. O que define uma boa quantidade de horas de sono é como o indivíduo acorda pela manhã e como se apresentará durante o dia. O simples fato de se acordar com um despertador pode ser um sinal de que necessitaríamos de mais horas de sono, sendo um despertar espontâneo o ideal, fato esse que costuma acontecer durante os finais de semana. Atualmente podemos observar que as necessidades sociais e profissionais nos impedem de se ter uma quantidade de sono normal. Vivemos numa sociedade que seguramente nos está tornando seres privados cronicamente de sono.

A consequência dessa privação de sono é a sonolência excessiva diurna a qual pode ser de tal intensidade que não raramente se confunde com outras hipersonias patológicas como a narcolepsia ou transtornos intrínsecos do sono. O diagnóstico de privação do sono é feito quando o próprio paciente refere que quando dorme um número adequado de horas de sono a sonolência diurna desaparece.

Já os curtos dormidores frequentemente procuram o especialista queixando-se que gostariam de dormir mais, ou seja, o mesmo que a maioria das pessoas dorme. Alguns profissionais muitas vezes medicam esse paciente com hipnóticos, pensando tratar-se de uma insônia.

O segundo aspecto que envolve o sono normal é aquele relacionado com uma boa qualidade de sono. O sono é constituído de vários estágios e fases que por sua vez traduzem os diferentes níveis de consciência. O primeiro estágio do sono é o estado de sonolência, de curta duração e passagem para o estágio 2, com características próprias da atividade elétrica cerebral. O terceiro estágio é caracterizado por um alentecimento da atividade cerebral (sono de ondas lentas). Após 90 minutos do início do sono atingimos uma fase diferente das demais que se caracteriza por sonhos, movimentos oculares rápidos e atividade cerebral próxima do estado de vigília. Essa importante fase do sono é denominada de sono REM *(rapid eye movements)* ou sono paradoxal. Todos esses estágios e fases do sono acontecem em ciclos que se repetem de 4 a 5 vezes durante uma noite. Para que essa arquitetura do sono aconteça não se deve ter nenhuma interferência tanto externa quanto interna. Um transtorno intrínseco importante é a apneia obstrutiva do sono, distúrbio respiratório do sono frequentemente observado em homens adultos com características clínicas próprias.

O terceiro fator envolvido num sono normal é ter um ritmo circadiano adequado de vigília e sono. Assim como a quantidade de sono necessária para um bom sono, o nosso ritmo biológico também é uma característica individual. A maioria da população dorme por volta das 23 horas e acorda ao redor das sete horas. Alguns indivíduos porém não seguem esse ritmo, adormecem bem mais cedo ou, em outro polo, tendem a dormir bem mais tarde. No primeiro caso estão os indivíduos que apresentam um avanço de fase, e, no segundo caso, um atraso de fase. Dormir tarde e acordar tarde trazem prejuízos sociais e profissionais. Estes pacientes são muitas vezes confundidos com insones, uma vez que tendem a ir para a cama mais cedo e apresentam grande dificuldade para iniciar o sono. Geralmente são indivíduos privados de sono, uma vez que por necessidade social e profissional, necessitam acordar cedo pela manhã (Benedito-Silva, 2008).

Aqueles indivíduos com avanço de fase por sua vez também podem ser confundidos com insones que apresentam despertar precoce, porém é só observar que são pacientes que estão indo muito cedo para a cama.

Como, para quê e por que dormimos

O sono é um estado fisiológico tão importante quanto o estado de vigília. O estado de vigília é necessário pra se alimentar e procriar, com o objetivo de preservar a espécie. Durante o sono nosso organismo continua exercendo diversas funções, tanto fisicamente quanto na esfera cerebral ou mental. Através de um ritmo biológico ou circadiano, nosso organismo segue um ritmo vinculado ao estado de vigília e sono. O hormônio mais conhecido que acompanha esse ritmo é a melatonina. Por intermédio da luz que atinge a nossa retina e chega à nossa glândula pineal, melatonina pode ser produzida no escuro e inibida após exposição à luz. Além da melatonina, outros hormônios podem estar associados a esse nosso ritmo circadiano. Sabe-se que durante o sono de ondas lentas existe uma maior produção do hormônio do crescimento. Portanto, podemos imaginar que uma privação crônica de sono pode trazer prejuízos no desenvolvimento físico de uma criança e na reparação tecidual de um adulto. Atualmente, sabe-se que a leptina, hormônio da saciedade, é secretada durante o sono. Estudos têm sido direcionados para as consequências da privação dessa substância, como obesidade, em indivíduos cronicamente privados de sono.

O sono REM é uma importante fase do sono, associado a nossa atividade mental. Portanto, uma privação do sono como um todo pode comprometer funções cerebrais fundamentais, como inteligência, memória, concentração e outras funções corticais e cognitivas mais elaboradas. Sabe-se que, principalmente durante o sono REM, ocorre a maioria de nossos sonhos durante uma noite de sono. Sonhar é um estado de consciência diferente da consciência da vigília, ou seja, sonhos nada mais são que pensamentos, porém modificados em função das estruturas cerebrais ativadas de maneira diferente daquelas que o são durante o estado de vigília. Durante o sono REM, estruturas límbicas, ou seja, aquelas associadas a nossas emoções, estão mais ativadas que estruturas do lobo frontal, que ficam mais inertes. É o oposto do que ocorre durante o nosso estado de vigília, quando essas formações do nosso sistema nervoso, assim ditas mais antigas, ou o nosso cérebro reptiliano se torna mais inibido. Seriam essas estruturas o nosso inconsciente perseguido desde Freud e os seus demais seguidores (Pinto Jr. e Timo-Iaria, 2008)?

Para que o sono aconteça, diversas estruturas e substâncias do sistema nervoso central são ativadas e outras inibidas. Principalmente estruturas do tronco cerebral passam a produzir neurotransmissores que dão início ao sono até atingirmos o sono de ondas lentas. Concomitantemente outras substâncias, responsáveis pela vigília, são inibidas para que o sono aconteça. Da mesma forma, o sono REM acontece quando estruturas do tronco cerebral são ativadas e outros núcleos são inibidos. Esse balanço ativação-inibição irá acontecer diversas vezes durante o sono, ocasionando os nossos ciclos do sono, responsáveis pelo estado dinâmico de troca de consciências durante toda uma noite de sono (Hipolide, 2008).

POLISSONOGRAFIA

A polissonografia (PSG) é o principal método gráfico para o estudo do sono, tanto normal quanto para o diagnóstico dos seus diversos distúrbios. Aparecendo no final da década de 1960, permitiu que se elaborasse a primeira classificação dos transtornos do sono que foi publicada na década de 1970. A PSG consiste no registro de múltiplas variáveis fisiológicas que ocorrem durante o sono, como atividade elétrica cerebral, movimentos oculares, contrações musculares, movimentos dos membros inferiores, fluxo aéreo nasal e bucal, movimentos respiratórios, saturação da oxi-hemoglobina e eletrocardiograma.

O exame de PSG avalia o sono espontâneo do indivíduo, é realizado em laboratórios especializados, de preferência em ambiente hospitalar, durante uma noite inteira, procurando-se atender às condições e hábitos naturais de cada paciente, no que se refere à hora de dormir e de se levantar pela manhã. O quarto onde o paciente dorme deve ser separado da área de registro e deve oferecer todas as comodidades para a melhor adaptação das variáveis que serão posteriormente analisadas. O paciente deve chegar ao laboratório com antecedência suficiente para o preenchimento de questionários sobre o sono e para seu preparo e colocação dos eletrodos e sensores. O exame começa com o apagar das luzes do quarto e o início do registro polissonográfico. Pela manhã, aplica-se um questionário avaliando as condições do paciente durante a noite.

O técnico que acompanhou o exame deve anotar todas as intercorrências ocorridas durante a noite. A leitura do exame deve ser realizada por um médico ou profissional treinado para essa função. Os parâmetros do sono serão posteriormente analisados pelo médico especialista e emitido o laudo final da polissonografia (Fig. 4-1).

Vários sensores e eletrodos são colocados para o registro dessas diversas funções que ocorrem durante o sono. Os eletrodos para registro da atividade elétrica cerebral são colocados no couro cabeludo. Para que os eletrodos permaneçam fixados durante toda a noite de registro, utiliza-se colódio elástico. A disposição dos eletrodos no couro cabeludo obedece ao sistema convencional descrito por Jasper, em 1958. Na prática diária, utilizamos os seguintes eletrodos: central esquerdo (C3), central direito (C4), occipital esquerdo (O1) e occipital direito (O2), referenciados com a orelha ou mastoide contralaterais (auricular esquerdo – A1 e auricular direito – A2). Nos casos de comportamentos anormais duran-

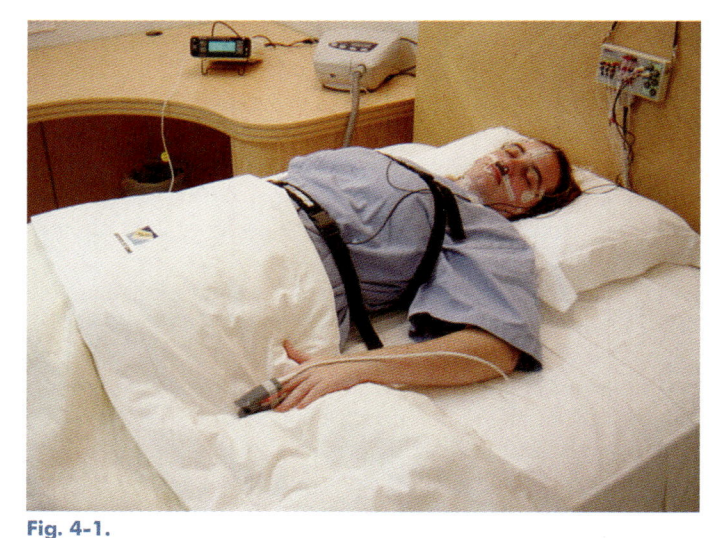

Fig. 4-1.
Laboratório de sono, mostrando o paciente preparado para a realização da polissonografia. (Imagem do laboratório de sono do Instituto do Sono de São Paulo.)

te o sono, como por exemplo na suspeita de crise epiléptica, mais eletrodos devem ser colocados, principalmente os da região temporal.

A atividade elétrica cerebral é constituída através de ondas, que apresentam uma frequência, amplitude e morfologia próprias de cada estágio. As frequências de 8 a 13 Hertz (Hz) ou ciclos por segundo (cps) são denominadas alfa; de 4 a 7 Hz, ondas teta; menores que 4, ondas delta, e maiores que 13, ondas beta. Durante a vigília e nos diversos estados do sono, observam-se variações na frequência dessas ondas. Algumas apresentam morfologia característica e ocorrem em determinadas fases do sono: complexo K e fusos no estágio 2, e ondas em dente-de-serra durante o sono REM.

Para o registro dos movimentos oculares são colocados eletrodos, lateralmente à fenda palpebral, 1 cm abaixo e 1 cm acima, respectivamente dos lados esquerdo e direito, podendo dessa forma captar movimentos oculares horizontais, verticais e oblíquos. Esses eletrodos registram a diferença potencial existente entre a região anterior e posterior do globo ocular, sendo a córnea positiva com relação à retina (Rechtschaffen e Kales, 1968).

O registro do tônus muscular mentual ou submentual é importante para o estagiamento do sono REM, caracterizado pela atonia muscular. Para registro da contração muscular colocam-se eletrodos, aderidos nas regiões mentuais e submentuais.

Para o registro dos movimentos das pernas, eletrodos são aderidos em ambos os membros inferiores, na região do músculo tibial. Para registro de bruxismo, podem-se utilizar eletrodos aderidos na região dos músculos masseteres.

Estágios do sono

O sono sincronizado, ou sono NREM, é constituído por três estágios. O estágio 1 (N1) do sono mostra uma passagem de ritmos mais rápidos da vigília (ondas nas frequências alfa e beta) para um ritmo mais lento (ondas teta), sendo alcançado após alguns minutos do início do registro (de 5 a 15 minutos). Nesse estágio nota-se o desaparecimento do ritmo alfa, atenuação da atividade elétrica cerebral, com ondas de menor frequência que no estado de vigília e a presença dos movimentos oculares lentos. A transição do estágio 1 para o estágio 2 é caracterizada pelo aparecimento das ondas agudas do vértice, que são ondas com projeção nas regiões centrais (Yasoshima et al., 1984). As ondas agudas do vértice podem representar potenciais evocados por estímulos internos ou externos e também estar associadas a mioclonias que ocorrem nesse estado de sonolência (Fig. 4-2).

O estágio 2 do sono (N2) é caracterizado pela sincronização da atividade elétrica cerebral e ocorrência de grafoelementos típicos deste estágio, como os fusos do sono e os complexos K (Fig. 4-3). Os fusos do sono são ondas que ocorrem em surtos de 0,5 a 1,5 segundo, com amplitude de 5 a 50 microvolts e com frequência entre 11,5 e 14,5 Hz, com pequenas variações individuais (Elingson, 1982; Werth et al., 1997). Também são chamados de ritmo sigma. Os fusos do sono têm origem no tálamo, porém o córtex participa no desencadeamento e na sincronização talâmica (Contreras et al., 1997a) (Contreras et al., 1997b). Os fusos do sono teriam a função de inibir as aferências sensoriais através do sistema talâmico (Halasz, 1998).

O complexo K, outro grafoelemento do estágio 2, consiste numa sequência de ondas, com duas ou três fases, com morfologia aguda, duração maior que 0,5 segundo, amplitude geralmente maior que 75 microvolts e apresenta projeção nas regiões centrais. O complexo K começa a estar presente após os 5 meses de vida e pode ser seguido por um fuso do sono ou por oscilações rápidas de 20 a 50 Hz. Os complexos K podem ser espontâneos ou desencadeados por estímulos corticais ou talâmicos e parecem ser a expressão de fenômenos espontâneos decorrentes de oscilações lentas geradas no córtex (Amzica e Steriade, 1997, 1998).

O terceiro estágio do sono NREM é denominado de sono de ondas lentas (SOL), sendo caracterizado pelo predomínio de ondas na frequência delta (menor do que 3 Hz) (Fig. 4-4). Após 90 minutos do início do sono surge importante fase do sono, denominada de sono REM, sigla proveniente de *rapid eye movement*. Essa fase foi descoberta na década de 1950 e caracteriza-se pela presença dos movimentos oculares rápidos, atonia muscular e uma atividade elétrica cerebral com ondas de frequência mista, próximas da vigília (Pinto Jr. et al., 2000). A grande descoberta foi a associação do sono REM com a ocorrência de sonhos. Além da máxima hipotonia, o sono REM é

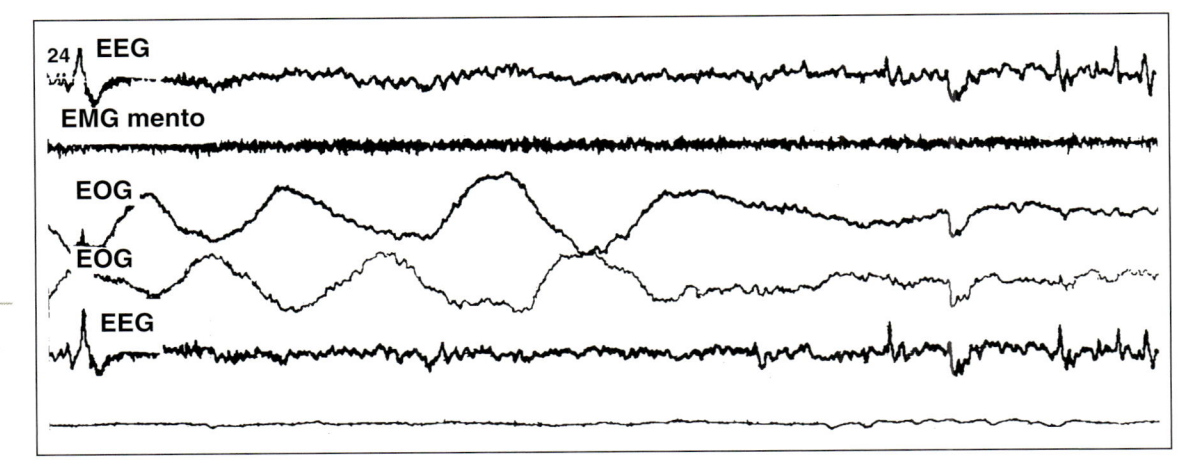

Fig. 4-2.
Estágio 1 do sono NREM (N1) mostrando as ondas agudas do vértice e os movimentos oculares lentos.

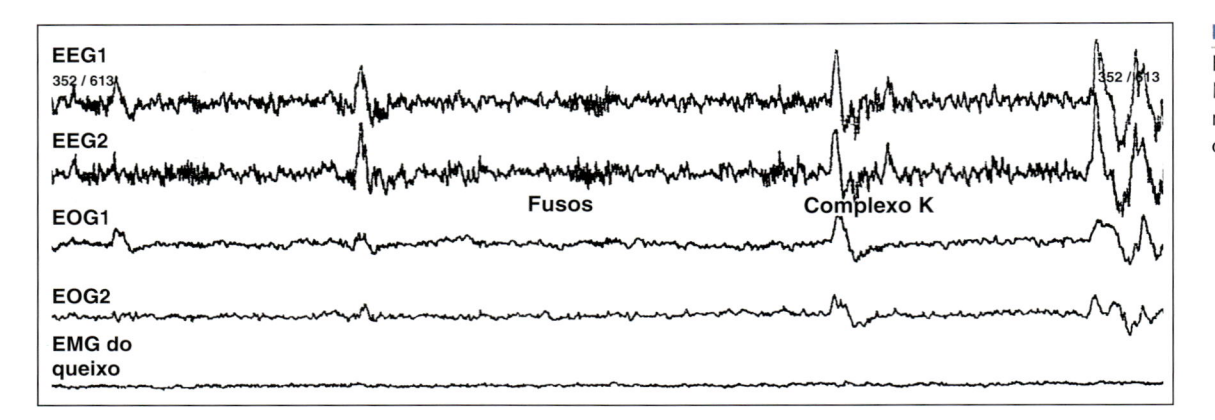

Fig. 4-3.
Estágio 2 do sono NREM (N2) mostrando os fusos e os complexos K.

caracterizado pela presença dos movimentos oculares rápidos. Pode-se, em muitos indivíduos, observar um padrão eletroencefalográfico característico, denominado ondas em dente-de-serra. Estas ondas foram inicialmente relatadas por Schwartz e Fischgold, em 1960, e, no mesmo ano, Jouvet *et al.* (1960) as denominaram de ondas em dente-de-serra por causa de sua morfologia característica (Schwartz, 1962; Yasoshima *et al.*, 1984). O sistema dopaminérgico pode ter participação no mecanismo gerador das ODS, uma vez que a associação da privação do sono com a administração de haloperidol acarreta no aumento dessas ondas (Pinto Jr. *et al.*, 2002) (Fig. 4-5).

A arquitetura do sono é obtida com os dados fornecidos pelo EEG, EOG e EMG. As porcentagens dos diversos estágios do sono são: estágio 1, até 5%; estágio 2, de 45 a 55%; sono de ondas lentas (SOL), de 15 a 20%; e o sono REM, de 20 a 25%. O primeiro período REM após o primeiro estágio 2 da noite ocorre, em média, após cerca de 90 minutos. Os estágios do sono ocorrem em ciclos, sendo que o SOL tende a predominar no terço inicial do sono, sendo que o sono REM se concentra mais no terço final da noite. O hipnograma nos dá uma visão global da distribuição dos estágios do sono durante uma noite.

Microdespertares

Microdespertares são despertares breves com a duração menor que 15 segundos e caracterizados pela intrusão de um rit-

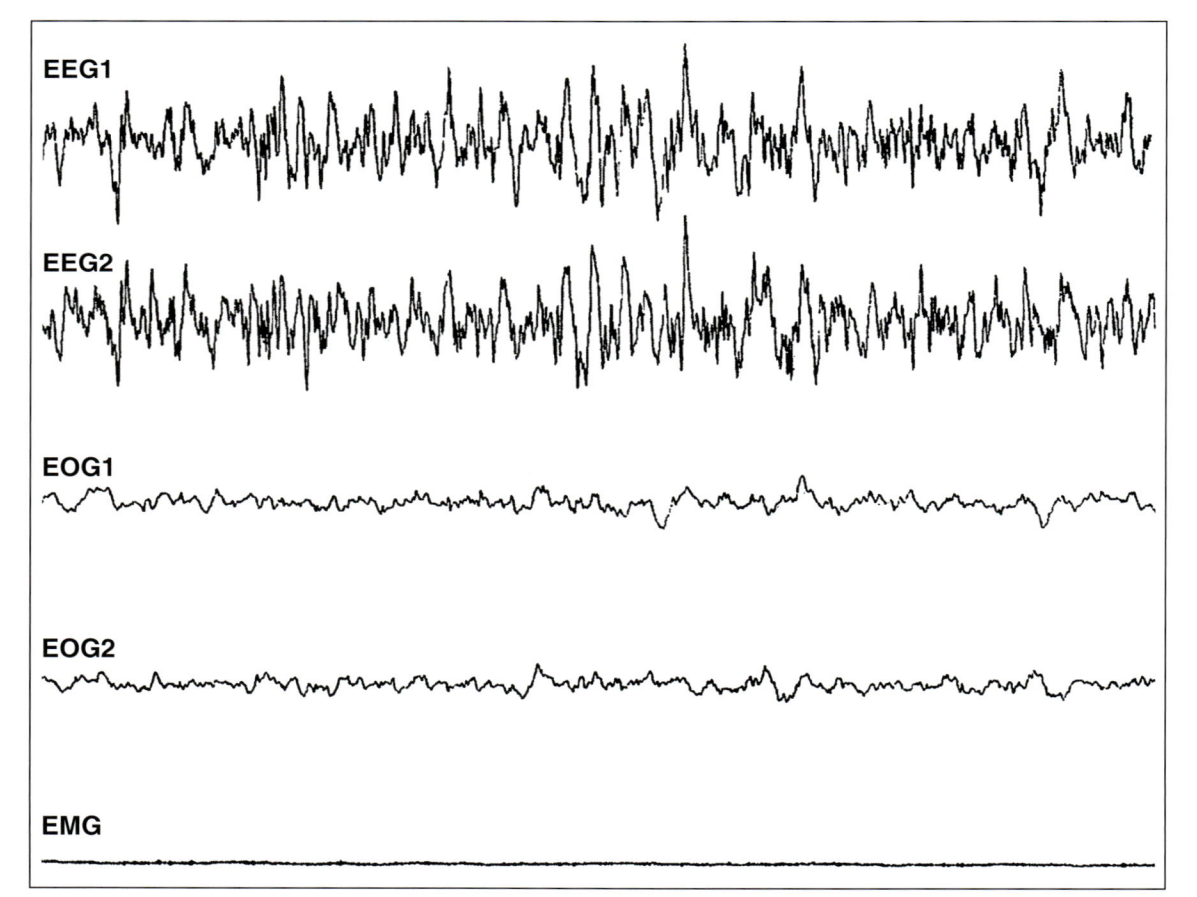

Fig. 4-4.
Estágio de sono de ondas lentas (SOL) ou N3 mostrando predomínio de ondas lentas na frequência delta.

Fig. 4-5.
Sono REM mostrando atonia muscular, movimentos oculares rápidos e ondas em dente-de-serra. (Modificado de Pinto Jr. LR, Silva RS. Polissonografia normal e nos principais distúrbios do sono. In: Tufik S. *Medicina e biologia do sono.* São Paulo: Manole, 2008. p. 161-80.)

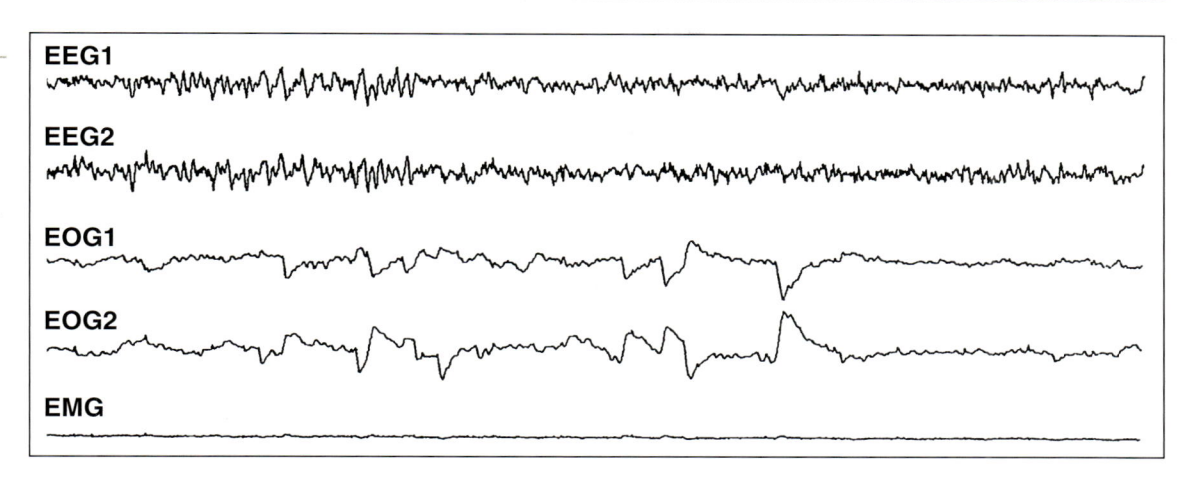

mo mais rápido no eletroencefalograma, com ondas na frequência alfa, podendo ser acompanhados ou não de movimentos corporais. Esses microdespertares geralmente não são percebidos pelo paciente como despertares conscientes e também não entram no cálculo da eficiência do sono. O aumento de microdespertares durante a noite geralmente está associado à presença de eventos respiratórios anormais, como no caso de apneias, hipopneias e nos eventos respiratórios relacionados com microdespertares que ocorrem na síndrome da resistência das vias aéreas (ASDA, 1992).

Movimentos de membros

São movimentos dos membros que ocorrem durante a noite e que geralmente se localizam nos membros inferiores e costumam ter caráter periódico. O seu significado é bastante amplo e complexo uma vez que podem ser fisiológicos sem nenhum significado patológico, ou podem estar associados a transtornos respiratórios do sono, como apneias e hipopneias, ou fazer parte da síndrome das pernas inquietas, entidade clínica bem definida. Portanto sua interpretação deve ser criteriosa, principalmente no que se refere no seu aspecto terapêutico (Butkov, 1996).

Padrão alternante cíclico

Sabe-se que durante o sono, principalmente durante o estágio 2, existe uma periodicidade no que se refere a um padrão eletrográfico e comportamental. Essa periodicidade envolve uma fase com maior atividade que se alterna com períodos de maior inibição. É o chamado padrão alternante cíclico. Entender esse mecanismo cíclico é importante para se entender que muitos eventos que ocorrem durante o sono tendem a obedecer a certa periodicidade. Como vimos, um fenômeno que apresenta essa periodicidade caracteriza os movimentos periódicos de pernas. Não raramente observamos que os eventos respiratórios anormais tendem a ocorrer nas fases inibitórias seguidos de microdespertares ou de movimentos de membros inferiores e obedecendo a certa ritmicidade (Terzano *et al.*, 1982; 1985; 1986; 1988; 1989).

Monitoramento respiratório

A PSG como método de registro de várias parâmetros biológicos também estuda outras funções como a respiração. O monitoramento respiratório é feito com sensores de temperatura para registro dos fluxos aéreos nasal e bucal, considerando que o ar inspirado e o expirado apresentam temperaturas diferentes. Atualmente podemos obter medidas mais precisas do fluxo aéreo com uso de transdutores de pressão, mais sensíveis que os sensores de temperatura. Os movimentos respiratórios podem ser avaliados com a utilização de cintas ou sensores torácicos e abdominais. Mais recentemente, a avaliação da pressão esofágica tem sido referida como um registro mais confiável do esforço respiratório, muito útil para a avaliação da síndrome da resistência das vias aéreas superiores durante o sono. A saturação do oxigênio é fornecida por meio do oxímetro que registra a saturação da oxi-hemoglobina por intermédio de sensores fixados no dedo da mão do paciente. O decúbito do paciente na cama é fornecido por sensores de posição e o registro do ronco por sensores apropriados.

A PSG, portanto, poderá fornecer o tipo, a duração e a quantidade (ou índice) de apneias e hipopneias, além da saturação da oxi-hemoglobina, da repercussão dos distúrbios respiratórios sobre a quantidade e a qualidade do sono, ou seja, sobre a eficiência e a arquitetura do sono.

Registro de outros parâmetros

Além desses parâmetros, uma polissonografia basal inclui o registro dos batimentos cardíacos, com eletrodos aderidos na região precordial e dos movimentos de membros inferiores, através de eletrodos colocados nas pernas, que irão captar as contrações dos músculos tibiais. Em alguns casos podem-se registrar contrações dos músculos massetéricos na suspeita de bruxismo (ou ranger de dentes).

Laudo polissonográfico

Os principais parâmetros do sono que devem ser analisados são: tempo total de registro, tempo total de sono, latência do sono, eficiência do sono, porcentagem dos respectivos estágios, latência REM, microdespertares, índice de movimentos de membros inferiores, índice de apneia e hipopneia, saturação da oxi-hemoglobina (média e mínima), eletrocardiograma, registro de ronco e dos decúbitos apresentados durante a noite.

Define-se latência do sono como o tempo compreendido desde o início do registro até o início do sono. Para obtermos o início do sono podemos considerar diversos critérios: o primeiro, mais comumente utilizado, baseia-se no manual de Rechtschaffen e Kales (1968), que consiste em estabelecer o início do sono como as primeiras três épocas consecutivas de estágio 1 (1,5 minuto de sono) ou uma época de qualquer outro estágio do sono. Um segundo critério, pouco empregado, mas que a prática vem demonstrando ser mais preciso, seria considerar o início do sono baseando-se em 10 minutos de sono ininterrupto (Pinto Jr. et al., 2004). A latência do sono normal deve situar-se abaixo de 30 minutos.

A eficiência do sono consiste na porcentagem do tempo total de sono sobre o tempo total de registro, sendo, em geral, maior que 85%. A eficiência do sono mostra-nos o tempo efetivo de sono durante o tempo total na cama. A redução na eficiência do sono pode ser decorrente do aumento da latência do sono, ou seja, do tempo entre o início do registro e o adormecer, ou dos despertares maiores que 15 segundos que ocorrem durante a noite.

Define-se a latência do sono REM como o tempo compreendido desde o início do sono até a primeira época de sono REM, sendo que o tempo normal deve estar compreendido entre 70 e 120 minutos.

PSG nos transtornos respiratórios do sono

Durante o sono há uma redução da consciência, implicando na menor influência do sistema voluntário sobre a ventilação. Durante o sono NREM, ocorre diminuição da atividade de neurônios bulbares e pontinos responsáveis pela respiração, resultando em uma ventilação menos vigorosa, quando comparada ao estado de vigília. No sono de ondas lentas o controle da respiração parece ser exclusivamente automático, sem influência de estruturas altas do sistema nervoso central. Desde o início do sono a respiração é irregular. Essa variação da amplitude respiratória é denominada de respiração periódica. Durante a fase REM também ocorrem variações da amplitude e da frequência respiratória (Douglas, 2000; Krieger, 2000).

A apneia do sono é um importante transtorno do sono caracterizado por pausas respiratórias, tendo como principal causa obstruções das vias aéreas superiores. A apneia do sono, além da fragmentação do sono e da consequente sonolência diurna, constitui importante fator de risco para as doenças cardiovasculares.

Apneias são definidas como sendo a redução de 90% ou mais dos fluxos aéreos nasal e bucal e com a duração maior que 10 segundos. As apneias podem ser de três tipos: obstrutivas, centrais e mistas. As apneias obstrutivas são definidas como interrupção do fluxo aéreo com persistência dos movimentos torácicos e abdominais, traduzindo o esforço respiratório para vencer a obstrução da via aérea obstruída (Fig. 4-6). A apneia central se caracteriza pela parada completa dos movimentos respiratórios com consequente interrupção dos fluxos aéreos nasal e bucal (Fig. 4-7). Nas apneias mistas, os eventos começam como apneias centrais e terminam como obstrutivas, com movimentos torácicos e abdominais (Fig. 4-8).

Para o diagnóstico das hipopneias recomenda-se o uso da cânula de pressão, sendo definidas como sendo uma redução do fluxo aéreo de pelo menos 30% da linha de base, com a duração maior que 10 segundos e acompanhado de queda de 4% ou mais na saturação da oxi-hemoglobina ou de um micro-

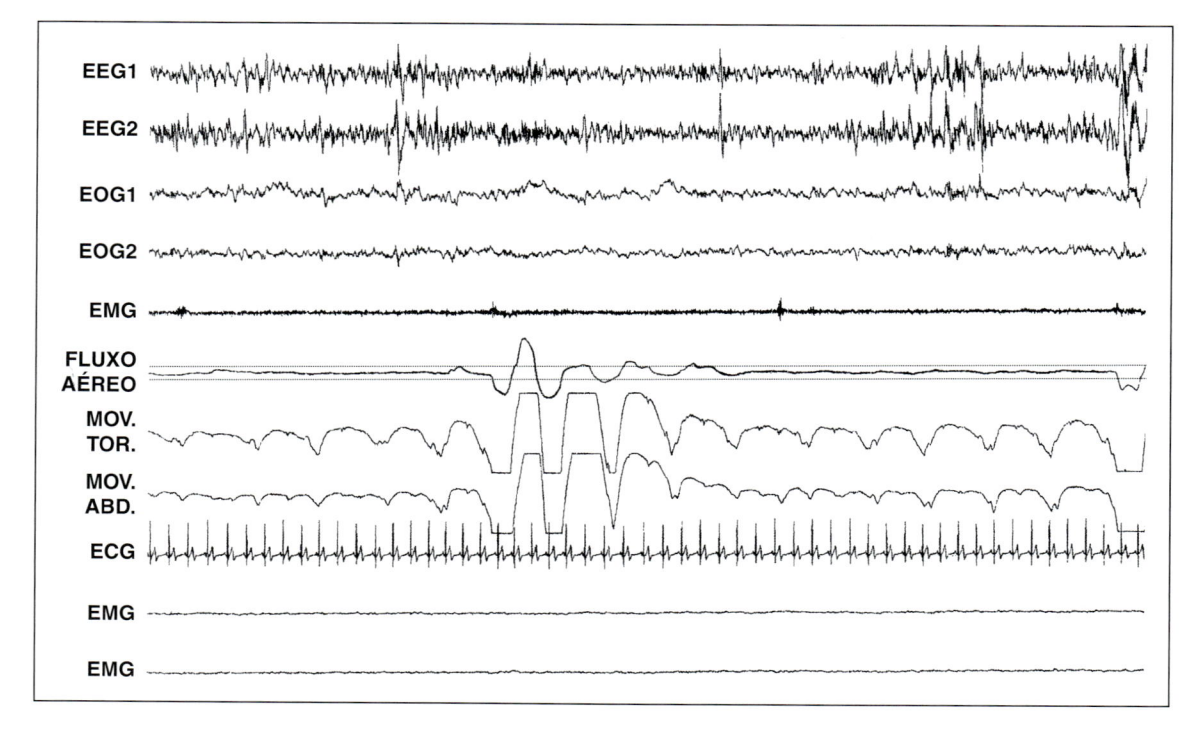

Fig. 4-6.
Apneia obstrutiva; registro do eletroencefalograma (EEG), movimentos oculares (EOG), contração muscular de mento (EMG), fluxo aéreo nasal e bucal com termistor, movimentos respiratórios com cintas torácicas abdominais e torácicas.

Fig. 4-7.
Apneia central; registro do eletroencefalograma (EEG), movimentos oculares (EOG), contração muscular de mento (EMG), fluxo aéreo nasal e bucal com termistor, movimentos respiratórios com cintas torácicas abdominais e torácicas

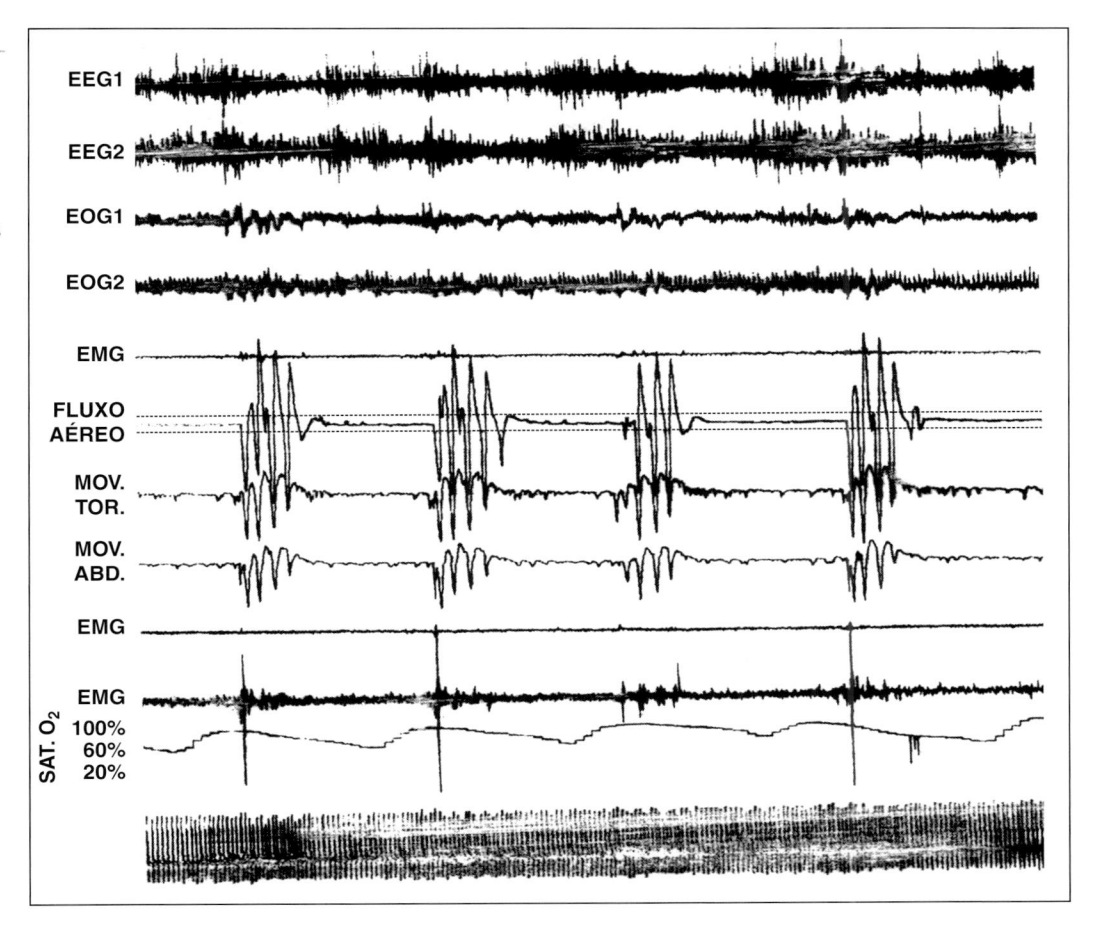

despertar (Fig. 4-9). Quanto ao tipo de hipopneia (obstrutiva ou central) é necessária a medida da pressão intraesofágica. Quanto ao esforço respiratório relacionado com microdespertar, necessita-se da pressão intraesofágica para seu diagnóstico (Iber *et al.*, 2007).

Os eventos respiratórios geralmente terminam em microdespertares e são acompanhados em queda na saturação da oxi-hemoglobina. O número de apneias e hipopneias por hora de sono (índice de apneia/hipopneia) acima de cinco tem sido considerado anormal. Analisando-se exclusivamente sob o aspecto respiratório, consideram-se quadros discretos quando o índice de apneia e hipopneia situa-se entre 5 e 15 por hora de sono e a saturação mínima de oxigênio não ultrapassa 80%; quadros moderados, quando o índice estiver entre 15 e 30 por hora e saturação mínima ficando entre 70 e 79%; e quadros graves, quando o índice dos eventos respiratórios é maior que 30 por hora e a saturação mínima da oxi-hemoglobina é menor que 69%. Em crianças, índices de

Fig. 4-8.
Apneia mista; registro do eletroencefalograma (EEG), movimentos oculares (EOG), contração muscular de mento (EMG), fluxos aéreos nasal e bucal com termistor, movimentos respiratórios com cintas torácicas abdominais e torácicas. (Pinto Jr. LR, Silva RS. Polissonografia normal e nos principais distúrbios do sono. In: Tufik S. *Medicina e biologia do sono*. São Paulo: Manole, 2008. p. 161-80.)

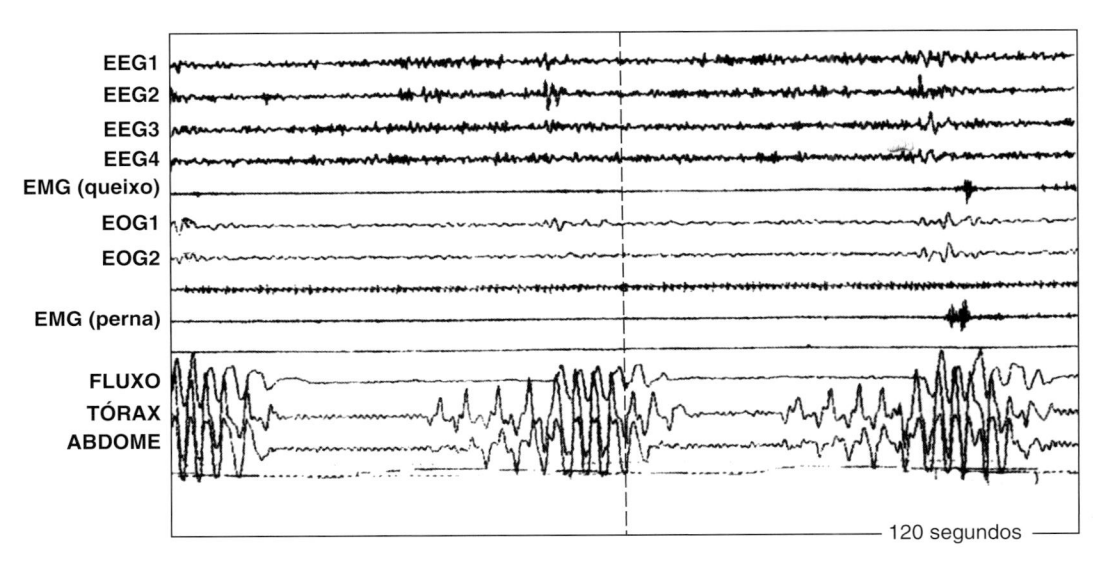

Fig. 4-9.
Hipopneias; registro do eletroencefalograma (EEG), movimentos oculares (EOG), contração muscular de mento (EMG), fluxo aéreo nasal e bucal com termistor, transdutor de pressão com cânula nasal, movimentos respiratórios com cintas torácicas abdominais e torácicas. (Pinto Jr. LR, Silva RS. Polissonografia normal e nos principais distúrbios do sono. In: Tufik S. *Medicina e biologia do sono*. São Paulo: Manole, 2008. p. 161-80).

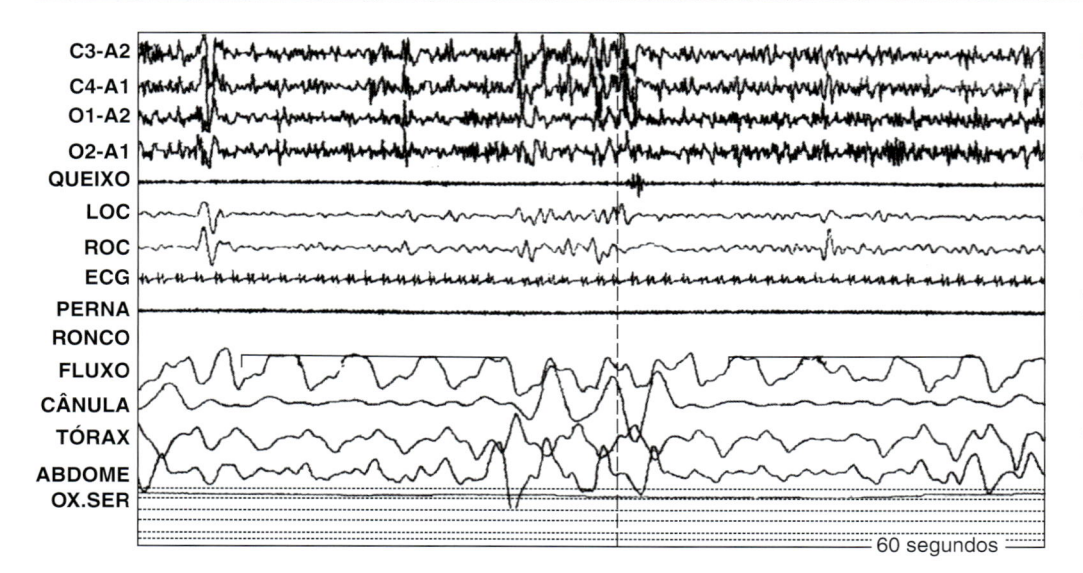

apneia maiores que um evento respiratório (apneia ou hipopneia) por hora de sono já podem ser considerados anormais (Ward e Marcus, 1996).

As apneias que ocorrem durante o sono podem ocasionar importantes variações do ritmo cardíaco e alterações hemodinâmicas (Brown *et al.*, 1986; Miller, 1982; Parish e Shepard, 1990; Smith *et al.*, 1972). Estas alterações observadas decorrem principalmente de uma maior atividade parassimpática durante a pausa respiratória e maior atividade simpática no final da apneia. Dentre as variações do ritmo cardíaco, são descritas as bradicardias (Zwillich *et al.*, 1982), batimento ventricular prematuro, assistolia ventricular, bloqueio atrioventricular (Deedwania et. al., 1979) e taquicardia. A alteração hemodinâmica possível de ocorrer durante a apneia obstrutiva é a queda da pressão intratorácica, com efeitos adversos na função cardíaca. Durante a parada respiratória também há decréscimo da pressão sistêmica, redução do débito cardíaco; no final da apneia ocorre aumento da pressão arterial.

Atualmente a síndrome da apneia obstrutiva do sono tem consequências clínicas importantes, principalmente na esfera cardiovascular. A AOS é fator de risco para hipertensão arterial sistêmica, infarto do miocárdio, acidente vascular cerebral. Ao lado de outros fatores como obesidade, sedentarismo, resistência a insulina, hipertensão arterial e hipercolesterolemia, constitui a síndrome metabólica.

A SAOS é, portanto, constituída pelas alterações durante o sono e pelos sintomas diurnos, sendo a sonolência excessiva o principal sintoma. Acomete geralmente homens adultos, obesos e sedentários, apesar de que mulheres após a menopausa passem a apresentar apneia do sono em proporção semelhante à dos homens.

A síndrome da resistência das vias aéreas superiores é caracterizada pela presença de microdespertares associados ao aumento do esforço respiratório. Decorre do estreitamento das vias aéreas superiores, sem provocar apneias ou hipopneias, porém resultando em maior esforço respiratório, tendo como consequência breves despertares. Os sintomas são semelhantes à síndrome da apneia obstrutiva do sono, podendo ocorrer ronco, fadiga, diminuição da atenção e disfunção sexual. A PSG mostra frequentes despertares breves sem causa aparente e o diagnóstico pode ser feito com a medida de pressão intraesofagiana (Palombini *et al.*, 2008).

Apneia central

A apneia central pode ocorrer secundariamente a lesões que comprometem o sistema nervoso, seja o componente sensorial, motor, ou os sistemas neuronais de integração, responsáveis pelo controle respiratório. No bulbo dos mamíferos existem três agregados de neurônios respiratórios. Para a respiração ser normal, é necessário que estes núcleos modulem a regulação vestibulocerebelar sobre o tônus dos músculos supraglóticos, genioglosso, faringolaríngeo, diafragma e intercostais (White, 1994). Podemos encontrar apneia central em diversas enfermidades como: insuficiência cardíaca, hipoventilação alveolar central, de natureza congênita decorrente de disfunção dos quimiorreceptores centrais, com baixa sensibilidade ao aumento do CO_2; disautonomia familiar (síndrome de Riley-Day); lesões autonômicas, como diabetes, uremia crônica, doença de Shy-Drager; cordotomias cervicais; poliomielite; miastenia *gravis*; esclerose lateral amiotrófica; miopatias e malformações da transição craniocervical. A proximidade de centros hipnogênicos e de centros respiratórios somáticos das vias aéreas superiores pode explicar a associação do infarto da região lateral do bulbo com a apneia do sono (White, 1994).

Finalmente, ainda na avaliação polissonográfica, é fundamental que se observe a relação dos eventos respiratórios anormais com o decúbito apresentado pelo paciente durante o sono e em que fase do sono eles predominaram. Na Figura 4-10 nota-se o predomínio das apneias e hipopneias no decúbito dorsal.

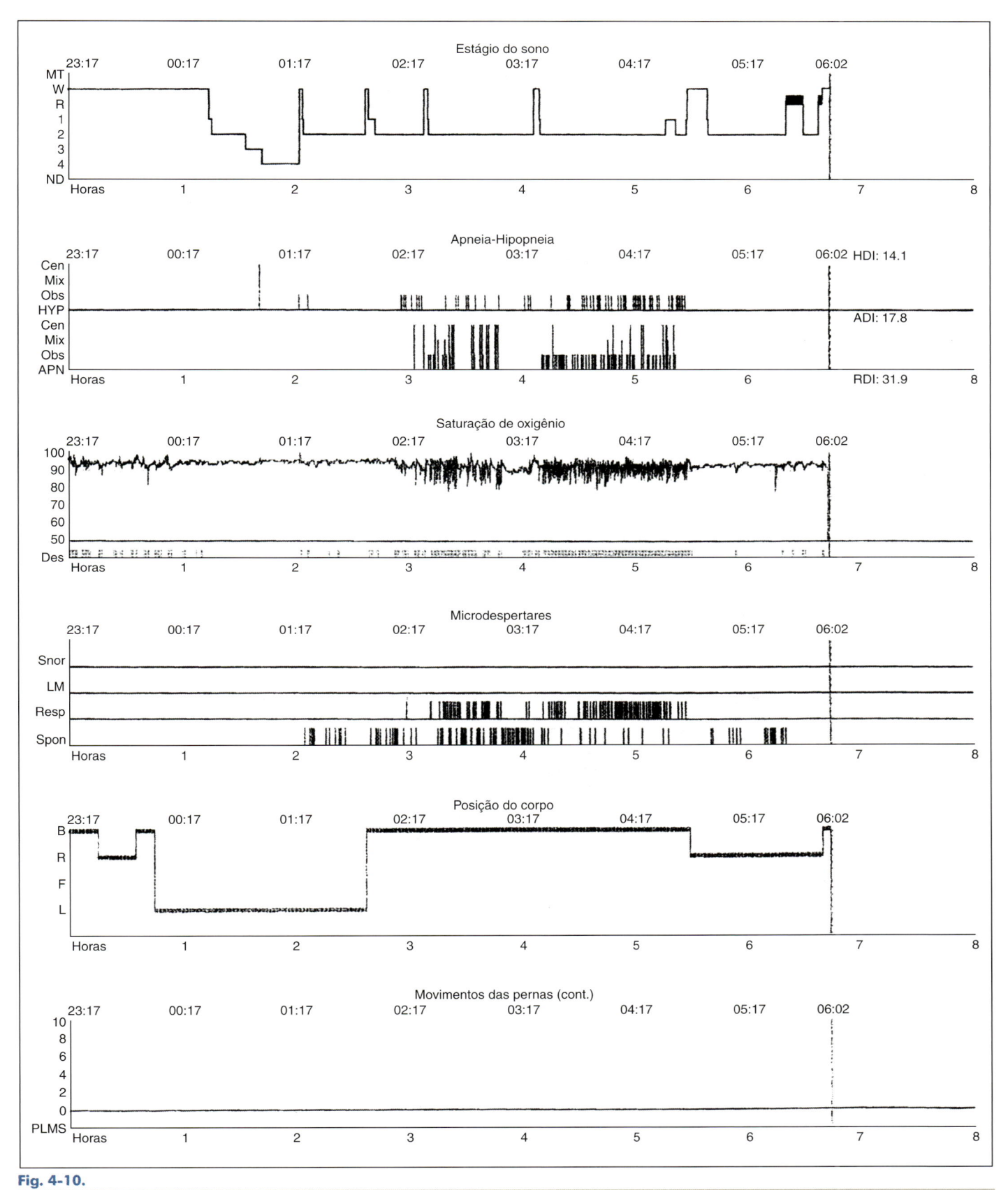

Fig. 4-10.
Gráfico que mostra o hipnograma, eventos respiratórios, saturação da oxi-hemoglobina, microdespertares, decúbito e movimentos de membros inferiores; pode-se observar o predomínio dos eventos respiratórios no decúbito dorsal.

Polissonografia nas insônias

A realização sistemática da polissonografia, em todos os pacientes com insônia, tem-nos mostrado que insones estão dormindo muito mais do que conseguem perceber. Esta percepção inadequada do estado de sono passa a estar presente em todos os insones, em graus diferentes. A percepção do sono é baseada na informação subjetiva do tempo total de sono percebida pelo paciente e comparada com o tempo objetivo obtido pela polissonografia (Pinto Jr., 2008).

A fibromialgia, muitas vezes associada à queixa de sono não reparador, é uma síndrome caracterizada pelo aparecimento de pontos dolorosos ao lado de distúrbios do sono, no qual a intrusão de ondas alfa durante o estágio de ondas lentas constitui padrão polissonográfico característico (Roizenblatt et. al., 1997). O diagnóstico diferencial deverá ser feito com as alterações eletroencefalográficas que ocorrem com o uso de benzodiazepínicos, como a presença de ritmos rápidos (alfa e beta) no EEG.

Polissonografia nas parassonias

Parassonias são comportamentos peculiares que ocorrem durante o sono e, em geral, não acarretam sonolência diurna ou sono não reparador. Para diagnóstico polissonográfico da parassonia é fundamental a monitoração do paciente por meio de uma câmara de vídeo e o perfeito relato do técnico que acompanhou o exame. A PSG nas parassonias tem valor ao registrar o momento em que ocorre o comportamento anormal, uma vez que sonambulismo, terror noturno, enurese e despertar confusional tendem a ocorrer durante o sono de ondas lentas enquanto que pesadelos e distúrbio comportamental do sono REM (REM sem atonia), durante o sono paradoxal. No REM sem atonia a PSG também mostra a presença de contrações musculares e movimentos durante o sono paradoxal, geralmente acompanhando os sonhos do paciente. A PSG é de grande utilidade no diagnóstico diferencial entre parassonias e crises de natureza epiléptica, sendo que no caso de epilepsia, o registro eletroencefalográfico mostrará descargas epileptiformes durante a crise (Schenck et al., 1986; Mahowald e Schenk, 1996).

TESTE DAS MÚLTIPLAS LATÊNCIAS DO SONO

O teste das múltiplas latências do sono (TMLS) é um procedimento semelhante à polissonografia, exceto pelo fato de ser realizado durante o dia, em curtos períodos de 20 minutos cada exame, num total de cinco registros. Serve para avaliar o grau de sonolência diurna, uma vez que mede nos vários registros o tempo que o paciente demora para dormir. No final, somam-se todas as latências do sono e divide-se por cinco, lembrando que nos registros em que o paciente não tenha dormido, a latência desse registro será de 20 minutos. Costuma-se realizar o exame após uma polissonografia noturna, sendo que o paciente permanece no laboratório durante o dia para a realização do TMLS, impedindo-se que durma no intervalo dos registros. Os registros são realizados em quarto escurecido, silencioso, devendo-se colocar os eletros para registro da atividade elétrica cerebral, dos movimentos oculares e das contrações musculares mentuais e de membros inferiores. Os demais sensores não são necessários.

Além do cálculo da média da latência do sono dos cinco registros, devem-se assinalar os respectivos estágios, principalmente quanto à ocorrência de sono REM, uma vez que dois ou mais episódios de sono REM em registros diferentes é sugestivo de narcolepsia. A latência média do sono deve estar acima de 10 minutos. Latências médias abaixo de 5 minutos são sugestivas de acentuada sonolência diurna, o que costuma acontecer em doentes narcolépticos e naqueles portadores da síndrome da apneia obstrutiva do sono.

Na análise dos resultados do TMLS alguns fatores devem ser levados em consideração. Uma noite mal dormida, ou depois de acentuada privação do sono, pode alterar os resultados. O mesmo pode acontecer em pacientes com atraso de fase acentuado e dormidores longos, sendo que se o teste iniciar muito cedo pela manhã podemos estar registrando ainda o sono da manhã, com excesso de sono e presença de sono REM nesse período.

É o principal exame para o diagnóstico de sonolência diurna, sendo a narcolepsia e a síndrome da apneia obstrutiva do sono as duas mais importantes enfermidades que ocasionam sonolência excessiva. O procedimento do TMLS consiste no registro de cinco testes polissonográficos durante o dia, com duração de 20 minutos cada e a intervalos de 2 horas. A média da latência para o início do sono deve situar-se entre 10 e 20 minutos. Latências menores que 5 minutos podem ser indicativos de sonolência excessiva diurna grave. O registro de dois ou mais períodos REM é sugestivo de narcolepsia (Thorpy et al., 1992).

REFERÊNCIAS BIBLIOGRÁFICAS

American Sleep Disorders Association. EEG arousals: scoring rules and examples: a preliminary report from sleep disorders. Atlas Tak Force of the ASDA. *Sleep* 1992;15:174-84.

Amzica F, Steriade M. Cellular substrates and laminar profile of sleep K-complex. *Neuroscience* 1998;82:671-86.

Amzica F, Steriade M. The K-complex: its slow (< 1-Hz) rhythmicity and relation to delta waves. *Neurology* 1997;49:952-59.

Benedito-Silva AA. Cronobiologia do ciclo vigília-sono. In: Tufik S. *Medicina e biologia do sono*. São Paulo: Manole, 2008. p. 24-33.

Brown LK, Miller A, Stacy C. Sleep apnea syndrome and nocturnal bradyarrhythmias. *Arch Intern Med* 1986;146:608.

Butkov N. *Atlas of clinical polysomnography*. Ashland, OR: Synapse Media, 1996.

Carskadon MA, Rechtschaffen A. Monitoring and staging human sleep. In: Kryger MH, Roth T, Dement WC. *Principles and practice of sleep medicine*. Philadelphia: WB Saunders Company, 2000. p. 1197-215.

Contreras D, Destexhe A, Sejnowski TJ et al. Spatiotemporal patterns of spindle oscillations in cortex and thalamus. *J Neurosci* 1997;17:1179-96.

Contreras D, Destexhe A, Steriade M. Spindle oscillations during cortical spreading depression in naturally sleeping cats. *Neuroscience* 1997;77:933-36.

Deedwania PC, Swiryn S, Dhingra RC et al. Nocturnal atrioventricular block as a manifestation of sleep apnea syndrome. *Chest* 1979;76:319-21.

Douglas NJ. Respiratory physiology: control of ventilation during sleep. In: Kryger MH, Roth T, Dement WC. *Principles and practice of sleep medicine*. Philadelphia, WB: Saunders Company, 2000. p. 221-28.

Elingson RJ. Development of sleep spindle bursts during the first year of life. *Sleep* 1982;5:39-46.

Fushimi M, Niiyama Y, Fujiwara R et al. Some sensory stimuli generate spontaneous K-complexes. *Psychiatry Clin Neurosciences* 1998;52:150-52.

Halasz P. Hierarchy of micro-arousals and microstructure of sleep. *Neurophysiologie Clinique* 1998;28:461-75.

Hipolide DC. Bases neurais do ciclo de vigília e sono. In: Tufik S. *Medicina e Biologia do Sono*. São Paulo: Manole, 2008. p. 34-47.

Iber C, Ancoli-Israel S, Cresson Jr. A et al. *The AASM manual for the scoring of sleep and associated events*. American Academy of Sleep Medicine, 2007.

Jasper H. The ten-twenty electrodes system of the International Federation. *Electroenceph Clin Neurophysiol* 1958;10:371-75.

Krieger J. Respiratory physiology breathing during sleep in normal subjects. In: Kryger MH, Roth T, Dement WC. *Principles and practice of sleep medicine*. Philadelphia: WB Saunders Company, 2000. p. 229-41.

Mahowald MW, Schenk CH. NREM parasomnias. In: Aldrich MS (Ed.) *Neurologic clinics. Sleep disorders*. V. 14, n. 3. Philadelphia: WB Saunders Company, 1996. p. 675-95.

Miller WP. Cardiac arrhythmias and conduction disturbances in the sleep apnea syndrome. *Am J Med* 1982;73:317-21.

Monstad P, Guilleminault C. Cardiovascular changes associated with spontaneous and evoked K-complexes. *Neurosci Lett* 1999;263:211-13.

Palombini L, Poyares D, Guilleminault C. Síndrome da resistência da via aérea superior. In: Tufik S. *Medicina e biologia do sono*. São Paulo: Manole, 2008. p. 293-97.

Parish JM, Shepard J. Cardiovascular effects of sleep disorders. *Chest* 1990;97:1220-26.

Pinto Jr. LR, Peres CA, Russo RH et al. Sawtooth waves during REM sleep after administration of haloperidol combined with total sleep deprivation in healthy young subjects. *Braz J Med Biol Res* 2002;35:599-604.

Pinto Jr. LR, Seabra ML, Tufik S. Different criteria of sleep latency and the effect of melatonin on sleep consolidation. *Sleep* 2004;27:1089-92.

Pinto Jr. LR, Silva AB, Tufik S. Rapid eye movements during paradoxical sleep in patients with cerebrovascular disease. *Arq Neuropsiq* 2000;58:239-45.

Pinto Jr. LR, Silva RS. Polissonografia normal e nos principais distúrbios do sono. In: Tufik S. *Medicina e biologia do sono*. São Paulo: Manole, 2008. p. 161-80.

Pinto Jr. LR, Timo-Iaria C. Atividade onírica e os sonhos. In: Tufik S. *Medicina e biologia do sono*. São Paulo: Manole, 2008. p. 227-39.

Pinto Jr. LR. Insônia. In: Tufik S. *Medicina e biologia do sono*. São Paulo: Manole, 2008. p. 206-17.

Rechtschaffen A, Kales A. *A manual of standardized terminology, techniques and scoring system for sleep stages of human subjects*. Los Angeles, UCLA, Brain Information Service (Brain Research Institute), 1968.

Roizenblatt S, Tufik S, Goldenberg J et al. Juvenile fibromyalgia: clinical and polysomnographic aspects. *J Rheumatol* 1997;24:579-85.

Schenck CH, Bundlie SR, Ettinger MG et al. Chronic behavioral disorders of human REM sleep: a new category of parasomnia. *Sleep* 1986;9:293-308.

Schwartz BA, Fishgold H. Introduction à l'etude polygraphique du sommeil de nuit. Mouvements oculaires et cycles du sommeil. *Vie Médicale* 1960;41:39-46.

Schwartz BA. EEG et mouvements oculaires dans le sommeil de nuit. *Electroenceph Clin Neurophysiol* 1962;14:126-28.

Smith R, Johnson L, Rothfeld D et al. Sleep and cardiac arrhythmias. *Arch Intern Med* 1972;130:751-53.

Terzano MG, Gatti PL, Manzoni GC et al. Is the EEG cyclic alternating pattern a true autonomous entity? Analytic study in a case of post-traumatic coma with good prognosis. *European Neurology* 1982;21:324-34.

Terzano MG, Mancia D, Salati MR et al. The cyclic alternating pattern as a physiologic component of normal NREM sleep. *Sleep* 1985;8:137-45.

Terzano MG, Parrino L, Fioriti G et al. Morphologic and functional features of cyclic alternating pattern (CAP) sequences in normal NREM sleep. *Functional Neurology* 1986;1:29-41.

Terzano MG, Parrino L, Spaggiari MC. The cyclic alternating sequences in the dynamic organization of sleep. *Electroenceph Clin Neurophysiol* 1988;69:437-47.

Thorpy MJ, Westbrook P, Ferber R et al. Clinical use of the multiple sleep latency test. *Sleep* 1992;15:268-76.

Ward SLD, Marcus CL. Obstructive sleep apnea in infants and young children. *J Clin Neurophysiology* 1996;13:198-207.

Werth E, Achermann P, Dijk DJ et al. Spindle frequency activity in the sleep EEG: individual differences and topographic distribution. *Eletroencephalogr Clin Neurophysiol* 1997;103:535-42.

White DP. Central sleep apnea. In: Kryger MH; Roth T, Dement WC. *Principles and practice of sleep medicine*. Philadelphia: WB Saunders Company, 2000;827-39.

Yasoshima A, Hayashi H, Iijima S et al. Potential distribution of vertex sharp wave and saw-toothed wave on the scalps. *Electroenceph Clin Neurophysiol* 1984;58:73-76.

Zwillich C, Devlin T, White D et al. Bradycardia during sleep apnea. Characteristic and mechanism. *J Clin Invest* 1982;69:1286-92.

CAPÍTULO 5

Fisiopatologia da síndrome da apneia obstrutiva do sono (SAOS)

José Antonio Pinto

CONCEITO EVOLUCIONISTA

A síndrome da apneia obstrutiva do sono (SAOS) constitui uma anormalidade anatômica e funcional. Dentre as alterações que o homem sofreu em sua evolução, uma das mais importantes aconteceu em seu trato respiratório superior para facilitar a fala e a aquisição da linguagem.

Sendo o único animal com fala complexa, para tanto teve que desenvolver uma verdadeira orofaringe, diferente dos outros animais, local principal da SAOS.

Com a finalidade de falar e articular vogais, o trato vocal supralaríngeo (TVS) requer um raio horizontal (da faringe aos lábios) igual ao raio vertical (pregas vocais a faringe), na proporção 1:1. Comparando-se estas distâncias no *Homo sapiens* (*H. sapiens*) com o *P. troglodytes (chipanzé)* vemos as diferenças na Figura 5-1.

No *P. troglodytes*, a laringe é alta, a epiglote forma com o palato mole um fechamento posterior, sendo a orofaringe praticamente inexistente. A passagem do ar ocorre diretamente da nasofaringe para a laringe. A mandíbula e a maxila são longas, assim como a língua, que é chata e confinada à cavidade oral.

Nos animais primitivos e mesmo no primitivo *H. sapiens*, o trato respiratório superior era destinado à alimentação e à respiração. Para que a fala articulada fosse adquirida, diversas alterações anatômicas fizeram-se necessárias (Fig. 5-2):

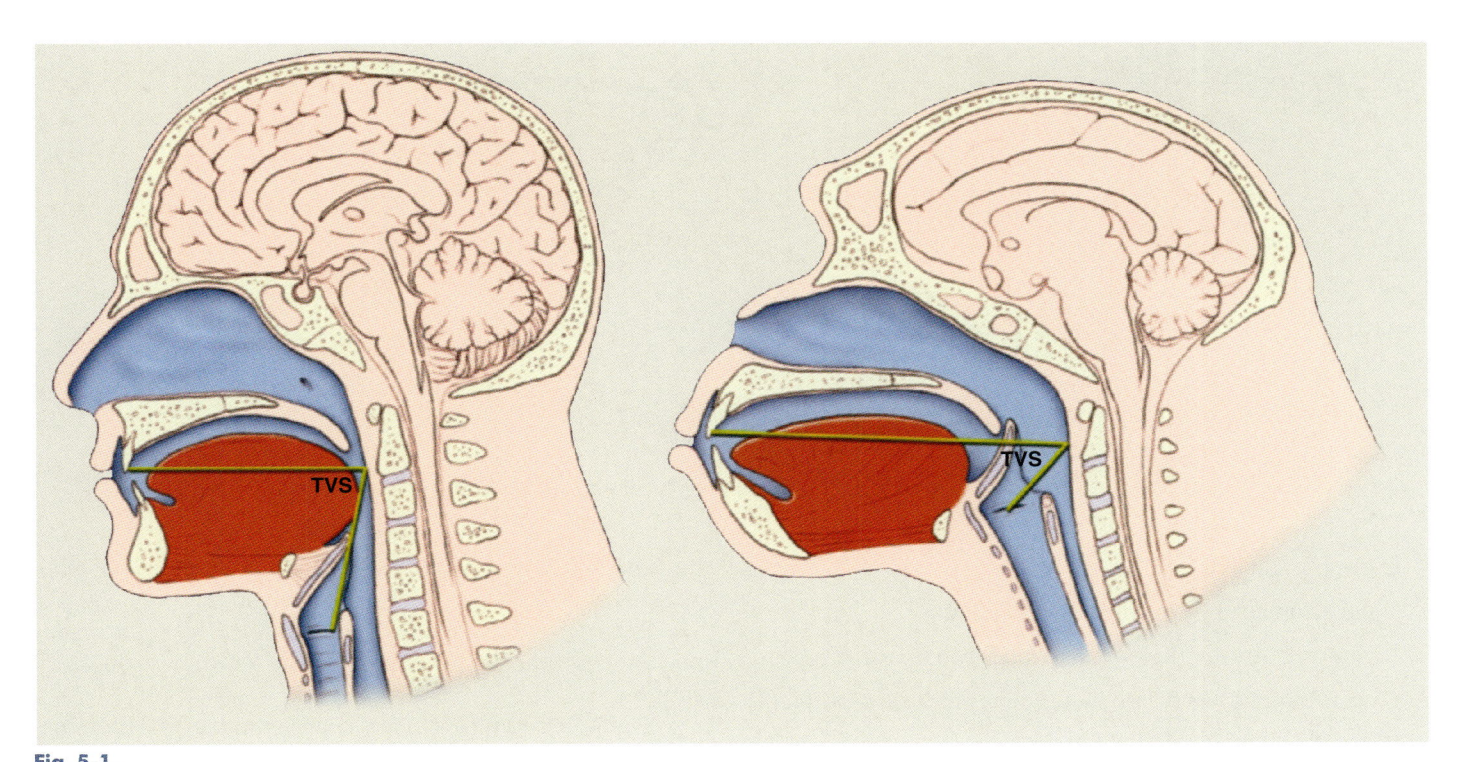

Fig. 5-1.
Diferenças do TVS entre *H. sapiens* e *P. troglodytes*.

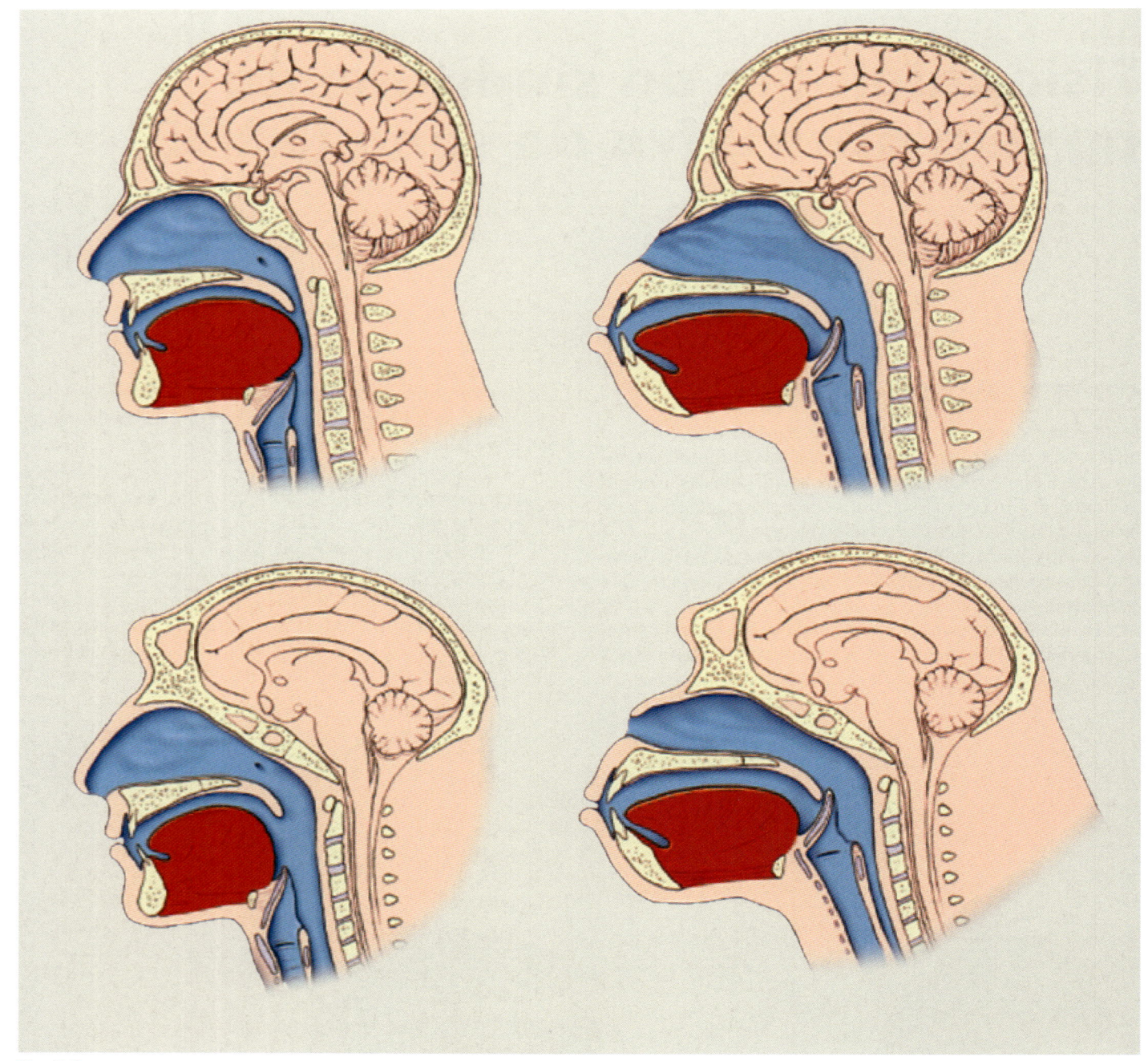

Fig. 5-2.
Evolução do *P. troglodytes* para o *H. sapiens*, mostrando a retrusão do terço médio inferior da face do homem moderno.

- O decesso da laringe.
- O encurtamento da maxila e da mandíbula.
- A rotação posterior do esqueleto facial sob o neurocrânio.
- O encurtamento do palato mole com a perda do fechamento epiglote-palato mole.

Com esta evolução, a língua tornou-se maior, globular, e rotada posteriormente na orofaringe, diferente de outros animais, incluindo os primatas, nos quais a língua se localiza exclusivamente na cavidade oral. Isto facilita a fala e protege a laringe durante a deglutição, mas quando dorme e relaxa, a língua cai na orofaringe e obstrui a via aérea.

Estas mesmas características anatômicas são observadas no desenvolvimento ontogenético do recém-nascido até o adulto.

Segundo Negus (1949), em seu clássico texto "The Comparative Anatomy and Physiology of the Larynx", a alteração anatômica mais importante que ocorreu no homem foi o decesso da laringe, pois em todos os outros animais a laringe se localiza superior à orofaringe e, em muitos mamíferos, situa-se junto à base do crânio. Somente no homem a laringe desce, começando ao nascer e continuando sua descida ao longo da vida. No recém-nascido a laringe é alta, entre C3 e C4, e a epiglote pode ser vista até pela oroscopia. A faringe é curta e larga em dimensão anteroposterior. A respiração nasal é inata nos recém-nascidos e eles podem beber e respirar ao mesmo tempo, o que não acontece nos adultos. Na ausência de patologias, as crianças de baixa idade não apresentam ronco e apneia do sono, o que pode acontecer em menos de 10% em crianças maiores.

Jared Diamond (1992) considera estas modificações na evolução do homem "*the great leap forward*" (o grande salto para a frente), que permitiu sua diferenciação no reino animal através da fala e da comunicação e ocorreu há aproximadamente 40.000 anos. Dentro desta evolução filogenética, a anatomia do trato respiratório superior do homem sofreu mudanças importantes para facilitar a fala que resultaram em alterações morfológicas predisponentes e constituem a base anatômica da apneia obstrutiva do sono. Inúmeros estudos comparam variações anatômicas da via aerodigestiva superior correlacionadas com a gravidade da SAOS, contemplando o encurtamento facial e o decesso da laringe como os mais importantes (Davidson, 2003).

CONTROLE DA PERMEABILIDADE DAS VAS

A SAOS representa uma complexa alteração das vias aéreas superiores (VAS), cujo principal evento corresponde ao estreitamento ou colapso de suas paredes durante o sono.

No homem, a VAS apresenta estrutura especialmente desenvolvida para realizar tarefas múltiplas como a fonação, a deglutição e a respiração. O controle anatômico e neural das VAS evoluíram para permitir estas várias funções, porém, ela apresenta pontos em seu trajeto em que falta sustentação e maior rigidez aos tecidos moles que a compõem.

Estudos através de fibroendoscopia, cinerradiografia, ressonância magnética nuclear (RMN) dinâmica, tomografia computadorizada, reflexão acústica e manometria, evidenciam, claramente, que o local da obstrução das VAS na SAOS está na faringe, estendendo-se desde a rinofaringe até a hipofaringe, incluindo também a supraglote. Estas áreas de obstrução podem-se fazer em pontos isolados de 1 a 2 cm ou em áreas múltiplas, o que é mais comum, variando de acordo com o paciente.

Estes estudos de imagens em cortes seccionais mostram também que a área das VAS durante a vigília é menor em indivíduos com SAOS. Esta redução de área no apneico deve ser secundária ao alargamento dos tecidos moles circundantes e/ou as alterações das estruturas craniofaciais (Schwab *et al.*, 2003). Isono *et al.* (1997) observaram maior colapsabilidade em pacientes com SAOS quando comparados com indivíduos normais sob anestesia geral e paralisia muscular.

Fatores anatômicos e funcionais combinados determinam o estreitamento e o colapso da faringe. Sher (1990) considera, na etiologia da SAOS, dois componentes fundamentais:

1. As relações físicas e espaciais das VAS.
2. As alterações neuromusculares.

As alterações anatômicas e físicas que diminuem o espaço aéreo da faringe através do aumento de partes moles ou desproporções esqueléticas levam a um aumento de resistência das VAS e, consequentemente, elevam a pressão negativa intratorácica para assegurar o volume de fluxo aéreo normal. Este aumento da pressão negativa intratorácica cria um mecanismo de sucção que traciona para baixo a árvore traqueobrônquica e, como resultado, alonga e estreita o istmo da orofaringe (Lugaresi *et al.*, 1994) (Fig. 5-3).

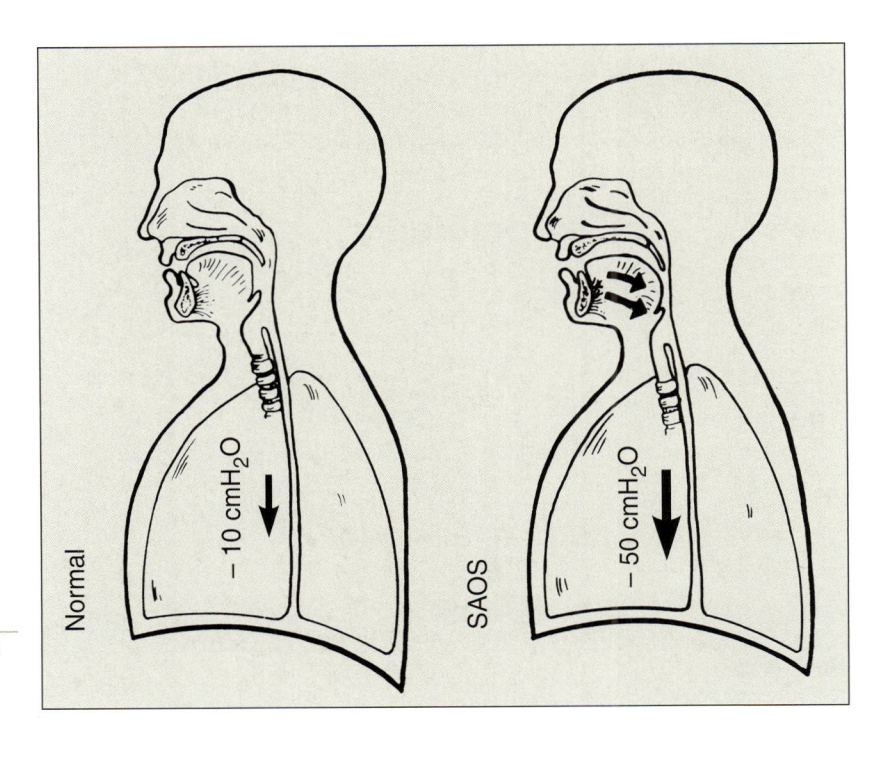

Fig. 5-3.
O aumento da pressão negativa intratorácica traciona a árvore traqueobrônquica para baixo, estreitando a orofaringe.

Por outro lado, o estreitamento das VAS leva ao efeito de vácuo de acordo com o princípio de Bernoulli, segundo o qual existe um vácuo parcial nas margens mais externas de uma coluna de fluido em movimento. Quanto mais rápido o fluxo, maior o vácuo parcial ou, quanto menor a coluna, mais rápido o fluxo. Assim, quando a via aérea está estreitada, o vácuo aumenta, resultando em colapso da mesma. Um exemplo simples observamos ao chupar um canudo de plástico: se chuparmos com força ele se colapsa. Se chuparmos com menos força ou se ele for mais rígido, ele não se colapsa (Fig. 5-4).

Normalmente, durante a inspiração, a pressão necessária para o colapso das VAS é de aproximadamente -15 cmH$_2$O. Isono *et al.* (1997) já demonstraram a maior colapsabilidade das VAS em pacientes com SAOS: em roncadores é necessário somente uma pressão de -5 cmH$_2$O e, em apneicos, o colapso ocorre já em -3 cmH$_2$O e mesmo em pressões positivas.

Além das desproporções físicas e espaciais das VAS, a permeabilidade da faringe depende do equilíbrio entre a pressão de sucção intrafaríngea e as forças externas de suas paredes determinadas pela atividade dos músculos dilatadores das VAS. Um número de fatores mecânicos estáticos e dinâmicos influenciam na abertura ou no fechamento da via aérea. Dentre os fatores estáticos, consideramos as forças adesivas da superfície mucosa, a postura do pescoço e da mandíbula, a tração traqueal e a gravidade.

Os fatores dinâmicos que influenciam o estreitamento da luz da faringe estão representados por um aumento nas resistências nasal e faríngea, além do efeito de Bernoulli e o aumento da complacência.

A permeabilidade da via aérea é mantida pelo equilíbrio entre a ação dos músculos dilatadores das VAS e a pressão negativa intraluminal gerada pelo diafragma durante a inspiração. A anatomia da via aérea influencia bastante a sua patência. Normalmente, quando a atividade muscular é inibida (condição passiva) a via aérea geralmente permanece pérvia e requer cerca de -5 cmH$_2$O para colapsar. Nestas condições, a pressão extraluminal dos tecidos circundantes deve ser 0 cmH$_2$O, não vencendo a elasticidade das paredes da faringe. Nos pacientes com SAOS, quando a paralisia muscular é induzida (condição passiva), a faringe colapsa e uma pressão positiva é requerida para mantê-la aberta. Esta quantidade de tecido extraluminal é suficiente para gerar uma pressão positiva na via aérea, ocluindo-a parcial ou totalmente.

A força que mantém a permeabilidade da via aérea corresponde à pressão transmural (Ptm) que representa a diferença entre a pressão intraluminal (Pi) e a pressão dos tecidos circundantes (Ptc) extraluminal. O aumento da pressão transmural resulta no aumento da área da faringe e a sua diminuição leva ao colapso.

O tônus neuromuscular constitui fator determinante na dilatação da via aérea durante a vigília e o sono, e depende de um complexo mecanismo regulador que envolve o sistema nervoso central e periférico, além de alterações nos tecidos e músculos.

Alterações estruturais nas fibras dos músculos faríngeos têm sido descritas em pacientes com SAOS e em animais. Smirne *et al.* (1991) referem estudos histológicos e histoquímicos do constritor médio da faringe, demonstrando que os roncadores habituais têm uma distribuição anormal de fibras musculares, com uma redução nos tipos de fibra I e IIb e um aumento e hipertrofia de fibras tipo IIa. Não sabemos se estas alterações musculares são secundárias a uma atividade compensatória aumentada devido a uma maior resistência das VAS durante o sono ou se são constitucionais.

O tônus muscular é determinado por neurônios respiratórios centrais que afetam o diafragma e os músculos das VAS via nervos frênico e hipoglosso. Estes neurônios sofrem estímulos múltiplos desde as variações das fases do sono e alterações da ventilação (hipercapnia, hipóxia) até a influência dos mecanorreceptores das VAS.

O tamanho das VAS é determinado por forças dilatadoras e colapsantes sob a influência de variados processos anatômicos e fisiológicos, levando-nos ao conceito de balanço de forças (Remmers *et al.*, 1978). Este conceito envolve forças dilatadoras: tônus muscular das VAS, força mecânica da estrutura da parede da via aérea e pressão positiva intraluminal da mesma. As forças colapsantes incluem: massa tecidual, forças adesivas de superfície e pressão negativa intraluminal (Fig. 5-5).

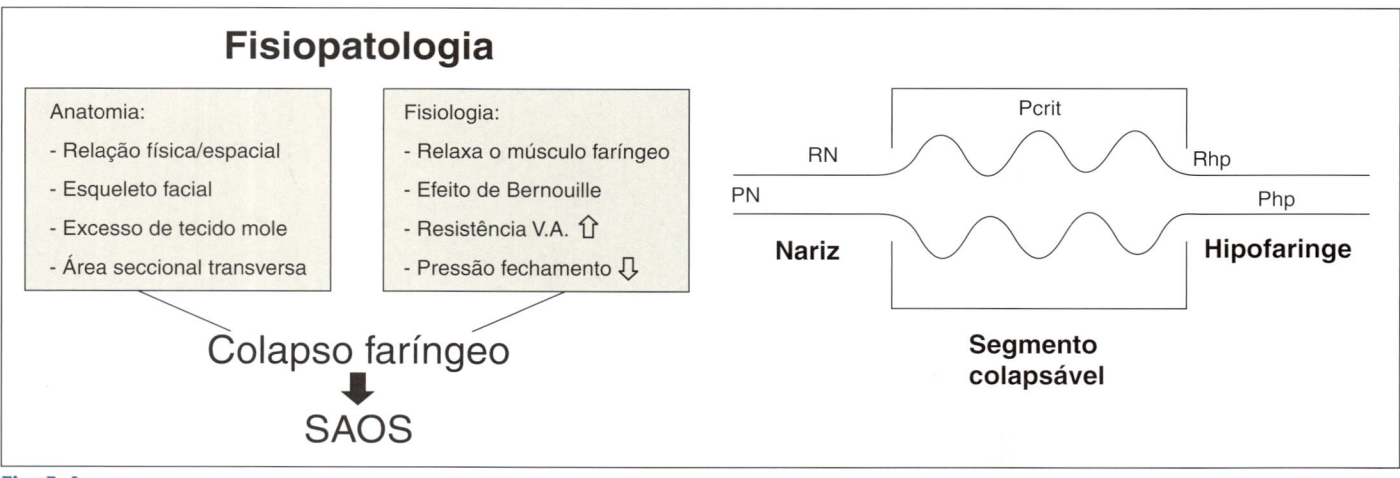

Fig. 5-4.
Fatores anatômicos e funcionais que determinam o colapso da faringe.

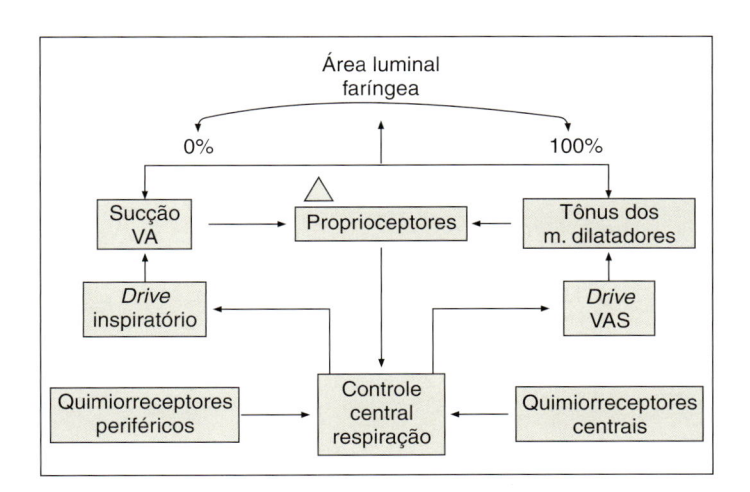

Fig. 5-5.
Balanço de forças que mantêm a patência de VAS. As duas maiores forças são a pressão de sucção de VA e o tônus muscular de VAS, que dilata e tensiona a VA. Estes, por sua vez, são influenciados por outros fatores. (Modificado de Schwab RJ et al.)

Fig. 5-6.
O tamanho da VA depende do equilíbrio entre as forças dilatadoras (Fdil) e colapsantes (Fcol) de suas paredes. A diferença entre elas resulta na pressão transmural (Ftm), cujas variações regulam o tamanho da VA.

A diferença resultante nestas forças é a força de distensão que age na parede das VAS e que representa a pressão transmural que, ao aumentar ou diminuir, aumenta e diminui o tamanho da via aérea (Fig. 5-6). Um modelo ideal para explicar o colapso dinâmico das VAS pode ser feito através do conceito do resistor de Starling (Knowlton e Starling, 2001), baseado no fluxo de sangue através dos vasos. Este conceito baseia-se na lei de Poiseuille, que descreve o fluxo em tubos não colapsáveis: $V = P1 - P2/R$, em que V é o fluxo, P1 pressão da corrente superior, P2 pressão da corrente inferior. A resistência R é determinada pelo comprimento do tubo, a viscosidade do fluido e o raio do tubo (Woodson, 2007).

No homem, o tubo colapsável localiza-se na faringe e na supraglote, que funciona como uma válvula de Starling: dois tubos rígidos unidos por um tubo colapsável.

As paredes faríngeas estreitam-se quando a pressão negativa inspiratória vence a resistência tissular. Durante o dia, o tônus muscular da faringe equilibra esta pressão negativa e a faringe mantém-se aberta. Ao dormir, com o tônus muscular diminuído e a pressão negativa intratorácica mantida, a tendência ao colapso faz-se mais manifesta. Qualquer anormalidade deste tubo faríngeo, um diâmetro menor ou paredes irregulares, aumenta a velocidade do fluxo e a pressão negativa para movimentar este ar, piorando a estabilidade da válvula e favorecendo ao colapso.

Em conclusão, a competência das VAS envolve complexas interações anatômicas e fisiológicas, com causas multifatoriais variando consideravelmente entre os indivíduos. Basicamente, a SAOS, caracterizada por colapso recorrente da via aérea durante o sono, representa uma anormalidade na qual uma anatomia estruturalmente pequena interage com mecanismos fisiológicos anormalmente colapsantes das VAS.

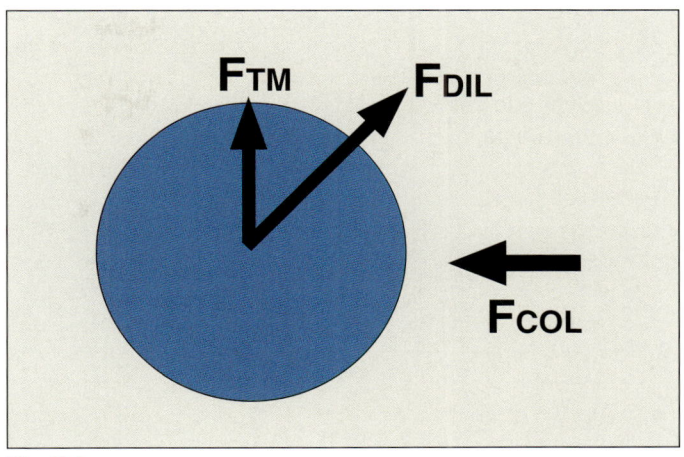

REFERÊNCIAS BIBLIOGRÁFICAS

Davidson TM. The great leap forward: the anatomic basis for the acquisition of speech and obstructive sleep apnea. *Sleep Med* 2003;4:185-94.

Diamond J. *The third chimpanzee: the evolution and future of the human animal*. New York: Harper Collin Publishers, 1992. p. 21, 23, 32-56.

Isono S, Remmers JE, Tanaka A et al. Anatomy of pharynx in patients with obstructive sleep apnea and in normal subjects. *J Appl Physiol* 1997;82:1319-26.

Knowlton FP, Starling EH. The influence of variations in temperature and blood pressure on the performance of the isolated mammalian heart. *Journal of Physiology* 2001;44:206-19.

Lugaresi E, Cirignotta F, Montagna P et al. Snoring: pathogenic, clinical and therapeutic aspects. In: Kryger MH, Roth T, Dement WC (Eds.). *Principles and practice of sleep medicine*. 2nd. ed. Philadelphia: WB Saunders, 1994. p. 621-29.

Negus VE. *The comparative anatomy and physiology of the larynx*. New York: Grune and Stratton, Inc., 1949. p. 21, 187.

Remmers JE, deGroot WJ, Sauerland EK et al. Pathogenesis of upper airway occlusion during sleep. *J Appl Physiol* 1978;44:931-38.

Schwab RJ, Kuna ST, Remmers JE. Anatomy and physiology of upper airway obstruction. In: Kryger MH, Roth T, Dement WC (Eds.). *Principles and practice of sleep medicine*. 4th. ed. Philadelphia: Elsevier Inc., 2005. p. 983-1000.

Schwab RJ, Pasirstein M, Pierson R et al. Identification of airway anatomic risk factors for obstructive sleep apnea with volumetric MRI. *Am J Respir Crit Care Méd* 2003;168:552-30.

Schwab RJ. Pro: Sleep apnea is an anatomic disorder. *Am J Respir Crit Care Med* 2003;168:270-71; discussion 273.

Sher AE. Obstructive sleep apnea syndrome: a complex disorder of the upper airway. *Otolaryngol Clin North Am* 1990;23(4):593-608.

Smirne L, Iannaccone S, Ferini-Strambi et al. Muscle fiber type and habitual snoring. *Lancet* 1991;337:597-99.

Tucker Woodson B, Yang C. Physiology of sleep disordered breathing. In: Terris DJ, Goode RL (Eds.). Surgical management of sleep apnea and snoring. New York: Informa Healthcare USA, Inc., 2007. p. 45-65.

CAPÍTULO 6

Manifestações cardiometabólicas da síndrome da apneia obstrutiva do sono

Lucas Neves de Andrade Lemes

O estudo do evento respiratório obstrutivo que ocorre durante o sono não mais se limita a uma avaliação do fenômeno localizado na via aérea superior. O ronco, com sua instabilidade respiratória característica, nas últimas décadas vem sendo associado a alterações sistêmicas bastante frequentes na área médica. Isto estava longe de ser reconhecido pelo clínico, até porque o típico ruído do ronco sempre esteve associado positivamente a uma percepção de sono profundo. Agora a ciência médica sabe que no passado o ronco deixado sem tratamento foi sempre um dano potencial à saúde humana, com seus principais malefícios metabólicos e cardiovasculares atingindo principalmente o adulto do sexo masculino na meia-idade e com sobrepeso. As apneias e hipopneias durante o sono se relacionam a interações fisiopatogênicas hormonais, metabólicas e inflamatórias (Saaresranta e Pólo, 2003; Arter et al., 2004), com evidências demonstrando que estas alterações favorecem ao aparecimento de doenças cardiovasculares na população, causas de grande morbimortalidade nas sociedades industrializadas.

A forma mais usada na graduação da severidade da síndrome da apneia obstrutiva do sono (SAOS) é a contagem por hora de sono na polissonografia (PSG) do número de eventos respiratórios anormais, o índice de apneia e hipopneia (IAH). Este dado reflete nos pacientes hipóxias intermitentes e breves despertares durante o sono, o que causa uma fragmentação na continuidade natural do sono reparador (sono reparador é aquele capaz de plenamente nos recuperar para o período vígil). Entre as consequências desta má qualidade do sono ocorrem sonolência e fadiga diurna, além da deterioração de funções cognitivas como raciocínio e memória, levando a um impacto econômico na força de trabalho difícil de ser estimado, mas seguramente importante (Kapur et al., 1999).

Estudos demonstram que a gravidade da SAOS diminui com o aumento da faixa etária. Segundo a análise epidemiológica efetuada em 1993 por Young et al., entre 30 e 60 anos de idade, foi observada a presença de SAOS em 2% das mulheres e 4% dos homens, mas a prevalência do problema parece cair bastante a partir desta idade. Apesar de o IAH aumentar com o envelhecimento, a sintomatologia clínica para um mesmo índice diminui nos pacientes a partir dos 65 anos de idade (Bixler et al., 1998).

Um importante mecanismo básico que, entre outros, explica como a SAOS pode promover distúrbios sistêmicos é a hipóxia associada aos eventos respiratórios, com breves dessaturações da oxi-hemoglobina seguidas de reoxigenação. Este processo intermitente ocorre em todas as noites de sono destes pacientes, com os ciclos de hipóxia/reoxigenação gerando um processo inflamatório crônico devido ao aumento na formação de espécies reativas de oxigênio, mais conhecidos popularmente como radicais livres.

As espécies reativas de oxigênio são diversas moléculas altamente instáveis formadas no processo de utilização mitocondrial de oxigênio pelas células. Entre elas, o óxido nítrico age como um protetor do dano celular por imediatamente se combinar com outros radicais livres quando formados, que em excesso alterariam a função celular. Sendo assim, o óxido nítrico é uma das principais moléculas envolvidas no controle de mecanismos de oxirredução no organismo, evitando o chamado estresse oxidativo (McCord, 2000). Estudos em pacientes com SAOS demonstram diminuição do óxido nítrico e, consequentemente, estresse oxidativo, assim como também ocorre em animais submetidos a modelos experimentais de hipóxia intermitente crônica (Suzuki et al., 2006).

A SAOS pode ser assim um fator que, induzindo ou agravando uma série de distúrbios cardiovasculares e metabólicos, favorece uma condição agora comumente chamada de síndrome metabólica (Wiernsperger et al., 2006).

O RONCO, A SAOS E AS ALTERAÇÕES SISTÊMICAS CARDIOMETABÓLICAS E VASCULARES

A SAOS tem sido cada vez mais reconhecida como um importante fator de risco cardiovascular. No passado, a dificuldade em serem realizadas PSGs em larga escala restringiu estudos mais abrangentes sobre a SAOS, somente tendo sido possível sua avaliação indireta pela prevalência de ronco na população. Na atualidade, estima-se que somente nos Estados Unidos da América de 7 a 18 milhões de pessoas apresentam SAOS (Young et al., 1997).

Na década de 1980 se estudaram fatores de risco associados ao ronco em 2.187 indivíduos adultos, havendo relação deste com o sexo masculino, uma faixa etária entre 40 e 64 anos, a obesidade e o tabagismo (Bloom et al., 1988). Com relação ao tabagismo, uma maior quantidade de cigarros aumentava muito a prevalência de roncos. Na época, estes autores justificaram a maior presença de roncos em tabagistas pela maior inflamação e edema de vias aéreas dos fumantes, mas isto não explica porque apenas após 4 anos sem o uso do tabaco havia uma prevalência normal de ronco nestas pessoas. Atualmente, podemos levantar a hipótese de que a associação entre ronco e tabagismo neste trabalho se devesse também ao estresse oxidativo metabólico causado pelo tabagismo.

Lavie et al. (2003) comentam que as relações entre baixos níveis sistêmicos de óxido nítrico e a intensidade da apneia obstrutiva do sono são bastante estreitas, com as complicações cardiovasculares de longo prazo nestes pacientes podendo ser devidas a breves períodos de baixas concentrações do óxido nítrico no endotélio pela oscilação de oxigênio. Estas baixas concentrações de óxido nítrico no sistema cardiovascular poderiam levar a uma disfunção do endotélio, favorecendo assim o processo aterosclerótico. Drager et al. (2005) encontraram em pacientes com apneia do sono uma correlação entre o IAH e o espessamento na parede de grandes vasos, indicativo de dano vascular ainda precursor da aterosclerose. Destes pacientes, nenhum apresentava doença cardiovascular na época destas avaliações. Isto sugere um papel independente da apneia do sono na progressão do processo aterosclerótico, um dos maiores mecanismos de doença cardiovascular na população.

Hipertensão arterial sistêmica (HAS)

Já há uma relação causal estabelecida entre a SAOS e HAS, um dos principais fatores de morbidade cardiovascular. Já foram publicados na literatura abrangentes estudos populacionais demonstrando que em pacientes com SAOS o risco de HAS aumenta em proporção direta com o número de eventos respiratórios obstrutivos durante a noite de sono, independente de outros fatores como idade, sexo e peso corporal (Nieto et al., 2000; Peppard et al., 2000). Em 2003, através de revista de alto impacto científico na área médica, o comitê norte-americano de prevenção, detecção, avaliação e tratamento da HAS reconhece a SAOS como o mais frequente mecanismo conhecido causador de HAS (Chobanian et al., 2003). Carlson et al. (1994) já há mais de uma década detectavam uma alta prevalência de HAS em pacientes com apneia obstrutiva do sono. Em pacientes sem medicação anti-hipertensiva, estes autores demonstraram que a combinação entre obesidade e SAOS aumentava em 3,9 vezes o risco de HAS e concluíram que a dessaturação de oxi-hemoglobina durante o sono representava um fator de risco independente para o desenvolvimento de HAS.

Lavie et al. (2001) relatam que houve amostra relativamente pequena de pacientes nos estudos conduzidos na década de 1980 estabelecendo a associação entre SAOS e HAS, mas estes resultados foram confirmados por estudos epidemiológicos mais completos do final da década de 1990. Indagando acerca da possível interferência da faixa etária nos resultados destes estudos clínicos, Sjostrom et al. (2002) avaliaram 102 homens hipertensos (43 a 82 anos de idade) e 102 controles sem HAS com idade semelhante, demonstrando uma maior prevalência de SAOS nos pacientes com HAS, sendo que esta relação era mais significativa nos indivíduos mais jovens, abaixo de 60 anos de idade.

Essa relação da causalidade entre HAS e SAOS ocorre de modo independente de outros fatores de confusão, como a obesidade (Phillips e Somers, 2003). Ela parece ser explicada pela ativação autonômica simpática decorrente da hipoxemia intermitente associada aos eventos respiratórios obstrutivos. Em indivíduos com HAS refratária ao uso de medicações anti-hipertensivas, a apneia obstrutiva do sono pode ser o motivo desta dificuldade terapêutica (Goodfriend e Calhoun, 2004). Calhoun et al. (2004) sugerem que o mecanismo da ação insuficiente das drogas vasoativas nos pacientes com apneia do sono se deva a um hiperaldestoronismo presente nestes pacientes, embora não saibam ainda explicar como exatamente isto poderia ocorrer.

Morte súbita, infarto agudo do miocárdio e acidentes vasculares cerebrais

Estima-se que nos EUA aproximadamente 38 mil mortes/ano ocorram por complicações cardiovasculares desencadeadas pela SAOS (Hung et al., 1990; Shepard, 1992), ainda sem incluir um provável maior índice de mortalidade cerebrovascular (Basseti & Aldrich, 1999). Já foi demonstrado que o IAH se correlaciona diretamente como risco relativo de morte súbita por causas cardíacas durante as horas de sono (de 0:00 às 06:00 h), o que contrastou com o nadir habitual de morte súbita de origem cardiovascular neste mesmo período em pessoas sem SAOS e na população geral (Gami et al., 2005).

Doherty et al. (2005) avaliaram em pacientes com SAOS e fatores de risco prévios para doença cardiovascular o uso terapêutico por pelo menos 5 anos de suporte respiratório com CPAP nasal (nCPAP), impedindo eventos respiratórios anormais durante o sono. Sessenta e um pacientes que não toleraram o nCPAP foram comparados aos 107 em tratamento, quanto ao número de eventos cardiovasculares neste período. Mortes por eventos cardiovasculares foram mais frequentes no grupo não tratado (14,8% vs. 1,9%, respectivamente; p = 0,009). Eventos cardiovasculares totais (morte mais novas doenças cardiovasculares combinadas) foram mais frequentes no grupo não tratado (31% vs. 18%, respectivamente; p < 0,05), o que sustenta um efeito protetor do nCPAP contra a mortalidade cardiovascular nos pacientes com SAOS.

A Figura 6-1 demonstra o efeito da SAOS sobre a taxa de mortalidade ao longo dos anos (He et al., 1988). Nela a sobrevida dos pacientes apresentando SAOS com índice de apneia

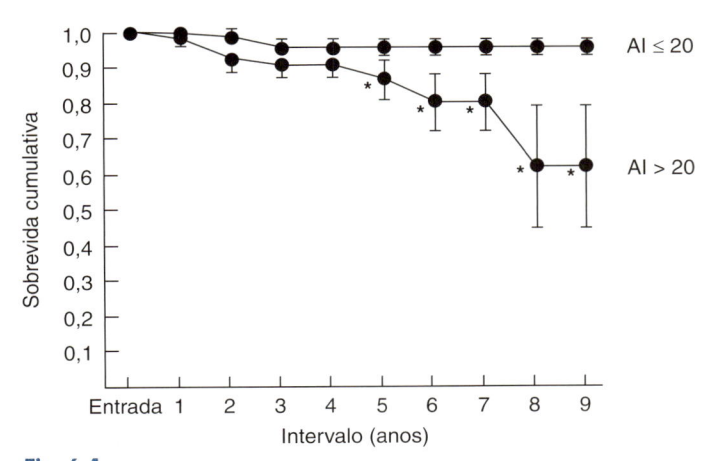

Fig. 6-1.
Efeito do índice de apneia do sono sobre a taxa de mortalidade. (Fonte: Kryger et al. (Eds.) *Principles and practice of sleep medicine*. 3rd ed. Philadelphia: WB Saunders, 2000. p. 945.)

do sono igual ou menor que 20 é maior do que no grupo com um índice acima de 20. Há 20 anos Koskenvuo et al. (1985) já haviam demonstrado em 3.847 homens (40 a 69 anos de idade) uma associação entre roncopatia e isquemia coronariana, independente do índice de massa corporal (IMC). Este mesmo autor assinalou interferências do ritmo circadiano sobre a incidência de infarto agudo do miocárdio, o que poderia ser explicado pela maior arritmogenicidade no estágio REM destes pacientes, embora ainda houvesse escasso conhecimento sobre apneia do sono na época. A evolução deste trabalho prospectivo (1981 a 1987) determinou o ronco como um fator de risco independente para a doença cardíaca isquêmica e o acidente vascular cerebral.

Distúrbios do metabolismo glicêmico

Ip et al. (2002) foram os primeiros autores a associar a resistência insulínica, um conhecido fator de risco para a aterosclerose, com a apneia do sono em pacientes que apresentam doença cardiovascular, postulando serem as apneias intermitentes o mecanismo intermediário que favoreceria a aterogênese nestes indivíduos. Em 270 pacientes (197 homens) com apneia obstrutiva do sono foram detectados níveis mais elevados de insulina plasmática e no modelo homeostático de avaliação do índice glicêmico (índice HOMA), de modo independente do IMC e ocorrendo tanto em obesos quanto em não obesos. Cada aumento adicional do IAH elevava a insulina plasmática e o HOMA em 0,5%. Punjabi et al. (2002) avaliaram pela polissonografia 115 homens saudáveis estabelecendo pela primeira vez uma relação entre o IAH e um teste alterado de tolerância à glicose de modo dependente da gravidade da dessaturação de oxi-hemoglobina durante os eventos respiratórios obstrutivos. Uma piora na resistência insulínica ocorreu com o aumento do IAH independente da obesidade.

Esta interação fisiopatológica começou a ser estudada. Tassone et al. (2003) avaliaram 30 pacientes obesos com apneia do sono (IMC: $38,6 \pm 1,1$ kg/m^2) e controles pelo teste de tolerância à glicose usando modelos matemáticos de sensibilidade insulínica geral e hepática, acabando por concluir que em pacientes obesos com SAOS há maior resistência à ação da insulina, independente do grau e distribuição da obesidade.

Polotsky et al. (2003) usando modelos animais de hipóxia intermitente e crônica no desenvolvimento de resistência insulínica, observaram aumento dos níveis de leptina em animais magros e aumento da secreção de insulina em animais com deficiência na produção de leptina, efeito este abolido pela infusão exógena de leptina. A leptina é um hormônio que acelera o metabolismo e suprime o apetite, talvez o principal mantenedor do nosso peso corporal constante ao longo da vida, pois é produzido pelos adipócitos e quando se engorda seus níveis plasmáticos aumentam. Estes autores concluem que a resistência insulínica da hipóxia intermitente crônica se deve a uma alteração da ação fisiológica da leptina, que poderia assim favorecer o ganho de massa corporal na SAOS.

Meslier et al. (2003) estudaram 595 homens com suspeita de apneia do sono com teste de tolerância à glicose e PSG. Em 30,1% dos apneicos foi encontrada *diabetes mellitus* tipo 2, enquanto que em somente 13,9% dos roncadores sem apneia havia a doença. A glicemia aumentou e a sensibilidade à insulina caiu com a gravidade da apneia pelo IAH, de modo independente da idade ou do IMC.

Punjabi et al. (2003) fizeram uma revisão destes primeiros artigos relacionando a apneia do sono com distúrbios do metabolismo glicêmico e constataram que, apesar da clara relação observada, os estudos com intervenção usando o nCPAP, a terapia mais recomendada para a apneia do sono, não conseguiram resultados consistentes de melhora dos pacientes quanto a este item. Os mecanismos fisiopatológicos desta relação seriam uma alterada função adrenérgica, efeitos da hipoxemia, sobre a regulação da glicose e a liberação de citocinas pró-inflamatórias que afetariam o metabolismo glicêmico.

Uma restrição do tempo de sono também resulta em uma diminuída tolerância à ação da glicose e um maior risco em se desenvolver *diabetes mellitus* tipo 2 (Ayas et al., 2003; Kawakami et al., 2004). Gottlieb et al. (2005) avaliaram os efeitos da restrição de sono sobre o metabolismo glicêmico no *Sleep Heart Health Study*, onde participaram 722 homens e 764 mulheres de 53 a 93 anos de idade. Estes autores encontraram que um tempo de sono menor que 6 h ou maior do que 9 h aumentou muito a prevalência de *diabetes mellitus* ou intolerância à glicose na população analisada. Meisinger et al. (2005) concluíram haver uma relação entre a dificuldade em se manter um sono contínuo e a incidência de *diabetes mellitus* tipo 2 em 4.140 homens e 4.129 mulheres de 25 a 74 anos de idade, parecendo-lhes que estão envolvidas na fisiopatogênese a resistência insulínica e uma leve inflamação sistêmica crônica.

Renko et al. (2005) propuseram um estudo em 593 indivíduos (245 homens e 348 mulheres) avaliando as relações entre ronco, apneia do sono e sonolência excessiva diurna com a *diabetes mellitus* tipo 2. O ronco habitual foi mais frequente nos indivíduos diabéticos e também esteve relacionado à resistência insulínica neste estudo. Al-Delaimy et al. (2002) já haviam encontrado resultados semelhantes examinando a tendência de quem ronca a apresentar maior incidência de *diabetes mellitus* tipo 2 na análise de 69.852 enfermeiras norte-americanas, resultado independente da idade ou do IMC destas mulheres.

Dislipidemia

Um achado frequente nos pacientes com SAOS é a dislipidemia aterogênica que tanto nos preocupa como um marcador de doença cardiovascular. A persistência de um estímulo levando a um processo de inflamação crônica causa modificações sustentadas no metabolismo lipídico cujo efeito final é uma hipertrigliceridemia e diminuição do HDL-colesterol, marcadores envolvidos com aterosclerose e síndrome metabólica (Esteve et al., 2005). Este estímulo intermitente e sustentado cronicamente pode ser decorrente dos eventos de apneia obstrutiva ocorrendo durante o sono.

Investigando a relação entre os SAOS e disfunção hepática, Chin et al. (2003) avaliaram em 40 pacientes obesos com apneia do sono os níveis séricos basais de aminotransferase hepática, leptina e insulina, além do efeito da intervenção terapêutica usando o nCPAP sobre estes valores. Os autores encontraram níveis de aminotransferase aumentados nestes pacientes que se correlacionavam diretamente com sua maior resistência insulínica, demonstrando que a hipóxia intermitente relacionada com apneia leva a lesão hepatocelular e disfunção hepática. Uma hiperleptinemia aumenta o conteúdo hepático de triglicerídios, podendo contribuir para uma esteatose hepática nas pessoas obesas. Dos pacientes analisados, 90% apresentavam algum grau de esteatose hepática, e após o uso do nCPAP os valores de leptina inicialmente elevados diminuíram significativamente após uma única noite de uso, o mesmo ocorrendo com a aminotransferase. Estes dados sugerem que uma resistência leptínica pode ser normalizada até antes da insulínica por esta intervenção, sendo a hiperleptinemia um dos fatores de agressão hepática nestes pacientes. Tanne et al. (2005) confirmam que a hipóxia hepática intermitente pode, de forma independente do IMC, levar a hepatite crônica nos pacientes com apneia do sono, com tendência ao desenvolvimento de uma dislipidemia.

Obesidade

O ronco e a SAOS foram historicamente associados ao indivíduo acima do peso corporal adequado, embora possam ocorrer mesmo em pessoas magras. Gami et al. (2003) relataram que a apneia do sono, além de ocorrer mais frequentemente em pessoas mais obesas, poderia também favorecer à obesidade por mecanismos de privação do sono, sonolência diurna e alterações intrínsecas do metabolismo. Taheri et al. (2004) investigaram se uma redução do tempo de sono poderia modificar o metabolismo e peso corporal, realizando polissonografias em 1.024 voluntários que também responderam a questionário quanto ao seu sono e coletaram no dia seguinte em jejum a leptina e grelina plasmática, hormônios que controlam o apetite e o peso corporal. Os autores encontraram que em pessoas dormindo menos de 8 h por noite houve um incremento do IMC proporcional a esta diminuição do tempo de sono. Esta diminuição foi associada a menores níveis de leptina e maiores de grelina de modo independente do IMC, o que pode justificar um aumento de apetite nestas pessoas. Vorona et al. (2005) realizaram um estudo prospectivo com base nestas evidências de que a restrição do tempo de sono levaria a alterações hormonais favorecendo a obesidade. Novecentos e vinte e quatro pacientes (18 a 90 anos de idade) foram avaliados em um questionário de sono e um exame físico antropométrico, com os autores concluindo que uma redução do tempo de sono estava relacionada com a maior presença de sobrepeso e obesidade desta amostra. Como nos pacientes com apneia a qualidade do sono é bastante prejudicada, estes resultados de restrição do sono podem sugerir que ocorram mecanismos semelhantes, levando ao frequente ganho de peso dos pacientes com SAOS.

Ulukavak et al. (2005) analisaram em 30 obesos com SAOS e em 22 indivíduos de controle obesos os níveis plasmáticos da leptina e grelina, avaliando interferências na composição corporal, comportamento alimentar e homeostase energética. Os autores encontraram maiores valores de leptina em pacientes com apneia do sono (IAH > 15) que nos controles, mas não houve diferença estatística com relação à grelina. Tanto nos pacientes com apneia quanto nos controles, a leptina esteve relacionada com o IMC, mas somente nos apneicos houve também uma correlação com o IAH. Estes dados sugerem que a leptina é um hormônio cujos níveis plasmáticos são determinados não somente pelo IMC, mas também pela gravidade da apneia do sono nestes pacientes.

Dancey et al. (2003) demonstraram em 3.942 pacientes (2.753 homens e 1.189 mulheres) que o melhor fator determinante da gravidade da apneia do sono em uma clínica de sono é a relação entre circunferência do pescoço e altura. A circunferência do pescoço é um índice de obesidade central com alta correlação com a circunferência abdominal. Schafer et al. (2002) já haviam avaliado a relação entre apneia do sono e obesidade central. Oitenta e cinco homens foram avaliados por polissonografia, ressonância magnética nuclear e análise de bioimpedância elétrica (determinação da distribuição de gordura), além da dosagem da leptina plasmática. O IAH destes pacientes se correlacionou com a gordura intra-abdominal e subcutânea abdominal, o que não ocorreu com relação à gordura subcutânea do pescoço e na região parafaríngea. Houve também uma correlação positiva do IAH com os níveis de leptina, com os autores concluindo que a distribuição centrípeta de gordura estima a presença da apneia do sono, mas a deposição de gordura próxima à região de vias aéreas superiores é de pequena importância na fisiopatogenia da síndrome, uma hipótese bastante aceita no passado.

Ogretmenoglu et al. (2005) investigaram a composição corporal de gordura em 51 pacientes com apneia do sono através de bioimpedância elétrica e TC abdominal, encontrando correlação positiva do IAH com o IMC e o percentual de gordura corporal, e demonstrando a capacidade da TC abdominal em diferenciar com 100% de sensibilidade e de especificidade os indivíduos apresentando apenas ronco primário dos com SAOS. Os autores concluem que estes métodos poderiam ser empregados como método diagnóstico de avaliação até antes da polissonografia.

A obesidade central nos pacientes com SAOS leva a alterações neuroendócrinas associadas à deposição de gordura visceral, como resistência insulínica, aumento dos níveis de cortisol, redução do hormônio do crescimento e níveis anormais nos hormônios sexuais, com menor testosterona nos homens e menor progesterona com aumento da testosterona nas mulheres (Bjorntorp, 1991). Esta gordura visceral produz maior quantidade de interleucina-6 (IL-6) e menos leptina que a gordura subcutânea (Grunstein, 2002), o que pode estar envolvido nas alterações neuroendócrinas na SAOS. Isto pode estar relacionado com a grande prevalência da apneia do sono em doenças como síndrome de Cushing, acromegalia e síndrome do ovário policístico (Arner, 2001).

Vgontzas *et al.* (2003) ressaltam que a apneia do sono deve ser encarada não como uma desordem local mas uma doença sistêmica. Suas descrições desde 1997 revelam elevações de citocinas pró-inflamatórias como IL-6 e fator de necrose tumoral alfa (TNFα) nos pacientes apneicos apresentando sonolência excessiva diurna. Estes autores descreveram uma correlação positiva entre estas citocinas e o IMC, propondo que elas seriam as mediadoras principais desta sonolência diurna nestes pacientes. Estudos subsequentes do mesmo grupo mostraram que os níveis plasmáticos de IL-6, TNFα, leptina e insulina estavam elevados na apneia do sono de modo independente da obesidade e da gordura visceral. Em conclusão, é proposto um modelo de associação perniciosa bidirecional autoalimentado entre apneia do sono, obesidade, sonolência, inflamação e resistência insulínica, fatores que de forma independente favorecem a aterosclerose e doença cardiovascular.

A experiência clínica demonstra que mesmo antes do aparecimento da SAOS os pacientes já apresentam um súbito aumento de peso (Lugaresi *et al.*, 1990). A Figura 6-2 mostra a evolução clínica da SAOS com relação ao IMC e à faixa etária, demonstrando que os pacientes apresentam uma longa história de ronco antes do desenvolvimento da SAOS, havendo um rápido aumento do peso corporal imediatamente antes do início dos sintomas. Não está claro se este fenômeno precipita a SAOS ou se é uma decorrência do início da síndrome. Pode-se assim questionar se haveria uma evolução inevitável no desenvolvimento da apneia do sono em indivíduos que consigam manter inalterado o seu peso corporal (Stradling e Davies, 2004). Contudo, alguns pacientes apresentam SAOS grave na ausência de ganho de peso, apesar de serem uma exceção na rotina clínica.

Síndrome metabólica

Um problema de saúde cada vez mais frequente na atualidade é a síndrome metabólica (SM), basicamente uma associação de todos os itens cardiometabólicos já descritos neste capítulo. Esta condição associa basicamente distúrbios do metabolismo da glicose (resistência à ação da insulina), distúrbios do metabolismo lipídico (dislipidemia), hipertensão arterial sistêmica e obesidade, particularmente a do tipo central. Em vários estudos clínicos a SAOS tem sido descrita claramente como um outro fator associado à SM (Vgontzas *et al.*, 2003). Svatikova *et al.* (2005) sugerem que a SAOS pode contribuir para aumentar alguns dos componentes da SM acima descritos, como HAS, resistência insulínica e diabetes tipo 2, através de mecanismos relacionados com ambas as condições, como obesidade, dislipidemia, alterações dos hormônios sexuais e da leptina, processo inflamatório crônico, disfunção vascular e privação do sono. Foi demonstrado que a resistência insulínica está associada à SAOS de forma independente a algumas outras variáveis importantes da SM, como a HAS e a obesidade, e esta relação foi verificada mesmo em indivíduos não obesos (Punjabi *et al.*, 2002; Ip *et al.*, 2002). A prevalência de SAOS nos pacientes com SM é tão alta que uma nova nomenclatura desta associação foi proposta, denominada de Síndrome Z (Venkateswaran & Shankar, 2007).

O mecanismo mais aceito para o desenvolvimento da SM parece ser uma resistência à ação da insulina causada por um excessivo fluxo de ácidos graxos livres no sangue. Li *et al.* (2005a, 2005b) estudaram os efeitos da hipóxia intermitente crônica característica da apneia do sono sobre o metabolismo lipídico hepático e a resistência insulínica em camundongos obesos ob/ob apresentando deficiência na ação da leptina. Os autores encontraram um aumento de 30% na composição hepática de triglicerídios e fosfolipídios (p < 0,05) com a análise de expressão gênica ativada quanto à biossíntese de colesterol, ácidos graxos, triglicerídios e fosfolipídios.

Cho *et al.* (2006) encontraram um aumento de prevalência de ronco habitual quando as alterações metabólicas relacionadas à SM aumentam. Sabe-se que em pacientes com SAOS os despertares noturnos frequentes estão relacionados com uma liberação pulsátil de cortisol e ativação autonômica, e consequentemente um aumento da secreção de catecolaminas e ativação do eixo hipotálamo-hipófise-adrenal (HHA). Esta ativação do eixo HHA parece ser um fator de risco para o desenvolvimento da SM em pacientes com SAOS não tratada.

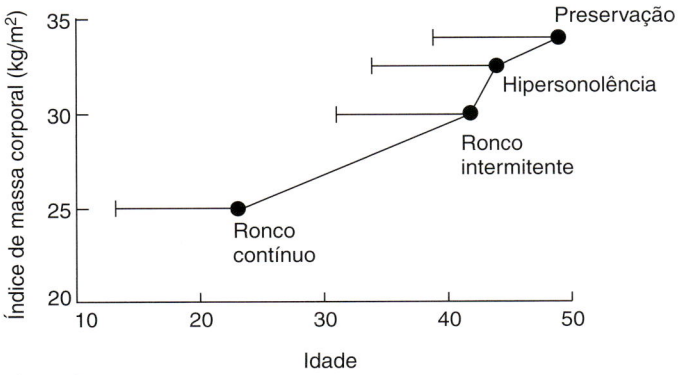

Fig. 6-2.

Evolução da sintomatologia dos DRS em relação a IMC e faixa etária. Barras representam o desvio-padrão. (Fonte: Lugaresi E *et al.* Snoring and sleep apnea: natural history of heavy snorers disease. In: Guilleminault C, Partinen M (Eds.) *Obstructive sleep apnea syndrome: clinical research and treatment.* New York: Raven Press, 1990. p. 25-36.)

Na SM, em pacientes com SAOS, os níveis elevados de cortisol noturno e de insulina parecem exacerbar estes distúrbios metabólicos (Vgontzas *et al.*, 2000).

Nas duas últimas décadas houve um aumento alarmante em todo o mundo do número de pessoas com SM, fato associado à epidemia global de obesidade e diabetes. A SM é uma doença muitas vezes disfarçada pelos diversos modos de apresentação dos seus múltiplos componentes. Embora esta associação entre condições clínicas bastante frequentes já tenha sido descrita há muito tempo, somente a partir de 1998 iniciou-se uma descrição formal mais criteriosa dos seus diversos componentes, visando permitir uma padronização internacional para melhor avaliação de sua incidência populacional. Todas elas envolvem o chamado "quarteto mortal" de intolerância à glicose, obesidade, hipertensão e dislipidemia, mas sob diferentes abordagens diagnósticas (Quadro 6-1).

A tentativa de uma padronização definitiva que possibilite a comparação entre os trabalhos científicos em curso sobre a SM ainda está em evolução. Na atualidade, a definição que nos parece mais adequada é a da ATP III, adaptada pela Federação Internacional de Diabetes diminuindo o valor da circunferência abdominal para 94 cm nos homens e definindo a SM com mais dois dos quatro fatores de risco (triglicerídios > 150 mg/dL; HDL < 40 mg/dL; PA > 130/85 mmHg ou em tratamento; glicemia de jejum > 100 mg/dL ou diabetes).

Coughlin *et al.* (2004) observaram em um estudo com 61 homens com SAOS e 43 controles um aumento significativo da incidência de SM (87% *vs.* 35%, p < 0,0001). A SM neste estudo foi encontrada com uma frequência 9,1 vezes maior nos pacientes com SAOS. A SAOS foi associada de modo independente à pressão arterial elevada, níveis aumentados de glicemia, insulina e triglicerídios com HDL colesterol baixo mesmo em indivíduos sem obesidade visceral (Kono *et al.*, 2007). A tendência na literatura sugere que esta condição seja denominada de síndrome Z (Venkateswaran & Shankar, 2007).

Como vimos acima, apesar da complexa interação cardiometabólica e hormonal na clínica dos pacientes com SAOS, muito influenciada por hábitos de vida e questões alimentares, parece ser cada vez mais clara a relação entre os eventos respiratórios anormais durante o sono e processos fisiopatogênicos de doenças com alta prevalência na medicina. Falta ainda muito para se obter um esclarecimento completo destas condições, mas a SAOS deve ser encarada como um dos componentes fundamentais nesta investigação clínica.

Quadro 6-1. Comparação entre as definições de síndrome metabólica

OMS, 1999	European Group for the Study of Insulin Resistance, 1999	National Cholesterol Education Program's Adult Treatment Panel III (NCEP:ATP III), 2001	International Diabetes Federation, atualização global 2006
Diabetes ou alteração na glicemia de jejum e intolerância ou resistência insulínica	Resistência insulínica – hiperinsulinemia: mais de 25% nos valores da glicemia de jejum da população não diabética		Obesidade central: circunferência da cintura > 94 cm (homens europeus) ou > 80 (mulheres europeias), com outros grupos étnicos com valores específicos
Além de duas ou mais das seguintes condições abaixo:	Além de duas ou mais das seguintes condições abaixo:	Três ou mais das seguintes condições abaixo:	Além de duas ou mais das seguintes condições abaixo:
Obesidade: IMC > 30 ou relação cintura/quadril > 0,9 (homens) ou > 0,85 (mulheres)	Obesidade central: circunferência da cintura > 94 cm (homens) ou > 80 (mulheres)	Obesidade central: circunferência da cintura > 102 cm (homens) ou > 88 (mulheres)	Hipertrigliceridemia: triglicerídios ≥ 150 mg/dL (1,7 mmol/L), ou em tratamento específico para dislipidemia
Dislipidemia: triglicerídios > 1,7 mmol/L ou HDL-colesterol < 0,9 (homens) ou < 1,0 (mulheres) mmol/L	Dislipidemia: triglicerídios > 2,0 mmol/L ou HDL-colesterol < 1,0 mmol/L	Hipertrigliceridemia: triglicerídios > 1,7 mmol/L Baixo HDL-colesterol: < 1,0 mmol/L (homens) < 1,3 mmol/L (mulheres)	Baixo HDL-colesterol: < 40 mg/dL (1,03 mmol/L) em homens e < 50 mg/dL (1,29 mmol/L) em mulheres, ou em tratamento específico para dislipidemia
Hipertensão: pressão arterial > 140/90 mmHg	Hipertensão: pressão arterial > 140/90 mmHg e/ou medicação	Hipertensão: pressão arterial > 135/85 mmHg ou medicação para HAS	Hipertensão: pressão arterial sistólica ≥ 130 ou diastólica ≥ 85 mmHg, ou em medicação para HAS
Microalbuminúria: excreção de albumina > 20 g/min	Glicose plasmática de jejum > 6,1 mmol/L	Glicose plasmática de jejum > 6,1 mmol/L	Glicose plasmática de jejum ≥100 mg/dL (5,6 mmol/L), ou diagnóstico prévio de diabetes tipo 2

REFERÊNCIAS BIBLIOGRÁFICAS

Al-Delaimy WK, Manson JE, Willett WC et al. Snoring as a risk factor for type II diabetes mellitus: a prospective study. Am J Epidemiol 2002;155(5):387-93.

Arner P. Regional differences in protein production by human adipose tissue. Biochem Soc Trans 2001;29:72-75.

Arter JL, Chi DS, Fitzgerald SM et al. Obstructive sleep apnea, inflammation, and cardiopulmonary disease. Front Biosci 2004;9:2892-900.

Ayas NT, White DP, Al-Delaimy WK et al. A prospective study of self-reported sleep duration and incident diabetes in women. Diabetes Care 2003;26(2):380-84.

Basseti C, Aldrich M. Sleep apnea in acute cerebrovascular diseases: final report on 128 patients. Sleep 1999;22:217-23.

Bixler EO, Vgontzas AN, Ten Have T et al. Effects of age on sleep apnea in men: I. Prevalence and severity. Am J Respir Crit Care Med 1998;157:144-48.

Bjorntorp P. Metabolic implications of body fat distribution. Diabetes Care 1991;14:1132-43.

Bloom JW, Kaltenborn WT, Quan SF. Risk factors in a general population for snoring. Importance of cigarette smoking and obesity. Chest 1988;93(4):678-83.

Calhoun DA, Nishizaka MK, Zaman MA et al. Aldosterone excretion among subjects with resistant hypertension and symptoms of sleep apnea. Chest 2004;125(1):112-17.

Carlson JT, Hedner JA, Ejnell H et al. High prevalence of hypertension in sleep apnea patients independent of obesity. Am J Respir Crit Care Med 1994;150(1):72-77.

Chin K, Nakamura T, Takahashi K et al. Effects of Obstructive Sleep Apnea Syndrome on Serum Aminotransferase Levels in Obese Patients. Am J Med 2003;114:370-76.

Cho N, Joo S, Kim J et al. Relation of habitual snoring with components of metabolic syndrome in Korean adults. Diabetes Res Clin Pract 2006;71(3):256-63.

Chobanian et al. The seventh report of the joint national committee on prevention, detection, evaluation, and treatment of high blood pressure: the JNC 7 report. JAMA 2003;289(19):2560-72.

Coughlin SR, Mawdsley L, Mugarza JA et al. Obstructive sleep apnoea is independently associated with an increased prevalence of metabolic syndrome. Eur Heart J 2004;25(9):735-41.

Dancey DR, Hanly PJ, Soong C et al. Gender differences in sleep apnea: the role of neck circumference. Chest 2003;123(5):1544-50.

Doherty LS, Kiely JL, Swan V et al. Long-term effects of nasal continuous positive airway pressure therapy on cardiovascular outcomes in sleep apnea syndrome. Chest 2005;127(6):2076-84.

Drager LF, Bortolotto LA, Lorenzi MC et al. Early signs of atherosclerosis in obstructive sleep apnea. Am J Respir Crit Care Med 2005;172:613-18.

Esteve E, Ricart W, Fernández-ReaL JM. Dyslipidemia and inflammation: an evolutionary conserved mechanism. Clin Nutrition 2005;24:16-31.

Executive Summary of The Third Report of The National Cholesterol Education Program (NCEP). Expert panel on detection, evaluation, and treatment of high blood cholesterol in adults (Adult Treatment Panel III). JAMA 2001;285:2486-97.

Gami AS, Caples SM, Somers VK. Obesity and obstructive sleep apnea. Endocrinol. Metab Clin North Am. 2003;32(4):869-94.

Gami AS, Howard DE, Olson EJ et al. Day-night pattern of sudden death in obstructive sleep apnea. N Engl J Med 2005;352:1206-14.

Goodfriend TL, Calhoun DA. Resistant hypertension, obesity, sleep apnea, and aldosterone. Theory and therapy. Hypertension, 2004;43(3):518-24..

Gottlieb DJ, Punjabi NM, Newman AB et al. Association of sleep time with diabetes mellitus and impaired glucose tolerance. Arch Intern Med 2005;165(8):863-67.

Grunstein R. Neuroendocrine changes in sleep apnea. In: Pack AI (Ed.). Sleep Apnea. New York: Marcel Dekker, 2002. p. 411-442. (Lenfant C (Ed.). Lung Biology in Health and Disease, v.166).

He J, Kryger MH, Zorick FJ et al. Mortality and apnea index in obstructive sleep apnea: experience in 385 male patients. Chest 1988;94:9-14.

Hung J, Whitford EG, Parsons RW et al. Association of the sleep apnea with myocardial infarction in men. Lancet 1990;336:261-64.

Ip MS, Lam B, Ng MM et al. Obstructive sleep apnea is independently associated with insulin resistance. Am J Respir Crit Care Med 2002;165(5):670-76.

Kapur V, Blough D, Sandblom R et al. The medical cost of undiagnosed sleep apnea. Sleep 1999;22:749-55.

Kawakami N, Takatsuka N, Shimizu H. Sleep disturbance and onset of type 2 diabetes. Diabetes Care 2004;27(1):282-83.

Kono M, Tatsumi K, Saibara T et al. Obstructive sleep apnea syndrome is associated with some components of metabolic syndrome. Chest 2007;131(5):1387-92.

Koskenvuo M, Kaprio J, Partinen M et al. Snoring as a risk factor for hypertension and angina pectoris. Lancet 1985;1(8434):893-89.

Lavie L, Hefetz A, Luboshitzky R et al. Plasma levels of nitric oxide and l-arginine in sleep apnea patients: effects of nCPAP treatment. J Mol Neurosci 2003;21(1):57-64.

Lavie P, Silverberg D, Oksenberg A et al. Obstructive sleep apnea and hypertension: from correlative to causative relationship. J. Clin. Hypertens. (Greenwich) 2001;3(5):296-301.

Li J, Grigoryev DN, Ye SQ et al. Chronic intermittent hypoxia up-regulates genes of lipid biosynthesis in obese mice. J Appl Physiol 2005;99:1643-48.

Li J, Thorne LN, Punjabi NM et al. Intermittent hypoxia induces hyperlipidemia in lean mice. Circ Res 2005;97(7):698-706.

Lugaresi E, Cirignotta F, Gerardi R et al. Snoring and sleep apnea: natural history of heavy snorers disease. In: Guilleminault C, Partinen M. (Eds.). Obstructive sleep apnea syndrome: clinical research and treatment. New York: Raven Press, 1990. p. 25-36.

McCord, JM. The evolution of free radicals and oxidative stress. Am J Med 2000;108:652-59.

Meisinger C, Heier M, Löeel H. Sleep disturbance as a predictor of type 2 diabetes mellitus in men and women from the general population. Diabetologia 2005;48(2):235-41.

Meslier N, Gagnadoux F, Giraud P et al. Impaired glucose-insulin metabolism in males with obstructive sleep apnoea syndrome. Eur Respir J 2003;22(1):156-60.

Nieto FJ, Young TB, Lind BK et al. Association of sleep-disordered breathing, sleep apnea, and hypertension in a large community-based study. Sleep Heart Health Study. JAMA 2000;283(14):1829-36.

Ogretmenoglu O, Suslu AE, Yucel OT et al. Body fat composition: a predictive factor for obstructive sleep apnea. Laryngoscope, 2005;115(8):1493-98.

Peppard PE, Young T, Palta M et al. Prospective study of the association between sleep-disordered breathing and hypertension. N Engl J Med 2000;342(19):1378-84.

Phillips BG, Somers VK. Hypertension and obstructive sleep apnea. Curr Hypertens Rep 2003;5(5):380-85.

Polotsky VY, Li J, Punjabi NM et al. Intermittent hypoxia increases insulin resistance in genetically obese mice. J Physiol 2003;552:253-64.

Punjabi NM, Ahmed MM, Polotsky VY et al. Sleep-disordered breathing, glucose intolerance, and insulin resistance. Respir Physiol Neurobiol 2003;136(2):167-78.

Punjabi NM, Sorkin JD, Katzel LI et al. Sleep-disordered breathing and insulin resistance in middle-aged and overweight men. *Am J Respir Crit Care Med* 2002;165(5):677-82.

Renko AK, Hiltunen L, Laakso M et al. The relationship of glucose tolerance to sleep disorders and daytime sleepiness. *Diabetes Res Clin Pract* 2005;67(1):84-91.

Saaresranta T, Polo O. Sleep-disordered breathing and hormones. *Eur Respir J* 2003;22(1):161-72.

Schafer H, Pauleit D, Sudhop T et al. Body fat distribution, serum leptin, and cardiovascular risk factors in men with obstructive sleep apnea. *Chest* 2002;122(3):829-39.

Shepard JW. Hypertension, cardiac arrhythmias, myocardial infarction and stroke in relation to obstructive sleep apnea. *Clin Chest Med* 1992;13:437-58.

Sjostrom C, Lindberg E, Elmasry A et al. Prevalence of sleep apnoea and snoring in hypertensive men: a population based study. *Thorax* 2002;57(7):602-607.

Stradling JR, Davies RJO. Obstructive sleep apnoea/hypopnoea syndrome: definitions, epidemiology, and natural history. *Thorax* 2004;59:73-78.

Suzuki YJ, Jain V, Park AM et al. Oxidative stress and oxidant signaling in obstructive sleep apnea and associated cardiovascular diseases. *Free Radic Biol Med* 2006;40(10):1683-92.

Svatikova A, Wolk R, Gami AS et al. Interactions between obstructive sleep apnea and the metabolic syndrome. *Curr Diab Rep* 2005;5(1):53-58.

Taheri S, Lin L, Austin D et al. Short sleep duration is associated with reduced leptin, elevated ghrelin, and increased body mass index. *PLoS Med* 2004;7(1):62.

Tanne F, Gagnadoux F, Chazouilleres O et al. Chronic liver injury during obstructive sleep apnea. *Hepatology* 2005;41(6):1290-96.

Tassone F, Lanfranco F, Gianotti L et al. Obstructive sleep apnoea syndrome impairs insulin sensitivity independently of anthropometric variables. *Clin Endocrinol (Oxf.)* 2003;59(3):374-79.

Ulukavak Ciftci T, Kokturk O, Bukan N et al. Leptin and ghrelin levels in patients with obstructive sleep apnea syndrome. *Respiration* 2005;72(4):395-401.

Venkateswaran S, Shankar P. The prevalence of syndrome Z (the interaction of obstructive sleep apnoea with the metabolic syndrome) in a teaching hospital in Singapore. *Postgrad Med J* 2007;83(979):329-31.

Vgontzas AN, Bixler EO, Chrousos GP. Metabolic disturbances in obesity versus sleep apnoea: the importance of visceral obesity and insulin resistance (Minisymposium). *J Intern Med* 2003;254(1):32-44.

Vgontzas NA, Papanicolaou DA, Etxler EO et al. Sleep apnea and daytime sleepiness and fatigue: relation to visceral obesity, insulin resistance, and hypercytokinemia. *JCEM* 2000;85:1151-58.

Vorona RD, Winn MP, Babineau TW et al. Overweight and obese patients in a primary care population report less sleep than patients with a normal body mass index. *Arch Intern Med* 2005;165(1):25-30.

Wiernsperger N, Nivoit P, Bouskela E. Obstructive sleep apnea and insulin resistance: a role for microcirculation? *Clinics* 2006;61(3):253-66.

Young T, Blustein J, Finn L et al. Sleepiness, driving, and accidents: sleep-disordered breathing and motor vehicle accidents in a population-based sample of employed adults. *Sleep* 1997;20(8):608-13.

Young T, Palta M, Dempsey J et al. The occurrence of sleep-disordered breathing among middle-aged adults. *N Engl J Med* 1993;328:1230-35.

CAPÍTULO 7

Síndrome da apneia obstrutiva do sono (SAOS) e acidentes de tráfego

Alessandra Soares Boechat Capitta
João Marcos Boechat Capitta Rocha

INTRODUÇÃO

Estudos mostram que as pessoas passam 1/3 de suas vidas dormindo (Dement, 2000). Segundo o *National Center on Sleep Disorders Research*, aproximadamente 70 milhões de pessoas apresentam algum distúrbio do sono e estão dormindo menos, progressivamente, com o passar dos anos (Chokroverty, 1999).

Os distúrbios do sono têm-se tornado uma preocupação crescente da classe médica e pode-se considerar um problema de saúde pública.

A maioria das pessoas que apresenta queixas relativas ao sono relata problemas como sonolência excessiva diurna, irritabilidade e estresse (Hauri, 1982). Esses distúrbios podem acarretar várias consequências, como comprometimento do desempenho profissional, desordem social e conjugal, graves acidentes automobilísticos ou de trabalho, aumento da incidência de doenças cardiovasculares e hipertensão arterial sistêmica.

Dados epidemiológicos do padrão e queixas de sono em motoristas profissionais (Mello, 2000) tornam-se assunto de importância na nossa realidade. Em uma população específica de motoristas de ônibus, este índice pode ser considerado elevado, devido às características de trabalho, como jornadas irregulares, pequeno tempo de folga e local impróprio para dormir, influenciando no estado de alerta que deve ser apresentado pelos motoristas no horário de trabalho (Oliveira, 1997).

As estatísticas relacionadas com acidentes rodoviários envolvendo veículos comerciais e particulares crescem anualmente e vêm preocupando as autoridades públicas e órgãos competentes.

A natureza dos acidentes geralmente é multifatorial. Os que ocorrem à noite podem ter como causas escuridão, visão diminuída, consumo de álcool, velocidade excessiva, problemas cardíacos, problemas mecânicos, estradas em condições precárias e sonolência (Leger, 1995; Horner, 1995). Estudos relacionando estes acidentes com problemas de sonolência têm recebido atenção especial nos últimos anos (Hakkanen, 2000).

Há consideráveis evidências que a fadiga e a sonolência contribuem para a causa de vários acidentes tanto nas indústrias quanto nos sistemas de transportes (Lauber, 1988; Mitler, 1988; Mitler, 1994).

Outros estudos também têm demonstrado os efeitos da sonolência na atenção, memória, tempo de reação, resolução de problemas, levando, com isto, a riscos de acidentes de tráfego (Dinges, 1989; Dinges, 1994). Outros fatores relacionados com esses acidentes são consumo de álcool, privação e/ou restrição de sono e higiene do sono inadequada (Leger, 1995; Philip, 1999).

No Brasil há uma predominância do transporte rodoviário, sendo o mesmo responsável pela movimentação de R$ 42 bilhões anualmente, gerando 1,2 milhões de empregos, sendo que mais da metade da população brasileira utiliza diariamente as vias de asfalto e terra para transporte de cargas e passageiros (Rievers, 2003).

Em função da opção pela modalidade de transporte rodoviário, da precariedade das vias, da falta de condições físicas dos motoristas e da frota obsoleta, temos um quadro assustador de acidentes de trânsito no país.

RELAÇÃO DO SONO COM ACIDENTES DE TRÁFEGO

Hipersonolência diurna e acidentes de tráfego

A hipersonolência diurna pode ser causada por múltiplos fatores e em muitos casos se torna incapacitante (Gus *et al.*, 2002; Young, 2004). Geralmente, médicos e pacientes costumam ignorar esse sintoma, o que dificulta o diagnóstico e compromete a qualidade de vida do paciente acometido (Martinez, 1999).

As consequências da hipersonolência diurna sobre a saúde incluem cefaleia (Hublin *et al.*, 2001), alterações nas funções imunológicas e endócrinas, como a elevação dos níveis de cortisol, responsável pelo agravamento de doenças como hipertensão e diabetes (Ferrara e De Gennaro, 2001).

Outras consequências incluem prejuízos na memória, no humor e no comportamento; maior risco de doenças, acidentes, uso de drogas (Liu e Zhou, 2002); prejuízos cognitivos, afetivos (McCrae *et al.*, 2003) e maior número de acidentes de trânsito (Ohayon e Smirne, 2002; George, 1999; Ansotia, 1997).

A necessidade diária de sono depende das características e do funcionamento diário de cada organismo, e da presença de déficits atribuídos ao número de horas de sono. Um indivíduo pode dormir 8 horas por noite e mostrar indisposição, falhas de memória e hipersonolência diurna, enquanto outro pode dormir apenas 5 horas e mostrar total disposição e bem-estar (Ferrara e De Gennaro, 2001; Martinez, 1999).

A sonolência excessiva geralmente é subestimada no que se refere a sua capacidade de causar acidentes de trabalho e, principalmente, de trânsito. Entretanto, há estudos revelando que 40% dos motoristas de caminhão comercial de longas jornadas e 21% dos motoristas de curta jornada têm dificuldade para se manter alertas em, no mínimo, 20% do tempo das viagens (Hakkanen, 2000; McCartt, 2000). Outro estudo mostra que motoristas de caminhão portadores de distúrbios do sono apresentam taxa de acidentes duas vezes mais alta que os não portadores desse distúrbio (Stoohs, 1994).

Atualmente, sabe-se que os distúrbios do sono como síndrome da apneia obstrutiva do sono (SAOS), síndrome dos movimentos periódicos das pernas, insônia e narcolepsia, podem causar o quadro de sonolência (Guilleminault, 1977) e, consequentemente, acidentes de tráfego.

Acreditamos que esses distúrbios, particularmente a SAOS, muito têm contribuído para aumentar este quadro, sendo então considerados um problema de saúde pública (Anuário, 2002).

Por outro lado, a obesidade, na maioria das vezes, é consequência do sedentarismo e de hábitos alimentares inadequados. Ela é um dos fatores que mais contribuem para o aparecimento de SAOS e, consequentemente, da hipersonolência diurna, principalmente entre os motoristas profissionais (Cristofoletti, 2001). Somado a isso, há o déficit de sono apresentado pela maioria destes profissionais, em função do trabalho em turnos rotativos (Fischer, 2001), que apresentam sono diurno menor e mais fragmentado, quando comparado com o sono noturno, e muitas vezes associado a sonolência excessiva (Santos, 2004).

Existem formas de avaliar a sonolência diurna, através da aplicação de questionário de escala de sonolência de Epworth (Noda, 1998), teste de latência múltipla (Hansotia, 1997) e teste de manutenção da vigília (Johns).

Para combater a sonolência, muitos motoristas desenvolvem estratégias para manter o alerta, como abrir a janela para entrar ar frio, ouvir música alta e jogar água no rosto (Horner, 1995; Horner, 1996; Lyznicki, 1998; Reyner, 1997; Stutts, 1999; Hayashi *et al.*, 2003), além do uso de substâncias estimulantes (Moreno, 2001; Pasqua, 2003).

A cafeína tem sido utilizada para diminuir o sono, porém com um efeito inferior ao do cochilo (Akerstedt, 1995; Walsh, 1995). A cafeína quando utilizada no início da noite e em várias doses aumenta o alerta e melhora a *performance* psicomotora durante a noite, principalmente entre as 22h30 min e 1h20 min (Rosekind, 1995). Mas tanto a cafeína quanto um hipnótico podem minimizar, mas não eliminar os problemas de sono (Walsh, 1995).

SAOS e acidentes de tráfego

Vários trabalhos, a partir da década de 1980, mostram que os acidentes com veículos estão associados a fatores como o cansaço por longas horas à direção de veículos, a obesidade, os distúrbios do sono e o uso de drogas, principalmente o álcool (MacDonald, 1984; Brown, 1994).

Han *et al.* (1996), ao estudarem 253 pacientes com queixas de distúrbios do sono, roncos e sonolência diurna através da polissonografia (PSG), demonstraram que 68% tinham síndrome da apneia obstrutiva do sono (SAOS) e 31% deles já tinham sofrido ao menos um acidente automobilístico.

Além da qualidade de vida, os distúrbios do sono também comprometem a segurança pública, porque aumentam o número de acidentes industriais e de tráfego (Martinez, 1999). As estimativas sobre o índice de acidentes e mortes causados por sonolência ou cansaço variam de 2 a 41%, com alto custo em termos financeiros e da própria vida (Ferrara e De Gennaro, 2001).

A SAOS é uma das principais causas de sonolência diurna (McNamara *et al.*, 1993; Santin, 2004) em adultos ativos, mostrando uma relação importante entre esta síndrome e acidentes de trânsito (George *et al.*, 1987; Findley *et al.*, 1988; Aldrich, 1989; Masa *et al.*, 2000; Reimão, 1997).

Esse distúrbio do sono é frequentemente observado em motoristas profissionais, estando relacionado com a idade, a obesidade e o sedentarismo, comuns nessa população (Findley *et al.*, 1995; George e Smiley, 1999; Teran-Santos *et al.*, 1999; Horstmann *et al.*, 2000).

Sabe-se que os portadores de SAOS têm de duas (Barbe *et al.*, 1998) a oito vezes (Findley *et al.*, 1988) mais chance de sofrer acidentes de trânsito. Estudos feitos na Suécia, utilizando eletroencefalograma, mostraram que alguns motoristas de caminhão (Reyner *et al.*, 1998) durante viagens noturnas apresentam microssonos com ondas alfa e teta, e com movimentos oculares lentos, característicos do estágio 1 de sono, somando até 1 hora (Torvall *et al.*, 1988; Moore-Ede *et al.*, 1982).

Sabe-se que tratar a SAOS reduz o risco de acidentes (Findley *et al.*, 2000; George, 2001) com potencial de reduzir custos de bilhões de dólares em danos materiais e de evitar mortes (Sassani, 2004).

A apneia obstrutiva do sono é uma síndrome caracterizada por roncos (Sundaram *et al.*, 2005), obstrução parcial (hipopneias) ou total (apneias) das vias aéreas superiores recorrentes durante o sono (Giles *et al.*, 2006; Gus *et al.*, 2002; Victor,

2004), levando a alterações dos gases arteriais como hipercapnia e hipoxemia, e despertares que fragmentam o sono e causam hipersonolência diurna (Bounhoure et al., 2005; Brown, 2005; Chung, 2000; Bounhoure et al., 2005).

Ao despertar com a parada respiratória, o paciente pode ter dificuldade para retomar o sono, por temer um novo episódio (Edinger et al., 2001), o que aumenta a latência e a privação de sono, os cochilos diurnos (Hauri, 1998) e os riscos de acidentes diversos (Ayas et al., 2006; Cistulli & Grunstein, 2005).

A SAOS apresenta como fatores de risco o aumento da circunferência do pescoço (CP) e a obesidade (Moreno, 2004; Horstmann, 2000). Sabe-se que a obesidade diminui o tamanho da faringe e aumenta sua colapsabilidade. O aumento na circunferência do pescoço, melhor marcador para deposição central de gordura que o índice de massa corporal (IMC), tem demonstrado ser importante preditor de ronco e apneia obstrutiva do sono (Young, 1993; Davies, 1992).

As consequências dos distúrbios do sono envolvem questões econômicas e de saúde, como o aumento de hospitalizações, de riscos de acidentes de trânsito e de desenvolvimento de distúrbios mentais (Ohayon e Smirne, 2002; Roberts et al., 2001; Roberts et al., 2002; Melo, 2001; Connor, 2002) e enfermidades cardiovasculares como hipertensão arterial e acidente vascular cerebral (McNicholas, 2003; White, 2006; Alessi et al., 2002; Giles et al., 2006).

Legislação Brasileira

Devido à associação crescente entre os distúrbios do sono e acidentes de trânsito, ou seja, sonolência diurna excessiva e acidentes automobilísticos, em vários países existem regulamentações específicas feitas por órgãos governamentais para identificar, através de questionários e outros exames, os motoristas que possam vir a ter essas alterações do sono.

No Brasil, recentemente, foi criada uma legislação específica para motoristas com distúrbios do sono e isso ajudará a diminuir os acidentes de trânsito decorrentes da falta de uma noite bem dormida por parte de muitos motoristas profissionais.

O Conselho Nacional de Trânsito (Contran), em 25 de fevereiro de 2008, publicou a Resolução nº 267, que estabelece a exigência da avaliação de distúrbios do sono para os candidatos que forem realizar adição, renovação e mudança para as categorias C (caminhões), D (ônibus) e E (carretas) da Carteira Nacional de Habilitação – CNH (Diário Oficial da União, 2008), além da avaliação médica-padrão.

Segundo a resolução, os candidatos deverão ser avaliados quanto à síndrome de apneia obstrutiva do sono. Serão verificados os parâmetros objetivos: hipertensão arterial sistêmica, índice de massa corporal, perímetro cervical, classificação de Malampatti modificado e os parâmetros subjetivos: sonolência excessiva medida por meio da escala de sonolência de Epworth (Diário Oficial da União, 2008).

Os exames de avaliação relativos aos distúrbios do sono serão realizados juntamente com os demais exames de aptidão física e mental. Frente aos indícios de distúrbios do sono, o candidato, a critério médico, poderá ser aprovado temporariamente ou ser encaminhado para avaliação médica específica e realização de polissonografia (PSG) (Diário Oficial da União, 2008).

CONSELHO NACIONAL DE TRÂNSITO

Resolução Nº 267, de 15 de Fevereiro de 2008

Dispõe sobre o exame de aptidão física e mental, a avaliação psicológica e o credenciamento das entidades públicas e privadas de que tratam o art. 147, I e §§ 1º a 4º e o art. 148 do Código de Trânsito Brasileiro.

O CONSELHO NACIONAL DE TRÂNSITO – CONTRAN, no uso das atribuições legais que lhe confere o art. 12, inciso I, da Lei nº 9.503, de 23 de setembro de 1997, que instituiu o Código de Trânsito Brasileiro, e conforme o Decreto nº 4.711, de 29 de maio de 2003, que dispõe sobre a coordenação do Sistema Nacional de Trânsito – SNT e tendo em vista a Deliberação nº 61, de 14 de dezembro de 2007, resolve:

Art. 1º O exame de aptidão física e mental, a avaliação psicológica e o credenciamento das entidades públicas e privadas para realização destes, de que tratam o art. 147, I e §§ 1º a 4º e o art. 148 do Código de Trânsito Brasileiro, bem como os respectivos procedimentos, obedecerão ao disposto nesta Resolução.

Art. 2º Caberá ao Departamento Nacional de Trânsito – DENATRAN, criar e disciplinar o uso do formulário Registro Nacional de Condutores Habilitados – RENACH, destinado à coleta de dados dos candidatos à obtenção da Autorização para Conduzir Ciclomotor – ACC, da Carteira Nacional de Habilitação – CNH, renovação, adição e mudança de categoria, bem como determinar aos órgãos ou entidades executivos de trânsito dos Estados e do Distrito Federal, no âmbito de suas circunscrições, a sua utilização.

§ 1º O preenchimento dos formulários com o resultado do exame de aptidão física e mental e da avaliação psicológica é de responsabilidade das entidades credenciadas pelos órgãos ou entidades executivos de trânsito dos estados e do Distrito Federal.

§ 2º As informações prestadas pelo candidato são de sua responsabilidade.

Art. 3º Para fins desta resolução, considera-se candidato a pessoa que se submete ao exame de aptidão física e mental e/ou à avaliação psicológica para a obtenção da ACC, da CNH, renovação, adição ou mudança de categoria.

Parágrafo Único: Ficam dispensados da realização dos exames previstos no *caput* deste artigo, os candidatos que se enquadrem no § 5º do Artigo 148 do CTB.

CAPÍTULO I

DO EXAME DE APTIDÃO FÍSICA E MENTAL E DA AVALIAÇÃO PSICOLÓGICA

Art. 4º No exame de aptidão física e mental são exigidos os seguintes procedimentos médicos:

I. anamnese:
   a) questionário (Anexo I);
   b) interrogatório complementar;
II. exame físico geral, no qual o médico perito examinador deverá observar:
   a) tipo morfológico;
   b) comportamento e atitude frente ao examinador, humor, aparência, fala, contactuação e compreensão, perturbações da percepção e atenção, orientação, memória e concentração, controle de impulsos e indícios do uso de substâncias psicoativas;
   c) estado geral, fácies, trofismo, nutrição, hidratação, coloração da pele e mucosas, deformidades e cicatrizes, visando à detecção de enfermidades que possam constituir risco para a direção veicular;
III. exames específicos:
   a) avaliação oftalmológica (Anexo II);
   b) avaliação otorrinolaringológica (Anexos III e IV);
   c) avaliação cardiorrespiratória (Anexos V, VI e VII);
   d) avaliação neurológica (Anexos VIII e IX);
   e) avaliação do aparelho locomotor, onde serão exploradas a integridade e a funcionalidade de cada membro e coluna vertebral, buscando-se constatar a existência de malformações, agenesias ou amputações, assim como o grau de amplitude articular dos movimentos;
   f) avaliação dos distúrbios do sono, exigida quando da renovação, adição e mudança para as categorias C, D e E (Anexos X, XI e XII);
IV. exames complementares ou especializados, solicitados a critério médico.

§ 1º O exame de aptidão física e mental do candidato portador de deficiência física será realizado por Junta Médica Especial designada pelo Diretor do órgão ou entidade executivo de trânsito do estado ou do Distrito Federal.

§ 2º As Juntas Médicas Especiais ao examinarem os candidatos portadores de deficiência física seguirão o determinado na NBR 14970 da ABNT.

ANEXO X

Avaliação dos Distúrbios de Sono

1. Da avaliação dos distúrbios de sono (CID 10-G47):
   1.1. Os condutores de veículos automotores quando da renovação, adição e mudança para as categorias C, D e E deverão ser avaliados quanto à síndrome de apneia obstrutiva do sono (SAOS) de acordo com os seguintes parâmetros:
      1.1.1. parâmetros objetivos: hipertensão arterial sistêmica, índice de massa corporal, perímetro cervical, classificação de Malampatti modificado;
      1.1.2. parâmetros subjetivos: sonolência excessiva medida por meio da escala de sonolência de Epworth (Anexo XI).
   1.2. Serão considerados indícios de distúrbios de sono, de acordo com os parâmetros acima, os seguintes resultados:
      1.2.1. Hipertensão arterial sistêmica: pressão sistólica > 130 mmHg e diastólica > 85 mmHg;
      1.2.2. Índice de massa corporal (IMC): > 30 kg/m^2;
      1.2.3. Perímetro cervical (medido na altura da cartilagem cricoide): homens > 45 cm e mulheres > 38 cm;
      1.2.4. Classificação de Malampatti modificado: classe 3 ou 4 (Anexo XII);
      1.2.5. Escala de sonolência Epworth: > 12 (Anexo XI).
   1.3. O candidato que apresentar escore na escala de sonolência de Epworth maior ou igual a 12 (> 12) e/ou que apresentar dois ou mais indícios objetivos de distúrbios de sono, a critério médico, poderá ser aprovado temporariamente ou ser encaminhado para avaliação médica específica e realização de polissonografia (PSG).

ANEXO XI

Escala de Sonolência de Epworth

Nome: _____

Qual é a probabilidade de você "cochilar" ou adormecer nas situações que serão apresentadas a seguir, em contraste com estar sentindo-se simplesmente cansado? Isso diz respeito ao seu modo de vida comum, nos tempos atuais. Ainda que você não tenha feito, ou passado por nenhuma dessas situações, tente calcular como poderiam tê-lo afetado.

Utilize a escala apresentada a seguir para escolher o número mais apropriado para cada situação:

0 = nenhuma chance de cochilar
1 = pequena chance de cochilar
2 = moderada chance de cochilar
3 = alta chance de cochilar

SITUAÇÃO:	CHANCE DE COCHILAR
Sentado(a) e lendo	
Assistindo TV	
Sentado(a) em lugar público (p. ex., sala de espera)	
Como passageiro(a) de trem, carro ou ônibus, andando uma hora sem parar	
Deitando-se para descansar à tarde, quando as circunstâncias permitem	
Sentado(a) e conversando com alguém	
Sentado(a) calmamente após o almoço sem álcool	
Se você tiver carro, enquanto para por alguns minutos em virtude de trânsito intenso	
TOTAL	

ANEXO XII
Índice de Mallampati

Devido ao alto custo do exame de polissonografia e a não disponibilidade de sua realização pela rede pública em todos os estados, o cumprimento desta resolução representa um grande desafio para os médicos do sono, devendo ser solucionado pelas autoridades com urgência, pois as consequências da SAOS com relação aos acidentes de tráfego na atualidade já representam um grande problema de saúde pública.

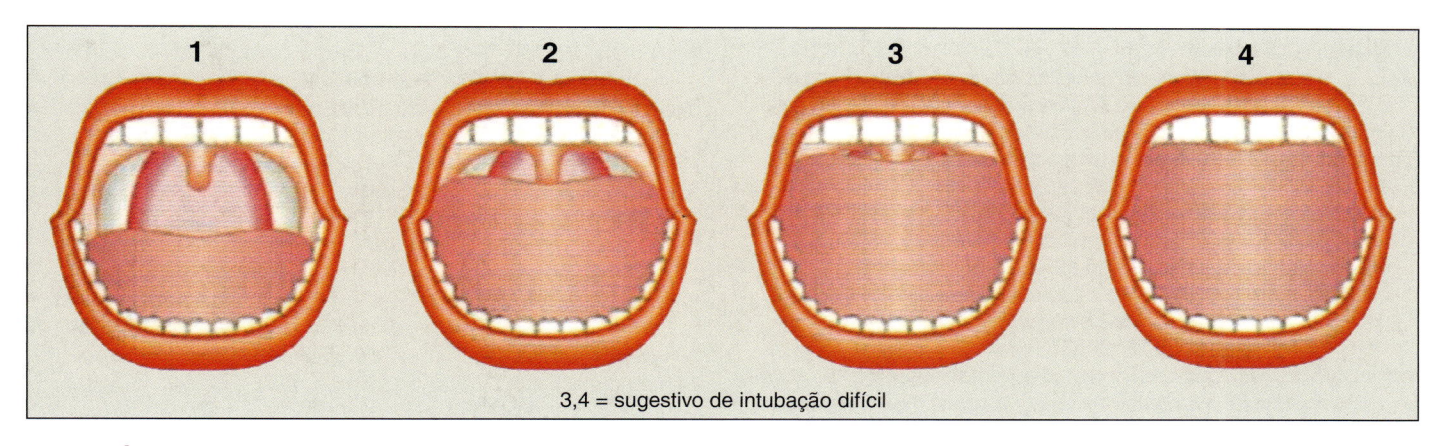

3,4 = sugestivo de intubação difícil

REFERÊNCIAS BIBLIOGRÁFICAS

Akerstedt T. Work hours, sleepiness and the underlying mechanisms. *J Sleep Res* 1995;4(2):15-22.

Aldrich M. Automobile accidents in patients with sleep disorders. *Sleep* 1989;12:487-94.

Alessi A, Alessi C, Piana E et al. Influência da qualidade do sono na queda noturna da pressão arterial durante monitorização ambulatorial da pressão arterial. *Arquivos Brasileiros de Cardiologia* 2002;78(2):212-17.

Anuário Estatístico de Acidentes de Trânsito. Acidentes de Trânsito. Estatísticas. Disponível em: http://www.denatran.gov.br/estatisticas.htm. Acesso em: 02 fev. 2004.

Ayas NT, FitzGerald JM, Fleetham JA et al. Cost-effectiveness of continuous positive airway pressure therapy for moderate to severe obstructive sleep apnea/hypopnea. *Archives of Internal Medicine* 2006;166(9):977-84.

Barbé, Pericás J, Muñoz A et al. Automobile accidents in patients with sleep apnea syndrome. An epidemiological and mechanistic study. *Am J Respir Crit Care Med* 1998;158(1):18-22.

Bounhoure JP, Galinier M, Didier A et al. Sleep apnea syndromes and cardiovascular disease. *Bulletin de l'Académie Nationale de Médecine* 2005;189(3):445-59.

Brown I. Driver fatique. *Human factors* 1994;36:298-314.

Brown WD. The psychosocial aspects of obstructive sleep apnea. *Seminars in Respiratory and Critical Care Medicine* 2005;26(1):33-43.

Chokroverty S. An overview of sleep. In: Chokroverty S (Ed.). *Sleep disorders medicine: basic science, technical considerations, and clinical aspects*. 2nd ed. Boston: Butterworth-Heinemann 1999. p. 7-20.

Chung KF. Use of the epworth sleepiness scale in chinese patients with obstructive sleep apnea and normal hospital employees. *Journal of Psychosomatic Research* 2000;49(5):367-72.

Cistulli P, Grunstein RR. Medical devices for the diagnosis and treatment of obstructive sleep apnea. *Expert Review of Medical Advices* 2005;2(6):749-63.

Connor J, Norton R, Ameratunga S et al. Driver sleepiness and risk of serious injury to car occupants: population based case control study. *BMJ* 2002;324(7346):1125.

Cristofoletti MF, Moreno CRC, Pasqua IC. *Hábitos alimentares e condições de trabalho do motorista profissional*. In: SEST/SENAT – Seminário Ergonomia e qualidade de vida no setor de transporte: coletânea de textos técnicos. Brasília: SEST/ SENAT 2001. p. 61-63.

Davies RJ, Ali NJ, Stradling JR. Neck circumference and other clinical features in the diagnosis of the obstructive sleep apnoea syndrome. *Thorax* 1992;47(2):101-5.

Dement WC. History of sleep physiology and medicine. In: Kryger MH, Roth T, Dement WC. (Eds.). *Principles and practice of sleep medicine*. 3rd ed. Philadelphia: WB Saunders, 2000. p. 1-14.

Diário Oficial da União 2008;CXLV(37):71-74. Seção 1. ISSN 1676-2339.

Dinges DF, Gillen KA, Ott GG. Accidents sleepiness and work hours: a review. In: Akerstedt T, Kecherind G. (Des). Work hours, sleepiness and accidents. *Stockolm, Stress Research Reports* 1994;285:5-8.

Dinges DF. The nature of sleepiness: causes, contexts and consequences. In: Stunnkard RJ, Baum A. (Des). *Perspective in behavioral medicine: eating, sleeping and sex*. Hillsdale, NJ: Lawrence Erlbaum, 1989. p. 5-8.

Edinger JD, Wohlgemuth WK, Radtke RA et al. Does cognitive-behavioral insomnia therapy alter dysfunctional beliefs about sleep? *Sleep* 2001;24(5):591-99.

Ferrara M, De Gennaro L. How much sleep do we need? *Sleep Medicine* 2001;5(2):155-79.

Findley L, Smith C, Hooper J et al. Treatment with nasal CPAP decreases automobile accidents in patients with sleep apnea. *Am J Respir Crit Care Med* 2000;161:857-59.

Findley L, Unverzagt MD, Guchu R et al. Vigilance and automobile accidents in patients with sleep apnea or narcolepsy. *Chest* 1995;108:619-24.

Findley LJ, Unverzagt ME, Suratt PM. Automobile Accidents in patients with obstructive sleep apnea. *Am Rev Respir Dis* 1988;138:337-40.

Fischer FM. Impactos do trabalho em turnos e noturno na saúde e bem-estar do motorista profissional. In: SEST/SENAT – *Seminário Ergonomia e qualidade de vida no setor de transporte: Coletânea de Textos Técnicos*. Brasília: SEST/ SENAT, 2001. p. 33.

George C, Smiley A. Sleep apnea & automobile crashes. *Sleep* 1999;22:790-95.

George CF, Nickerson PW, Hanly PJ et al. Sleep apnea patients have more automobile accidents. *Lancet* 1987;2:447.

George CF. Reduction in motor vehicle collisions following treatment of sleep apnoea with nasal CPAP. *Thorax* 2001;56(7):508-12.

George CPF, Sliley A. Sleep apnea and automobile crashes. *Sleep* 1999;22(6):790-95.

Giles TL, Lasserson TJ, Smith BH et al. *Continuous positive airways pressure for obstructive sleep apnoea in adults.* The Cochrane Database of Systematic Reviews, 3, Art: CD001106, 2006.

Guilherminault C, Carskadon M. Relationship between sleep disorders and daytime complaints. In: Koeller WP, Orvin PW. (Eds.). *Sleep Basal*, Switzerland: Karger. 1977. p. 95-100.

Gus M, Nunes e Silva D, Fernandes J et al. Epworth's sleepiness scale in outpatients with different values of arterial blood pressure. *Arquivos Brasileiros de Cardiologia* 2002;78(1):17-24.

Hakkanen H, Summala H. Sleepiness at work among commercial truck drives. *Sleep* 2000;23:49-57.

Han W, MSPH, Yanego F. Self-reported automobile accidents involving patients with obstructive sleep apnea. *Neurology* 1996;1254-57.

Hansotia P. Sleep, sleep disorders and motor vehicle crashes. *Wisconsin Medical Journal* 1997;96(5):42-47.

Hauri P. Sleep disorders: insomnia. *Clinics in Chest Medicine* 1998;19(1):157-68.

Hauri P. The sleep disorders. Kalamazoo, Michigan Company. *Sleep* 1982;3.

Hayashi M, Masuda A, Hori T. The alerting effects of caffeine, bright light and face washing after a short daytime nap. *Clinical Neurophysiology* 2003;114(12):2268-78.

Horne JA, Reyner LA. Sleep related vehicle accidents. *Br Med J* 1995;310:565-67.

Horne JA, Reyner LA. Sleep related vehicle accidents. *Br Med J* 1995;310(6979):565-67.

Horne, JA, Reyner, LA. Counteracting driver sleepiness: effects of napping, caffeine, and placebo. *Phychophysiology* 1996;33:306-9.

Horstmann S, Hess CW, Bassetti C et al. Sleepiness-related accidents in sleep apnea patients. *Sleep* 2000;23(3):383-89.

Hublin C, Kaprio J, Partinen M et al. Insufficient sleep: a population-based study in adults. *Sleep: Journal of Sleep and Sleep Disorders Research* 2001;24(4):392-400.

Johns WM. Sensitivity and specifity of the multiple sleep latency test (MSLT), the maintenance of wakefulness test and the epworth sleepiness scale: Failure of the MSLT a gold standard. *J Sleep Res* 2000;9(1):5-11.

Lauber JK, Kayten PJ. Sleepiness, circadian disrhythmia, and fatigue in transportation system accidents. *Sleep* 1988;11:503-512.

Leger D. The cost of sleepiness: a response to comments. *Sleep* 1995;18(4):281-84.

Liu X, Zhou H. Sleep duration, insomnia and behavioral problems among Chinese adolescents. *Psychiatry Research* 2002;111(1):75-85.

Lyznicki JM, Doege TC, Davis RM et al. Sleepiness, driving, and motor vehicle crashes: council on scientific affairs, American Medical Association. *JAMA* 1998;279(23):1908-13.

MacDonald N. *Fatigue, safety and the truck driver.* London: Taylor and Francis, 1984.

Martinez D. *Prática da medicina do sono.* São Paulo: BYK, 1999.

Masa JF, Rubio M, Findley LJ et al. Habitually sleepy drivers have a high frequency of automobile crashes associated with respiratory disorders during sleep. *Am J Respir Crit Care Med* 2000;162:1407-12.

McCartt AT, Rohrbaugh JW, Hammer MC et al. Factors associated with falling asleep at the wheel among long-distance truck drivers. *Accid Anal Prev* 2000;32(4):493-504.

McCrae CS, Wilson NM, Lichstein KL et al. 'Young old' and 'old old' poor sleepers with and without insomnia complaints. *Journal of Psychosomatic Research* 2003;54(1):11-19.

McNamara SG, Grunstein RR, Sullivan CE. Obstructive sleep apnoea. *Thorax* 1993;48:754-64.

McNicholas WT. Sleep apnoea syndrome today: much done, more to do. *Sleep Medicine Reviews* 2003;7(1):3-7.

Mello MT, Santana MG, Souza LM et al. Sleep patterns and sleep-related complaints of Brazilian interestate bus drivers. *Braz J Med Biol Res* 2000;33(1):71-77.

Mello MT, Santos EHR, Tufik S. Acidentes automobilísticos, direção e sonolência excessiva. In: SEST/SENAT – *Seminário Ergonomia e qualidade de vida no setor de transporte: coletânea de textos técnicos.* Brasília: SEST/ SENAT, 2001. p. 7-30.

Mitler MM, Carskadon MA, Czeisler CA et al. Catastrophies, sleep, and public policy. *Concensus Report Sleep* 1988;11:100-109.

Mitler MM, Dinges DF, Dement WC. Sleep Medicine, public policy and public health. In: Kryeger MH, Roth T, Dement WC (Des). *Principles and practice of sleep medicine.* 2nd ed. Philadelphia: WB Saunders & Co, 1994. p. 453-62.

Moore-Ede MC, Sulzman FM, Fuller CA. Circadian timing of physiological systems. In: *The clocks that times us.* Cambridge: Harvard University Press, 1982.

Moreno CR, Carvalho FA, Lorenzi C et al. High risk for obstructive sleep apnea in truck drivers estimated by the Berlin questionnaire: prevalence and associated factors. *Chronobiol Int.* 2004;21(6):871-79.

Moreno CRC, Pasqua I, Matuzaki L et al. Sleep disorders and nutritional habits of truck drivers subject to irregular shifts. Anais do VI Latin American Symposium of Chronobiology, Natal, RN, 61, 2001.

Noda A, Yagi T, Yokota M et al. Daytime sleepiness and automobile accidents in patients with obstructive sleep apnea syndrome. *Psychiatry Clin Neurosciences* 1998;52(2):221-22.

Ohayon MM, Smirne S. Prevalence and consequences of insomnia disorders in the general population of Italy. *Sleep Medicine* 2002;3(2):115-20.

Oliveira PCS, Garcia Jr JC, Stampi C et al. *Epidemiologia do padrão e queixas de sono em motoristas de ônibus.* XII Reunião Anual da Federação de Sociedades de Biologia Experimental-FESBE, 1997.

Pasqua IC, Moreno CRC. Consumo de substâncias estimulantes e depressoras do sistema nervoso por motoristas de caminhão. *Nutrição Brasil* 2003;2(1):4-11.

Philip P, Taillard J, Guilleminault C et al. Long distance driving and self induced sleep deprivation among automobile drivers. *Sleep* 1999;22(4):475-80.

Reimão R. Apneia do sono e acidentes de tráfego. *Rev ABRAMET* 1997;21:39-41.

Reyner LA, Horne JA. Evaluation of "in-car" countermeasures to driver sleepiness: cold air and radio. *Sleep* 1998;21:46-50.

Reyner LA, Horne JA. Suppression of sleepiness in drivers: combination of caffeine with a short nap. *Psychophysiology* 1997;34:721-25.

Rievers R. Cada vez pior. Belo Horizonte. *Revista CNT* 2003;9(101):16-19.

Roberts RE, Roberts CR, Chen IG. Functioning of adolescents with symptoms of disturbed sleep. *Journal of Youth and Adolescence* 2001;30(1):1-18.

Roberts RE, Roberts CR, Chen IG. Impact of insomnia on future functioning of adolescents. *Journal of Psychosomatic Research* 2002;3(1):561-69.

Rosekind MR, Smith RM, Miller DL et al. Alertness management: strategic naps in operational settings. *J Sleep Res* 1995;4(2):62-66.

Santin J. Accidentes automobilísticos: su relación con problemas de sueño. *Ciencia Trabalho* 2004;6(12):59-63.

Santos EH, Mello MT, Pradella-Hallinan M et al. Sleep and sleepiness among Brazilian shift-working bus drivers. *Chronobiol Int* 2004;21(6):881-88.

Sassani A, Findley LJ, Kryger M et al. Reducing motor-vehicle collisions, costs, and fatalities by treating obstructive sleep apnea syndrome. *Sleep* 2004;27(3):453-8.

Stoohs RA, Guilleminault C, Itoi A et al. Traffic accidents in commercial long-haul truck drivers: the influence of sleep-disordered breathing and obesity. *Sleep* 1994;17(7):619-23.

Stutts JC, Wilkins JW, Vaughn BV. Why do people have drowsy driving crashes? Input from drivers who just did. University of North Carolina School of Medicine. AAA Foundation for Traffic Safety, November 1999. Disponível em: Internet: http://www.aafts.org.

Sundaram S, Bridgman S, Lim J et al. *Surgery for obstructive sleep apnoea*. The Cochrane Database of Systematic Reviews, 4 Art: CD001004. 2005.

Teran-Santos J, Gomez-Jimenez A, Cordero-Guevara J. The association between sleep apnea and the risk of traffic accidents. Cooperative Group Burgos-Santander. *N Engl J Med* 1999;340:847-51.

Torvall L, Akerstedt T. Sleepiness on the job: continuously measured EEG in train drivers. *Electroenceph Cline Neurophysiol* 1988;166:502-11.

Victor LD. Treatment of obstructive sleep apnea in primary care. *American Family Physician* 2004;69(3):561-68.

Walsh JK, Muehlback MJ, Schweitzer PK. Hypnotics and caffeine as countermeasures for shiftwork related sleepiness and sleep disturbances. *J Sleep Res* 1995;4(2):80-83.

White DP. Sleep apnea. *Proceedings of the American Thoracic Society* 2006;3(1):124-28.

Young T, Palta M, Dempsey J et al. The occurrence of sleep disordered breathing among middle-aged adults. *N Engl J Med* 1993;328(17):1230-5.

Young TB. Epidemiology of daytime sleepiness: definitions, symptomatology, and prevalence. *The Journal of Clinical Psychiatry* 2004;65(16):12-16.

CAPÍTULO 8

Síndrome da apneia obstrutiva do sono (SAOS) na infância

Alessandra Soares Boechat Capitta
João Marcos Boechat Capitta Rocha

INTRODUÇÃO

As crianças podem apresentar vários distúrbios respiratórios durante o sono, tais como o ronco primário e a síndrome da apneia obstrutiva do sono (SAOS) (Ansread, 2000).

O ronco primário caracteriza-se pela presença do ruído respiratório durante o sono, mas a arquitetura do sono, a ventilação alveolar e a saturação de oxigênio da hemoglobina encontram-se preservadas. Não está associado aos eventos respiratórios. É frequente na infância, acometendo 7 a 9% das crianças entre 1 a 10 anos de idade (Ansread, 2000; Carroll et al., 1992). O ronco primário pode não necessitar de tratamento, mas deve ser distinguido do roncar secundário à apneia obstrutiva do sono, que necessita de tratamento específico (Carrol et al., 1995).

A síndrome da apneia obstrutiva do sono (SAOS) caracteriza-se por ronco ou ruído respiratório durante o sono, obstrução parcial ou total das vias aéreas superiores que leva a interrupções intermitentes da ventilação, alteração dos gases arteriais (hipoxemia e hipercapnia), alteração do padrão normal do sono e, consequentemente, sintomas diurnos (Diagnostic Classification Steering Committee, 1990; Carroll et al., 1995). Nas crianças, a SAOS pode levar a consequências clínicas significantes, incluindo atraso do crescimento pôndero-estatural (Bar et al., 1999; Schechter, 2002), disfunção ventricular direita e esquerda (Tal et al., 1988; Amin et al., 2002), problemas de aprendizagem, comportamento e alterações cognitivas (Guilleminault et al., 1981; Gozal et al., 2001).

A primeira série de casos de SAOS em crianças foi publicada em 1976 por Guilleminault et al. (1976).

A SAOS na infância apresenta diferenças com relação à SAOS nos adultos, no que se refere à epidemiologia, quadro clínico, fatores de risco, fisiopatologia e tratamento (Quadro 8-1) (Marcus, 1994; Carroll et al., 1995). O pico de incidência é observado nos pré-escolares, faixa etária na qual a hipertrofia das tonsilas palatinas e da faríngea é mais comum (Bower et al., 2001; Schechter, 2002; Brunetti et al., 2001).

Quadro 8-1. Diferenças da SAOS entre crianças e adultos

	Crianças	Adultos
Incidência	Pico 3-6 anos	40-60 anos
Sexo	M > F	M > F
Fator de risco principal	Hipertrofia adenotonsilar	Obesidade
Hipersonolência diurna	~30%	Predominante
Arquitetura do sono	Preservada	Redução do sono REM e do sono de ondas lentas
Despertar	Nem sempre presente	Associado à apneia
Tratamento	Cirúrgico	Clínico (CPAP)

Diversos estudos nos Estados Unidos e Europa relatam a prevalência de ronco em pré-púberes de aproximadamente 12%, mas nem todas essas crianças estão doentes, pois a prevalência de SAOS na infância é em torno de 2% (Ali et al., 1993; Jonhson et al., 2006; Broullette et al., 1984; Gislason et al., 1995).

FISIOPATOLOGIA

Em condições fisiológicas, as vias aéreas superiores (VAS) mantêm-se permeáveis graças ao equilíbrio entre os fatores anatômicos e funcionais, responsáveis pelo colapso e dilatação das mesmas. As alterações desses fatores podem desencadear a SAOS (Marcus, 2000).

A SAOS em crianças possui etiologia multifatorial e ocorre devido à associação de fatores obstrutivos estruturais (como a hipertrofia de tonsilas, a laringomalacia, ou malformações craniofaciais) e de fatores neuromotores (como hipotonia da musculatura faríngea e síndromes neurológicas) (Ward et al., 1996). Em algumas crianças, os fatores neuromotores são predominantes na fisiopatologia da SAOS, enquanto em outras são os fatores estruturais (Marcus, 2000).

O principal fator de risco é a hipertrofia de tonsilas faríngea e/ou palatinas (Lipton *et al.*, 2003; American Academy of Pediatrics, 2002; American Thoracic Society, 1999) (Quadro 8-2). Nestes casos, geralmente há associação de fatores neuronais, fato este comprovado pela piora dos sintomas à noite, quando ocorre diminuição do tônus da musculatura das vias aéreas superiores. Deve-se lembrar que a intensidade da SAOS não é proporcional ao tamanho das tonsilas e que a maioria dos casos de SAOS associados à hipertrofia tonsilar resolve-se completamente com a adenotonsilectomia (American Thoracic Society, 1996; American Academy of Pediatrics, 2002; American Thoracic Society, 1999).

A obesidade na infância vem crescendo a cada dia em nosso meio devido ao sedentarismo e aos hábitos de vida errados de nossas crianças, tornando-se também uma causa comum de SAOS em crianças, devido ao aumento do esforço respiratório por depósito de gordura na faringe e aumento do volume abdominal e torácico. Assim como em outras causas estruturais, é necessário que distúrbios neuromotores estejam associados para que haja ocorrência da SAOS (Lipton, 2003; American Thoracic Society, 1996; American Thoracic Society, 1999).

As síndromes genéticas com anomalias craniofaciais são as causas mais comuns de SAOS em lactentes, especialmente aquelas relacionadas com hipoplasia de terço médio da face (como a síndrome de Apert), micrognatia (como a síndrome de Pierre-Robin, Treacher-Collins e Goldenhar), as anomalias da base do crânio (como Arnold-Chiari) ou obstrução nasal (como a síndrome de CHARGE), provocam obstrução das cavidades nasais e da rinofaringe (James *et al.*, 1997; Carroll, 1995).

As doenças neuromusculares podem levar à SAOS por incoordenação dos músculos das vias aéreas superiores (paralisia cerebral), associada à hipotonia (distrofia muscular) ou hipertonia da musculatura faríngea. Nestas crianças, a SAOS também pode estar presente durante o período diurno, e ela pode estar associada a distúrbios de deglutição e hipersalivação (Sanchez-Armengol *et al.*, 1996; Marcus, 2001).

A laringomalacia é a causa mais comum de estridor em recém-nascidos (Richardson *et al.*, 1984) e, em algumas crianças pode levar à SAOS. Existem muitas teorias propostas para explicar sua fisiopatologia, desde desordens na formação da estrutura cartilaginosa da laringe e traqueia levando a uma maior flacidez das estruturas supraglóticas, alterações anatômicas e imaturidade neuromuscular (Zalzal *et al.*, 1987; McSwiney *et al.*, 1977).

Infecções respiratórias virais, rinite alérgica, tumores ou pólipos nasais volumosos podem ocasionar respiração bucal e SAOS (Salib *et al.*, 2000).

DIAGNÓSTICO

Quadro clínico

A história clínica é relatada pelos pais da criança ou pessoas que dormem e convivem com a mesma, e em geral não deixa dúvidas para nós médicos, pois na maioria dos casos é um relato bastante sugestivo e os sinais clínicos da SAOS são descritos com precisão.

Podemos dividir o quadro clínico em sinais e sintomas diurnos e noturnos (Quadro 8-3) (Clinical Guideline, 2002).

Os sintomas noturnos mais comuns são o ronco e o sono inquieto (Madern, 1996), que podem estar acompanhados de paradas respiratórias testemunhadas, agitação, sudorese, cianose, enurese, tosse e engasgos durante o sono. O ronco em geral é alto, contínuo e incômodo, podendo assustar os pais, levando-os a mudar o decúbito da criança (Hallinan *et al.*, 2008).

Além disso, estas crianças se movimentam muito durante a noite procurando dormir em posições que facilitem a passagem aérea, às vezes sentadas ou com o pescoço hiperextendido (American Academy of Pediatrics, 2002).

Os sintomas diurnos incluem respiração bucal, obstrução nasal, cefaleia matutina, distúrbios de comportamento (hiperatividade, agressividade, falta de atenção), dificuldade no aprendizado e sonolência excessiva diurna (Brouillette *et al.*, 1984; Hallinan *et al.*, 2008). A fragmentação do sono e a hipersonolência diurna podem ocorrer em crianças maiores, mas raramente são observadas em crianças menores (Lipton *et al.*, 2003; Marcus, 2000).

Exame físico

No exame físico devemos avaliar a presença de desnutrição ou obesidade, através de medidas antropométricas e cálculo do estado nutricional com escalas de peso, estatura e índice de massa corpórea adequados para idade e sexo (American Thoracic Society, 1999).

É comum a presença de tórax escavado e da síndrome da face alongada (respiração bucal crônica levando ao aumento da altura anterior da face, principalmente de seu terço inferior, estreitamento de narinas, retrusão mandibular e maxilar e aumento da inclinação mandibular, relacionados com hipotonia de lábios e de musculatura orofacial) (Valera *et al.*, 2004).

O exame completo e detalhado das vias aéreas superiores deve ser realizado pelo médico otorrinolaringologista visando à identificação de possíveis locais de obstrução respiratória alta (Quadro 8-4) (Filho, 2003).

Quadro 8-2. Fatores de risco (Marcus, 1994; Carroll *et al.*, 1995)

Hipertrofia de tonsilas e adenoide	Hipertireoidismo
Anomalias craniofaciais	Obesidade
Doenças neuromusculares	Malformações de base de crânio
Síndromes genéticas	Ventilação por pressão negativa

Quadro 8-3. Principais sinais e sintomas

Noturnos	Diurnos
Ronco habitual (4 noites/sem.)	Hiperatividade
Paradas respiratórias testemunhadas	Falta de atenção
Desconforto respiratório	Agressividade
Agitação	Sonolência excessiva
Sudorese profusa	Problemas de aprendizado
Cianose/palidez	Respiração bucal

Quadro 8-4. Locais e causas frequentes de obstrução de vias aéreas	
Cavidade oral - Macroglossia - Micro e retrognatia - Alterações ortognáticas - Tonsilas palatinas **Nasofaringe** - Adenoides - Toros tubários - Esfíncter velofaríngeo - Fendas velopalatinas (completa e submucosa)	**Nariz** - Narinas - Válvulas nasais - Septo nasal - Cornetos nasais - Coanas - Blastomas nasossinusais **Faringe/Naringe** - Tonsilas linguais - Epiglote - Cartilagens aritenoideas - Blastomas - Alterações nas pregas vocais

Ao exame de rinoscopia anterior podemos identificar a presença de obstrução nasal por hipertrofia dos cornetos, desvio septal, polipose nasal, presença de tumorações.

À oroscopia podemos identificar presença de palato ogival, tonsilas hipertróficas (+++ ou ++++/4+) (Fig. 8-1), embora tonsilas normotróficas não excluem a SAOS (Clinical Guideline, 2002), índice de Mallampati modificado elevado (Fig. 8-2), tamanho da língua e tônus muscular.

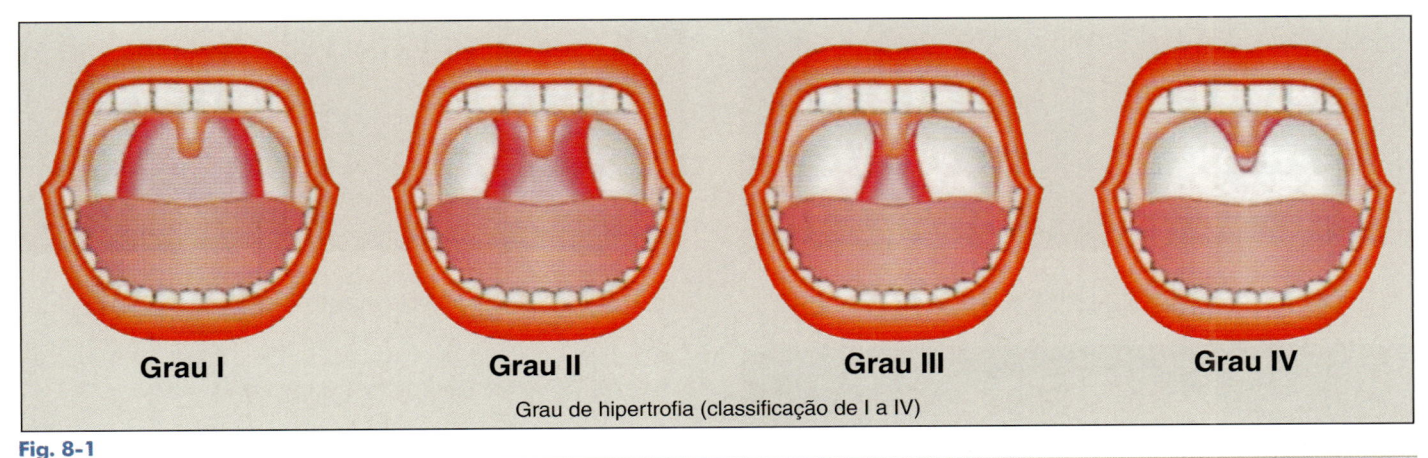

Fig. 8-1
Esquema de graduação de hipertrofia de tonsilas palatinas proposto por L. Brodsky.

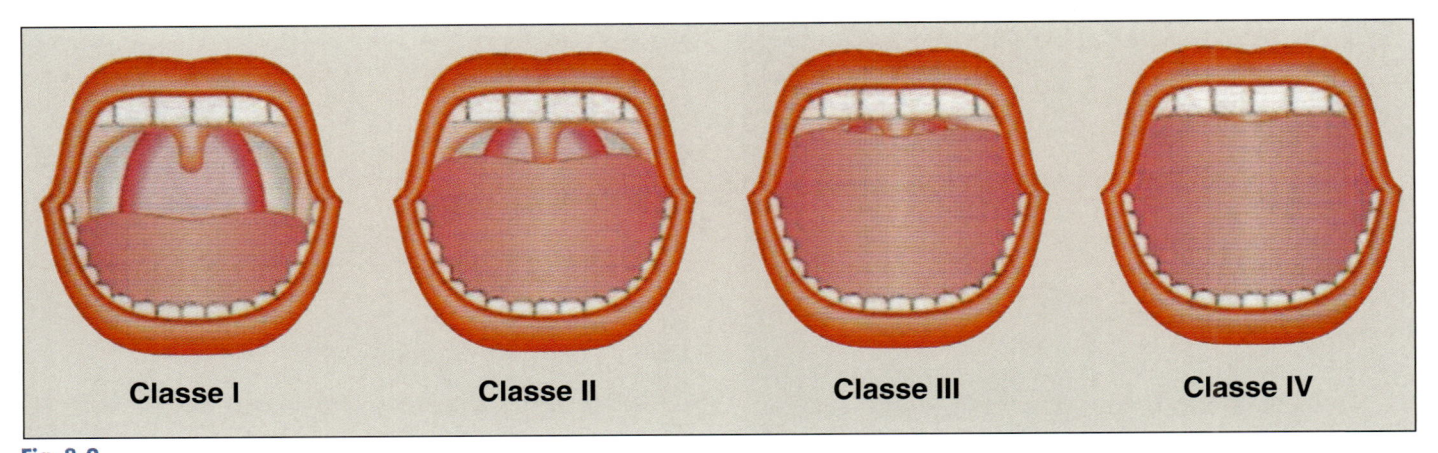

Fig. 8-2
Classificação de Mallampati modificada.

Exames complementares

A história clínica e o exame físico associados têm validade apenas como triagem, avaliando quais são os pacientes que necessitam de investigação adicional (American Academy of Pediatrics, 2002; Brouillette *et al.*, 2000). Diversos autores avaliaram a importância de um *score* com história clínica e exame físico para a detecção de SAOS, e evidenciaram sensibilidade de apenas 35% e especificidade de 39%, portanto, não preditivo da ocorrência de SAOS, mostrando a necessidade de exames complementares para a confirmação diagnóstica (American Academy of Pediatrics, 2002; Brouillette *et al.*, 2000).

A nasofibroscopia rígida e principalmente a flexível tem grande utilidade e importância no auxílio do exame das cavidades nasais e da rinofaringe, permitindo a identificação de possíveis fatores de obstrução das vias aéreas superiores (Figs. 8-3 a 8-5).

Podemos solicitar exames radiológicos, como radiografia do *cavum* para avaliar a relação entre a hipertrofia das adenoides e a permeabilidade da coluna aérea do *cavum* (Fig. 8-6), estudos cefalométricos (particularmente importantes nas crianças com malformações) (Finkelstein *et al.*, 2000), tomografia computadorizada e em alguns casos ressonância magnética.

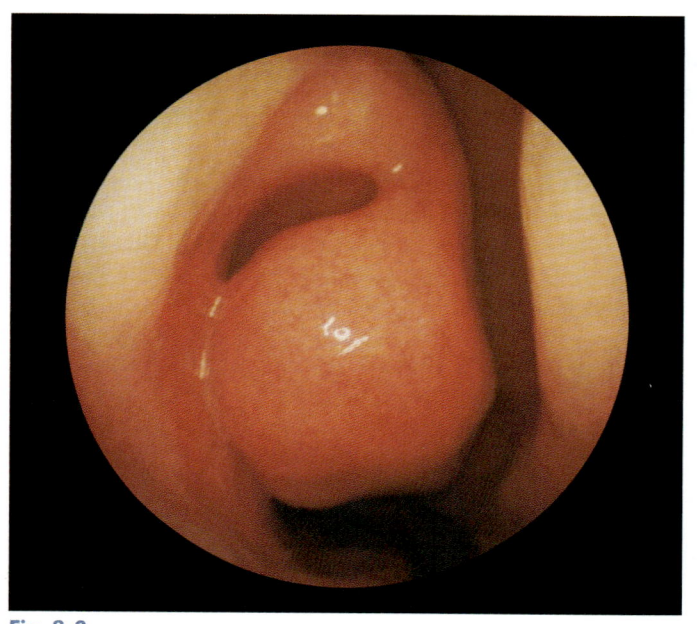

Fig. 8-3
Visão endoscópica de concha bolhosa.

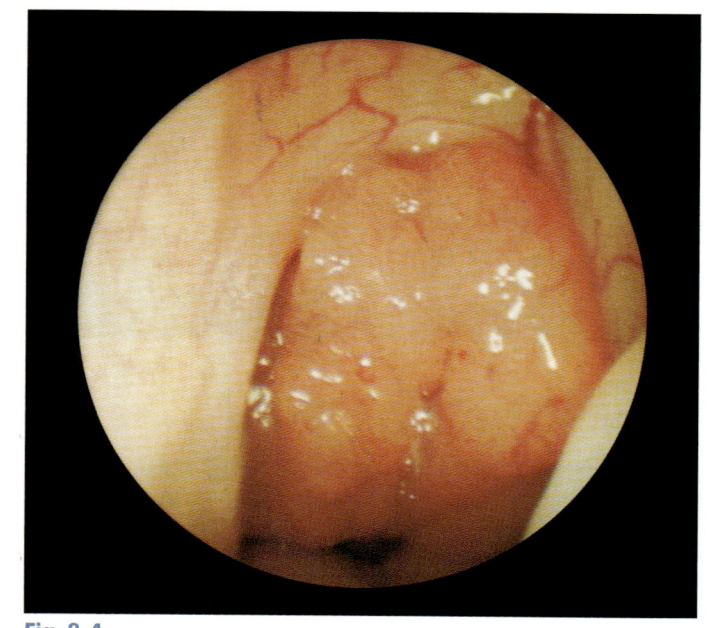

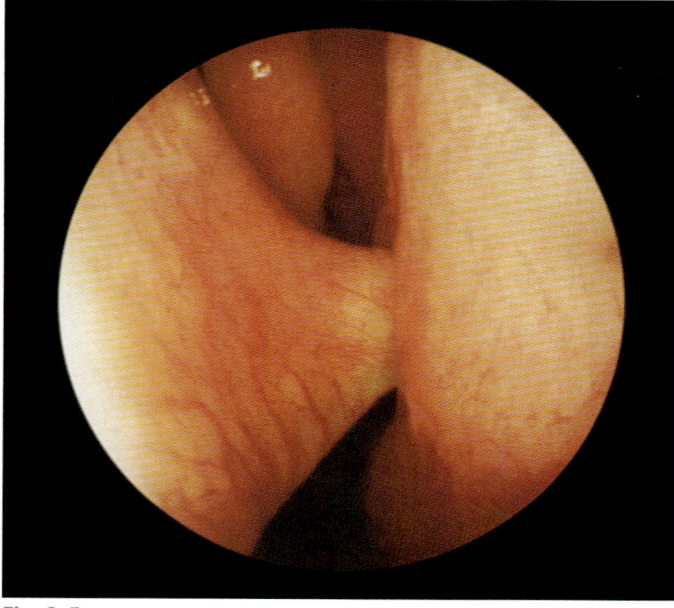

Fig. 8-5
Visão endoscópica de esporão de septo nasal.

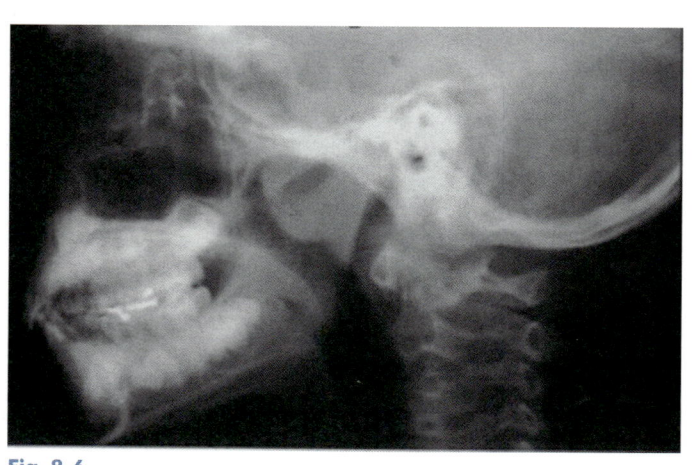

Fig. 8-4
Visão endoscópica de hipertrofia adenoidiana.

Fig. 8-6
Radiografia do *cavum* evidenciando hipertrofia das adenoides.

Como no adulto, o exame diagnóstico padrão-ouro para SAOS na infância é a polissonografia que deve ser realizada em laboratório de sono durante uma noite inteira (American Academy of Pediatrics, 2002; American Thoracic Society, 1999; Guilleminault et al., 1976; Nieminen et al., 2000), em crianças de qualquer faixa etária. Deve ser realizada por profissionais treinados e habilidosos no manejo com as crianças. A polissonografia é importante para se diferenciar SAOS de ronco primário, apneias centrais, apneias mistas, convulsões noturnas e narcolepsia (Ward et al., 1996).

As indicações da *American Thoracic Society* para realização da PSG em crianças são (American Thoracic Society, 1999):

1. Diagnóstico diferencial entre ronco primário e síndrome da apneia obstrutiva do sono.
2. Avaliação da criança com padrão de sono patológico (sonolência excessiva diurna, p. ex.).
3. Confirmação diagnóstica de obstrução respiratória durante o sono para a indicação de tratamento cirúrgico.
4. Avaliação pré-operatória do risco de complicações respiratórias da adenotonsilectomia ou outras cirurgias nas vias aéreas superiores.
5. Avaliação de pacientes com laringomalacia cujos sintomas são mais intensos no período noturno ou na presença de *cor pulmonale*.
6. Avaliação de crianças obesas com sonolência excessiva diurna, ronco, policitemia ou *cor pulmonale*.
7. Avaliação de crianças com anemia falciforme (pelo risco de oclusão vascular durante o sono).
8. Persistência do ronco no pós-operatório de adenotonsilectomia.
9. Controle periódico do tratamento com pressão positiva contínua das vias aéreas (CPAP).

Há inúmeras diferenças entre crianças e adultos no registro da SAOS através de polissonografia (PSG). Nos adultos com SAOS o episódio de apneia quase sempre é seguido de um despertar cortical, provocando a fragmentação do sono, porém menos de 20% das crianças com SAOS apresentam despertares corticais (Marcus, 2000; Marcus, 2001; Goh et al., 2000).

Em vista dessas diferenças, os parâmetros para a análise da PSG nos adultos são inadequados para as crianças. Considera-se anormal nas crianças um evento respiratório com duração de dois ou mais ciclos respiratórios. O diagnóstico de SAOS na infância é feito quando o índice de apneia obstrutiva for maior do que 1 evento/hora associado à saturação da oxi-hemoglobina abaixo de 92% ou à retenção de gás carbônico (pico CO_2 exalado > 53 mmHg ou CO_2 exalado > 50 mmHg por mais que 10% do tempo total de sono) (Quadro 8-5) (Marcus et al., 1992).

Harvey et al. (1999) classificam a SAOS em crianças como *leve* quando 1 > IAH < 5/hora, *moderada* quando 5 > IAH < 9/hora e *grave* quando IAH > 10/hora.

Outros exames como a polissonografia diurna, a gravação em vídeo ou áudio durante o sono e a oximetria noturna possuem alta sensibilidade, mas baixa especificidade (American Academy of Pediatrics, 2002). Portanto, quando negativos, estes exames não excluem a SAOS, e ainda podem subestimar a severidade da SAOS, o que torna seu valor diagnóstico um pouco limitado.

Quadro 8-5. Critérios polissonográficos de normalidade na criança (*Marus et al.*, 1992)

Tempo total de sono (TTS)	> 6 horas
Eficiência do sono	> 85%
Sono REM	15-40%
Sono de ondas lentas	10-40%
Índice de despertar	< 15/hora
Índice de apneia e hipopneia	< 2 ciclos respiratórios
Hipoventilação obstrutivas ($ETCO_2$ > 50 mmHg)	< 10% TTS
SaO_2 mínima	> 92%

Índice de apneia e hipopneia = Número de eventos respiratórios/tempo total de sono (horas)

Devido à dificuldade para adaptação da criança ao ambiente do laboratório de sono e pensando na comodidade dos pais, Goodwin et al. (2001) realizaram 157 exames de *PSG domiciliar* em crianças de 5 a 12 anos. Quinze exames foram insatisfatórios porque o oxímetro de pulso saiu do dedo da criança no meio da noite, a criança não cooperou ou ocorreram problemas técnicos (desconexão de cabos, falha no funcionamento da bateria do equipamento). Apenas 61% dos registros foram considerados de excelente qualidade. Sugere-se, portanto, que a PSG só deva ser feita na residência do paciente quando este não tiver condições clínicas para se deslocar ao laboratório de sono.

Em um outro estudo, Brouillette et al. (2000) avaliaram os resultados da *oximetria noturna* em 349 crianças submetidas à PSG com suspeita de SAOS por hipertrofia adenotonsilar. Os dados da oximetria foram analisados sem o conhecimento do resultado da PSG. A oximetria foi considerada positiva para SAOS quando registrou três ou mais episódios de dessaturação num intervalo de 10 a 30 minutos, dos quais pelo menos três eventos resultaram em SaO_2 < 90%. Em 93 crianças a oximetria foi positiva e, destas, 90 confirmaram o diagnóstico de SAOS na PSG (IAH > 1). Neste trabalho, o valor preditivo positivo da oximetria de pulso noturna para diagnóstico de SAOS foi de 97%. Os autores ressalvam que a oximetria normal frente à suspeita clínica não descarta SAOS, e a criança deve ser encaminhada para PSG.

A *gravação dos ruídos respiratórios* da criança durante o sono também é usada para triagem de casos suspeitos de SAOS. Pode ser feita pelos pais no próprio quarto de dormir dos filhos. Na análise da gravação a equipe médica pode avaliar a intensidade do ronco e as pausas respiratórias (Lamm et al., 1999). A sensibilidade do método para a detecção de apneia é superior a 90%, porém seu valor preditivo positivo não ultrapassa 50% (American Academy of Pediatrics, 2002).

A polissonografia possui importância também na avaliação da severidade da SAOS e do risco de complicações no pós-operatório imediato e no seguimento pós-tratamento. Em contrapartida, o alto custo e a complexidade deste exame dificultam o seu uso rotineiro.

CONSEQUÊNCIAS

A SAOS pode levar a diversas alterações em crianças, desde alterações no desenvolvimento craniofacial e deformidades torácicas (Villa *et al.*, 2002; Marcus, 1998; Bass *et al.*, 2004) até alterações cognitivo-comportamentais, alterações cardiovasculares e repercussões no desenvolvimento e crescimento pôndero-estatural (Marcus, 1998; Bass *et al.*, 2004).

Alterações cardiovasculares, como por exemplo a hipertensão pulmonar (decorrente de hipóxia e hipercapnia recorrentes), pode levar à insuficiência cardíaca congestiva e ao *cor pulmonale*, podendo ser revertidos mediante tratamento adequado (Valera *et al.*, 2004).

Crianças e adolescentes hipertensos que tenham sobrepeso e/ou história de ronco habitual é recomendada a pesquisa de SAOS (Clinical Guideline, 2002; Zintzaras *et al.*, 2007).

Acredita-se que crianças portadoras de SAOS estejam mais predispostas a possuir HAS na vida adulta do que a população em geral (American Thoracic Society, 1999; Lipton *et al.*, 2003).

Problemas comportamentais (como hiperatividade, agressividade e agitação), diminuição na concentração, hipersonolência diurna (em crianças mais velhas) e baixo aprendizado na escola, fazem parte das alterações neurocognitivas presentes na criança portadora de SAOS. Quando a SAOS é diagnosticada e tratada precocemente, há melhora destes distúrbios (Lipton *et al.*, 2003).

TRATAMENTO

Tratamento cirúrgico

Como a apneia obstrutiva do sono em crianças geralmente é causada pela hipertrofia das tonsilas faríngea e/ou palatinas (American Academy of Pediatrics, 2002; American Thoracic Society, 1999; Lipton *et al.*, 2003), o tratamento de escolha nestes casos é a cirurgia de adenotonsilectomia (Davidson-Ward *et al.*, 1996; Ward *et al.*, 1996; American Academy of Pediatrics, 2002; Nieminen *et al.*, 2000).

Geralmente a resolução da SAOS após esta cirurgia ocorre em torno de 80% das crianças (Lipton *et al.*, 2003; American Academy of Pediatrics, 2002), no entanto, a adenoidectomia isolada não se tem demonstrado tão eficaz (Ward *et al.*, 1996; Nieminen *et al.*, 2000).

Podem ocorrer complicações no pós-operatório imediato de adenotonsilectomia em crianças com SAOS que incluem edema pulmonar e insuficiência respiratória secundária à obstrução de vias aéreas superiores, e exigem cuidado pós-operatório intensivo (Lipton *et al.*, 2003; Marcus, 2000; American Thoracic Society, 1999).

Tais complicações são mais comuns quando a cirurgia está associada a fatores de risco (Quadro 8-6) (Bittencourt, 2008), como idade menor que 2 anos, saturação mínima de oxigênio menor que 70% ou índice de apneia/hipopneia obstrutiva maior que 10/hora (American Thoracic Society, 1996), dificuldade moderada de ganho pôndero-estatural, doenças associadas (neuromotoras, síndromes craniofaciais, anomalias cromossomais), hipotonia, *cor pulmonale*, história de prematuridade, uvulopalatofaringoplastia associada no mesmo tempo cirúrgico, infecção respiratória recente e obesidade (Valera *et al.*, 2004).

Quadro 8-6. Fatores de desconforto perioperatório
- Idade < 3 anos
- SAOS grave na polissonografia
- Complicações cardíacas (hipertensão pulmonar)
- Desnutrição
- Obesidade
- Prematuridade
- Infecção respiratória recente
- Doenças neuromusculares
- Anormalidades craniofaciais

Crianças com risco cirúrgico elevado devem permanecer hospitalizadas na noite seguinte à cirurgia para monitoração contínua da oximetria de pulso (American Academy of Pediatrics, 2002).

Crianças apresentando síndromes genéticas, paralisia cerebral e malformações craniofaciais podem necessitar de cirurgias especiais como traqueostomia, uvulopalatofaringoplastia, avanço mandibular e glossectomia.

Tratamento clínico

Assim como nos adultos, as orientações sobre higiene do sono, controle da obesidade, tratamento da rinite também devem ser dadas às crianças com SAOS (American Academy of Pediatrics, 2002).

O uso de pressão positiva contínua nas vias aéreas (CPAP) está indicado nas seguintes situações: ausência de hipertrofia adenotonsilar, contraindicação cirúrgica, persistência dos sintomas após o tratamento cirúrgico (American Academy of Pediatrics, 2002).

Alguns estudos revelam que aproximadamente 20% das crianças terão dificuldade em tolerar o CPAP, principalmente devido à inadequação ou ajuste da máscara (Marcus, 1995; Waters *et al.*, 1995; Lim *et al.*, 2005; American Academy of Pediatrics, 2002).

REFERÊNCIAS BIBLIOGRÁFICAS

Ali NJ, Pitson DJ, Stradling JR. Snoring, sleep disturbance and behaviour in 4-5 year old. *Arch Dis Child* 1993;68:360-66.

American Academy of Pediatrics. Clinical practice guideline diagnosis and management of childhood obstructive sleep apnea syndrome. *Pediatrics* 2002;109:704-12.

American Thoracic Society. Cardiorespiratory sleep studies in children: establishment of normative data and polysomnographic predictors of morbidity. *Am J Respir Crit Care Med* 1999;160:1381-87.

American Thoracic Society. Standards and indications for cardiopulmonary sleep studies in children. *Am J Respir Crit Care Med* 1996;153:866-78.

Amin RS, Kimball TR, Bean JA. Left ventricular hypertrophy and abnormal ventricular geometry in children and adolescents with obstructive sleep apnea. *Am J Respir Crit Care Med* 2002;165:1395-99.

Anstead M. Pediatric sleep disorders: new developments and evolving understanding. *Curr Opin Pulm Med* 2000;6:501-6.

Bar A, Tarasiuk A, Segev Y et al. The effect of adenotonsillectomy on serum insulin-like growth factor-I and growth in children with obstructive sleep apnea syndrome. *J Pediatr* 1999;135:76-80.

Bass JL, Corwin M, Gozal D et al. The effect of chronic intermittent hypoxia on cognition in childhood. A review of evidence. *Pedriatrics* 2004;114:805-16.

Bittencourt LRA. Síndrome da apneia obstrutiva do sono em crianças e adolescentes. *Diagnóstico e tratamento da síndrome da apneia obstrutiva do sono (SAOS): guia prático* 2008;6:81-91.

Bower C, Buckmiller L. What's new in pediatric obstructive sleep apnea? *Curr Opin Otolaryngol Head Neck Surg* 2001;9:352-58.

Brouillette RT, Morielli A, Leimanis A et al. Nocturnal pulse oximetry as an abbreviated testing modality for pediatric obstructive sleep apnea. *Pediatrics* 2000;105:405-12.

Broullette R, Hanson D, David R. A diagnostic approach to suspected obstructive sleep apnea in children. *J Pediatr* 1984;105:10-14.

Brunetti L, Rana S, Lospalluti ML et al. Prevalence of obstructive sleep apnea in a cohort of 1207 children of Southern Italy. *Chest* 2001;120:1930-35.

Carroll JL, Loughlin GM. Diagnostic criteria for obstructive sleep syndrome in children. *Pediatr Pulmonol* 1992;14:71-74.

Carroll JL, Loughlin GM. Obstrutive sleep apnea syndrome in infants and children: clinical features and pathophysiology. In: Ferber R, Kryger M. (Eds). Principles and practice of sleep medicine in the child. Philadelphia: WB Saunders Company, 1995. p. 163-91.

Carroll JL, Loughlin GM. Primary snoring in children, in principles and practice of sleep medicine in the child. Edited by Ferber R, Kryger M, Philadelphia, PA: WB Saunders, 1995. p. 155-61.

Clinical Guideline: Diagnosis and management of childhood obstructive sleep apnea syndrome. *Pediatrics* 2002;109:704-12. Disponível em: http://www.pediatrics.org/cgi/content/full/109/4/4e69.

Davidson-Ward SL, Marcus CL: Obstructive sleep apnea in infants and young children. *J Clin Neurophysiol* 1996;13:198-207.

Diagnostic Classification Steering Committee 1990.

Filho POC. Síndrome da apneia obstrutiva do sono na infância. *Tratado de Otorrinolaringologia* 2003;3:581.

Finkelstein Y, Wexler D, Berger G et al. Anatomical basis of sleep-disordered breathing abnormalities in children with nasal obstruction. *Arch Otolaryngol Head Neck Surg* 2000;126:593-600.

Gislason T, Benediktsdottir B. Snoring, apneic episodes, and nocturnal hypoxemia among children 6 months to 6 years old. *Chest* 1995;107:963-66.

Goh DYT, Galster P, Marcus CL. Sleep architecture and respiratory disturbances in children with obstructive sleep apnea. *Am J Respir Crit Care Med* 2000;162:682-86.

Goodwin JL, Enright PL, Kaemingk KL et al. Feasability of using unattended polysomnography in children for research – Report of the Tucson Children's Assessment of Sleep Apnea Study (TuCASA). *Sleep* 2001;24:937-44.

Gozal D, Pope DW Jr. Snoring during early childhood and academic performance at ages thirteen to fourteen years. *Pediatrics* 2001;107:1394-99.

Guilleminault C, Eldrige FL, Simmons FB et al. Sleep apnea in eight children. *Pediatrics* 1976;58(1):23-30.

Guilleminault C, Eldrige FL, Simmons FB et al. Sleep apnea in eight children. *Pediatrics* 1976;58:28-32.

Guilleminault C, Korobkin R, Winkle R. A review of 50 children with sleep apnea syndrome. *Lung* 1981;159:275-87.

Hallinan MP, Moreira GA. Sono normal e distúrbios de sono da criança e do adolescente. *Medicina e Biologia do Sono* 2008;14:154.

Hallinan MP, Moreira GA. Sono normal e distúrbios de sono da criança e do adolescente. *Medicina e Biologia do Sono* 2008;14:158.

Harvey JMM, O'Callaghan MJ, Wales PD et al. Aetiological factors and development in subjects with obstructive sleep apnea. *J Paediatr Child Health* 1999;35:140-44.

James D, Lian M. Mandibular reconstruction in children with obstructive sleep apnea due to micrognatia. *Plast Reconst Surg* 1997;100:1131-37.

Johnson EO, Roth T. An epidemiologic study of sleep-disordered breathing symptoms among adolescents. *Sleep* 2006;29:1135-42.

Lamm C, Mandeli J, Kattan M. Evaluation of home audiotapes as an abbreviated test for obstructive sleep apnea syndrome (OSAS) in children. *Pediatr Pulmonol* 1999;27:267-72.

Lim J, Mckean M. Adenotonsillectomy for obstructive sleep apnoea in children. *The Cochrane Library* 2005;2.

Lipton AJ, Gozal D. Treatment of obstruction sleep apnea in children. Do we really know how? *Sleep Med Rev* 2003;7:61-80.

Madern BR. Obstructive sleep disorders. In: Bluestone CD, Stool SE, Kenna MA. *Pediatric otolaryngology*. 3rd ed. Philadelphia: WB Saunders, 1996.

Marcus CL, Carroll JL. Obstructive sleep apnea syndrome. In: Loughlin GM, Eigen H. (Eds.). *Respiratory disease in children: diagnosis and management*. Baltimore: Williams and Wilkins, 1994. p. 475-99.

Marcus CL, Greene MG, Carroll JL. Blood pressure in children with obstructive sleep apnea. *Am J Respir Crit Care Med* 1998;157:1098-103.

Marcus CL, Omlin KJ, Basisnki DJ et al. Normal polysomnographic values for children and adolescent. *Am Rev Resp Dis* 1992;146:1235-39.

Marcus CL. Pathophysiology of childhood obstructive sleep apnea: current concepts. *Respir Physiol* 2000;119:143-54.

Marcus CL. Sleep-disordered breathing in children. *Am J Respir Crit Care Med* 2001;164:16-30.

McSwiney PF, Cavanagh NP, Langoth P. Outcome in congenital stridor (laryngomalacia). *Arch Dis Child* 1977;52:215-18.

Nieminen P, Tolonen U, Lopponen H. Snoring and obstructive sep apnea in children – a 6-month follow-up study. *Arch Otolaryngol Head Neck Surg* 2000;126:481-86.

Richardson MA, Cotton RT. Anatomic abnormalities of pediatric airway. *Pediatr Clin North Am* 1984;31(4):821-34.

Salib RJ, Sadek SA, Dutt SN et al. Antrochoanal polyp presenting with obstructive sleep apnoea and cachexia. *Int J Ped Otorhinolaryngol* 2000;54:163-66.

Sanchez-Armengol A, Capote-Gil F, Cano-Gomez S et al. Polysomnographic studies in children with adenotonsillar hypertrophy and suspected obstructive sleep apnea. *Pediatr Pulmonol* 1996;22:101-5.

Schechter MS. Technical report: diagnosis and management of childhood obstructive sleep apnea. *Pediatrics* 2002;109:69.

Tal A, Leiberman A, Margulis G et al. Ventricular dysfunction in children obstructive sleep apnea: radionucleide assessment. *Pediatr Pulmonol* 1988;4:139-43.

Valera FCP, Demarco RC, Anselmo-Lima WT. Síndrome da apneia e da hipopneia obstrutiva do sono (SAHOS) em crianças. *Rev Bras Otorrinolaringol* 2004;70:665-70.

Villa MP, Bernkopf E, Pagani J et al. Randomized controlled study of an oral jaw-positioning appliance for the treatment of obstructive sleep apnea in children with malocclusion. *Am J Respir Crit Care Med* 2002;165:123-27.

Ward SL, Marcus CL. Obstructive sleep apnea in infants and young children. *J Clin Neurophysiol* 1996;13:198-207.

Zalzal GH, Anon JB, Cotton RT. Epiglotoplasty for the treatment of laryngomalacia. *Ann Otol Rhinol Laryngol* 1987;96:72-76.

Zintzaras E, Kaditis AG. Sleep-disordered breathing and blood pressure in children. A meta-analysis. *Arch Pediatric Adolesc Med* 2007;161:172-78.

CAPÍTULO 9

Avaliação otorrinolaringológica dos pacientes com SAOS

Adriane Iurck Zonato

CONSIDERAÇÕES GERAIS

A SAOS é uma doença da via aérea superior (VAS), mais propriamente da faringe, cabendo ao otorrinolaringologista a avaliação das alterações anatômicas pertinentes que possam estar causando ou contribuindo para o colapso da faringe. A obstrução e a colapsibilidade da VAS dependem de alterações anatômicas locais que contribuem para uma faringe menor ou pequena, interagindo com características fisiopatológicas individuais que não são completamente compreendidas (Sher et al.,1990; Smirne et al., 1991; Robinson et al., 1999). O colapso e o estreitamento faríngeo que ocorrem durante o sono são de *causa multifatorial* dependendo de diversos fatores, como atividade neuromuscular dos músculos dilatadores da faringe, depósito de tecido gorduroso na faringe, grau de hipertrofia tonsilar, alterações craniofaciais, idade do paciente, tipo de decúbito durante o sono e da arquitetura do sono. Devido a esta etiologia multifatorial, a identificação do(s) sítio(s) de obstrução através do exame físico da VAS, que é puramente anatômico, pode ser clinicamente limitada e imprecisa. Porém, a avaliação otorrinolaringológica da VAS no paciente com SAOS é o passo mais importante na investigação desta doença após o estudo polissonográfico. A avaliação da VAS tem como objetivo a identificação de características anatômicas que participam **direta** ou indiretamente na fisiopatologia da SAOS, que possam eventualmente ser tratadas cirurgicamente, contribuindo para uma melhora e para a cura do paciente. Quanto maior o número ou exuberância das alterações anatômicas encontradas durante a avaliação otorrinolaringológica, maior a chance de o paciente se beneficiar com a indicação do tratamento cirúrgico. A ausência ou irrelevância de uma anatomia desproporcional da VAS e do esqueleto facial pedem cautela na indicação da cirurgia, podendo sugerir que outros fatores possam estar influenciando a colapsibilidade faríngea. As principais alterações anatômicas estão colocadas no Quadro 10-1.

EXAME FÍSICO OTORRINOLARINGOLÓGICO

Inspeção facial e cervical

Características não relacionadas diretamente com a VAS precisam ser avaliadas através da inspeção cervical e do contorno facial, analisando o aspecto da morfologia craniofacial de cada indivíduo. Pacientes obesos, com concentração de gordura no nível do tronco, comumente apresentam pescoço curto, circunferência cervical alargada com preenchimento de gordura em região submentual e osso hioide deslocado para baixo, favorecendo, por estas alterações anatômicas, o estreitamento da VAS durante o sono. Alterações do desenvolvimento da maxila (hipoplasia da maxila) e principalmente da mandíbula (micrognatia, retrognatia) podem ser identificadas ou suspeitadas durante o exame físico através da avaliação do perfil facial. Uma maneira simples, rápida e efetiva é avaliar as características gerais da face em perfil, e no caso dos pacientes com apneia do sono, reconhecer aqueles com face retrognata. A face retrognata apresenta um perfil de aparência convexa, com o queixo retroposicionado e lábio superior de aparência retrusiva (Fig. 9-1).

Quadro 9-1. Principais alterações anatômicas do paciente com SAOS

- Contorno/perfil facial (hipodesenvolvimento dos terços médio e inferior da face)
- Classificação de Mallampati modificada (posiçao da língua com relaçao ao palato mole)
- Palato ogival e/ou mordida cruzada (pesquisa de estreitamento da maxila)
- Classificação da mordida (avaliação da oclusão dentária)
- Impressão dos dentes na língua (macroglossia ou pseudomacroglossia)
- *Palato-Web*, pilares tonsilares medianizados e/ou volumosos
- Hipertrofia de tonsila palatina
- Palato mole: posterior, espesso, alongado
- Úvula: alongada, espessa

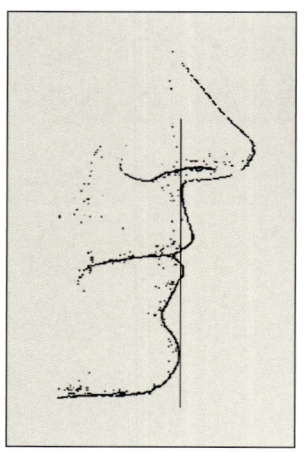

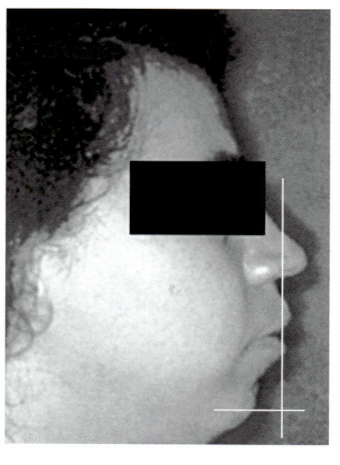

Fig. 9-1.
Inspeção facial. Esquema mostrando o aspecto do perfil facial de um paciente com retrognatia.

Cavidade oral

Alterações da oclusão dentária podem sugerir um crescimento desproporcional da maxila ou da mandíbula. Quando observamos mordida ou oclusão classe II (arcada dentária inferior retroposicionada com relação à superior) (Fig. 9-2), que corresponde a uma relação distal ou posterior da arcada **inferior** com relação à arcada **superior**, podemos estar frente a um prognatismo maxilar ou a um retrognatismo mandibular, situação de importância pois uma vez a mandíbula posicionada posteriormente todo tecido mole da faringe e da língua **estarão** retroposicionados predispondo ao estreitamento da VAS.

A avaliação da oclusão também pode identificar mordida cruzada, com posicionamento medial das cúspides vestibulares superiores sobre as inferiores, decorrente de uma maxila pequena ou somente do estreitamento lateral da maxila sendo que nestes casos também pode ser observado desenvolvimento ogival do palato.

O volume da língua com relação ao tamanho da cavidade oral pode estar aumentado, seja devido à macroglossia propriamente dita ou devido à cavidade oral de pequenas dimensões (arcada dentária pequena), sendo que chamamos esta última característica de pseudomacroglossia. Nos dois casos observamos a demarcação parcial ou total dos dentes nos bordos da língua (Fig. 9-3).

Uma anatomia desproporcional da cavidade oral, seja por aumento de tecidos moles ou por hipodesenvolvimento da estrutura óssea bimaxilar, pode ser suspeitada avaliando a abertura da boca através da Classificação de Mallampati Modificado (Mallampati *et al.*, 1985). O paciente é colocado em posição sentada, boca totalmente aberta e língua protraída, com o examinador na frente do paciente observando a dimensão **da orofaringe exposta**, sendo então classificada de I a IV, de acordo com a visualização maior ou menor do bordo livre do palato mole e da cavidade oral (Fig. 9-4).

Orofaringe

A visualização direta da orofaringe deve avaliar a presença de hipertrofia das tonsilas palatinas (Fig. 9-5), aspecto dos pilares tonsilares que podem ser volumosos, hipertróficos (principalmente o pilar posterior) e medianizados; inserção baixa dos pilares posteriores na úvula formando uma membrana bilateral paralelamente à extensão da úvula (denominado "palato-web") (Fig. 9-6); palato mole **posteriorizado** com diminuição da profundidade retropalatal, espesso e alongado; úvula espessa e alongada. Estas alterações nos tecidos moles da orofaringe contribuem para o estreitamento e colapsibilidade da VAS durante o sono.

EXAMES COMPLEMENTARES

Nasofaringolaringoscopia

O exame visual direto da orofaringe e das cavidades nasais através do endoscópio flexível faz parte da avaliação do paciente com apneia do sono, sendo de baixo custo, de fácil realização sem necessidade de sedação, com mínimo desconforto e bem tolerado pelo paciente, podendo ser feito no consultó-

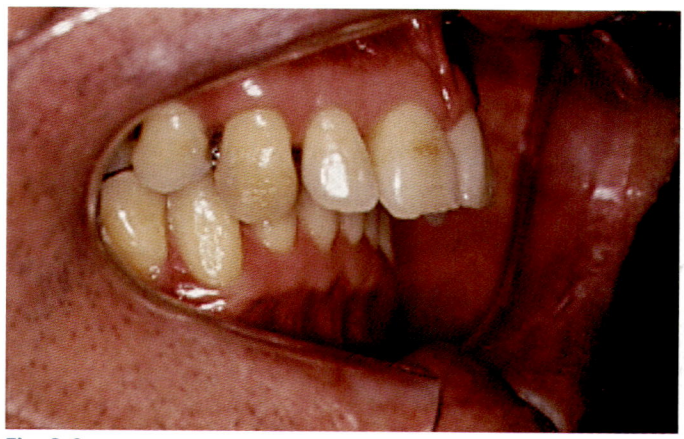

Fig. 9-2.
Paciente com oclusão dentária Classe II. Relação posteriorizada da mandíbula com relação à maxila.

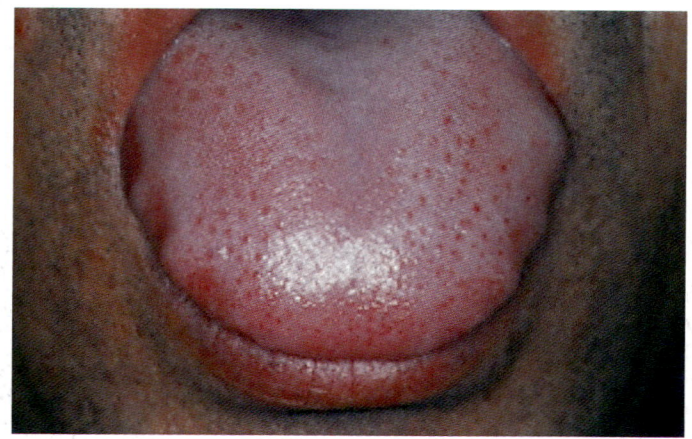

Fig. 9-3.
Demarcação dos dentes em toda extensão lateral da língua.
Pressão da arcada dentária sobre a língua.

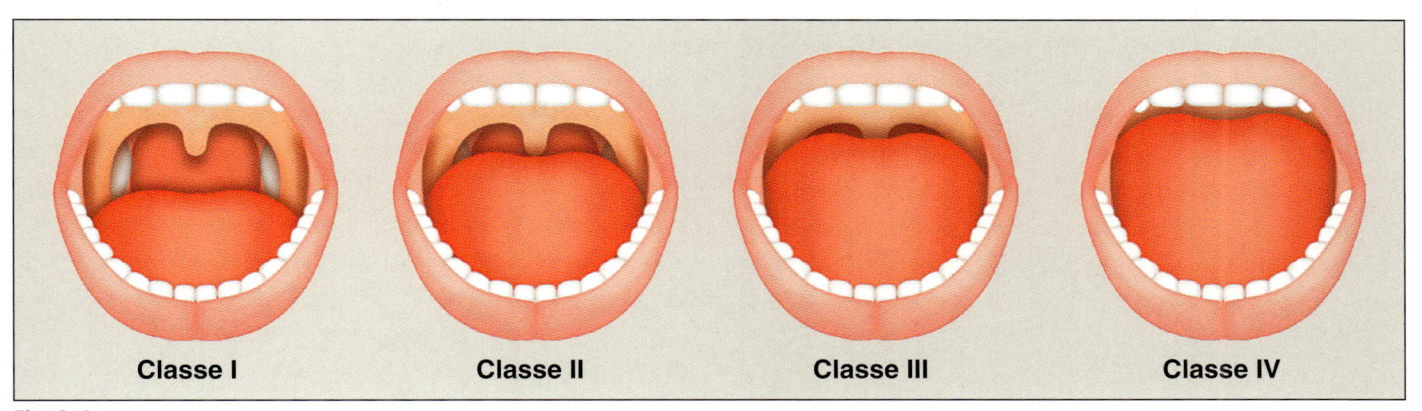

Fig. 9-4.

Classificação de Mallampati modificada. Classe I: visualiza-se toda a parede posterior da orofaringe, incluindo o polo inferior das tonsilas palatinas; Classe II: visualiza-se parte da parede posterior da orofaringe; Classe III: visualiza-se a inserção da úvula e o palato mole. Não é possível evidenciarmos a parede posterior da orofaringe; Classe IV: visualiza-se somente parte do palato mole e o palato duro.

rio no mesmo momento da consulta inicial. Neste exame não encontramos nenhum sinal ou achado que seja específico da **SAOS**, sendo que, muitas vezes o aspecto da faringe é normal para a maioria dos pacientes. No grupo de pacientes com apneia, avalia-se principalmente a relação espacial do palato mole e da base da língua com a parede posterior da faringe, com estreitamento da velo e hipofaringe devido a uma combinação de fatores. Dentre os fatores anatômicos podemos encontrar: palato mole posteriorizado, alongado, com úvula grande, paredes laterais medianizadas por hipertrofia das **amígdalas** palatinas, base da língua volumosa com ou sem hipertrofia linfoide encobrindo a visualização superior da região glótica e epiglote deslocada para trás podendo inclusive encostar na parede posterior da faringe.

Além dos fatores anatômicos, podem-se avaliar a tendência de colapso e a flacidez do tecido mole da faringe através da inspiração forçada com oclusão da boca e das narinas, criando uma pressão negativa na VAS (manobra de Mueller). Esta avaliação é bastante subjetiva e inespecífica mas pode mostrar a facilidade com que alguns pacientes apresentam maior ou menor grau de colapso da faringe, o que pode estar influenciando na colapsibilidade que ocorre durante o sono.

O uso de endoscópio para avaliar a VAS não vai achar nem um sinal muito específico que esteja relacionado com a SAOS. Vale realçar que, em muitos pacientes, o aspecto anatômico da faringe pode ser normal durante este exame. No entanto, a visualização da faringe através do exame endoscópico também tem como objetivo descartar patologias distintas que, secundariamente, estejam causando apneia do sono. Como exemplo, temos: linfoma (hipertrofia secundária de adenoide, tonsilas palatinas e lingual), tireoide ectópica, paralisia de pregas vocais, tumorações de base da língua e hipofaringe, entre outros.

Cefalometria

O estudo cefalométrico tem sido utilizado para avaliar o estreitamento da VAS em todos os seus níveis, desde a rinofaringe até a hipofaringe, observando a permeabilidade da faringe através de parâmetros principalmente de tecidos moles. Porém, sua principal utilização e a de maior benefício é para o estudo das estruturas ósseas da face, principalmente referentes ao crescimento anteroposterior da maxila e da mandíbula. A cefalometria não está necessariamente indicada em todos os pacientes com apneia do sono, porém naqueles pacientes

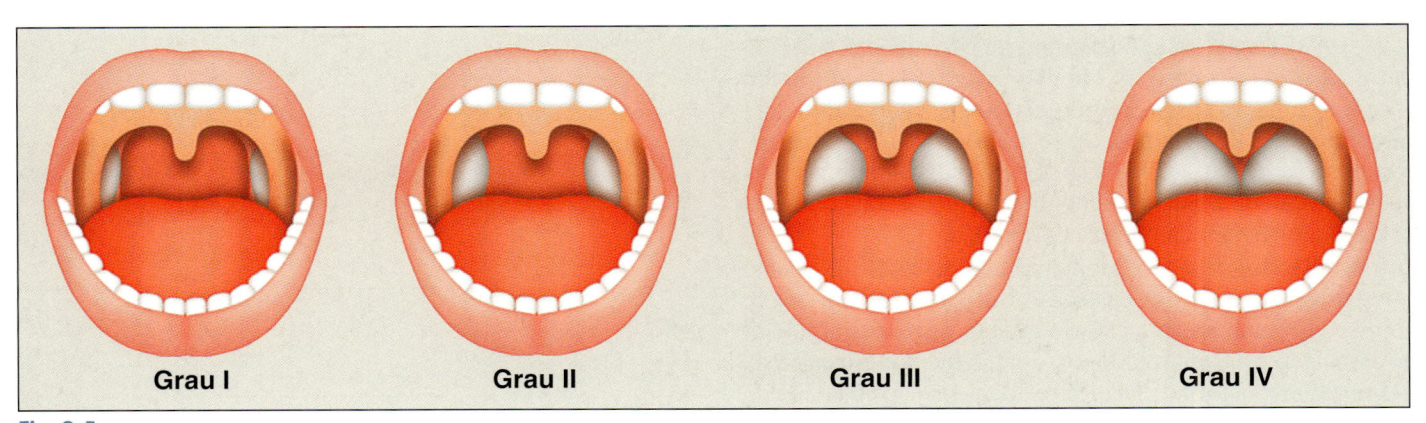

Fig. 9-5.

Graduação das tonsilas palatinas. Grau I: tonsilas palatinas ocupam até 25% do espaço orofaríngeo; Grau II: tonsilas palatinas ocupam entre 25% e 50% do espaço orofaríngeo; Grau III: tonsilas palatinas ocupam entre 50% e 75% do espaço orofaríngeo; Grau IV: tonsilas palatinas ocupam mais de 75% do espaço orofaríngeo.

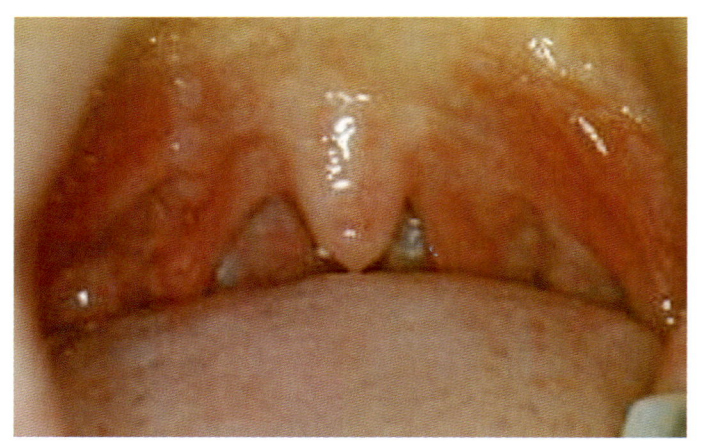

Fig. 9-6.
Palato-Web. Inserção baixa dos pilares posteriores na úvula formando uma membrana bilateral paralelamente à extensão da úvula.

cujo exame físico apresentava indícios de desproporção ortognática, ou ainda, naqueles pacientes com apneia grave que tenham indicação de cirurgia craniofacial, este exame se faz necessário. O exame consiste de uma telerradiografia lateral da face e do pescoço, possibilitando visualização da estrutura esquelética, dos tecidos moles da faringe e da face, como também da permeabilidade da VAS.

Riley *et al.*, 1983 foi quem adaptou este tipo de exame radiológico ao estudo do paciente com apneia do sono, definindo além das medidas e ângulos ósseos já utilizados com frequência nos estudos ortognáticos, algumas medidas de tecidos moles capazes de avaliar o tamanho da VAS (Fig. 9-7). Estas medidas e seus valores normais podem ser vistos no Quadro 9-2.

A partir de então, a cefalometria passou a ser utilizada na avaliação pré-operatória dos pacientes com apneia obstrutiva do sono no sentido de identificar o(s) sítio(s) de obstrução da VAS, assim como controle das alterações da forma e tamanho da faringe após um tratamento cirúrgico. Numa avaliação de 23 pacientes submetidos a tratamento cirúrgico da VAS, a cefalometria pós-operatória mostrou alteração positiva no tamanho da VAS (PAS, espaço posterior da faringe) (Yao *et al.*, 1998). Porém, quando o grupo de pacientes foi dividido entre os que tiveram e os que não tiveram bom resultado com a cirurgia, as alterações na cefalometria não foram diferentes entre os dois grupos. Ou seja, apesar da melhora objetiva observada no traçado cefalométrico sugerir alteração na anatomia da VAS após o tratamento cirúrgico, estas modificações não refletiram na eficácia da cirurgia.

Acreditamos que a cefalometria não deva ser um exame obrigatório na rotina de avaliação do paciente com **SAOS**, como consideramos ser a PSG e o exame otorrinolaringológico associado à nasofibrolaringoscopia. A melhor avaliação da permeabilidade, forma, flacidez tecidual e colapsibilidade da VAS é adquirida através da visualização tridimensional que o exame endoscópico proporciona. Porém, nos casos em que se suspeita de um dismorfismo craniofacial o método preferencial de avaliação é a cefalometria.

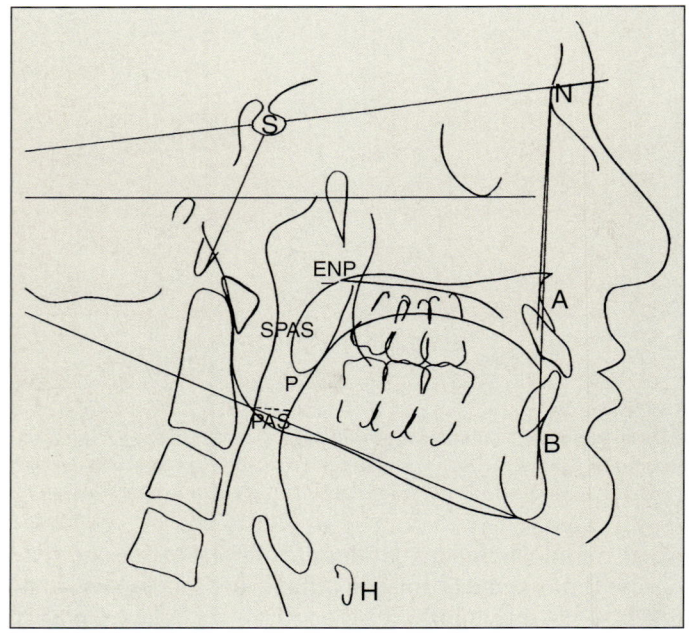

Fig. 9-7.
Cefalometria. Principais pontos utilizados no traçado cefalométrico para avaliação de pacientes com apneia do sono. S = sela túrcica; N = *nasium*; A = ponto de maior concavidade da maxila; B = ponto de maior concavidade da mandíbula; ENP = espinha nasal posterior; P = ponto mais caudal do palato mole; PAS = espaço posterior da via aérea; SPAS = espaço posterior e superior da via aérea; H = osso hioide.

Tomografia computadorizada e/ou ressonância nuclear magnética

Estes exames são utilizados de rotina na prática diária do otorrinolaringologista para avaliar doenças da cavidade nasal, dos seios paranasais, do pescoço e da região cervical. No caso do paciente com **SAOS**, estes exames radiológicos são utilizados para avaliar o tamanho, o formato e o volume da faringe, assim como para avaliar a presença de gordura ao redor da faringe. No entanto, estas informações são mais úteis para pesquisas e trabalhos científicos que para a prática do consultório.

Quadro 9-2. Parâmetros cefalométricos normais relativos ao paciente com SAOS	
SNA	82°
SNB	80°
ANB	2°
PAS	11 mm
SPAS	7 mm
ENP-P	35 mm
PM-H	15 mm

RELEVÂNCIA DOS ACHADOS ANATÔMICOS

O otorrinolaringologista é capaz, através de um simples exame físico, de apontar as principais alterações em cada paciente, no entanto, será que estas alterações comumente observadas são específicas dos pacientes com SAOS? Num estudo realizado na disciplina de Otorrinolaringologia e no Instituto do Sono da Universidade de São Paulo, avaliamos dois grupos de pacientes: um grupo com SAOS, e outro grupo de pacientes sem ronco e sem SAOS (Zonato et al., 2005). Os achados anatômicos que foram considerados para comparar os dois grupos estão no Quadro 9-3, assim como a comparação entre eles. Com exceção do palato-web, da demarcação do bordo lingual pela arcada dentária, do fato de já ser amidalectomizado e do desvio septal graus I e II, todas as outras alterações anatômicas mostrarem ser mais frequentes do grupo de pacientes com SAOS. Ainda, a minoria dos pacientes sem SAOS apresentaram hipertrofia tonsilar grau III ou IV (1% dos casos somente), mandíbula retroposicionada (6% dos casos), palato ogival (11%), oclusão classe II (12%), palato e úvula espessos (10% dos casos cada) e desvio septal grau III (1% dos casos).

Este estudo mostrou diferenças significativas no exame físico entre os pacientes com e sem SAOS, sugerindo que as alterações anatômicas que geralmente procuramos nos pacientes com ronco ou SAOS são realmente descritivas deste tipo de paciente.

Além das diferenças observadas entre os dois grupos, a tabela mostra que estas alterações anatômicas são bastante frequentes no grupo de pacientes com SAOS. No entanto, qual a real relevância destas alterações anatômicas com a presença e a gravidade da SAOS? No grupo de pacientes com SAOS foi realizada uma análise estatística para avaliar a relação das alterações anatômicas com a presença e a severidade da SAOS (Zonato et al., 2003). Os resultados estão nos Quadros 9-4 e 9-5.

O Quadro 10-4 mostra que apesar de as alterações anatômicas serem frequentes nos pacientes com SAOS, a maioria delas não apresenta uma relação direta com a presença da apneia obstrutiva do sono, com exceção do palatoogival. Já o Quadro 10-5 mostra que o índice de massa corporal e a classificação modificada de Mallampati são características físicas fortemente relacionadas com a presença e a gravidade da SAOS. Apesar de a hipertrofia tonsilar não ter apresentado significância estatística neste estudo, e sim uma simples tendência, Friedman et al., 1999 observaram correlação desta característica com a AOS. Neste mesmo estudo, os autores também observaram uma correlação da Classificação de Mallampati Modificada com a SAOS. Com relação ao índice de massa corporal, inúmeros trabalhos na literatura têm demonstrado a importância do peso, assim com da circunferência do pescoço e abdominal, na presença e na gravidade da SAOS.

Segundo a literatura (Bittencourt et al., 2008), dentre todas as alterações anatômicas observadas nos pacientes com

Quadro 9-3. Comparação dos achados de exame físico entre pacientes sem SAOS e com SAOS

	Pacientes sem SAOS (n = 100)	Pacientes com SAOS (n = 223)	Valor do P
Palato ogival	11%	25,1%	0,003
Mandíbula retroposicionada	6%	19,7%	0,001
Oclusão classe II	12%	26,3%	0,005
Língua demarcada pelos dentes	28%	36,3%	N.S.
Palato-Web	38%	45,3%	N.S.
Palato posteriorizado	19%	43%	< 0,001
Palato espesso	10%	35%	< 0,001
Úvula longa	15%	34,1%	< 0,001
Úvula espessa	10%	34,5%	< 0,001
Parede lateral volumosa	11%	30,9%	< 0,001
CMM classes I e II	54%	21,2%	< 0,001
CMM classes III e IV	46%	78,8%	< 0,001
Tonsilectomizado	24%	20,4%	N.S.
Tonsilas graus I e II	75%	65,2%	< 0,001
Tonsilas III e IV	1%	14,4%	0,040
Desvio septal grau I	22%	30,9%	N.S.
Desvio septal grau II	26%	30,9%	N.S.
Desvio septal grau III	1%	5,8%	0,048
Hipertrofia de cornetos	31%	49,8%	0,001

CMM = classificação modificada de Mallampati; n = número; N.S. = não significativo.
Adaptado de Zonato et al. Laryngoscope 2005;115(6):1030-34.

Quadro 9-4. Associação dos achados de exame físico com a presença de SAOS

	Pacientes com SAOS (n = 223)	Valor do P
Palato ogival	25,1%	< 0,001
Mandíbula retroposicionada	19,7%	N.S.
Oclusão classe II	26,3%	N.S.
Língua demarcada pelos dentes	36,3%	N.S.
Palato-Web	45,3%	N.S.
Palato alterado	58,7%	N.S.
Úvula alterada	50,7%	N.S.
Desvio septal	63,2%	N.S.
Hipertrofia de cornetos	49,8%	N.S.

N = número; N.S. = não significativo.
Adaptado de Zonato AI et al. *Laryngoscope* 2003;113:973-80.

Quadro 9-5. Análise de variância dos achados anatômicos com a severidade da SAOS

	Valor do *P*
Índice de massa corporal	< 0,000...
Classificação de Mallampati modificada	0,007
Hipertrofia tonsilar	0,417

Adaptado de Zonato et al. *Laryngoscope* 2003;113:973-80.

Quadro 9-6. Achados relevantes do exame físico do paciente com SAOS

- Obesidade (Índice de Massa Corporal ≥ 30kg/m^2)
- Classificação de Mallampati modificada (Classes III e IV)
- Hipertrofia de tonsila palatina (Grau III e IV)
- Presença de palato ogival

SAOS, as que realmente apresentam relevância são: o índice de massa corporal, a classificação de Mallampati, modificada a hipertrofia tonsilar e a presença de palato ogival (Quadro 9-6).

Baseado nestes dados, Friedman *et al.*, 2002 propuseram um estadiamento para os pacientes com SAOS, que foi chamado de *Sistema de Estadiamento de Friedman*. Este estadiamento classifica os pacientes com SAOS em quatro estágios levando em consideração o índice da massa corporal, a classificação de Mallampati modificada e o tamanho das tonsilas palatinas (Quadro 9-7). Numa primeira publicação, Friedman *et al.*, 2002 mostraram o resultado da uvulopalatofaringoplastia para os pacientes de cada um dos estágios (com excessão dos pacientes do estágio IV que não são operados devido à obesidade mórbida ou devido a uma deformidade esquelética significativa). A taxa de sucesso com a uvulopalatofaringoplastia foi maior nos pacientes do estágio I como mostra o Quadro 9-7, e foi bem menor à medida que se passou do estágio II para o estágio III. Numa publicação posterior, os autores associaram a cirurgia palatal com procedimento na base da língua, e mostraram um resultado maior nos pacientes do estágio II e um resultado de 44% nos pacientes do estágio III (Friedman *et al.*, 2003). Os autores sugerem que cirurgias combinadas podem aumentar a taxa de sucesso em pacientes classificados como estágios II e III.

O que ainda não foi avaliado é como os pacientes com SAOS se distribuem dentro dos quatro estágios do sistema de estadiamento.

Para termos uma ideia desta possível distribuição, recorremos ao banco de dados do nosso trabalho onde avaliamos as características anatômicas de 223 pacientes com SAOS. Os pacientes foram classificados e separados de acordo com as características anatômicas do sistema de estadiamento de Friedmam como mostra a última coluna do Quadro 9-7 (6 pacientes no estágio I, 44 pacientes no estágio II, 125 pacientes no estágio III e 6 pacientes no estágio IV). Este número de pacientes não fecha um total de 223 pacientes porque na classificação proposta ficaram de fora os pacientes que seriam "tonsilectomizados com Mallampati modificado classes I ou II". O que podemos notar é que a grande maioria dos pacientes com SAOS são estágio III (aqueles que apresentam os piores resultados cirúrgicos) e a minoria são estágio I (aqueles que apresentam os melhores resultados cirúrgicos).

Quadro 9-7. Análise crítica do "sistema de estadiamento de Friedman"

	Sistema de estadiamento de Friedman			Friedman	Friedman	Zonato
	Mallampati	Tonsila palatina	IMC	UP3	UP3 + língua	N
Estágio I	1 2	3 ou 4 3 ou 4	< 40 < 40	80,6% de melhora		6
Estágio II	1 ou 2 3 ou 4	1 ou 2 3 ou 4	< 40 < 40	37,9% de melhora	74% de melhora	44
Estágio III	3 4	0, 1 ou 2 0, 1 ou 2	< 40 < 40	8,1% de melhora	44% de melhora	125
Estágio IV	1, 2, 3 ou 4	1, 2, 3 ou 4	> 40	não operados	não operados	6

Significante alteração esquelética ou deformidade anatômica.
Modificado de Friedman M et al. *Otolaryngol Head Neck Surg* 2002;127(1):13-21; Friedman M et al. *Otolaryngol Head Neck Surg* 2003;129(6):611-21; Zonato et al. *Laryngoscope* 2003;113(6):973-80.

REFERÊNCIAS BIBLIOGRÁFICAS

Bittencourt LR. *Diagnóstico e tratamento da síndrome da apneia obstrutiva do sono* (SAOS) – Guia prático, coordenação. São Paulo: Livraria Médica Paulista, 2008.

Friedman M, Ibrahim H, BassL. Clinical staging for sleep-disordered breathing. *Otolaryngol Head Neck Surg* 2002;127(1):13-21.

Friedman M, Ibrahim H, Lee G et al. Combined uvulopalatopharyngoplasty and radiofrequency tongue base reduction for treatment of obstructive sleep apnea/hypopnea syndrome. *Otolaryngol Head Neck Surg* 2003;129(6):611-21.

Friedman M, Tanyeri H, La Rosa M et al. Clinical predictors of obstructive sleep apnea. *Laryngoscope* 1999;109:1901-07.

Mallampati SR, Gatt SP, Gugino LD et al. A clinical sign to predict difficult tracheal intubation: a prospective study. *Can Anaesth Soc L* 1985;32:429-34.

Riley R, Guilleminault C, Herran J et al. Cephalometric analyses and flow volume loops in obstructive sleep apnea patients. *Sleep* 1983;6:304-07.

Robinson A, Guilleminault C. Obstructive sleep apnea syndrome. In: Chokroverty S. *Sleep disorders medicine: basic science, technical considerations, and clinical aspects*. 2. ed. Woburn: Butterworth Heinemann, 1999. p. 331-54.

Sher AE. Obstructive sleep apnea syndrome: a complex disorder of the upper air way. *Otolaryngol Clin North Am* 1990;23:593-608.

Smirne S, Iannaccone S, Ferini-Strambi L et al. Muscle fiber type and habitual snoring. *Lancet* 1991;337:597-99.

Yao M, Utley DS, Terris DJ. Cephalometric parameters after multilevel surgery for patients with obstructive sleep apnea. *Laryngoscope* 1998;108:789-95.

Zonato AI, Bittencourt LR, Martinho FL et al. Association of systematic head and neck physical examination with severity of obstructive sleep apnea-hypopnea syndrome (OSAHS). *Laryngoscope* 2003;113(6):973-80.

Zonato AI, Martinho FL, Bittencourt LR et al. Head and neck physical examination: comparison between nonapneic and obstructive sleep apnea patients. *Laryngoscope* 2005 115(6):1030-34.

CAPÍTULO 10

Nasofibrolaringoscopia e sonoendoscopia

Roberto Duarte Paiva Ferreira
José Antonio Pinto

INTRODUÇÃO

A localização do sítio de obstrução e de geração do ronco na via aérea superior (VAS) em pacientes portadores da síndrome da apneia obstrutiva do sono (SAOS) tem sido avaliada através de diferentes métodos. Dentre eles destacam-se o exame físico geral e otorrinolaringológico (ORL), a endoscopia em vigília com ou sem a manobra de Muller e exames de imagem como a cefalometria e a ressonância magnética nuclear (RMN) (Woodson et al., 1994; Steinhart et al., 2000). Dados do exame físico geral e ORL como índice de massa corporal (IMC), circunferência cervical, alterações craniofaciais e alterações em nível das fossas nasais, cavidade oral e orofaringe são determinantes na avaliação diagnóstica destes pacientes.

Mais recentemente a circunferência abdominal tem sido considerada como dado relevante no exame físico destes pacientes, de acordo com o conceito da síndrome metabólica, e sua correlação com a restrição ou privação crônica do sono (Zalcman et al., 2008). Pacientes portadores de SAOS apresentam alta prevalência de síndrome metabólica, e dentre as comorbidades associadas na síndrome metabólica, a hipertensão arterial sistêmica é estatisticamente mais significativa em pacientes com SAOS, em particular nos pacientes do sexo masculino acima dos 50 anos de idade (Parish et al., 2007).

NASOFIBROLARINGOSCOPIA EM VIGÍLIA

A nasofibrolaringoscopia em vigília é um exame de fácil acesso e baixo custo. Deve ser realizada em todos os pacientes com suspeita clínica de SAOS. A avaliação endoscópica da VAS em vigília é mais bem realizada na posição supina. Os principais parâmetros endoscópicos a serem avaliados através deste procedimento referem-se às alterações da faringe superior ou retropalatal e da faringe inferior ou retroglossal. Os achados endoscópicos relevantes do espaço retropalatal incluem o comprimento do palato mole e da úvula e suas relações com a parede posterior da orofaringe; proeminência das paredes laterais da orofaringe; proeminência da prega salpingofaríngea e do abaulamento muscular da úvula, e hipertrofia das tonsilas palatinas e suas relações com as paredes laterais e posterior da orofaringe. Com relação ao espaço retroglossal, os principais achados endoscópicos são caracterizados pela retroposição do complexo glossoepiglótico, não permitindo a visibilização direta e clara do vestíbulo laríngeo; hiperplasia da tonsila lingual com a não identificação das valéculas; as relações da base da língua e epiglote com as paredes laterais e posterior da hipofaringe e redundância das estruturas supraglóticas e aritenoides. A forma elíptica da VAS, sagitalmente direcionada, implica em hipertrofia das paredes laterais, que pode sugerir acúmulo de tecido adiposo (obesidade) e colapso da parede lateral. A VAS orientada transversalmente implica em anormalidades anatômicas de estrutura anterior, como base de língua e palato (Kuna et al., 1988).

A manobra endoscópica de Muller representa o método dinâmico mais utilizado na busca pelo topodiagnóstico da obstrução da VAS. O exame possui facilidades na sua realização tais como: paciente acordado, uso de ambiente não-hospitalar, respostas do paciente ao comando verbal do examinador, desnecessária administração de medicações, avaliação de múltiplas áreas colapsáveis e rapidez de início e término do exame. Postula-se que esta técnica simule a colapsabilidade da VAS durante o sono. A manobra endoscópica de Muller inicia-se com o posicionamento do nasofibroscópio imediatamente acima da epiglote (faringe inferior). Pede-se ao paciente que inspire contra as narinas ocluídas e a boca fechada. O grau e o padrão do colapso são então avaliados. Em seguida, posiciona-se o aparelho logo acima da base da úvula (faringe superior), e realiza-se o mesmo procedimento. Deve-se observar o padrão de obstrução da VAS – anterior para posterior, circunferencial, lateral para medial (Woodson et al., 1994; Kuna et al., 1988).

Este método, entretanto, é controverso pelo fato de as anormalidades que se observam com o paciente em vigília não se correlacionarem com os eventos obstrutivos durante o sono. O fato de a manobra endoscópica de Muller depender da boa técnica do examinador e do paciente em realizar a inspiração forçada são críticas à fidelidade dos seus achados.

Outro motivo de crítica seria a diferença de tônus muscular na faringe do paciente acordado com relação ao mesmo dormindo, podendo subestimar possíveis áreas de colapso faríngeo (Woodson *et al.*, 1994; Sher *et al.*, 1985; Quin *et al.*, 1995).

Nota-se, portanto, que o exame físico e a nasofibrolaringoscopia em vigília são medidas subjetivas e seus valores preditivos permanecem ainda controversos em definir o nível de colapsabilidade e de geração do ronco durante o sono. Quanto aos exames de imagem como a cefalometria e a RMN da VAS, além dos seus custos elevados, estão reservados aos casos de SAOS grave e malformações craniofaciais (Sher *et al.*, 1985; Berry *et al.*, 2005).

SONOENDOSCOPIA

Croft e Pringle, em 1991, descreveram uma nova técnica diagnóstica em pacientes portadores de SAOS conhecida como nasoendoscopia sob sedação ou sonoendoscopia. Este método proporciona uma inspeção direta e dinâmica da faringe, sob visão endoscópica, durante o sono induzido, permitindo a identificação do sítio de obstrução e geração do ronco. A grande diferença é que esse processo ocorre durante o sono mimetizado pela sedação (Croft and Pringle, 1991). Suas vantagens assemelham-se àquelas citadas à manobra endoscópica de Muller, porém pelo fato de o paciente estar sob o sono induzido, os achados deste exame representam uma reprodução mais próxima do sono fisiológico. Trata-se de um método seguro desde que existam condições adequadas para sua realização. Não há necessidade de ambiente cirúrgico, porém necessita de um local apropriado que contenha materiais e equipamentos de suporte ventilatório tais como oxímetro de pulso, sistema de oxigênio em rede, máscara com Ambu, cânulas do tipo Guedel, sondas de intubação orotraqueal, aspirador e um aparelho de cardioversão. Além disso, o exame envolve a participação de uma equipe multidisciplinar (otorrinolaringologia, anestesiologia e enfermagem).

Diferentes agentes sedativos e diferentes técnicas de infusão têm sido utilizados na sonoendoscopia. A droga de escolha tem sido o propofol a 1% por apresentar início de efeito e metabolização extremamente rápidos, além da baixa incidência de efeitos colaterais como náuseas, vômitos e cefaleia (Berry *et al.*, 2005; Fujita, 1987).

TÉCNICA

Os pacientes com diagnóstico clínico de roncopatia e/ou SAOS são encaminhados ao laboratório do sono para a realização da sonoendoscopia previamente a polissonografia. Em nosso serviço, uma das unidades de polissonografia do laboratório do sono foi adaptada com os equipamentos e materiais necessários à realização do procedimento, tais como: equipamento de videoendoscopia (câmera, fonte de luz, monitor, aparelho de DVD), materiais de suporte cardiorrespiratório (oxímetro de pulso, sistema de oxigênio em rede, máscara com Ambu, cânulas do tipo Guedel, sondas de intubação, aspirador e aparelho de cardioversão) (Fig. 10-1).

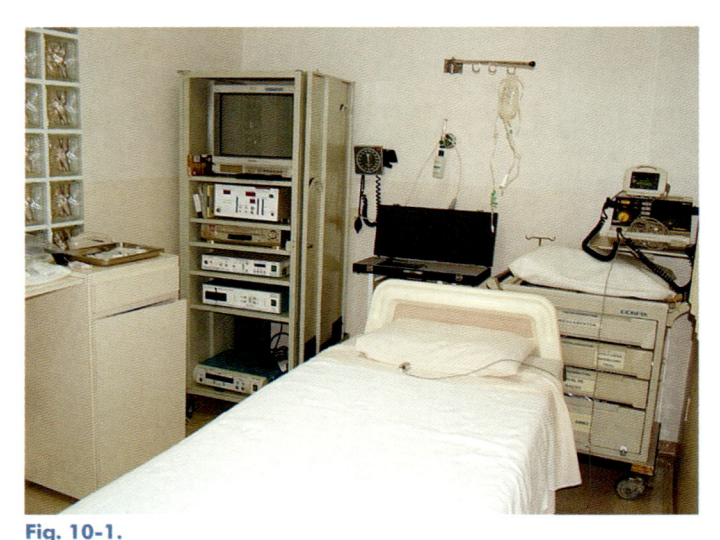

Fig. 10-1.
Sala de realização do exame de sonoendoscopia.

Com o paciente em decúbito dorsal, inicia-se a infusão manual, lenta e gradual do propofol a 1%. A técnica de infusão manual e o seu sucesso na obtenção de um plano de sedação ideal depende do treinamento da equipe de anestesiologia em conjunto com o otorrinolaringologista. Ao introduzirmos a sonoendoscopia no Brasil, realizamos um estudo inicial em ambiente cirúrgico com pacientes não portadores de ronco e apneia do sono, que seriam submetidos a cirurgias otorrinolaringológicas, para desenvolvermos a técnica e alcançarmos uma maior sensibilidade e especificidade do exame no que se refere a técnica de infusão do propofol (Pinto e Ferreira, 2007).

O exame inicia-se quando o examinador detecta a hiporresponsividade do paciente a estímulos verbais e tácteis (área do vestíbulo nasal), permanecendo o paciente em respiração espontânea e sem sinais clínicos de apneia (ausência de movimentos respiratórios toracoabdominais).

Com a introdução do nasofibroscópio flexível realiza-se a inspeção de toda a cavidade nasal, faringe e laringe. Avaliamos o grau de colapsabilidade da faringe em seus diferentes níveis, o tipo de fechamento das paredes faríngeas (circunferencial, lateral ou anteroposterior), o(s) sítio(s) de vibração e geração do ronco, o posicionamento do palato mole e da úvula em relação às paredes da orofaringe, a posição da base da língua, das paredes laterais da faringe, da epiglote e ligamentos ariepiglóticos. Além disto, avalia-se a saturação média e mínima de oxigênio e a ocorrência de ronco e apneia durante o exame (Fig. 10-2).

DISCUSSÃO

O sono induzido pelo propofol tem sido questionado quanto às suas bases fisiológicas. Tung *et al.*, 2004 submeteram 16 ratos a sedação com propofol e 16 ratos ao sono fisiológico após privação de sono por 24 horas. Os ratos foram submetidos a monitoração eletroencefalográfica e eletromiográfica e o autor concluiu que em ambos houve similar recuperação da

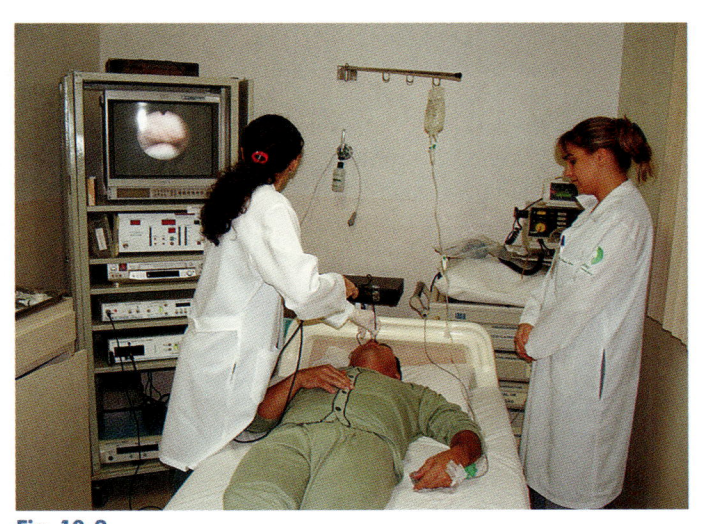

Fig. 10-2.
Realização do exame de sonoendoscopia pelo otorrinolaringologista, assistido pelo anestesiologista.

privação do sono. Não houve diferença estatisticamente significante entre o sono REM, NREM e ondas delta entre ambos os grupos. Além disso, esses achados indicam atividade homeostática similar entre o sono fisiológico e a anestesia com propofol. Tais achados são importantes na validação desta técnica e novos estudos envolvendo seres humanos serão necessários para avaliar a viabilidade do sono induzido pelo propofol.

A colapsabilidade das VAS mostra-se, em vários aspectos, diferente dos registros da endoscopia em vigília com a manobra de Muller. Sítios de obstrução discretos à manobra endoscópica de Muller podem estar acentuados na sonoendoscopia ou até mesmo o inverso disto, como observado no estudo de Woodson (1994). Neste estudo, o autor comparou medidas realizadas em pacientes submetidos ao exame em vigília e em pacientes submetidos a sedação com propofol, encontrando diferenças de até 75% nos seus registros. Pacientes com fechamento da base de língua à manobra de Muller não apresentaram a mesma obstrução com relação ao exame durante o sono induzido, alterando inclusive a sua classificação de Fujita.

Por outro lado, Steinhart et al. (2000) observaram um grau severo de colapso da VAS mais frequente no exame sob sedação. Observou-se também que a colapsabilidade na área da base da língua teve correlação elevada com níveis mais altos de IAH.

Desde a introdução da sonoendoscopia em 1991, diferentes agentes hipnóticos têm sido utilizados tais como midazolam, diazepam e ultimamente o propofol (Marais, 1998; Sadaoka et al., 1996). O principal enfoque dos estudos tem sido a escolha do agente ideal que proporcione um sono mais próximo do normal através de estudos comparativos com pacientes não roncadores e de análises polissonográficas (Steinhart et al., 2000; Berry et al., 2005; Marais, 1998; Quin et al., 1995; Sadaoka et al., 1996; Roblin et al., 2001). A droga de escolha tem sido o propofol a 1% por apresentar início de efeito e metabolização extremamente rápidos, além da baixa incidência de efeitos colaterais como náuseas, vômitos e cefaleia (Berry et al., 2005; Fujita, 1987).

Segundo Sadaoka et al. (1996), a polissonografia com diazepam em pacientes com ronco primário e SAOS não mostra diferença significativa dos índices respiratórios e desordens do sono, podendo ser utilizada como substituta da polissonografia convencional no estudo clínico do sono REM, mas não suficiente para o estudo do sono NREM.

A técnica de sedação na sonoendoscopia também tem sido alvo de críticas com relação a reprodutibilidade do sono fisiológico. A infusão em *bolus*, apesar de ser comumente utilizada, pode causar flutuação dos níveis séricos e tissulares da droga. Além disso, o fato de diferentes anestesiologistas realizarem o exame pode também determinar efeitos sedativos distintos, independente da técnica a ser utilizada (Marais, 1998).

Marais, em estudo de sonoendoscopia com roncadores e não roncadores, observou a presença de ronco em 45,3% dos não roncadores e a ausência em 18,1% dos roncadores. Essa grande divergência foi atribuída a técnica de sedação realizada por diferentes anestesistas, com objetivo apenas de indução anestésica e não com o objetivo de alcançar um plano de sedação ideal para a sonoendoscopia (Marais, 1998). Em nosso estudo inicial envolvendo pacientes não roncadores e não apneicos como grupo-controle, observou-se ronco em cinco pacientes (50%) e sinais clínicos de apneia/hipopneia definidos como ausência de movimentos toracoabdominais e/ou queda da saturação da oxi-hemoglobina durante o procedimento em três pacientes (30%) (Pinto e Ferreira, 2007).

Este estudo inicial que introduziu a técnica no Brasil permitiu que os autores em conjunto com a equipe de anestesiologistas tivessem um primeiro contato com o novo método diagnóstico para conhecimento e desenvolvimento da técnica, plano de sedação a ser alcançado e cuidados a serem tomados durante a realização do exame. Os resultados de colapsabilidade deste estudo inicial demonstraram existir uma provável especificidade do exame em predizer a ocorrência de obstrução da faringe em pacientes portadores de SAOS em comparação com pacientes do grupo-controle submetidos ao exame em ambiente cirúrgico, previamente a anestesia geral, para a realização de cirurgia otorrinolaringológica não relacionada a SAOS (Pinto e Ferreira, 2007).

Em nossa experiência com 30 pacientes portadores de ronco primário e SAOS (11 pacientes com ronco primário – 36%, 4 pacientes com SAOS leve – 13%, 3 com SAOS moderada – 10% e 12 com SAOS grave – 40%) submetidos à endoscopia em vigília com manobra de Muller e a sonoendoscopia com o propofol, ao analisarmos o grau de colapsabilidade da faringe superior e da faringe inferior isoladamente e compararmos os achados entre os métodos empregados, observamos que na faringe superior (espaço retropalatal) houve um maior grau de colapsabilidade durante a sonoendoscopia em 46,6% dos pacientes. Com relação à faringe inferior (espaço retrolingual), observamos um maior grau de colapsabilidade durante a sonoendoscopia em 30% dos pacientes. Por outro lado, 1 paciente (3,3%) apresentou um grau de colapsabilidade maior na faringe superior e três pacientes (10%) na faringe inferior durante o exame em vigília com a manobra de Muller. Apesar das diferenças observadas no grau de colapsabilidade entre os dois métodos, apenas em seis pacientes (20%) houve diferença significante no grau de colapsabilidade da VAS que determinou uma alteração na sua classificação de Fujita.

O nível correto de sedação na sonoendoscopia é de extrema importância na obtenção de um relaxamento muscular suficiente para recriar o ronco e o colapso parcial e/ou completo da VAS, sem que haja apneia ou depressão respiratória (Sher et al., 1985; Crof e Pringle, 1991). Desde que vários anestesiologistas estejam envolvidos no estudo, existe certa variabilidade na técnica de sedação. Desta forma, os estudos mais recentes têm demonstrado a preocupação em desenvolver novas técnicas, procurando padronizar a atuação do anestesiologista a fim de obter o plano ideal de sedação e, assim, anular as variáveis que possam comprometer a reprodutibilidade do sono fisiológico (Berry et al., 2005; Fujita. In: Fairbanks DN, ed., 1987).

Roblin et al., 2001, desenvolveram um sistema de infusão controlada conhecido como *Targed-Controlled Infusion* que, baseado nas características farmacocinéticas e farmacodinâmicas do propofol, mantém um determinado nível sérico da droga, previamente definido, permitindo um controle da profundidade da sedação, através de uma infusão lenta e contínua programada pelo aparelho (Roblin et al., 2001) (Fig. 10-3).

Mais recentemente, Eastwood et al., 2005, estudaram os efeitos da anestesia com o propofol no centro de controle respiratório com relação aos músculos dilatadores da VAS e seus efeitos na atividade reflexa da VAS. Os autores puderam determinar a dose mínima da droga que garantisse a manutenção da atividade tônica e fásica da musculatura dilatadora da VAS imediatamente antes de ocorrer o colabamento da VAS. Realizou-se, durante o procedimento, a eletromiografia do músculo genioglosso e adaptou-se ao paciente uma máscara nasal, que continha um transdutor de pressão de fluxo aéreo, conectada a um CPAP, que permitiu medir a pressão da máscara que corresponderia à pressão do fluxo inspiratório igual a zero, sem que houvesse colabamento ou obstrução do lúmen faríngeo. Foram avaliadas diferentes concentrações plasmáticas do propofol definidas pelas suas propriedades farmacocinéticas e farmacodinâmicas através do sistema *Targed-Controlled Infusion*. A concentração mínima da droga que atendeu aos objetivos do estudo foi de 2,5 $\mu g/mL$. Os autores concluíram que o aumento da profundidade da anestesia com propofol está associado a uma maior colapsabilidade da VAS. Isto se deve a inibição da atividade muscular do genioglosso, inibição esta dose-dependente que parece envolver dois mecanismos: depressão da musculatura dilatadora da VAS por ação central (centro respiratório) e diminuição da atividade reflexa da parede da VAS (hiporreatividade dos mecanorreceptores). A dose de 2,5 $\mu g/mL$ do propofol garantiu a patência da VAS com a manutenção da atividade tônica e fásica da musculatura dilatadora da faringe e ao mesmo tempo uma pressão de fluxo aéreo do CPAP igual a zero.

A partir do estudo supracitado, o qual consideramos de fundamental importância na validação da técnica da sonoendoscopia, iniciamos uma nova linha de pesquisa, na qual realizamos a indução do sono através do sistema de infusão controlada (*Targed-Controlled Infusion*) com o propofol a 1% na dose de 2,5 $\mu g/mL$ e a leitura polissonográfica concomitante por um período mínimo de 5 minutos para avaliarmos as características eletroencefalográficas alcançadas pelo sono induzido. Temos observado em nossos resultados preliminares que o registro polissonográfico de todos os pacientes submetidos a este procedimento caracterizam-se pela presença do sono de ondas lentas (estágios 3 e 4 do sono NREM), não sendo observado o sono dessincronizado ou sono REM. Tal achado tem sido bastante relevante, pois consideramos de fundamental importância a não ocorrência ou o não predomínio do estágio REM durante o período de avaliação diagnóstica do sono induzido (realização da sonoendoscopia), pois tal estágio tem como fenômeno característico a atonia muscular (Silva, 1996; Aloe e Silva. In: Pinto JA (Ed.), 2000). A presença ou o predomínio de atonia muscular durante a sonoendoscopia poderia sobrevalorizar ou sobrestimar a ocorrência e o grau de colapsabilidade da VAS.

CONCLUSÃO

O exame físico geral e ORL em conjunto com a nasofibrolaringoscopia em vigília proporcionam ao examinador sinais e parâmetros importantes no diagnóstico clínico e no topodiagnóstico da SAOS, porém é um consenso que tais exames proporcionam medidas subjetivas e seus valores preditivos são controversos em definir o nível de colapsabilidade e de geração do ronco durante o sono.

A sonoendoscopia representa um grande avanço na abordagem diagnóstica dos pacientes portadores de SAOS, pois permite uma avaliação direta e dinâmica, sob visão endoscópica, da VAS durante o sono induzido. Apesar das críticas referentes à obtenção de um sono não fisiológico durante o exame, a padronização da técnica de sedação permite o alcance de um plano de sedação ideal para que se consiga um

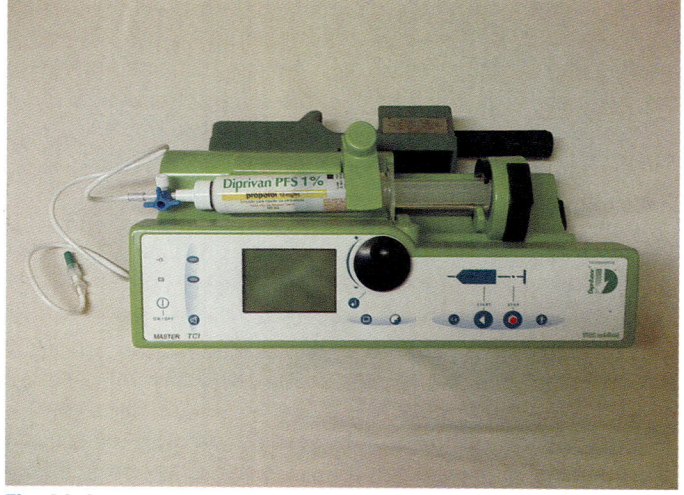

Fig. 10-3.
Bomba de infusão *Targed - Controlled Infusion*.

relaxamento muscular adequado, reproduzindo o ronco e o colapso da VAS, sem que ocorra depressão respiratória. Desta forma, poderemos definir com precisão, através de uma avaliação objetiva, a localização e o tipo de obstrução da faringe, além do sítio de geração do ronco. Nos casos em que o tratamento cirúrgico está indicado, poderemos definir com mais propriedade uma abordagem cirúrgica mais específica e, como consequência, aumentarmos os nossos índices de sucesso no tratamento desta complexa entidade clínica.

REFERÊNCIAS BIBLIOGRÁFICAS

Alóe F, Silva AB. Sono normal e polissonografia. In: Pinto JA. (Ed). *Ronco e apneia do sono*. Rio de Janeiro: Revinter, 2000. p. 9-16.

Berry S, Roblin G, Williams A et al. Validity of sleep nasendoscopy in the investigation of sleep related breathing disorders. *Laryngoscope* 2005;115:538-40.

Camilleri AE, Ramamurthy L, Jones PH. Sleep nasendoscopy: what benefit to the management of snorers? *The Journal of Laryngol Otol* 1995;109:1163-65.

Croft CB, Pringle M. Sleep nasendoscopy: a technique of assessment in snoring and obstructive sleep apnea. *Clin Otolaryngol* 1991;16:377-82.

Eastwood PR, Plat PR, Shepherd KB et al. Collapsibillity of the upper airway at different concentrations of propofol anesthesia. *Anesthesiology* 2005;103(3):470-77.

Fujita S. Pharyngeal surgery for management of snoring and obstructive sleep apnea. In: Fairbanks DN (Ed.). *Snoring and obstructive sleep apnea*. New York: Raven Press, 1987. p. 101-28.

Kuna ST, Bedi DG, Ryckman C. Effect os nasal airway positive pressure on upper airway size and configuration. *Am Rev Respir Dis* 1988;138:969-75.

Marais J. The value of sedation nasendoscopy: a comparison between snoring and non-snoring patients. *Clin Otolaryngol* 1998;23:74-76.

Parish JM, Adam T, Facchiano L et al. Relationship of metabolic syndrome and obstructive sleep apnea. *J Clin Sleep Med* 2007;3(5):467-72.

Pinto JA, Ferreira RDP et al. Sonoendoscopia: Um novo método topodiagnóstico na síndrome da apneia-hipopneia obstrutiva do sono. *Arq Int Otorrinolaringol* 2007;11(2):186-90.

Pringle MB, Croft CB. A grading system for patients with obstructive sleep apnea – based on sleep nasendoscopy. *Clin Otolaryngol* 1993;18:480-84.

Quin SJ, Huang L, Ellis PD. Observation of the mechanism of snoring using sleep nasendoscopy. *Clin Otolaryngol* 1995;20:360-74.

Roblin G, Williams AR, Whittet H. Target-controlled infusion in sleep endoscopy. *Laryngoscope* 2001;111:175-76.

Sadaoka T, Kajitsuba N, Fujiwara Y et al. The value of sleep nasendoscopy in the evaluation of patients with suspected sleep-related breathing disorders. *Clin Otolaryngol* 1996;21:485-89.

Sher AE, Thorpy MJ, Shprintzen RJ et al. Predictive value of Muller maneuver in selection of patients for uvulopalatopharyngoplasty. *Laryngoscope* 1985;95:1483-87.

Silva RS. Introdução ao estadiamento do sono humano. *Brazilian Journal of Epilepsy and Clinical Neurophysiology* 1996;(2)3:187-99.

Steinhart H, Kuhn-Lohmann J, Gewalt K et al. Upper airway collapsibility in habitual snorers and sleep apneics: evaluation with drug-induced sleep endoscopy. *Acta Otolaryngol* 2000;120:990-94.

Tung A, Bergmann BM, Herera S et al. Recovery from sleep deprivation occurs during propofol anesthesia. *Anesthesiology* 2004;100:1341-42.

Woodson BT, Wooten MR. Comparison of upper-airway evaluations during wakefulness and sleep. *Laryngoscope* 1994;104:821-28.

Woodson BT. Exame das vias áreas superiores. In: Pinto JA (Ed.). *Ronco e apneia do sono*. Rio de Janeiro: Revinter, 2000. p. 37-46.

Zalcman CACI et al. Sono e aspectos nutricionais. In: Tufik S (Ed.). *Medicina e biologia do sono*. São Paulo: Manole, 2008. p. 407-15.

CAPÍTULO 11

Sonoendoscopia induzida por drogas – ferramenta diagnóstica em distúrbios respiratórios do sono dependente

Winfried Hohenhorst

INTRODUÇÃO

Devido à enorme complexidade e variedade dos distúrbios respiratórios sono-dependente (DRSD) e às diversas opções terapêuticas, conservadoras e cirúrgicas, há a necessidade de uma abordagem diagnóstica diferente para aperfeiçoar a terapia para cada paciente. A endoscopia durante o sono pode ajudar a trazer mais dados sobre o que ocorre com a via aérea superior (VAS) durante o sono. Dentre os sinônimos deste procedimento, como endoscopia do sono, sonoendoscopia, endoscopia com sedação, endoscopia do sono com propofol e outros, sonoendoscopia induzida por drogas (SEID) parece ser o termo mais adequado, pois inclui as diferentes drogas possíveis e descreve melhor o procedimento.

TOPODIAGNÓSTICO FUNCIONAL DAS VIAS AÉREAS SUPERIORES

O fenômeno patológico e morfológico dos DRSD está localizado na VAS. A variedade e a complexidade dos eventos de vibração e colapso durante o sono dependem de múltiplos fatores. Estágios do sono, tônus muscular, posição do corpo, posição da cabeça e do pescoço são variáveis e influenciam na obstrução parcial ou completa dos segmentos passíveis de colapso da VAS.

Sono e ronco com seus eventos de hipopneias e apneias não são monótonos, mas mostram uma enorme variação entre indivíduos assim como no próprio indivíduo.

Entender esses contextos e a influência deste fenômeno são condições importantes para a escolha da opção terapêutica.

Fatores morfopatológicos que demonstram ser desfavoráveis à obstrução e ao colapso já foram descritos. Estes descrevem a formação esquelética e a disposição dos tecidos moles. Com a finalidade de descrever esses achados, há escores relativamente simples e fáceis de realizar (Mallampati, Friedman, distância hioide-mandíbula, medidas cefalométricas). A maioria deles são medidas estáticas, bidimensionais e não realizadas em condições típicas do sono: posição do corpo, tônus muscular e reações reflexas.

O único procedimento dinâmico é a manobra de Muller que não é realizada em posição de dormir, e depende da cooperação do paciente, não tendo comprovação de ser um parâmetro com valor preditivo bom e consistente (Petri, 1994; Doghramji *et al.*, 1995; Katsantonis *et al.*, 1989; Witthig *et al.*, 1998).

Para ver e entender o que realmente acontece durante o ronco e apneia, exames que influenciem pouco o sono ou exames que simulem o sono o máximo possível são os ideais.

A ressonância nuclear magnética (RNM) ultrarrápida permite imagens dinâmicas, mas não manobras passivas, e necessita de um paciente que consiga dormir na máquina ruidosa. Para o diagnóstico de rotina, este exame (ainda) não é apropriado.

Análise com probes de pressão fornece informações durante uma noite inteira de sono natural, mas não permite a realização de manobras passivas e fornece apenas um nível de informação.

SONOENDOSCOPIA INDUZIDA POR DROGAS (SEID)

Histórico

Borowiecki *et al.*, em 1978 e Rojewski *et al.*, em 1982 descreveram pela primeira vez a videoendoscopia gravada durante o sono natural. Devido aos equipamentos pouco adequados de 30 anos atrás (diâmetro, rigidez, resolução de imagem) e devido ao fato de que era muito demorado, não foi incorporado como exame de rotina diagnóstica.

A endoscopia durante o sono natural não representa necessariamente os eventos ocorridos durante um sono natural não perturbado, pois a inserção do endoscópio causa reações, como mudança do tônus muscular, salivação, constrição e deglutição. Então, os eventos de vibração e colapso podem sofrer alterações. Gravação permanente do nível de interesse é praticamente impossível por causa da mudança inconsciente de posição do corpo, que irá mover o endoscópio (mesmo que fixo) e induzirá reflexos e despertares. Reajuste do endoscópio após deslocamentos também causam as mesmas reações. Além disso, não é possível a realização de manobras.

Após 30 anos de desenvolvimento técnico, farmacêutico e médico foi possível o uso da endoscopia do sono primeiramente descrita como "Estudo fibroscópico (Borowiecki *et al.*, 1978) da via aérea faríngea durante o sono em pacientes com SAOS" com uso de midazolam, e a "Sonoendoscopia (Croft and Pringle, 1991) assistida por propofol" em dose controlada por computador e análise biespectral de eletroencefalograma (EEG) (Berry *et al.*, 2005).

O seu papel final no diagnóstico diferencial dos DRSD ainda não é definido.

Validade

No intuito de evitar incômodo e despertar durante a endoscopia no sono natural e ter maior utilidade prática de rotina, a endoscopia com sono induzido por droga traz vantagens.

Sadaoka *et al.*, 1996, demonstraram que os parâmetros respiratórios e do sono não se alteravam significativamente durante a SEID, quando comparado ao sono natural, exceto um leve aumento no índice de apneia em aproximadamente 8% (além de mudança no tempo de apneia máxima e o sono REM).

Em 2005, Berry *et al.* provaram a alta sensibilidade e especificidade da SEID em roncadores primários, pacientes com síndrome da apneia obstrutiva do sono (SAOS) e em grupo de pacientes assintomáticos de acordo com a concentração plasmática de propofol. Através de controle da dose com uso de bomba de infusão com propofol é possível padronizar o procedimento, assim como a análise biespectral do EEG.

Segurança, efeitos adversos e complicações

Não há efeitos adversos graves ou situações de emergência relatadas na literatura sobre SEID. O risco de efeitos adversos e complicações pode ser maior nos casos de pacientes com índice de massa corporal (IMC) muito elevado, índice de apneia/hipopneia (IAH) elevado e dessaturações graves de O_2, além da existência de comorbidades.

Após mais de 4.000 SEID do autor, não houve necessidade de intubação orotraqueal ou traqueostomia. Dependendo da execução, a necessidade de ventilação artificial com máscara laríngea pode ser necessária em caso de dose excessiva de propofol devido à apneia central e/ou obstrutiva grave. Existe o risco de dessaturação de O_2. No caso de dessaturação importante já diagnosticado na polissonografia, oxigênio pode ser utilizado (4 L/min) para evitar dessaturações perigosas.

O risco de aspiração existe, mas é rara e geralmente não traz perigo, porém pode prejudicar o procedimento devido à tosse excessiva. Laringoespasmo pode ocorrer, mas geralmente não é perigoso se propofol e O_2 forem administrados. Regurgitação e aspiração de conteúdo gástrico é possível e deve ser tratado especificamente. O autor não relata nenhum caso.

Para prevenir situações de emergência, pacientes com IMC maior que 35 kg/m² e alterações anatômicas significativas (pescoço curto, Mallampati IV) devem ser submetidos ao procedimento com CPAP *(Continuosus Positive Airway Pressure)*. Nesses casos a indicação cirúrgica é muito restrita.

Indicações

Na indicação da SEID deve-se pesar a necessidade de informação adicional que possa influenciar na terapia a ser utilizada e os riscos inerentes ao procedimento.

A informação adicional é geralmente alta após cirurgias palatais para detectar vibração persistente e sítios de obstrução e seus mecanismos.

Há indicação em casos de intolerância, pressão elevada e vazamento do CPAP para: (1) verificar opções cirúrgicas como terapia alternativa e (2) verificar a possibilidade de cirurgia adjuvante na tentativa de diminuir a pressão do CPAP.

Em casos de aparelho intraoral (AIO) insuficiente, a SEID deve ser realizada sem o aparelho para avaliar a possibilidade de cirurgia e com o aparelho, no intuito de realizar cirurgia adjuvante. A protrusão da mandíbula também pode ajudar para decidir se o AIO pode ser alternativa ao tratamento cirúrgico. A distância da protrusão pode ser medida e serve como informação para a quantidade necessária.

Devido ao baixo risco do procedimento, é justificada a realização de SEID nos casos de SAOS leve e ronco primário para realização de cirurgia específica. Neste grupo de pacientes, a cirurgia tem maior taxa de sucesso e é frequentemente indicada. A realização desnecessária deste exame invasivo deve ser evitada.

A SEID pode ser realizada em crianças, mas, devido à baixa reserva ventilatória neste grupo, a indicação deve ser restrita a casos específicos, como, por exemplo, na suspeita de colapso laríngeo. Na maioria das crianças (hipertrofia de tonsilas palatinas e faríngeas) com SAOS, a cirurgia tem que ser realizada (adenotonsilectomia, tonsilectomia ou adenoidectomia). A SEID não traz informações adicionais importantes nesses casos.

Contraindicações

Em geral a SEID não deve ser realizada se nenhuma consequência terapêutica for esperada. Contraindicação absoluta são os raríssimos casos de alergia ao propofol e midazolam. Pacientes com risco anestésico (ASA III – *American Society of Anesthesiology*) também devem ser excluídos.

Pré-condições

Antes da SEID, polissonografia ou poligrafia (exames de *screening*) devem ser realizados. Os resultados desses exames são mandatórios e básicos para a realização da SEID. É importante saber qual posição do corpo o paciente apresenta os piores eventos assim como a dessaturação de O_2.

Local e preparo para o procedimento

Este procedimento deve ser realizado em local onde monitoramento básico cardiorrespiratório esteja disponível (oximetria de pulso, pressão arterial, eletrocardiograma – ECG). O equipamento de insuflação de O_2 – por máscara ou máscara laríngea – e aspiração devem estar acessíveis.

A bomba de infusão com propofol é necessária, além de sistema biespectral de análise de eletroencefalograma (EEG) para monitoramento da profundidade do sono, principalmente nos casos em que há pouca experiência.

O procedimento pode ser realizado em cama cirúrgica ou em cama comum. A posição deve poder ser facilmente alterada durante o exame. O endoscópio flexível deve ser o mais fino possível (nasofibroscópio de 3,5 mm é o ideal). As imagens devem ser visibilizadas em monitor. Com o auxílio de microfone, a acústica e os sinais visuais podem ser gravados simultaneamente.

O procedimento é fácil de ser realizado, se o anestesista realizar o procedimento de acordo com a sedação necessária. Uma cooperação excelente é importante.

Realização do procedimento

O medicamento utilizado no procedimento é o midazolam ou propofol. Em 1991, Croft e Pringle utilizaram midazolam, um derivado benzodiazepínico. Propofol, como um derivado de ação muito mais curta, é controlado melhor. O Quadro 11-1 mostra os principais critérios farmacológicos do midazolam e propofol.

A desvantagem da curta variação terapêutica do propofol é compensada pela vida-média extremamente curta. Logo, o propofol parece ser a droga mais indicada na realização desse procedimento.

O paciente tem que estar em jejum como para anestesia geral para evitar regurgitação. Para redução da salivação, atropina ou outro bloqueador parassimpático pode ser administrado 30 minutos antes do procedimento.

Para evitar reflexos nasais de defesa, anestésico tópico em combinação com vasoconstritor deve ser aplicado em ambas as narinas por 20 minutos antes do exame.

O paciente deve estar deitado na posição em que se registraram mais eventos respiratórios na polissonografia. Esta deve ser o mais próximo possível daquela realizada em casa. O quarto deve estar escuro e calmo para minimizar estímulos externos.

Após a infusão do bolus de propofol (50 mg) endovenoso, o paciente rapidamente dormirá e o endoscópio pode ser introduzido. Também é possível introduzir o endoscópio antes da injeção do propofol. O nível de aprofundamento do sono é mantido através de doses repetidas de propofol ou com a utilização de bomba de infusão ou bomba com dose controlada por computador.

Os resultados da endoscopia não são influenciados de maneira importante pela manutenção de oxigenação (4 litros/minuto) ou pré-oxigenação (sem hiperventilação) em casos com risco esperado de dessaturações.

Em casos de dose excessiva seguido de apneia central e colapso não fisiológico da via aérea, levantar e protruir a mandíbula e aguardar alguns minutos acompanhando a saturação. Devido à ação extremamente curta do propofol, ventilação espontânea e tônus muscular adequado retornarão. Se necessário o paciente pode ser ventilado com máscara sem estímulo excessivo para despertar.

Ronco e tendências obstrutivas são observados no nível desejado. Todos os movimentos e manipulações devem ser realizados com cuidado e lentamente.

A análise dos eventos pode ser realizada de acordo com os dados do Quadro 11-2, que diferencia os níveis/sítios de vibração e obstrução e o mecanismo/direção da vibração e obstrução.

Algumas posições do corpo e alguns níveis do sono presumidos, localização e mecanismos são repetíveis e consistentemente reproduzíveis.

SEID é uma avaliação qualitativa e não quantitativa dos eventos de vibração e obstrução. Para medições quantitativas, dados polissonográficos e pressão crítica são mais adequados. As piores e mais importantes situações podem ser apresentadas e demonstradas de acordo com os resultados do laboratório do sono. Mas não é possível calcular o grau e a frequência de eventos obstrutivos por noite.

Os sítios anatômicos instáveis têm que ser observados e descritos. Não é recomendado descrever o grau de obstrução, pois a quantidade é muito variada em cada sítio e um julgamento sobre a quantidade de obstrução é muito difícil e não traz consequências decisivas.

Se há uma instabilidade que resulte em redução do fluxo e colapso, esta tem que ser tratada. Manobras passivas de levan-

Quadro 11-1. Critérios farmacológicos do midazolam e propofol

Midazolam	Propofol
Derivado benzodiazepínico	2-6 Disopropilfenol
Variação terapêutica ampla	Variação terapêutica curta
Metabólitos ativos (acúmulo)	Sem acúmulo
Vida média de 45 minutos	Vida média de 4-6 minutos
Eliminação média de 150 minutos	Eliminação média de 55 minutos
Relaxamento muscular central	Depressão central da respiração
Reação paradoxal 1%	Diminuição da reatividade da VAS

Quadro 11-2. Análise dos eventos

Vibração/obstrução/colapso	
Localização	Mecanismo
Úvula e palato	Anteroposterior, concêntrico
Faringe – paredes	Lateral, concêntrico
Base de língua	Anteroposterior
Epiglote	Válvula anteroposterior, involução

Quadro 11-3. Distribuição dos sítios de obstrução e vibração

Localização	IAH < 10		IAH > 10	
	Vibração	Obstrução	Vibração	Obstrução
Palato mole	63,6	16,4	74,7	31,0
Paredes laterais da faringe	13,6	31,5	37,0	66,7
Base de língua	4,5	38,2	4,1	63,2
Epiglote	7,3	12,7	6,5	14,2

tar e protruir a mandíbula (manobra de Esmarch ou *chin lift*), e/ou mudança de decúbito resultarão em um melhor julgamento terapêutico, como terapia posicional e aparelho intraoral (AIO) ou tratamentos combinados (cirurgia + aparelho).

Avaliação

As informações de imagem e som devem ser analisadas simultaneamente, para categorizar os eventos de acordo com o Quadro 11-2.

Foi realizado estudo retrospectivo de 280 casos separados em 2 grupos (Hohenhorst *et al.*, 2004). Um grupo (n = 120) era composto por roncadores primários (IAH menor ou igual a 10) e o outro (n = 170) por pacientes apneicos (IAH maior que 10). O resultado (Quadro 11-3) demonstrou que o sítio envolvido no primeiro grupo era o palato mole (63%), o que se relaciona com a taxa de sucesso obtido na uvulopalatofaringoplastia. As estruturas mais envolvidas no segundo grupo foram as paredes laterais da faringe e a base de língua. Este dado corresponde com Steinhard *et al.*, 2000, em que um IAH maior correlaciona-se mais com a base de língua e os mecanismos combinados.

Dose excessiva de propofol não reconhecida pode levar a uma má interpretação com uma taxa elevada de obstrução em base de língua e epiglote.

Consequências e opções terapêuticas

Os sítios mais comuns e conhecidos de vibração e obstrução estão localizados no palato mole, nas paredes laterais da faringe (incluindo as tonsilas) e na base de língua. O tratamento cirúrgico em diferentes níveis é bem conhecido e estabelecido.

Parece que as opções de tratamento cirúrgico em obstruções com mecanismo concêntrico têm menos sucesso. Isto é verdade quando a localização da obstrução está no palato mole e nas paredes laterais da faringe.

Uma das grandes vantagens da SEID é a análise individual, que permite ao paciente ser avaliado especificamente e a terapia de escolha ser baseada de acordo com o local e o tipo de obstrução. Como Maurer *et al.* (2000) descreveram, os planejamentos terapêuticos são modificados em 75% dos casos após a SEID. Porém, uma taxa de sucesso maior ainda não foi comprovada.

Achados especiais e consequências

Em 10% dos casos a epiglote está envolvida no mecanismo de obstrução e vibração (Quadro 11-3). Um mecanismo de válvula inspiratório de uma epiglote grande, plana e flácida pode ser um problema severo também durante a terapia com CPAP (Maurer *et al.*, 2000; Baisch *et al.*, 2005).

Cirurgia da epiglote e/ou suspensão de hioide pode resolver o problema – se este for detectado. Há também casos raros de mecanismos de colapso da epiglote ou da laringe, que necessitam de tratamento cirúrgico. Este é um fenômeno detectado e analisado na SEID.

Conclusões

SEID parece ter uma válida correlação com o sono natural. Com a técnica presumivelmente correta, é uma ferramenta confiável para detectar e analisar, com imagem e som, os fenômenos que ocorrem na VAS durante o sono.

As estruturas anatômicas envolvidas na geração do som e obstrução na VAS podem ser identificadas individualmente. De acordo com o mecanismo patológico determinado, pode-se evitar o tratamento cirúrgico em alguns casos. Planejamento individual sobre a extensão do tratamento cirúrgico pode ser otimizado.

Com a ajuda de manobras passivas, a eficácia do AIO e de outras opções não cirúrgicas pode ser estimada. SEID realizada durante o uso do CPAP ou do AIO em posição pode levar a tratamentos cirúrgicos adjuvantes.

REFERÊNCIAS BIBLIOGRÁFICAS

Baisch A, Hein G, Gößler U et al. Mit der schlafendoskopie zur richtigen therapie. *Laryngorhinootologie* 2005;84:833-37.

Berry S, Roblin G, Williams A et al. Validity of sleep nasendoscopy in the investigation of sleep related breathing disorders. *Laryngoscope* 2005;115:538-40.

Borowiecki B, Pollak CP, Weitzman ED et al. Fibro-optic study of pharyngeal airway during sleep in patients with hypersomnia obstructive sleep-apnea syndrome. *Laryngoscope* 1978;88:1310-13.

Croft CB, Pringle M. Sleep nasendoscopy: a technique of assessment in snoring and obstructive sleep apnoea. *Clin Otolaryngol Allied Sci* 1991;16:504-09.

Croft CB, Thomson HG, Samuels MP et al. Endoscopic evaluation and treatment of sleep-associated upper airway obstruction in infants and young children. *Clin Otolaryngol Allied Sci* 1990;15:209-16.

Doghramji K, Jabourian ZH, Pilla M et al. Predictors of outcome for uvulopalatopharyngoplasty. *Laryngoscope* 1995;105:311-14.

Hohenhorst W, Hortscht M, Grünwald S et al. Verteilung der vibrations – Und obstruktionslokalisationen unter propofolschlaf. *HNO-Informationen* 2004;29:174.

Katsantonis GP, Maas CS, Walsh JK. The predictive efficacy of the Müller maneuver in uvulopalatopharyngoplasty. *Laryngoscope* 1989;99:677-80

Maurer JT, Stuck BA, Hein G *et al*. Videoendoscopic assessment uncommon sites of upper airway obstruction during sleep. *Sleep Breath* 2000;4:131-36.

Petri N, Suadicani P, Wildschiodtz G *et al*. Predictive value of Müller maneuver, cephalometry and clinical features for the outcome of uvulopalatopharyngoplasty. Evaluation of predictive factors using discriminant analysis in 30 sleep apnea patients. *Acta Otolaryngol* 1994;114:565-71.

Roblin G, Williams AR, Whittet H. Target-controlled infusion in sleep endoscopy. *Laryngoscope* 2001;111:175-76.

Sadaoka T, Kakitsuba N, Fujiwara Y *et al*. The value of sleep nasendoscopy in the evaluation of patients with suspected sleep-related breathing disorders. *Clin Otolaryngol Allied Sci* 1996;21:485-89.

Spittler KH, Bacon DR, Perkins WJ. The quest for anesthetic depth: Albert Faulconer, electroencephalography and the servo-controlled anesthesia machine. *Bulletin of Anesthesia History* 2002;20:1-6.

Steinhart H, Kuhn-Lohmann J, Gewalt K *et al*. Upper airway collapsibility in habitual snorers and sleep apneics: evaluation with drug-induced sleep endoscopy. *Acta Otolaryngol* 2000;120:990-94.

Wittig R, Fujita S, Fortier J *et al*. Results of uvulopalatopharyngoplasty (UPPP) in patients with both oropharyngeal and hypopharyngeal collapse on Müller maneuver. *Sleep Res* 1998;17:269.

CAPÍTULO 12

Apneia do sono – diagnóstico por imagem

Carlos Fernando de Mello Junior

Vários métodos de diagnóstico por imagem podem ser utilizados para a avaliação da síndrome da apneia obstrutiva do sono (SAOS), como a cefalometria, fluoroscopia, tomografia computadorizada e a ressonância magnética. Dentre estes, a tomografia computadorizada (TC) e a ressonância magnética (RM) destacam-se pela sua capacidade de avaliar os tecidos moles e de realização de cortes multiplanares (axial, sagital e coronal).

A SAOS ocorre quando o esforço respiratório é iniciado, mas o ar não atinge corretamente os pulmões em decorrência de algum processo que dificulte a adequada passagem do fluxo aéreo em qualquer parte da via respiratória, que se estende desde a nasofaringe até a laringe.

Tanto a TC multislice como a RM são excelentes métodos de diagnóstico para a avaliação das eventuais causas da SAOS, no entanto, a RM por sua capacidade de melhor caracterização dos tecidos moles e por não utilizar radiação ionizante, vem-se destacando como principal método de imagem para este tipo de investigação.

A causa da apneia obstrutiva do sono é na maioria das vezes multifatorial, sendo consequência de um colapso ou estreitamento da via aérea superior que ocorre durante o sono. Geralmente o local de maior afilamento da coluna aérea da faringe é ao nível da porção inferior do palato mole. A tomografia computadorizada e, principalmente, a ressonância magnética, permitem-nos uma excelente avaliação nos diversos planos anatômicos (axial, coronal e sagital) do local do eventual sítio da obstrução, o que permite uma melhor abordagem cirúrgica.

Os protocolos utilizados variam de acordo com os grupos de estudos, no entanto, imagens axiais e sagitais da coluna aérea da oro e hipofaringe devem estar sempre incluídas. O tempo de realização do exame também deve ser o mais breve possível, pois o decúbito dorsal geralmente é bastante incômodo para o paciente com SAOS.

O corte sagital mediano é de fundamental importância, pois permite a caracterização do contorno da oro e rinofaringe, a relação maxilomandibular (avaliação de retrognatismo e micrognatismo), volume do véu palatino, formato dos palatos duro e mole, posição do osso hioide e a posição e volume do dorso da língua (Fig. 12-1). Os cortes axiais devem ser obtidos em vários níveis que devem compreender a rinofaringe, a hipofaringe, os palatos, o dorso da língua e as pregas vocais.

Várias alterações devem ser pesquisadas nos exames de imagem do paciente com apneia do sono. Uma das mais importantes é o padrão da coluna aérea nos cortes axiais na TC e RM. Em indivíduos normais, o padrão látero-lateral é o que devemos encontrar fisiologicamente (Fig. 12-2). O aumento de tecidos moles na região da orofaringe (adiposo, muscular ou linfoide) pode ocasionar a alteração desse padrão para o sentido anteroposterior (Fig. 12-3).

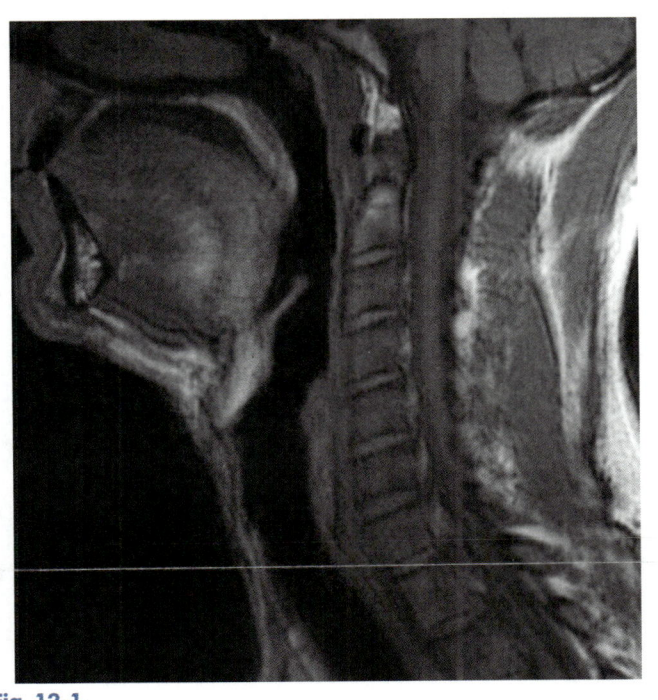

Fig. 12-1.
Corte sagital mediano na RM. Verificar a relação maxilomandibular, observar a proporcionalidade do palato e o calibre da coluna aérea.

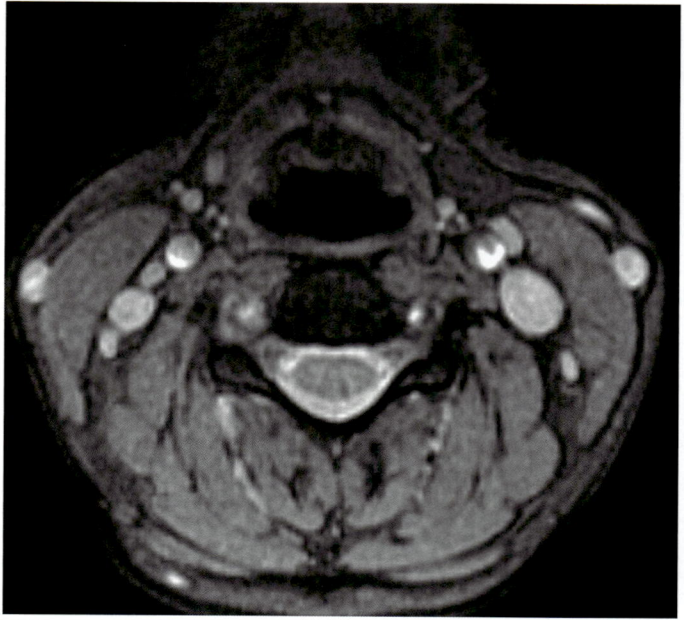

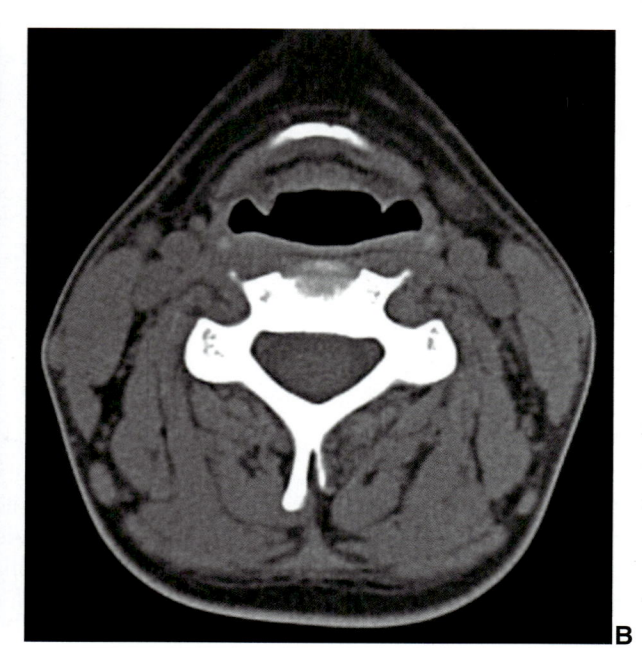

Fig. 12-2.
Cortes axiais de RM (**A**) e TC (**B**) exibindo o padrão fisiológico da coluna aérea, com o seu maior eixo no sentido látero-lateral.

Dentre as causas que podem predispor a SAOS podemos citar:

- Paralisia de pregas vocais.
- Acromegalia.
- Micrognatia e retrognatia (Fig. 12-4).
- Osso hioide baixo.
- Tireoide ectópica.
- Dismorfias faciais.
- Anomalias do palato mole.
- Aumento das dimensões do palato mole (Fig. 12-5).
- Desvio do septo nasal.
- Hipertrofia de tonsilas e/ou adenoides.
- Tumores ou cistos na região da faringe (Fig. 12-6).
- Macroglossia (Fig. 12-7).
- Deformidades do palato duro: palato ogival (Fig. 12-8).
- Obesidade: o excesso de tecido mole na faringe dificulta mantê-la aberta.
- Glossoptose: a ptose lingual vem-se destacando como a causa de apneia obstrutiva em crianças abaixo de 3 anos.

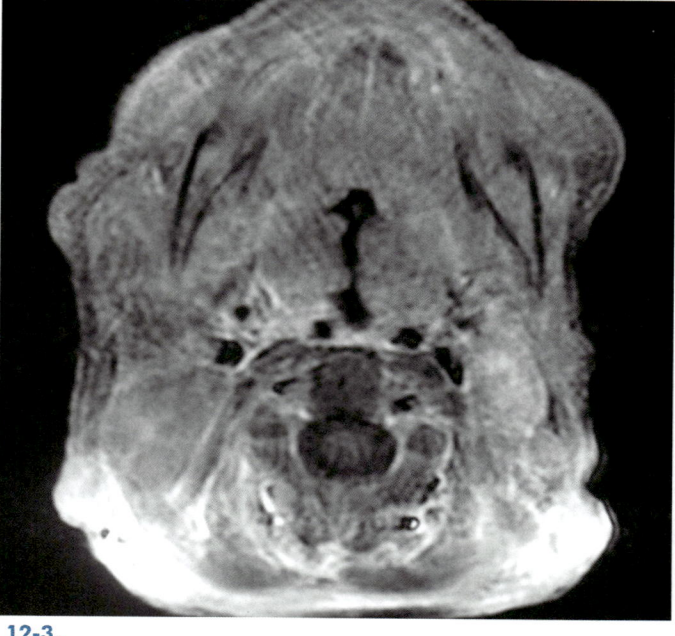

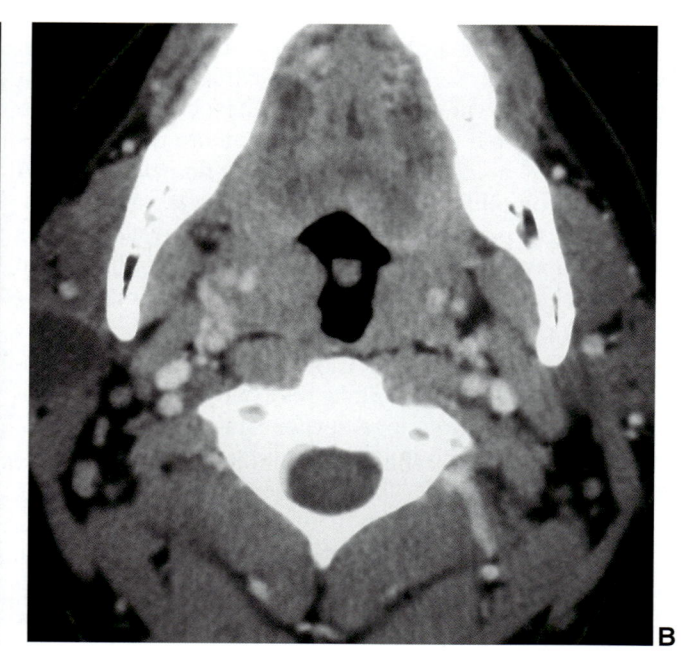

Fig. 12-3.
Cortes axiais de ressonância magnética (**A**) e tomografia computadorizada (**B**) no nível da orofaringe evidenciando a perda do padrão látero-lateral da coluna aérea (padrão anteroposterior).

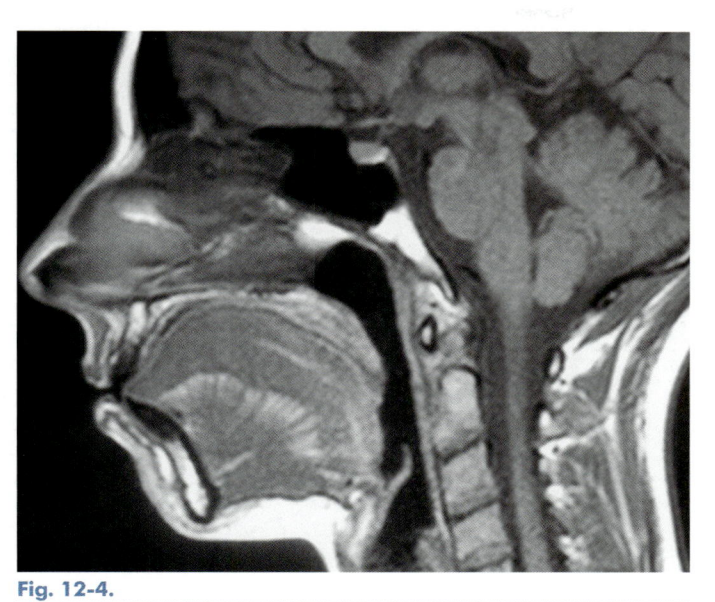

Fig. 12-4.
Paciente com retrognatismo. O dorso da língua em contato com o palato mole e redução da coluna aérea da rinofaringe.

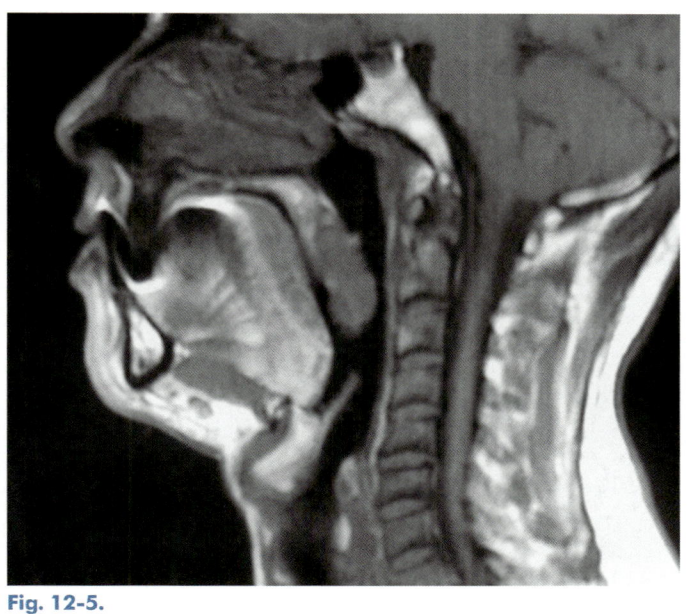

Fig. 12-5.
Aumento do palato mole, com consequente redução do calibre da coluna aérea.

A utilização da tomografia computadorizada e, principalmente, da ressonância magnética (em virtude de ser um método que não utiliza radiação ionizante e possui uma melhor resolução) vem-se firmando com o passar dos anos como importante coadjuvante no diagnóstico clínico da SAOS, tanto em sua avaliação pré-operatória como no acompanhamento pós-tratamento dos pacientes que não respondem bem à terapêutica inicial. Ambas permitem uma excelente avaliação nos diversos planos anatômicos do local do eventual sítio da obstrução, o que proporciona um bom planejamento e uma melhor abordagem cirúrgica.

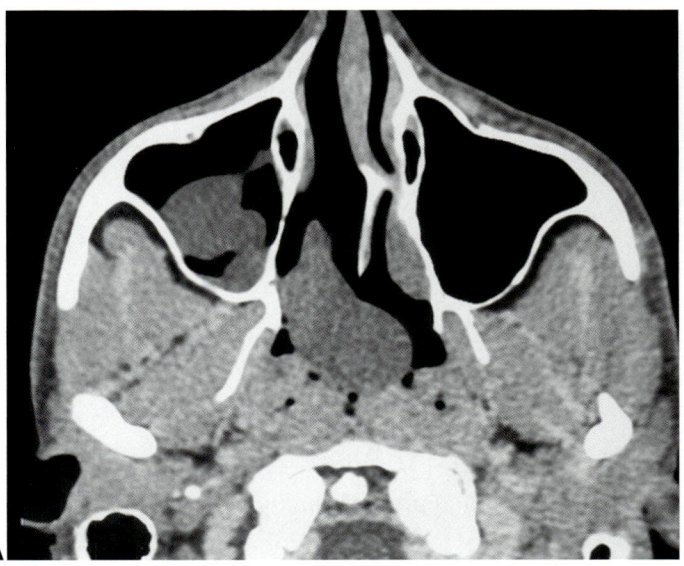

Fig. 12-6.
Cortes tomográficos axiais (**A**) e reconstruções sagitais (**B**), evidenciando volumoso pólipo protruindo para a rino e orofaringe acarretando significativa redução da luz da coluna aérea.

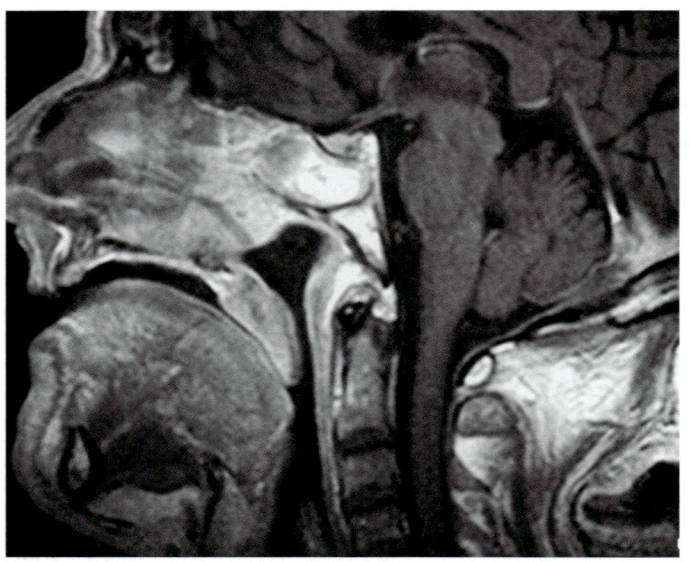

Fig. 12-7.
Corte sagital mediano de RM de um paciente com macroglossia. Observar o contato do dorso da língua com o palato mole e a epiglote. Verificar também a acentuada redução do calibre da coluna aérea.

Fig. 12-8.
Paciente com palato ogival. Observar a elevação e o deslocamento posterior do véu palatino.

BIBLIOGRAFIA

Abbott MB, Donnelly LF, Dardzinski BJ et al. Obstructive sleep apnea: MR imaging volume segmentation snalysis. *Radiology* 2004;232:889-95.

Donelly LF. Obstructive sleep apnea in pediatric patients: evaluation with cine MR sleep studies. *Radiology* 2005;236:768-78.

Donnelly L, Strife JL, Myer CM. Glossoptosis (posterior displacement of the tongue) during sleep: a frequent cause of sleep apnea in pediatric patients referred for dynamic sleep fluoroscopy. *American Journal of Roentgenology* 2000;175:1557-60.

Donnelly LF, Surdulescu V, Chini BA et al. Upper airway motion depicted at cine MR imaging performed during sleep: comparison between young patients with and those without obstructive sleep apnea. *Radiology* 2003;227:239-45.

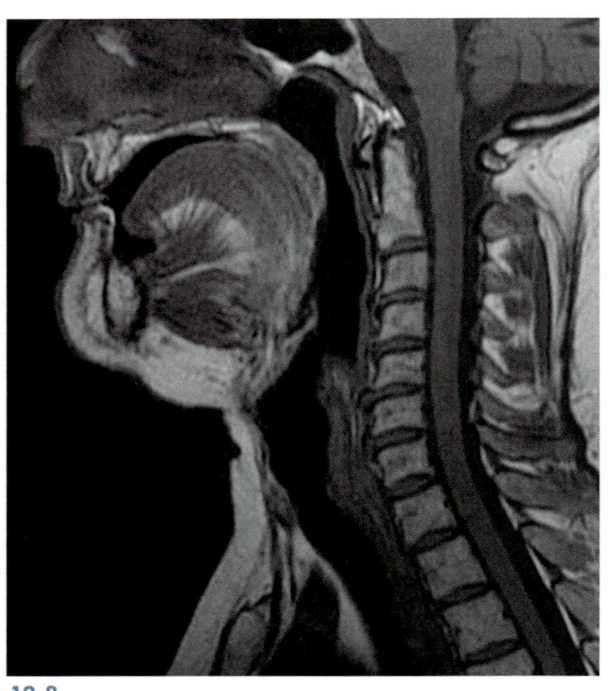

Hegstron T, Emmons LL, Hoddes E et al. Obstructive sleep apnea syndrome: Preoperative radiologic avaluation. *American Journal of Roentgenology* 1988;150:67-69.

Mancini MC, Aloe F, Tavares S. Apneia do sono em obesos. *Arq Bras Endocrinol Metab* 2000;44(1):81-90.

Suto Y, Matsuda E, Inoue Y et al. Sleep apnea syndrome: comparison of MR imaging of the oropharynx with physiologic indexes. *Radiology* 1996;201:393.

Suto Y, Matsuo T, Kato T et al. Evaluation of the pharyngeal airway in patients with sleep apnea. *American Journal of Roentgenology* 1993;160:311-14.

Suto Y, Ohmura N, Inoue Y et al. Reconstruction of three-dimensional images of the pharynx in patients with sleep apnea using three-dimensional fast low-angle shot MR imaging. *American Journal of Roentgenology* 1997;168:1320-21.

CAPÍTULO 13

Cefalometria e preparo do paciente cirúrgico

Mônica Moraes Cunha Macedo

ANÁLISE CEFALOMÉTRICA MODIFICADA POR MACEDO: INSTRUMENTO COMPLEMENTAR NO DIAGNÓSTICO E NO TRATAMENTO DA SÍNDROME DA APNEIA OBSTRUTIVA DO SONO (SAOS)

A cefalometria passou a ser utilizada frequentemente a partir do início dos anos 1980, na tentativa de identificar os determinantes anatômicos craniofaciais envolvidos no colapso faríngeo durante o sono (Djupesland *et al.*, 1987). A análise cefalométrica modificada por Macedo foi idealizada com o intuito de se observarem simultaneamente as anormalidades existentes em tecidos moles e/ou esqueléticos dos pacientes com suspeitas de serem portadores da SAOS.

Para este estudo, foram diagnosticados cefalometricamente 16 pacientes com apneia grave e estes foram submetidos ao avanço maxilomandibular e procedimentos de tecidos moles em palato mole e/ou base de língua (glossectomia mediana com *laser*).

As radiografias utilizadas foram obtidas conforme a técnica convencional para telerradiografia lateral preconizada por Broadbent (1981). Em cada radiografia foi realizado o traçado cefalométrico manual das estruturas de interesse. Uma folha de papel Ultraphan medindo 20 × 20 cm foi colocada sobre cada uma das radiografias e fixadas às mesmas, nas extremidades, com fita adesiva. Os traçados cefalométricos foram efetuados com iluminação por negatoscópio (SPR), utilizando lapiseira Pentel P205 com grafite preto de 0,5 mm de espessura.

O traçado cefalométrico modificado por Macedo é constituído por fatores obtidos a partir de três traçados cefalométricos a saber: Bell (avaliação das vias aéreas – Fig. 13-1), McNamara (Fig. 13-2), USP (Fig. 13-3). Desta forma, facilita-se e agiliza-se o diagnóstico cefalométrico. Os pontos cefalométricos utilizados no traçado cefalométrico modificado por Macedo são:

- *Násio (N):* intersecção da sutura internasal com a sutura frontonasal.
- *Sela turca (S):* centro da concavidade óssea da sela turca.
- *Pório (Po):* ponto mais superior do meato acústico externo.

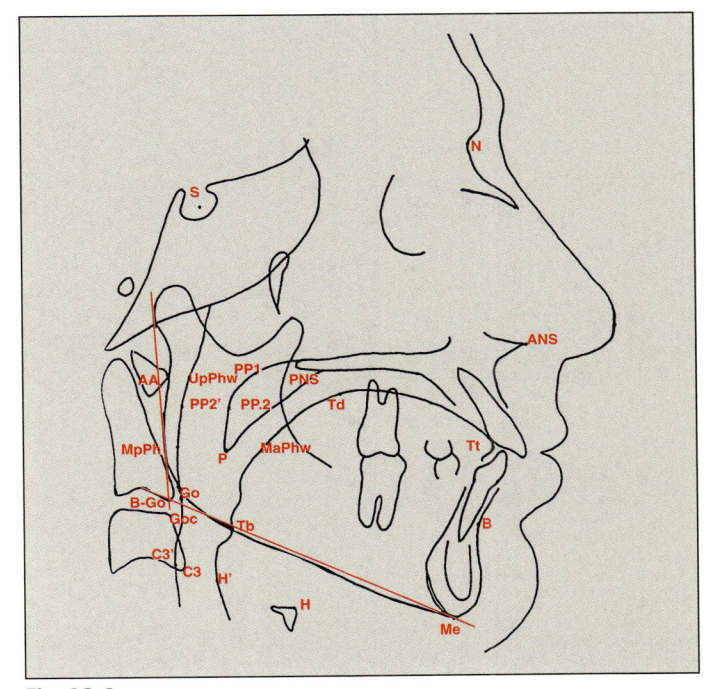

Fig. 13-1.
Localização dos pontos que compõem a análise das vias aéreas. Face da amostra de Bell (Colombini).

- *Órbita (Or):* ponto mais inferior da órbita.
- *ANS:* ponto mais anterior do palato duro; intersecção da parte anterossuperior da maxila com o assoalho da fossa nasal.
- *PNS:* ponto mais posterior do palato duro.
- *Subespinhal (A):* ponto mais profundo na concavidade do contorno anterior da maxila.
- *Supramentual (B):* ponto mais profundo da concavidade anterior da mandíbula.

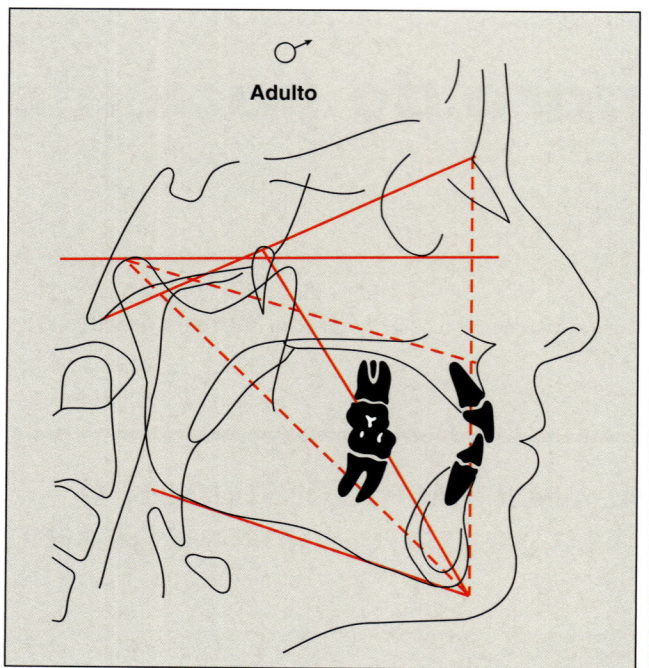

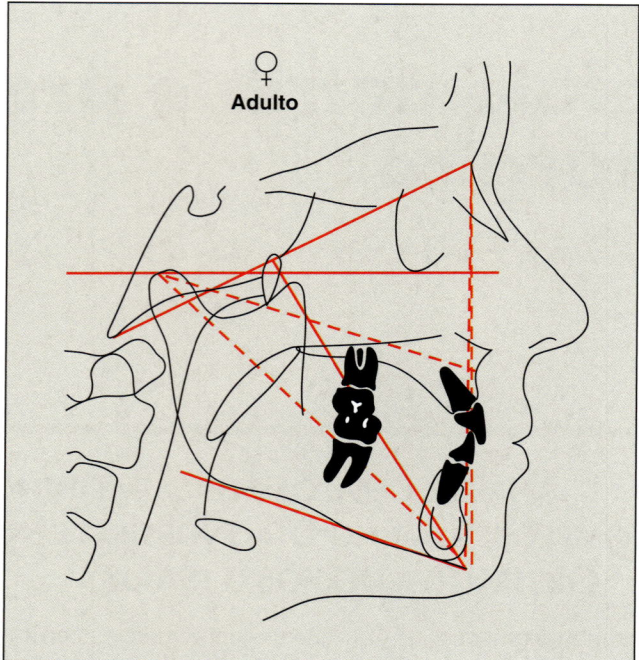

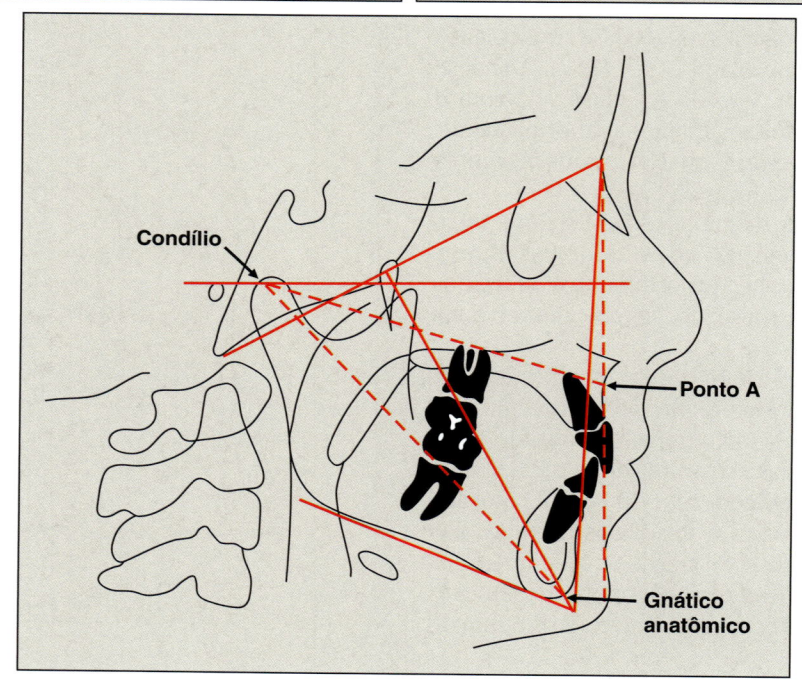

Fig. 13-2.
Análise cefalométrica de McNamara (Colombini).

- *P:* ponto mais inferior da imagem do palato mole.
- *H:* ponto mais anterossuperior do osso hioide.
- *C3:* ponto mais anteroinferior da vértebra C3.
- *T:* ponto onde a base da língua toca o contorno da base mandibular.
- *AA:* ponto anterior mais proeminente da vértebra atlas.
- *MP:* plano mandibular.
- *Gônio (Go):* ponto mais inferior e posterior do ângulo da mandíbula, determinado geometricamente pela intersecção da bissetriz do ângulo formado pela base da mandíbula e pelo ramo mandibular com a mandíbula.
- *Mentual (Me):* ponto mais inferior do contorno da sínfise mentual.
- *Pogônio (Pg):* ponto mais proeminente (anterior) do mento ósseo.

Com esses pontos relacionados, obtêm-se os seguintes planos e ângulos:

CEFALOMETRIA E PREPARO DO PACIENTE CIRÚRGICO

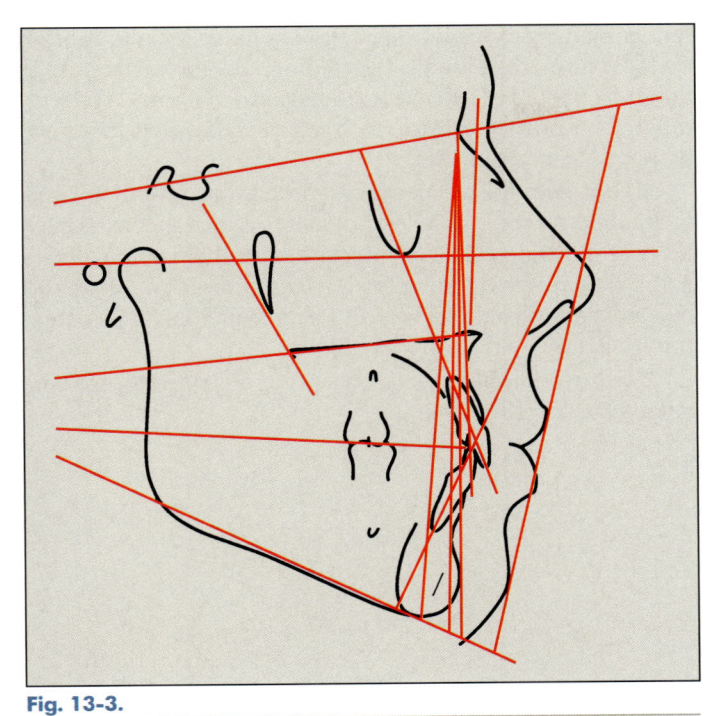

Fig. 13-3.
Análise cefalométrica. Padrão USP.

1. **S-N**: representa a base anterior do crânio.
2. **SNA**: representa uma posição anteroposterior (horizontal) da base apical superior com relação à base anterior do crânio. Quando for maior que a normal, a maxila está protruída com relação à base anterior do crânio, e, quando menor que a normal, a maxila está retraída.
3. **SNB**: representa uma posição anteroposterior da base apical inferior com relação à base anterior do crânio. Quando for maior que a normal, a mandíbula está protruída com relação à base anterior do crânio e, quando menor que a normal, a mandíbula está retraída.
4. **PNS-ANS**: representa o comprimento maxilar.
5. **PAS**: extensão do espaço faríngeo posterior (desde a base da língua até a parede posterior da faringe).
6. **Go-Me**: representa o plano mandibular.
7. **AA-PNS**: é a distância linear entre a vértebra atlas e o PNS.
8. **MP-H**: é a distância do hioide perpendicularmente ao plano mandibular.
9. **N-perp ao ponto A**: distância linear que traduz o posicionamento do ponto A com relação a uma vertical com origem em N.
10. **N-perp ao ponto Pg**: distância linear que traduz o posicionamento do ponto Pg com relação a uma vertical com origem em N.
11. **PNS-P**: comprimento do palato mole.
12. **C3-H**: é a distância linear entre a terceira vértebra e o corpo do hioide.
13. **Linha TGL**: expressa o comprimento da língua (desde a ponta até a base).
14. **Upphw-PP1**: espaço faríngeo superior: expressa o espaço faríngeo mais superior relacionado com as fossas nasais, a partir da projeção da linha biespinhal.
15. **PP2-PP2'**: espaço posteropalatal mediano: expressa a distância do palato mole com relação à parede posterior da faringe.

A seguir, expressam-se valores médios das três análises utilizadas de acordo com os valores que cada uma possui originariamente:

- *SNA:* 82°.
- *SNB:* 80°.
- *SN:* homem: 80 mm/mulher: 73 mm.
- *PNS-ANS:* homem: 62,5 mm/mulher: 54 mm.
- *PAS:* homem: 15,5 mm/mulher: 13 mm.
- *Go-Me:* homem: 84,5 mm/mulher: 74 mm.
- *AA-PNS:* homem: 36 mm/mulher: 36 mm.
- *MP-H:* homem: 19 mm/mulher: 15 mm.
- *PNS-P:* homem: 34 mm/mulher: 35 mm.
- *C3-H:* homem: 41 mm/mulher: 36 mm.
- *TGL:* homem: 79 mm/mulher: 72,5 mm.
- *Upphw-PP1:* homem: 26 mm/mulher: 24 mm.
- *PP2-PP2':* homem: 12 mm/mulher:14 mm.
- *N-perp ao ponto A:* dentição permanente (1 mm à frente de N-perp).
- *N-perp ao ponto Pg:* dentição mista (Pg de –6 a –8 mm atrás de N-perp); homem adulto (Pg de –2 a +2 mm de N-perp); mulher adulta (Pg de –4 a 0 mm atrás de N-perp).

Estes valores são utilizados como comparativos com a análise cefalométrica modificada por Macedo (Fig. 13-4).

As Figuras 13-1 a 13-4 representam os traçados que foram utilizados para a análise cefalométrica em questão.

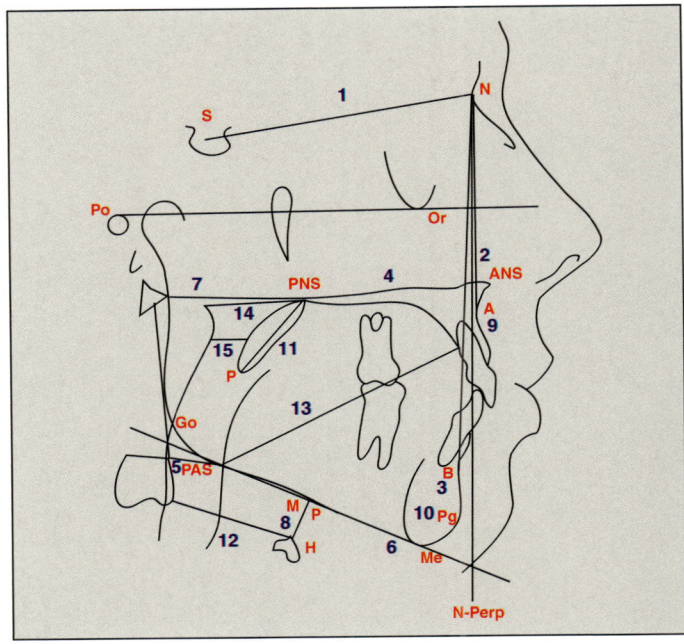

Fig. 13-4.
Análise cefalométrica modificada por Macedo para a apneia do sono.

CASOS CLÍNICOS E RESULTADOS

Para a ilustração do capítulo, foram selecionados dois casos e relatados a seguir.

Paciente nº 1

Paciente ANCJ, 32 anos, leucoderma, foi encaminhado para a clínica médica otorrinolaringológica e ortodôntica privada com queixa principal de falta de concentração devido ao sono interrompido e não reparador. Foram realizados os exames médicos de rotina em suspeita de SAOS. No exame clínico intra e extrabucal, constatou-se ser portador de classe II esquelética e dentária, com maxila e mandíbula retroposicionadas. A documentação ortodôntica também foi solicitada, contendo fotos intra e extraorais, telerradiografia normal lateral, radiografia panorâmica e modelos de gesso. A partir da telerradiografia normal lateral foi realizada a cefalometria modificada por Macedo (Fig. 13-5).

O paciente foi submetido ao preparo ortodôntico-cirúrgico, onde foram instalados braquetes com ganchos especiais para o uso de elásticos intermaxilares, bem como a realização de cirurgia de modelos e *splints* cirúrgicos. A osteotomia maxilar utilizada foi Le Fort I e na mandíbula foi a osteotomia sagital.

Abaixo verificamos os valores pré e pós-operatórios, bem como os valores médios.

Tabela 1 - Valores pré e pós-operatório		
Pré	Pós	Norma
SNA = 76°	81°	82°
SNB = 77°	80°	80°
Sn = 88	88°	80°
Pns-Ans = 66	66	62,5
Pas = 7	21	15,5
Go-Me = 68	74	84,5
AA-Pns = 36,5	39	36
MPH = 22	21	19
Pns-P = 45	33	34
C3-H = 46	53	41
TGL = 72	71,5	79
Upphw-PP1 = 21,5	31	26
PP2-PP2' = 9	15	12
N perp A = -6	1	1
N perp Pg = -5	-3	(-2a+2)

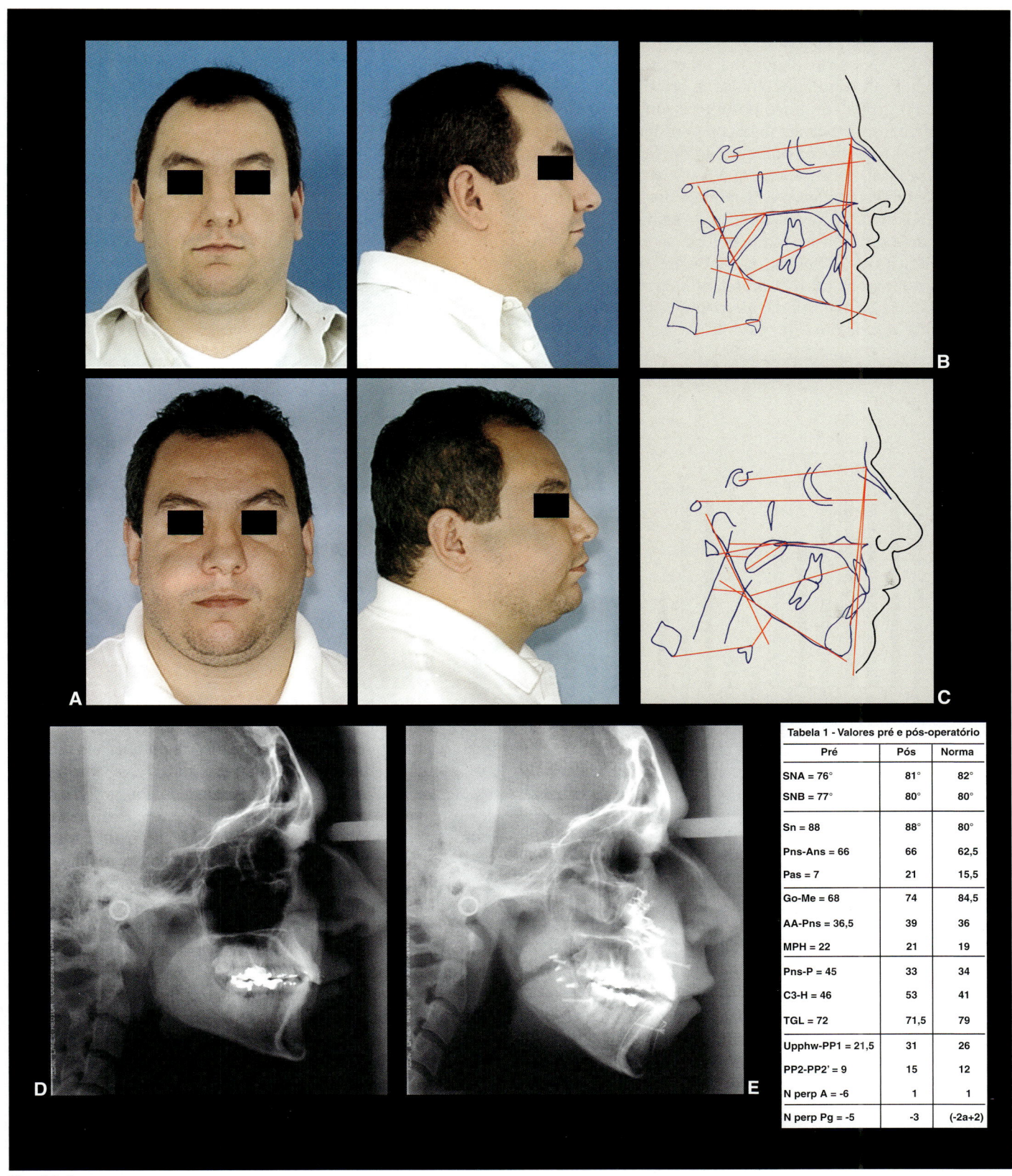

Fig. 13-5.
(**A**) Fotografias pré- (superior) e pós-operatória (inferior): paciente ANCJ. (**B**) Traçado cefalométrico modificado por Macedo pré-operatória: paciente ANCJ. (**C**) Traçado cefalométrico modificado por Macedo pós-operatória. (**D**) Telerradiografia pré-operatória: paciente ANCJ. (**E**) Telerradiografia pós-operatória: paciente ANCJ.

Paciente nº 2

Paciente PJO, 50 anos, melanoderma, foi encaminhado para a clínica médica otorrinolaringológica e ortodôntica privada com queixa principal de ronco noturno e sonolência diurna. Foram realizados os exames médicos pertinentes à doença, como a nasofibroscopia e a polissonografia. No exame clínico intra e extrabucal, constatou-se que o paciente apresentava classe II dentária com maxila e mandíbula posicionadas anteriormente com relação à base anterior do crânio. Exames pertinentes à área ortodôntica também foram solicitados, como a documentação ortodôntica, contendo fotos intra e extraorais, telerradiografia normal lateral, radiografia panorâmica e modelos de gesso. A partir da telerradiografia normal lateral foi realizada a cefalometria modificada por Macedo (Fig. 13-6).

O paciente foi submetido ao preparo ortodôntico-cirúrgico semelhante ao caso anterior, com a instalação de braquetes com ganchos próprios para o uso de elásticos pós-cirúrgicos, bem como a realização de cirurgia de modelos e guias cirúrgicos. A osteotomia maxilar utilizada foi Le Fort I e na mandíbula foi a osteotomia sagital.

Abaixo verificamos os valores pré e pós-operatórios, bem como os valores médios.

O gráfico abaixo demonstra as alterações médias ocorridas nos valores cefalométricos envolvidos na análise cefalométrica modificada por Macedo e os erros-padrões entre o pré e o pós-operatório dos 16 pacientes envolvidos no estudo.

Os pacientes a seguir também foram selecionados para efeito de uma maior ilustração e fazem parte da amostra para a construção do Gráfico 13-1. Observar as alterações cefalométricas ocorridas (Figs. 13-7 a 13-10).

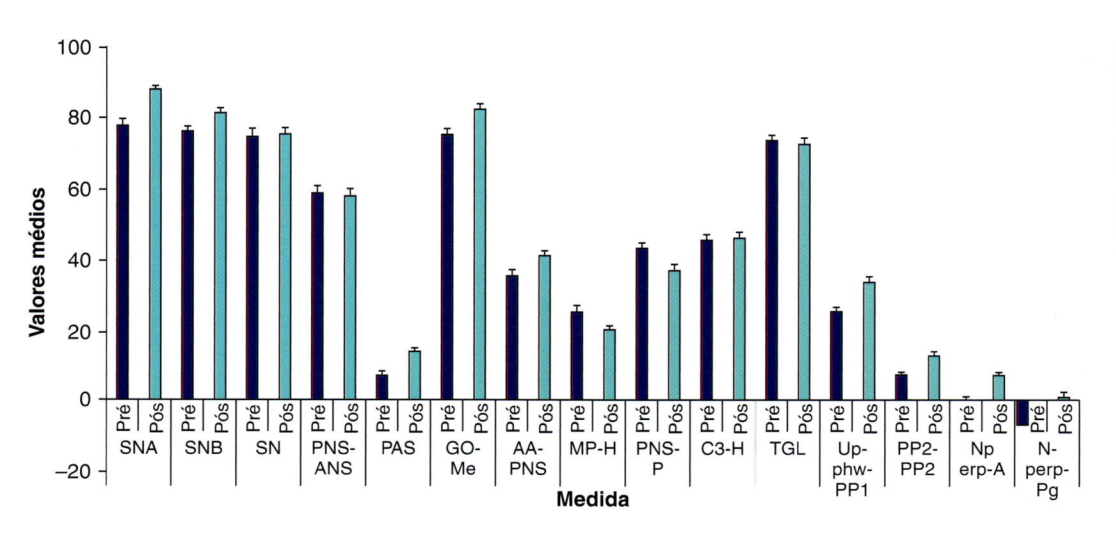

Gráfico 13-1.
Observar que as medidas SNA, SNB, PAS, Go-Me, AA-PNS, Upphw-PP1, PP2-PP2', N-perp-A e N-perp-Pg aumentam no pós-tratamento e as medidas MP-H e PNS-P diminuem.

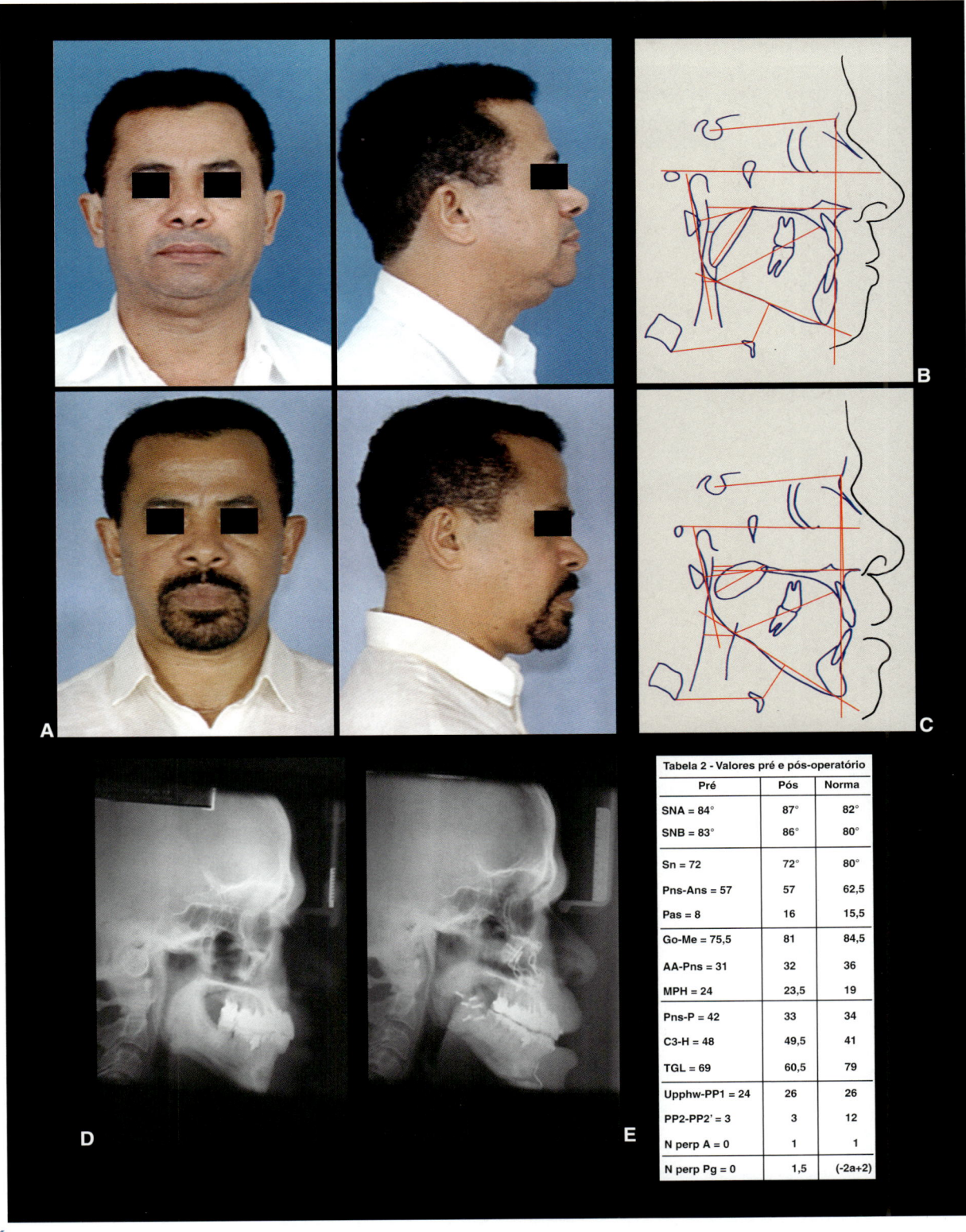

Tabela 2 - Valores pré e pós-operatório		
Pré	Pós	Norma
SNA = 84°	87°	82°
SNB = 83°	86°	80°
Sn = 72	72°	80°
Pns-Ans = 57	57	62,5
Pas = 8	16	15,5
Go-Me = 75,5	81	84,5
AA-Pns = 31	32	36
MPH = 24	23,5	19
Pns-P = 42	33	34
C3-H = 48	49,5	41
TGL = 69	60,5	79
Upphw-PP1 = 24	26	26
PP2-PP2' = 3	3	12
N perp A = 0	1	1
N perp Pg = 0	1,5	(-2a+2)

Fig. 13-6.
(**A**) Fotografias pré-operatória (superior) e pós-operatória (inferior): paciente PJO. (**B**) Traçado cefalométrico modificado por Macedo pré-operatório: paciente PJO. (**C**) Traçado cefalométrico modificado por Macedo pós-operatória: paciente PJO. (**D**) Telerradiografia pré-operatória: paciente PJO. (**E**) Telerradiografia pós-operatória: paciente PJO.

Paciente nº 3

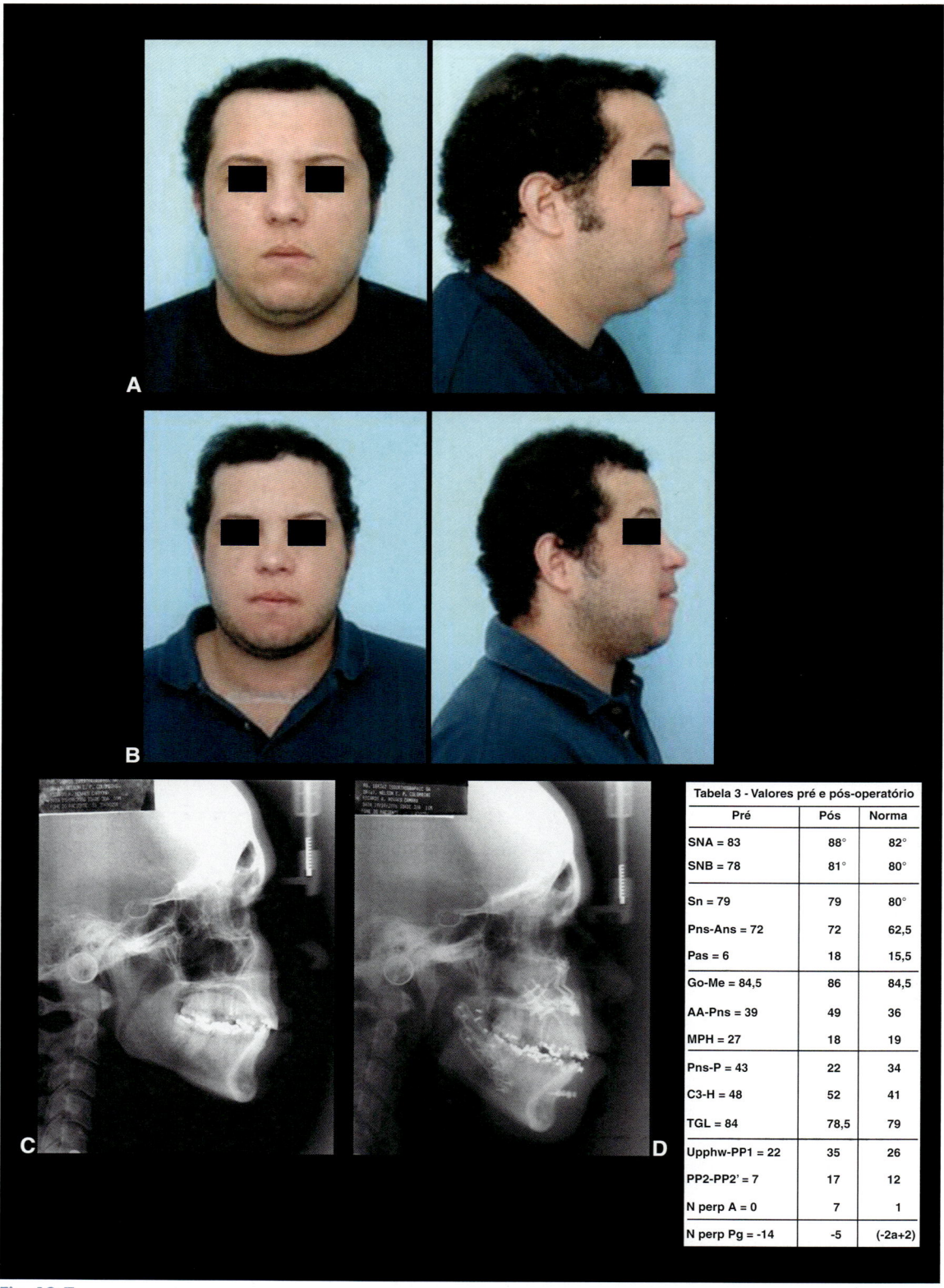

Tabela 3 - Valores pré e pós-operatório			
	Pré	Pós	Norma
SNA = 83		88°	82°
SNB = 78		81°	80°
Sn = 79		79	80°
Pns-Ans = 72		72	62,5
Pas = 6		18	15,5
Go-Me = 84,5		86	84,5
AA-Pns = 39		49	36
MPH = 27		18	19
Pns-P = 43		22	34
C3-H = 48		52	41
TGL = 84		78,5	79
Upphw-PP1 = 22		35	26
PP2-PP2' = 7		17	12
N perp A = 0		7	1
N perp Pg = -14		-5	(-2a+2)

Fig. 13-7.
(**A**) Fotos pré-operatórias. (**B**) Fotos pós-operatórias. (**C**) Telerradiografia lateral pré-operatória.
(**D**) Telerradiografia lateral pós-operatória.

Paciente nº 4

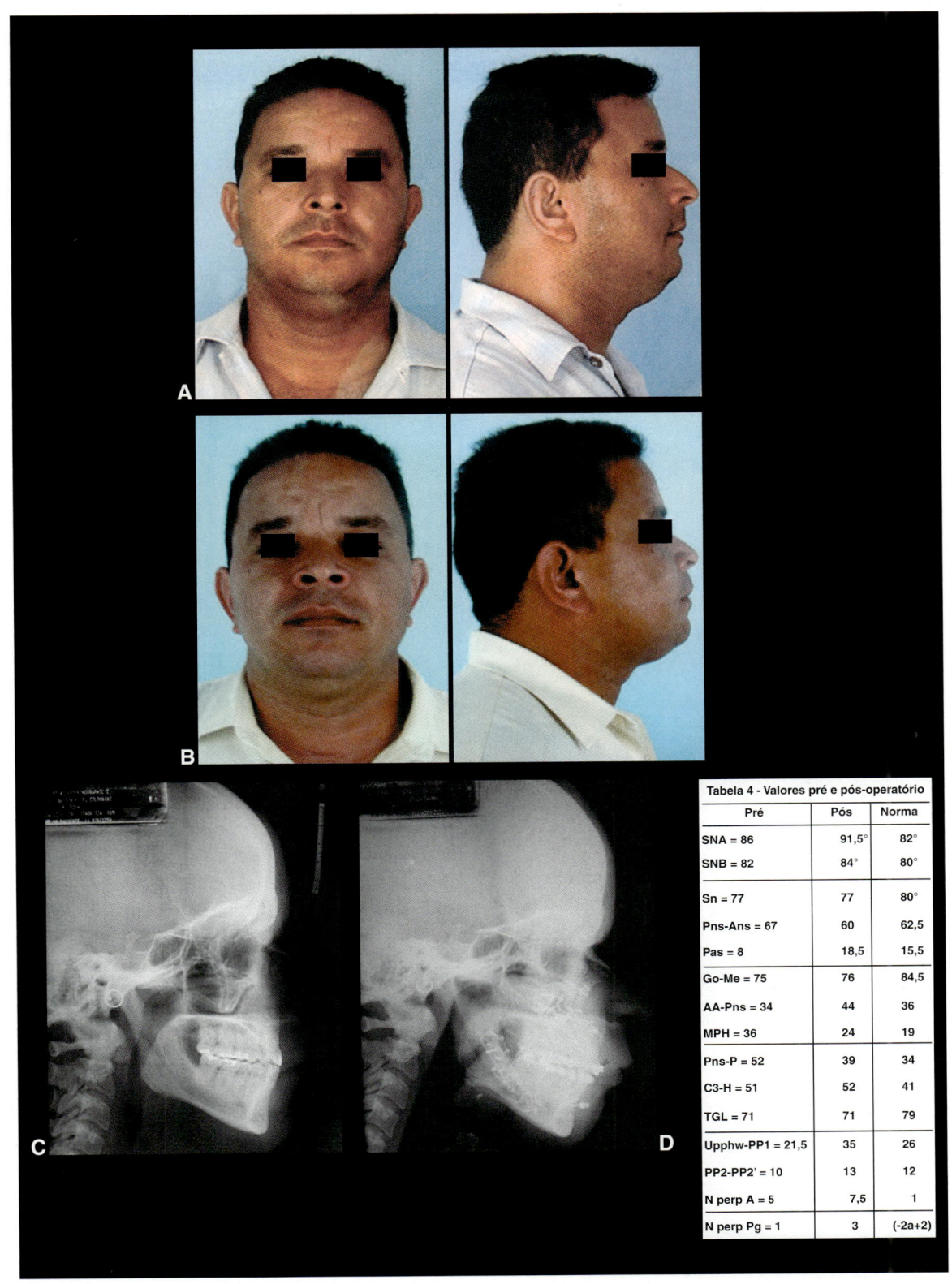

Tabela 4 - Valores pré e pós-operatório		
Pré	Pós	Norma
SNA = 86	91,5°	82°
SNB = 82	84°	80°
Sn = 77	77	80°
Pns-Ans = 67	60	62,5
Pas = 8	18,5	15,5
Go-Me = 75	76	84,5
AA-Pns = 34	44	36
MPH = 36	24	19
Pns-P = 52	39	34
C3-H = 51	52	41
TGL = 71	71	79
Upphw-PP1 = 21,5	35	26
PP2-PP2' = 10	13	12
N perp A = 5	7,5	1
N perp Pg = 1	3	(-2a+2)

Fig. 13-8.
(**A**) Fotos pré-operatórias. (**B**) Fotos pós-operatórias. (**C**) Telerradiografia pré-operatória. (**D**) Telerradiografia pós-operatória.

Paciente nº 5

Tabela 5 - Valores pré e pós-operatório

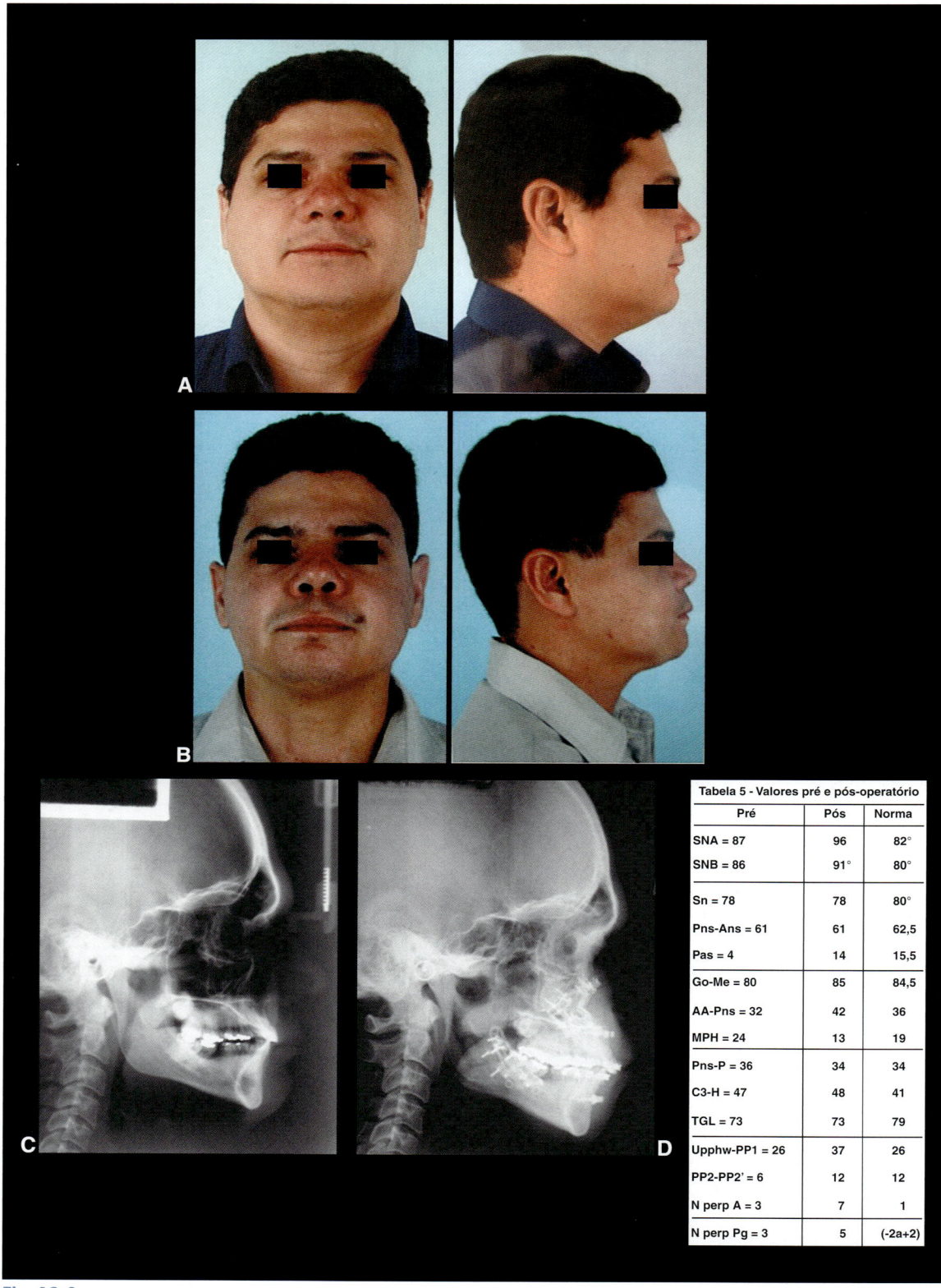

Pré	Pós	Norma
SNA = 87	96	82°
SNB = 86	91°	80°
Sn = 78	78	80°
Pns-Ans = 61	61	62,5
Pas = 4	14	15,5
Go-Me = 80	85	84,5
AA-Pns = 32	42	36
MPH = 24	13	19
Pns-P = 36	34	34
C3-H = 47	48	41
TGL = 73	73	79
Upphw-PP1 = 26	37	26
PP2-PP2' = 6	12	12
N perp A = 3	7	1
N perp Pg = 3	5	(-2a+2)

Fig. 13-9.

(**A**) Fotos pré-operatórias. (**B**) Fotos pós-operatórias. (**C**) Telerradiografia pré-operatória. (**D**) Telerradiografia pós-operatória.

Paciente nº 6

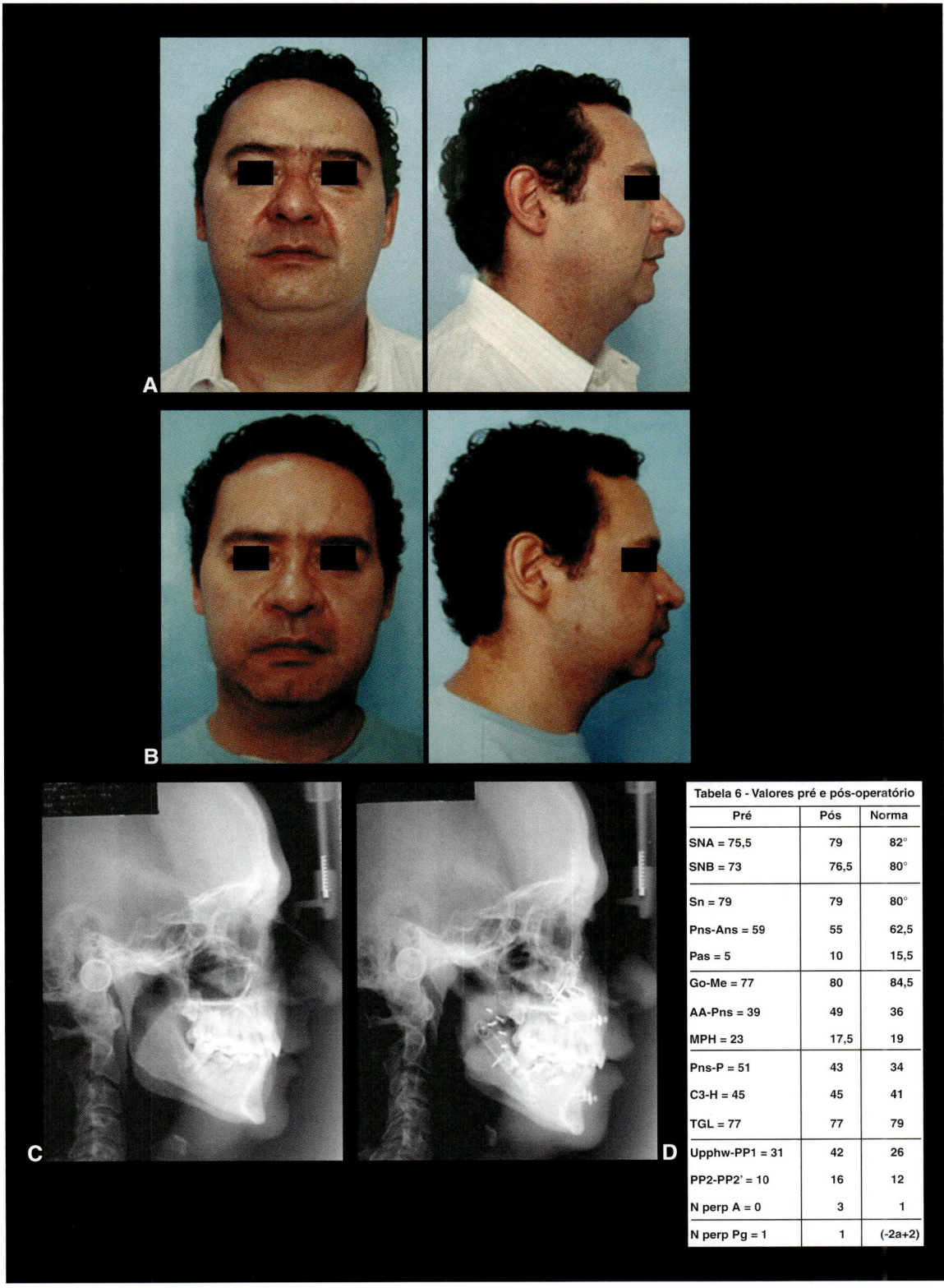

Tabela 6 - Valores pré e pós-operatório			
	Pré	Pós	Norma
SNA = 75,5		79	82°
SNB = 73		76,5	80°
Sn = 79		79	80°
Pns-Ans = 59		55	62,5
Pas = 5		10	15,5
Go-Me = 77		80	84,5
AA-Pns = 39		49	36
MPH = 23		17,5	19
Pns-P = 51		43	34
C3-H = 45		45	41
TGL = 77		77	79
Upphw-PP1 = 31		42	26
PP2-PP2' = 10		16	12
N perp A = 0		3	1
N perp Pg = 1		1	(-2a+2)

Fig. 13-10.

(**A**) Fotos pré-operatórias. (**B**) Fotos pós-operatórias. (**C**) Telerradiografia pré-operatória. (**D**) Telerradiografia pós-operatória.

DISCUSSÃO

A apneia obstrutiva do sono apresenta as características craniofaciais a saber: retrusão mandibular, micrognatia, macroglossia, tonsilas hipertróficas, além dos fatores de risco como a obesidade, com consequente aumento da circunferência do pescoço, o aumento da idade, a ingestão de álcool e de medicamentos de efeito miorrelaxante e o fumo (Lowe, 1995).

Os estudos cefalométricos têm demonstrado uma grande variedade de anomalias craniofaciais e, mais especificamente, na anatomia dos tecidos do espaço aéreo superior, que podem predispor ao colapso das vias aéreas em pacientes com SAOS (Fairbanks e Fujita). De acordo com Bacon et al., 1990, a maxila dos pacientes apneicos pode estar bem posicionada, mas seu comprimento reduzido.

Os trabalhos de Deberry-Borowieckl et al. (1988) e Rintala et al. (1991) demonstraram que o comprimento mandibular está diminuído nos pacientes com SAOS. O comprimento da base craniana anterior apresenta-se reduzido, como demonstra grande parte dos trabalhos de pesquisa com pacientes apneicos. O espaço póstero-palatal mediano (PP2-PP2') é reduzido, coincidindo com o aumento do comprimento e largura do palato mole (PNS-P), o que favorece a obstrução na região, principalmente durante as fases do sono de maior hipotonia, onde estas estruturas anatômicas de volume aumentado vão de encontro à parede posterior da faringe, constituindo-se num sítio anatômico obstrutivo de grande importância (Riley et al., 1983; Lowe et al., 1995). O espaço faríngeo posterior pode estar diminuído devido a grandes retrognatias, sendo nestes casos indicada a cirurgia ortognática de avanço mandibular (Lowe et al., 1995).

Para verificar a posição do osso hioide nos pacientes com SAOS, são utilizadas grandezas cefalométricas que o relacionam com a mandíbula (distância MP-H) e com a coluna cervical (C3-H), procurando, desta forma, localizá-lo no sentido vertical e anteroposterior. O aumento simultâneo dessas medidas indicam que o osso hioide está localizado inferiormente nos pacientes apneicos (Riley et al., 1983). Quando o osso hioide se encontra numa posição mais baixa que o normal, a maioria dos tecidos linguais estão localizados no nível da hipofaringe, levando a base da língua para uma posição mais verticalizada, facilitando o colapso faríngeo (orofaringe), como observado nos pacientes com SAOS (Djupesland, 1987).

Neste trabalho, foram escolhidos da análise USP os valores de SNA e SNB por representarem respectivamente o posicionamento da maxila e da mandíbula com relação à base do crânio, podendo desta forma avaliar seus posicionamentos. Da mesma análise, também foram extraídos os valores de SN que representa o comprimento da base craniana anterior e Go-Me que representa o comprimento mandibular. Sabe-se que o comprimento mandibular diminuído é sinal de alerta para a SAOS.

Da análise de Bell foram escolhidos os valores de: PNS-ANS (representa o comprimento maxilar, podendo-se observar a medida numericamente), PAS (representa o espaço faríngeo posterior, sendo um sítio importante de observação, pois ocorrem obstruções importantes neste local), AA-PNS (representa o posicionamento da maxila com relação à vértebra atlas, podendo-se calcular a necessidade de avanço maxilar), MP-H (representa a posição do hioide súpero-inferiormente e quanto maior o valor, mais inferiorizado se encontra esse osso), C3-H (representa a posição do hioide no sentido anteroposterior), PNS-P (quanto maior essa medida, maior também o comprimento do palato mole, favorecendo como sítio de obstrução), TGL (quanto maior o valor, maior o comprimento da língua que pode favorecer a obstrução em sua base), Upphw-PP1 (quanto menor o valor, maior o estreitamento do corredor aéreo na região das fossas nasais), PP2-PP2' (quanto menor o valor, maior a obstrução do palato mole com relação à parede posterior da faringe).

Já da análise de McNamara, como N-perp A e N-perp Pg, avalia-se e confirma-se a posição em milímetros da maxila e da mandíbula respectivamente, com relação a uma vertical que parte de N, podendo-se avaliar a retrognatia.

Com relação aos pacientes analisados, observa-se que em condições pré-operatórias as medidas do primeiro paciente referentes a PAS, Go-Me, TGL, Upphw-PP1, PP2-PP2', N-perp A e N-perp Pg estavam inferiores com relação à norma, enquanto as medidas de AA-PNS, MP-H, PNS-P e C3-H estavam superiores com relação à mesma norma. Os valores de SNA e SNB estavam menores, confirmando um retrognatismo bimaxilar, bem como um menor comprimento mandibular e obstrução do corredor nasofaríngeo. Ainda, as medidas referentes ao hioide estavam aumentadas, confirmando a rotação para baixo desse osso e as medidas do palato mole também aumentadas em comprimento e largura, denotando outro sítio de obstrução respiratória. No pós-operatório, observou-se que as medidas de SNA, SNB, PAS, Go-Me, AA-PNS, PP2-PP2' aumentaram devido ao avanço bimaxilar. Notou-se ainda que houve diminuição das medidas de MP-H, PNS-P, N-perp A e N-perp Pg. A diminuição do comprimento do palato mole deve-se à redução cirúrgica do mesmo, visto que no pré-operatório estava aumentado em comprimento e volume.

Em relação ao segundo paciente, observou-se que as medidas pré-operatórias de PNS-ANS, PAS, Go-Me, AA-PNS, TGL, Upphw-PP1, PP2-PP2' e N-perp A estavam inferiores com relação à norma. Já os valores de SNA, SNB, PNS-P, C3-H e MP-H estavam superiores com relação à norma. No pós-operatório, houve um aumento de SNA, SNB, N-perp A e N-perp Pg devido ao avanço bimaxilar, bem como as medidas de PAS, Go-Me, AA-PNS, C3-H, Upphw-PP1 e PP2-PP2', denotando uma melhora no corredor respiratório. A diminuição nos valores de PNS-P e TGL devem-se à intervenção cirúrgica no palato mole e na língua.

Com relação ao aspecto facial dos pacientes, notou-se que o paciente nº 1 obteve um melhor posicionamento maxilomandibular com a cirurgia de avanço, pois seu perfil era retrognata. O paciente nº 2 que já possuía a maxila e a mandíbula avançadas com relação à base anterior do crânio, ficaram com seus valores aumentados, mas não comprometendo o fator estético.

No paciente nº 2, pode-se observar que a maxila está levemente reduzida em comprimento, em concordância com Bacon et al., 1990. Os valores reduzidos de Go-Me e PP2-PP2' nos dois pacientes estão em concordância com Deberry-

Borowieckl et al.,1988 e Rintala et al., 1991. Já o valor de SN não se apresentou diminuído conforme os seus achados. O comprimento do palato mole também se apresentou aumentado, em concordância com Riley et al., 1983 e Lowe et al., 1995 nos dois pacientes. O espaço aéreo posterior apresentou-se diminuído nos dois casos, em concordância com os trabalhos de Lowe et al., 1995. Os valores que relacionam o osso hioide (C3-H e MP-H) apresentaram-se aumentados nos dois casos, em concordância com Riley et al., 1983.

REFERÊNCIAS BIBLIOGRÁFICAS

Bacon WH, Turlot JC, Krieger J et al. Cephalometric evaluation of pharyngeal obstructive factors in patients with sleep apnea syndrome. *The Angle Orthodontist* 1990;60(2):115-22.

Bell W. *Modern practice in orthognatic and reconstructive surgery.* Philadelphia: WB Saunders, 1992. p. 2022-58.

Bittencourt MAV, Araújo TM, Bolognese AM. Dimensão do espaço nasofaringeano em indivíduos portadores de maloclusão de classe II. *Ortodontia* 2002;35(3):16-30.

Deberry-Borowieck B, Kukwa A, Blanks RH. Cephalometric analysis: diagnosis and treatment of obstructive sleep apnea. *Laryngoscope* 1988;98(2):226-34.

Djupesland G, Lyberg T, Krogstad O. Cephalometric analysis: surgical treatment of patients with obstructive sleep apnea syndrome. *Acta Otolaryngol* 1987;103:551-57.

Fairbanks DNF, Fujita S. *Snoring and obstructive sleep apnea.* 2nd ed. New York: Raven Press, 1994. p. 31-43.

Gastaut H, Tassinari CA, Duron B. Polygraphic study of the episodic diurnal and nocturnal (hypnic and respiratory) manifestations of the Pickwick syndrome. *Brain Res* 1965;2:167-86.

Guilleminault C. Clinical features and evaluation of obstructive sleep apnea. In: Kryger MH, Roth T, Dement WC (Eds.). *Principles and practice of sleep medicine.* 2nd ed. Philadelphia: WB Saunders, 1994. p. 667-77.

Interlandi S. O cefalograma padrão do curso de pós-graduação de Ortodontia da Faculdade de Odontologia da USP. *Rev Fac Odont São Paulo* 1968;6:63-74.

Júnior CMC. *Estudo cefalométrico radiográfico das características crânio-faciais em pacientes com síndrome da apneia do sono obstrutiva* [Dissertação de mestrado]. São Bernardo do Campo: Universidade Metodista de Ensino Superior, 1997.

Lowe AA, Fleetham JA, Adachi S et al. Cephalometric and computed tomographic predictors of obstructive sleep apnea severity. *Am J Orthod Dentofac Orthod* 1995;107(6):589-95.

McNamara Júnior JA. A method of cephalometric evaluation. *Amer J Orthod* 1984 dec.;86(6):449-69.

Osler W. *The principles and practice of medicine.* New York: Appleton & Lange, 1906. p. 431-33.

Pinto JA. Síndrome da apneia obstrutiva do sono: uma tarefa multidisciplinar. In: Colombini N *Cirurgia da face, interpretação funcional e estética.* Rio de Janeiro: Revinter, 2002. Cap. 30. p. 556-57.

Riley R, Guilleminault C, Herran J et al. Cephalometric analysis and flow-volume loops in obstructive sleep apnea patients. *Sleep* 1983;6(4):303-11.

Rintala A, Salo H, Alanko A et al. Cephalometric analysis of the obstructive sleep apnea syndrome. *Proc Finn Dent Soc* 1991;87(1):177-82.

Sadout P, Lugaresi E. Hypersomnia with periodic breathing. A symposium. *Bull Physiopathol Respir* 1972;8:967-92.

Silva SR. *Como ajudar o paciente roncador.* Revista da APCD; 2002;56(4):247-56.

Simões DO. Cefalometria em apneia do sono. In: *Cirurgia da face, interpretação funcional e estética.* Rio de Janeiro: Revinter, 2002;34:572-95.

Zucconi M, Cristina E, Gerardi R et al. Habitual snoring without sleep apnea obstructive: the importance of cephalometric variables. *Thorax* 1992;47(3):157-61.

Preparo do Paciente Cirúrgico

INTRODUÇÃO

Alcançada a fase final de preparo ortodôntico pré-cirúrgico, aproximadamente 2 semanas antes da intervenção, refinem-se os elementos para o planejamento final, pois a cirurgia ortognática deve ser realizada com precisão. Isto envolve vários procedimentos técnicos que devem seguir um protocolo particular para cada paciente, previamente ao procedimento cirúrgico propriamente dito. Dentre tais procedimentos destacam-se: análise facial precisa, análise radiográfica (radiografias panorâmica, telerradiografia cefalométrica de perfil e telerradiografia frontal), confecção de registros interarcos ou oclusais, confecção de modelos de gesso, planejamento preciso das movimentações ortodônticas, montagem dos modelos em articulador semiajustável e realização da cirurgia de modelos para a confecção dos *splints* ou guias cirúrgicos intermediário e/ou definitivo (Arnett *et al.*, 2002).

O principal objetivo da cirurgia de modelos é a de simular cuidadosamente as estruturas faciais do paciente de maneira funcional e espacial. Os modelos montados em articulador devem predizer as alterações em tecidos duros em sintonia com o traçado preditivo. As vantagens em se realizar a previsão em modelos é que a proporção é de 1:1 com relação às estruturas faciais e de poder-se trabalhar em 3D, já que a radiografia cefalométrica apresenta distorção de 10% (Erickson *et al.*, 1992).

Para Medeiros e Medeiros (2001), ainda que as projeções por computador sejam úteis para a visualização por parte do paciente, elas não fornecem medidas que possam ser utilizadas no ato cirúrgico. A quantificação dos movimentos maxilomandibulares ainda é rotineiramente feita por meio da cirurgia de modelos e do traçado cefalométrico.

Schroeder *et al.*, 2005 verificaram que apesar das limitações da cefalometria que fornece uma avaliação bidimensional do paciente, podemos e devemos confiar no protocolo utilizado e desenvolvido por Bell *et al.*, 1992, que preconiza um estudo baseado no exame físico, no traçado cefalométrico e na cirurgia de modelos que, somados, dão-nos uma visão tridimensional da face.

Alguns autores já provaram que a cirurgia de modelos confeccionada com aferição de instrumentos digitais, sem dúvida, é mais precisa, proporcionando maior fidelidade aos valores de referência obtidos em laboratório durante a cirurgia ortognática, propiciando um excelente pós-operatório e resultados condizentes com o planejamento inicial de cada paciente (Medeiros, 2001 e 2002).

PLANEJAMENTO

Se o paciente possuir assimetria facial, será necessária a análise frontal a partir de uma radiografia cefalométrica posteroanterior. A radiografia panorâmica (Fig. 13-11) dá informações sobre a resposta periodontal à mecânica ortodôntica, sobre as condições dos seios maxilares e as posições dos côn-

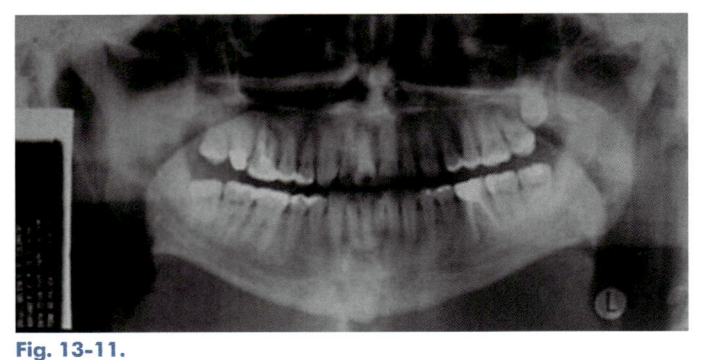

Fig. 13-11.
Radiografia panorâmica.

dilos mandibulares, detectando também a presença de lesões de cáries recentes. Também é possível visualizar o formato, a dimensão e as posições das raízes dos dentes envolvidos nas osteotomias interdentárias.

Os exames cefalométricos de frente (Fig. 13-12) e de perfil (Fig. 13-13) são utilizados para as previsões cirúrgicas e laboratoriais (sobre modelos). A previsão cefalométrica cirúrgica deve ser realizada antes da previsão sobre os modelos, uma vez que é necessário obter informações a partir dela para posicionar os modelos.

A decisão quanto ao procedimento adequado para a correção da deformidade dentofacial do paciente é fundamental na integração da observação clínica com a previsão cirúrgica feita a partir do traçado cefalométrico obtido ao término do preparo ortodôntico. Este preparo deve fornecer as posições

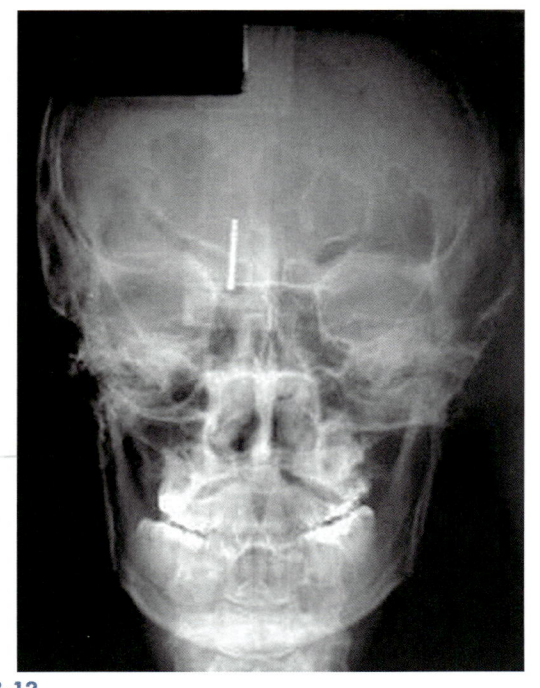

Fig. 13-12.
Telerradiografia frontal.

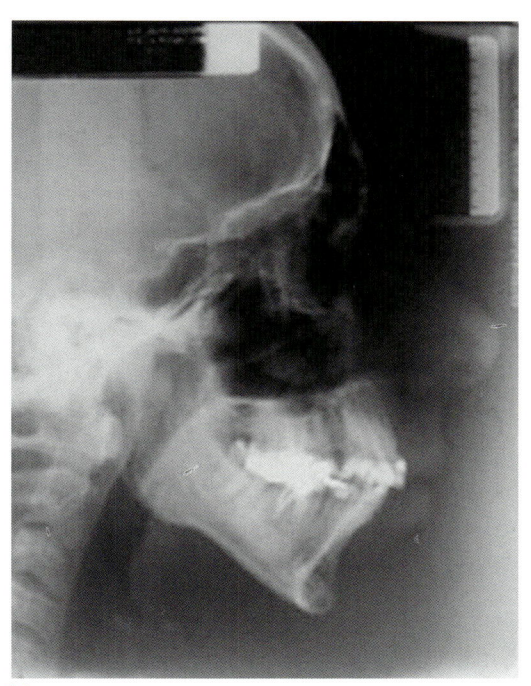

Fig. 13-13.
Telerradiografia lateral.

ideais dos incisivos superiores e inferiores com suas devidas descompensações, bem como a eliminação de inclinações e rotações dentárias, nivelamento da curva de Spee e redução de diastemas (Fig. 13-14). Note bem, isto é realizado sempre que for possível aguardar esse tempo pré-operatório, caso contrário, se estivermos diante de uma apneia severa, com risco à saúde do paciente, essa fase é eliminada nesse momento, sendo realizada no pós-operatório.

A finalidade da previsão nos modelos é verificar se é possível estabelecer entre eles a relação tridimensional adequada para uma oclusão satisfatória se possível em classe I molar e canina com uma relação de protrusão e sobremordida aceitáveis e uma coordenação correta das arcadas, que permita uma finalização ortodôntica sem complicações sendo estável e com harmonia estética e funcional.

A previsão dos modelos irá determinar a magnitude e a direção dos movimentos dentoesqueléticos e a dimensão e o formato das osteotomias/ostectomias, bem como a construção dos guias cirúrgicos usados durante a cirurgia para reproduzir estas novas relações oclusais.

REGISTRO DO ARCO FACIAL/MONTAGEM DOS MODELOS EM ARTICULADOR

O planejamento rigoroso encontra respaldo na previsão laboratorial, a qual recorre habitualmente a articuladores semiajustáveis. A fidelidade da cirurgia de modelos dependerá, em grande parte, da montagem adequada dos mesmos. Os registros de mordida, o uso do arco facial (Fig. 13-15), a moldagem do paciente e a montagem dos modelos (Fig. 13-16) são semelhantes aos utilizados em clínica geral. O arco facial registra e transfere para o articulador a relação tridimensional dos maxilares com o crânio. Os modelos montados simulam a estrutura facial funcional no espaço.

DEMARCAÇÕES DE LINHAS DE ORIENTAÇÃO

As linhas de orientação são auxiliares para a realização dos cortes da cirurgia de modelos. São realizadas as seguintes (Ayala *et al.*, 2002):

- Linha média de incisivos centrais superiores e inferiores.
- Duas marcas laterais equidistantes (5 mm) para distal com relação à primeira.
- Distal de braquetes de caninos superiores e inferiores.
- Mesial dos tubos de molares superiores e inferiores.
- Do braquete de incisivos superiores à espinha nasal anterior (ENA): buscar na telerradiografia lateral.
- Do pogônio até incisal de incisivos inferiores (buscar na telerradiografia lateral).

Esses registros são transferidos aos modelos montados em articulador (Fig. 13-17).

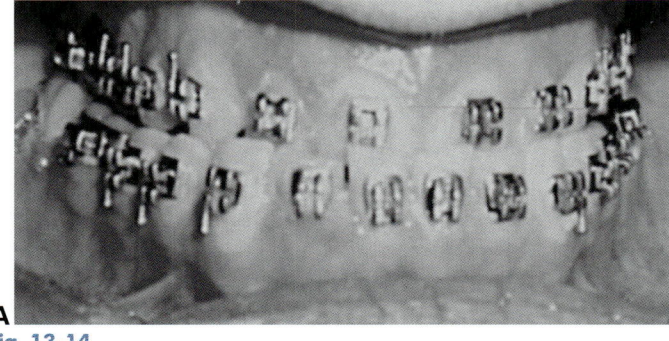

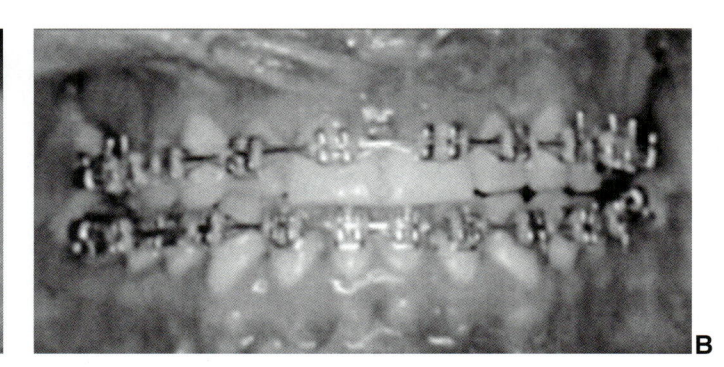

Fig. 13-14.

(**A**) Exemplo de preparo ortodôntico clássico com as descompensações. (**B**) Pós-operatório (correção da discrepância esquelética).

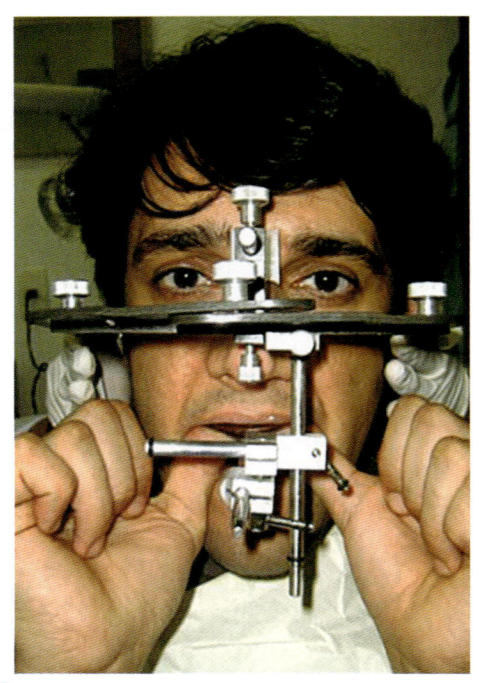

Fig. 13-15.
Registro do arco facial para montagem em articulador.

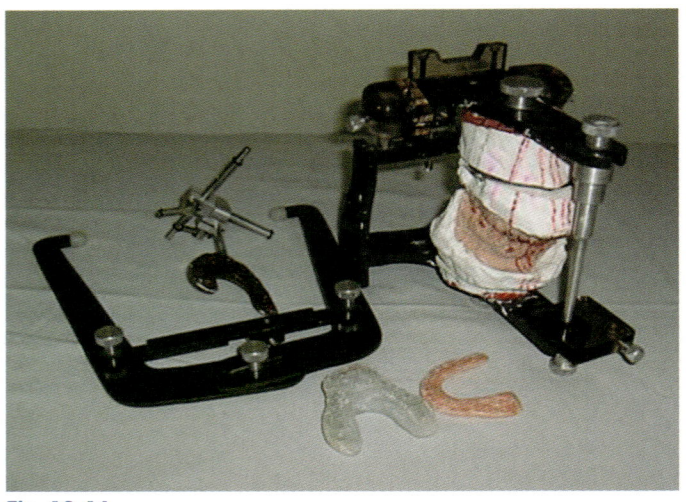

Fig. 13-16.
Articulador totalmente ajustável.

INSTRUMENTO PARA MENSURAÇÃO DAS MEDIDAS

Com a intenção de minimizar erros inerentes às medidas que devem ser milimétricas, utiliza-se como instrumento de trabalho para a fase laboratorial uma mesa de calibração e um bloco para modelos chamada de plataforma de Erickson (Fig. 13-18). A mesa lisa e plana dispõe de um instrumento de precisão, um calibrador digital, fixado à sua base com uma angulação de 90 graus para o registro das medidas. O ramo fixo do calibrador está representado pela superfície da mesa onde este fica fixado. O ramo móvel se move unicamente no plano vertical e sua ponta aguda é utilizada para marcar os traços de referência no modelo de gesso. As medidas são lidas no visor eletrônico do calibrador. O dispositivo é utilizado levando-se sua ponta móvel até a superfície da plataforma e aciona-se o interruptor do dispositivo eletrônico que coloca o visor em zero. Levanta-se a ponta móvel até o ponto a ser medido e se faz a leitura no visor digital. Quando for necessário marcar um

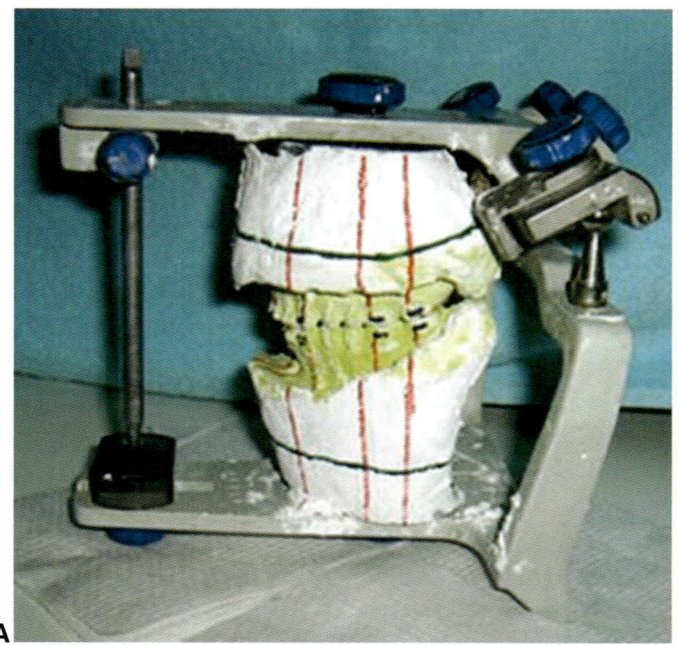

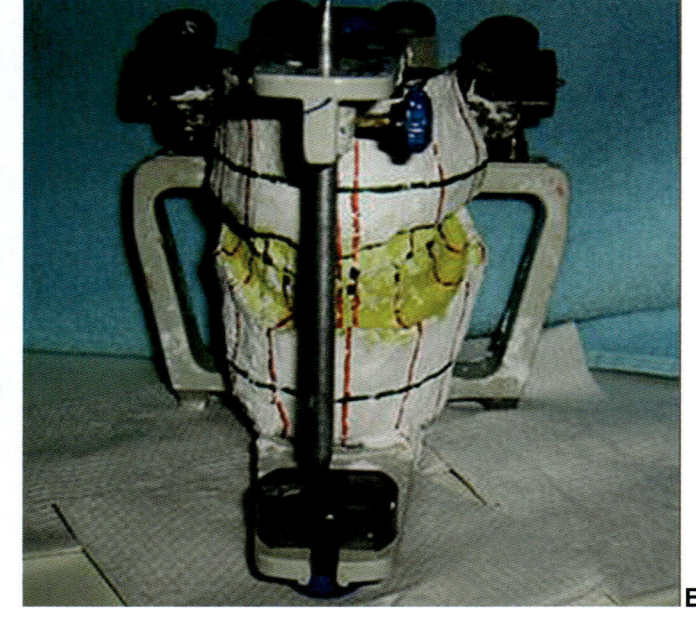

Fig. 13-17.
(**A** e **B**) Demarcação das linhas de orientação.

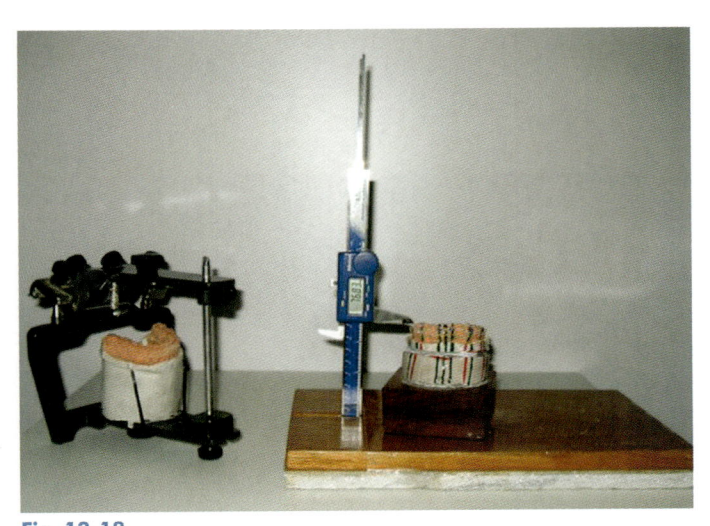

Fig. 13-18.
Plataforma de Erickson e articulador.

MEDIDAS DOS MODELOS

Após a montagem dos modelos em articulador, procedem-se as medidas nos modelos:

- *Medidas verticais:* são aquelas realizadas a partir da superfície da plataforma até a borda incisal dos incisivos centrais, cúspide de caninos e primeiros molares. Essas medidas são bilaterais e, na ausência de algum desses elementos, deve-se escolher o dente mais próximo.
- *Medida anteroposterior:* são aquelas realizadas com o modelo apoiado com sua superfície posterior na plataforma. Mensura-se os deslocamentos anteroposteriores (Fig. 13-19).
- *Medidas transversais:* são aquelas realizadas com o modelo apoiado lateralmente. Mensura-se o posicionamento da linha mediana.

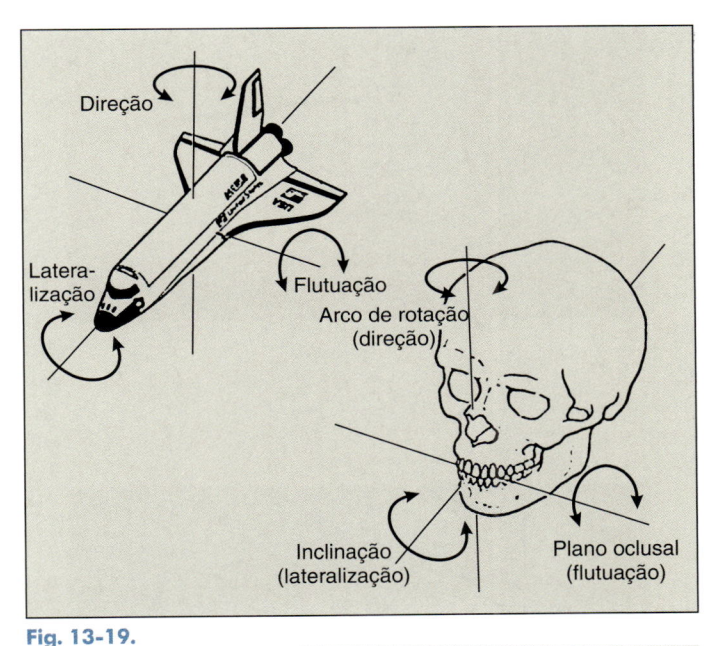

traço de referência no modelo de gesso, eleva-se a ponta até o nível desejado, fixa-se com um parafuso de ajuste e faz-se o traçado. Um bloco para modelos permite sua fixação estável e sua manipulação de maneira que as medidas possam ser registradas neste modelo sempre nas mesmas condições. Estes instrumentos permitem a determinação de medidas nos três planos (vertical, anteroposterior e transversal). Para isso é necessária a variação da orientação do modelo fixado ao bloco com relação ao calibrador. Com o bloco apoiado sobre sua base, são anotadas as medidas verticais do modelo; quando apoiado lateralmente, são registradas as medidas transversais. Se apoiado em sua superfície posterior, podem-se obter as medidas anteroposteriores.

Durante a cirurgia não é possível respeitar com absoluta exatidão as medidas obtidas na previsão laboratorial. Contudo, deve-se saber que, quanto mais rigorosa for a previsão e sua aplicação em um ato cirúrgico, mais próximo estará o resultado obtido do objetivo fixado (Gregoret, 2000).

Fig. 13-19.
Comparação de uma aeronave com a posição do crânio (Erickson K.L.).

SEQUÊNCIA DAS MEDIDAS
PRÉ-OPERATÓRIAS (Figs. 13-20 a 13-24)

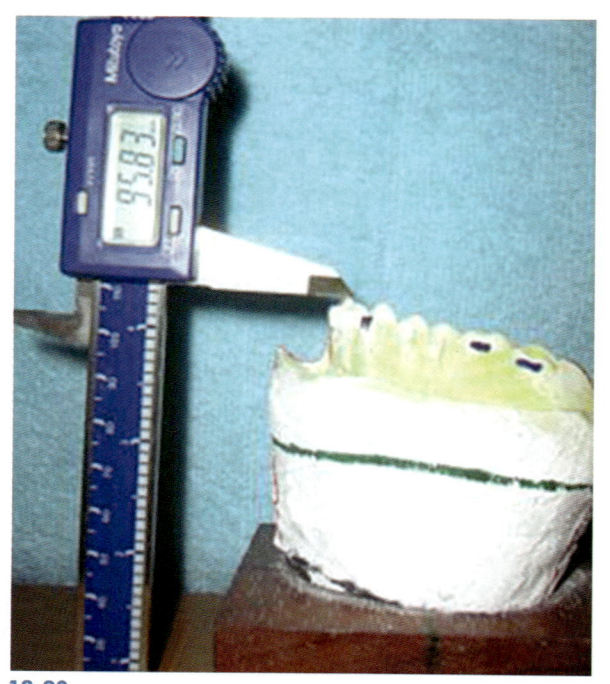

Fig. 13-20.
Registro vertical de incisivos.

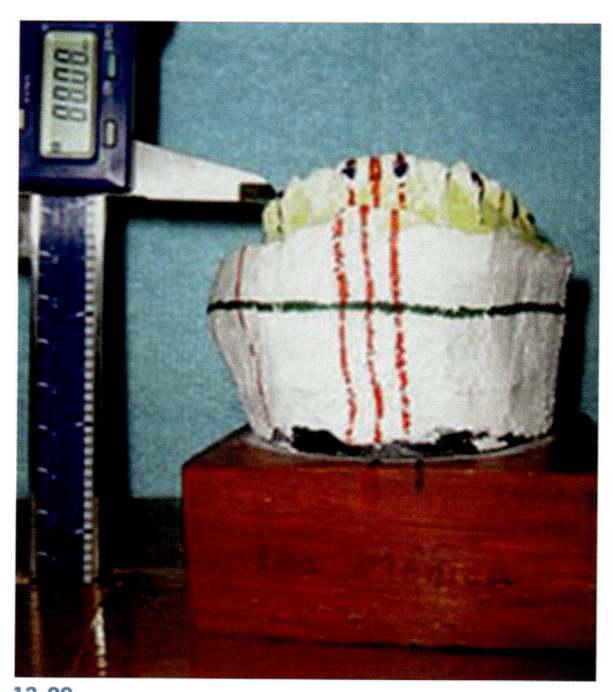

Fig. 13-22.
Registro vertical de molares.

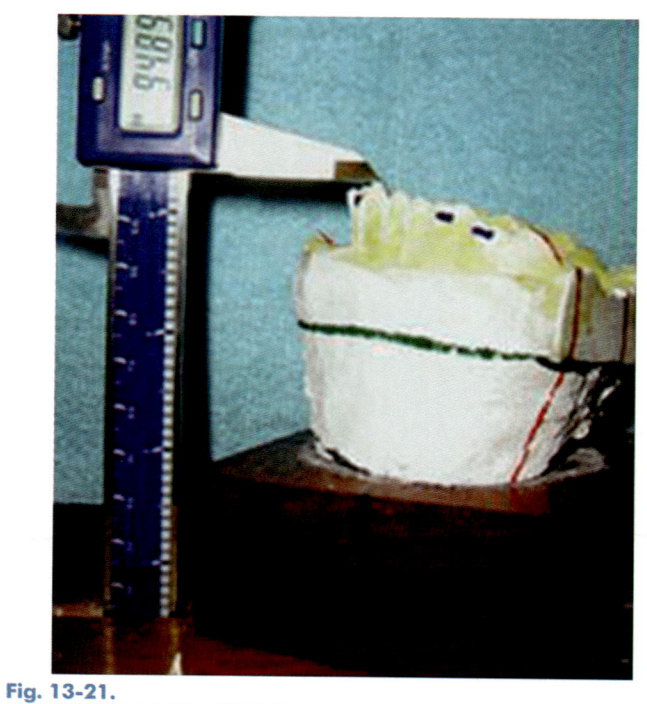

Fig. 13-21.
Registro vertical de caninos.

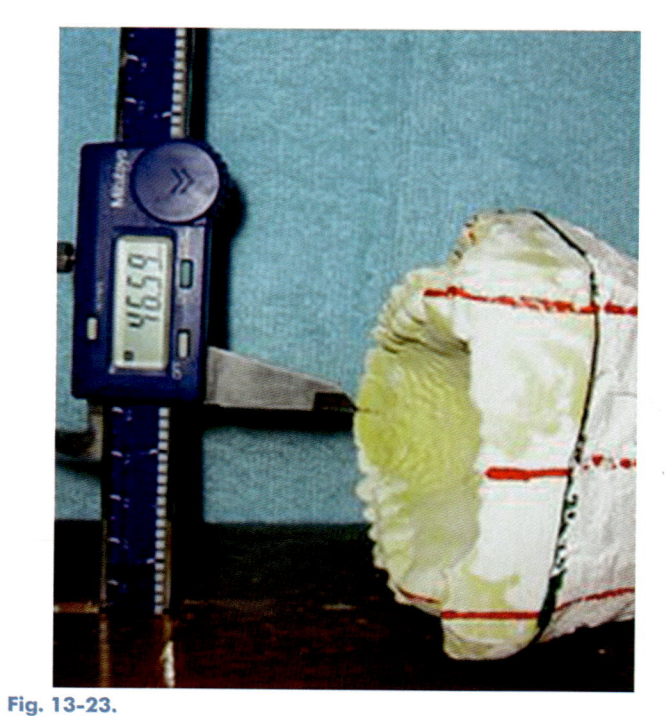

Fig. 13-23.
Registro da linha média.

CEFALOMETRIA E PREPARO DO PACIENTE CIRÚRGICO

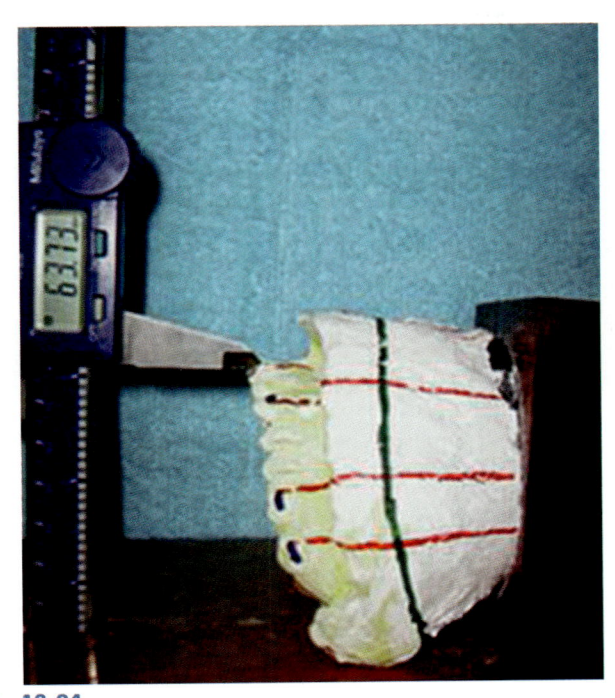

Fig. 13-24.
Registro anteroposterior.

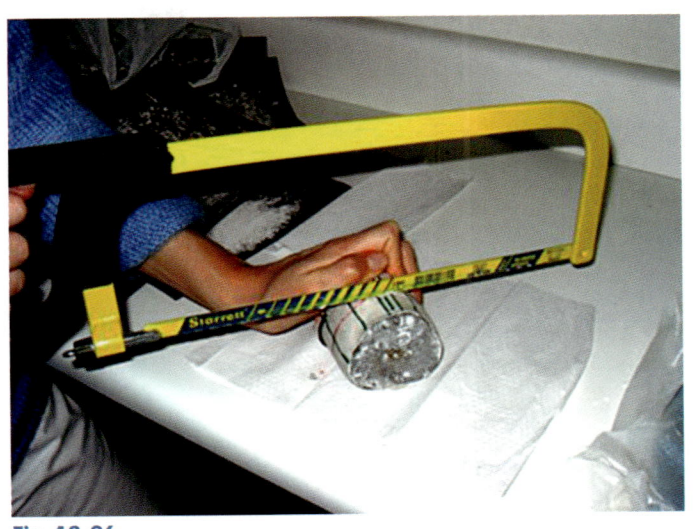

Fig. 13-26.
Corte do modelo.

nada de acordo com o planejamento e remedida com a plataforma de Erickson para se confirmar o resultado.

Se os deslocamentos estiverem corretos, fixa-se a maxila e procede-se a realização do guia intermediário, isolando-se com vaselina ou similar para que a resina acrílica não fique aderida ao modelo. Em seguida, levar o modelo em oclusão (Fig. 13-25).

Após a realização do guia intermediário, procede-se o corte do modelo inferior (Fig. 13-26). Este é levado a ocluir com o modelo superior de acordo com o planejamento e fixado na posição desejada. Confecciona-se o guia definitivo da mesma maneira que o anterior (Fig. 13-27).

CONFECÇÃO DOS GUIAS (*SPLINTS* OU GOTEIRAS) CIRÚRGICAS

Os cortes dos modelos podem ser realizados, iniciando-se em nosso serviço, preferencialmente pela maxila. Esta é reposicio-

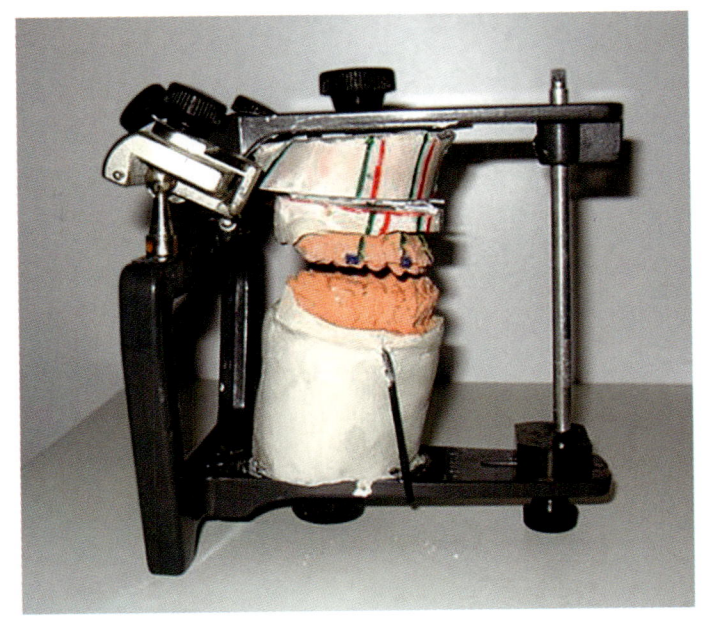

Fig. 13-25.
Confecção do guia intermediário.

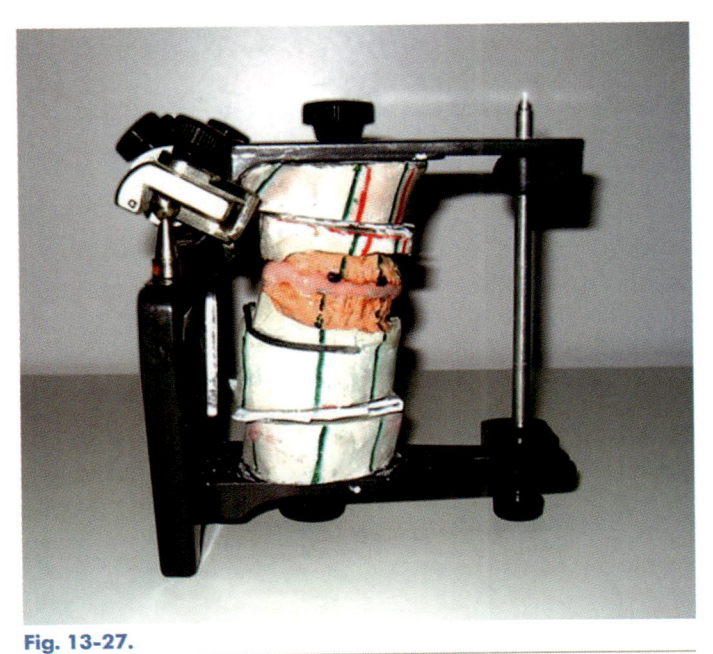

Fig. 13-27.
Confecção do guia definitivo.

VISÃO CIRÚRGICA DOS GUIAS
(Figs. 13-28 e 13-29)

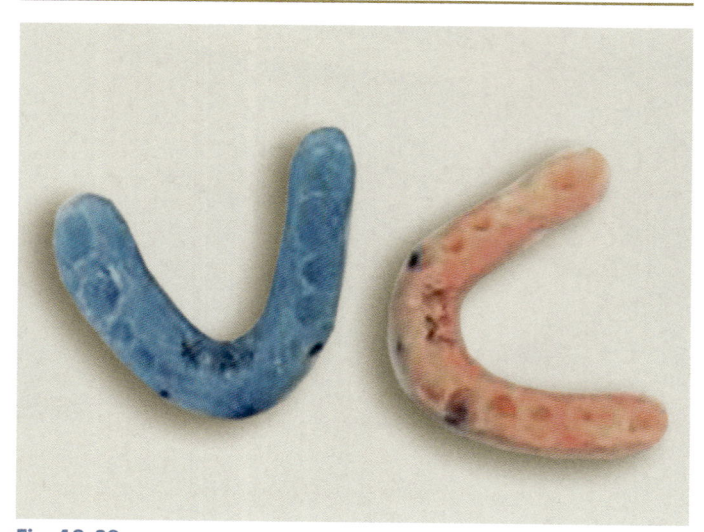

Fig. 13-28.
Guias intermediário e definitivo.

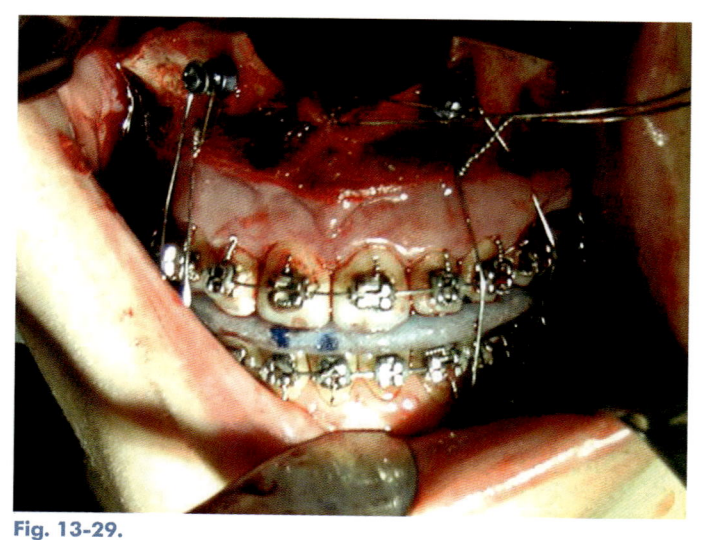

Fig. 13-29.
Guia intermediário (maxila operada).

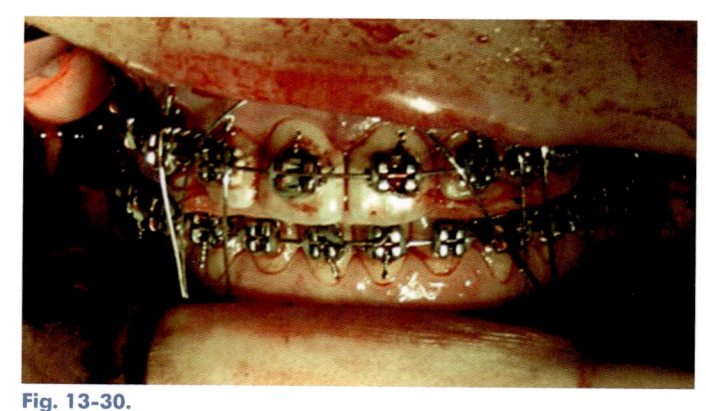

Fig. 13-30.
Guia definitivo (mandíbula operada).

REFERÊNCIAS BIBLIOGRÁFICAS

Arnett GW, Kim J, Sant'ana E et al. Cirurgia ortognática de modelo realizada passo a passo. *Rev Dental Press Ortodon Ortop Facial* 2002;7(1):93-105.

Arnett GW, McLaughlin P. P*lanejamento facial e dentário para ortodontistas e cirurgiões bucomaxilofaciais.* São Paulo: Artes médicas, 2004.

Ayala J et al. Manual para construir splint quirúrgico, 2002.

Bell W. *Modern practice in orthognatic and reconstructive surgery.* Philadelphia: WB Saunders, 1992. p. 2022-58.

Erickson KL, Bell WH, Goldsmith DH. *Analytical model surgery in modern practice in orthodontics*, 1999.

Gregoret J. Previsão tridimensional nos modelos: *In: Ortodontia e cirurgia ortognática*. São Paulo: Santos, 2002.

Medeiros P. Uso da mesa de Erickson na cirurgia simulada de modelos de maxila e mandíbula. In: Colombini N. *Cirurgia da face*. Rio de Janeiro: Revinter, 2002.

Medeiros PJ, Medeiros PP. Cirurgia ortognática para o ortodontista. São Paulo: Santos, 2001.

Schroeder RS, Wagner JC, Klein RF. Planejamento em cirurgia ortognática: é possível prever o resultado? *Revista Brasileira de Cirurgia e Traumatologia Buco-maxilo-facial* 2005;2(1).

CAPÍTULO 14

Tratamento higienodietético, medicamentoso e com aparelhos de pressão aérea positiva (PAPs) na SAOS

Sérgio Rogério Barros Vieira

O tratamento da síndrome de apneia obstrutiva do sono (SAOS) tem como principal objetivo restabelecer a permeabilidade das vias aéreas superiores (VAS), local em que o fator mecânico causador dos eventos respiratórios acontecem. Existem várias medidas que podem ser tomadas com esse objetivo: tratamento cirúrgico, aparelhos intraorais e pressão aérea positiva (PAPs), mas medidas de abordagem higienodietética podem exercer grandes benefícios no tratamento de forma primária ou secundária.

Sabe-se que a obesidade é um fator agravante importante na gênese da SAOS, pois favorece a diminuição do calibre das VAS por infiltração de tecido adiposo na região da faringe, mas um outro fator agravante desse mecanismo obstrutivo é o uso de alguns medicamentos (benzodiazepínicos, os barbitúricos e os narcóticos, bem como alguns anestésicos) e o uso de bebidas alcoólicas.

OBESIDADE

O impacto adverso da obesidade na função das VAS é, em parte, mediado por influência direta na geometria das VAS. Estudos em animais sugerem que a resistência das VAS é influenciada pelo acúmulo de gordura na região anterior do pescoço (Koenig, 1988). É descrito, também, que a colapsabilidade velofaríngea piora com o aumento da circunferência do pescoço em pacientes portadores de SAOS (Ryan et al., 1996).

Em um estudo prospectivo de Young et al. (2000) foi demonstrado que a redução de 10% do peso prediz a redução de 26% no índice de apneia-hipopneia (IAH). Outros autores reportam que a redução ponderal implica em benefícios evidentes (Smith et al., 1983). É importante assinalar que pacientes não obesos portadores de SAOS não obtêm benefícios com a redução ponderal (Smith et al., 1983; Suratt et al., 1987).

A abordagem sempre deverá ser multidisciplinar, na redução de peso, com mudanças de hábitos e estilo de vida e reeducação alimentar, podendo estar associada a tratamentos farmacológico e cirúrgico, que podem otimizar os resultados (Kajaste et al., 2004). A redução do peso diminui a gravidade da disfunção das VAS durante o sono, bem como melhora o índice de apneia-hipopneia (IAH), a saturação da oxi-hemoglobina, a fragmentação do sono e da sonolência excessiva (Strobel et al., 1996), entretanto, existem dúvidas com relação a quais pacientes podem ser beneficiados pela redução do peso, tanto pela adoção de medidas de reeducação alimentar, quanto pela adoção de tratamentos farmacológico e cirúrgico do tipo gastroplastia, pois frequentemente existem pacientes com grande dificuldade na manutenção da perda de peso. Nos pacientes selecionados para serem submetidos à cirurgia bariátrica, recomenda-se fazer, rotineiramente, a polissonografia pré-operatória, pelo risco aumentado de os pacientes portadores de SAOS apresentarem complicações pós-operatórias (Fernandez et al., 2004, Perugini et al., 2003).

FATORES POSTURAIS

Outro aspecto importante na gênese da SAOS é o aspecto postural, cujo mecanismo ainda não está muito claro. A apneia obstrutiva do sono é exacerbada quando na posição supina em aproximadamente 60% dos pacientes, definida pelo índice de apneia-hipopneia supina (postural) (Cartwrigt, 1984, Oksenberg et al., 1997). A severidade das apneias (duração do evento, dessaturação mínima da oxi-hemoglobina, microdespertares e frequência) é agravada pela posição supina (Oksenberg et al., 1997). A pressão dos aparelhos de pressão aérea positiva (PAPs) necessária ao restabelecimento da permeabilidade das VAS, quando em posição supina, é maior com relação ao decúbito lateral (Neil et al., 1997). Existem casos em que a simples modificação postural durante o sono pode ser suficiente no tratamento do ronco e da apneia (Walsh et al., 2008).

TABAGISMO

Outro aspecto importante na abordagem das medidas higienodietética da apneia obstrutiva do sono é o tabagismo. Este pode favorecer a disfunção das vias aéreas durante o sono, por edema da mucosa e aumento da resistência das vias aéreas, bem como pode favorecer as dificuldades de iniciar e manter o sono, com aumento da sonolência excessiva diurna (Philips et al., 1995).

A reposição de nicotina por meio de adesivos e/ou gomas de mascar, não interfere na frequência das apneias, devido à curta duração do seu efeito. A duração e a intensidade do ronco e da apneia podem diminuir com a cessação do uso do tabaco, porém, a magnitude dessas mudanças é insuficiente para justificar o uso terapêutico dos adesivos e/ou gomas. Os efeitos adversos do uso de reposição de nicotina incluem redução do tempo total de sono, eficiência do sono e do sono REM *(rapid eye movement)* (Davila et al., 1994).

HIGIENE DO SONO

Medidas de higiene do sono, tais como não fazer uso regular de bebidas alcoólicas próximo ao horário de dormir, são de extrema importância no tratamento da SAOS, pois o álcool favorece a colapsabilidade das VAS durante o sono e também o aumento da frequência das apneias em pacientes portadores de SAOS. O álcool tem impacto negativo na manutenção do nível de alerta em pacientes portadores de SAOS.

A mensagem importante aos portadores de SAOS, tratados ou não tratados, é manter abstinência do uso de bebidas alcoólicas, ou não fazer uso próximo do horário de dormir, bem como evitar o uso de medicamentos com efeitos adversos na estabilidade das VAS (p. ex., benzodiazepínicos) por favorecer o aumento da duração das apneias.

Os barbitúricos reduzem o tônus dos músculos dilatadores e predispõem a oclusão das VAS durante o sono (Brouillete et al., 1979; Drummond, 1989).

AVALIAÇÕES ENDÓCRINAS

A importância da relação entre disfunção tireoidiana e distúrbios do sono é conhecida, porém, sua magnitude ainda não está clara (Skatrud et al., 1981). Esses pacientes podem ser beneficiados pela terapia de reposição hormonal, com a redução da frequência das apneias (Rajagopal et al., 1984), entretanto, o grau de benefício é insuficiente para sugerir esta terapia como medida adicional (Rajagopal et al., 1984; Grunstem et al., 1988).

As avaliações de função tireoidiana de rotina não são indicadas em pacientes com SAOS, pois devem ser corroboradas pelos sinais e sintomas coexistentes, mais adequados, mas que mantenham sintomas de fadiga e sonolência excessiva.

TRATAMENTO MEDICAMENTOSO

A administração suplementar de oxigênio pode estar associada a uma diminuição dos eventos de apneias, mas sem redução clínica significativa na frequência das mesmas, particularmente durante o sono NREM (Gold et al., 1986). Pacientes com fatores de risco associados à SAOS, como doenças das artérias coronárias ou das artérias cerebrais, com alta frequência de microdespertares e importantes variações da saturação da oxi-hemoglobina, podem ser beneficiados com a suplementação de oxigênio, desde que exista uma estreita relação favorável entre custo e benefício (Hanly et al., 1993; Franklin, 1995).

O uso de suplementação de oxigênio com PAPs, em pacientes com manutenção da dessaturação de oxi-hemoglobina, pode estar indicado nos casos em que houver hipoxia durante a vigília (Sanders et al., 1990).

ANSIOLÍTICOS E HIPNÓTICOS

O antidepressivo tricíclico protriptilina pode reduzir as apneias, por diminuição da duração do sono REM (onde as apneias mais longas e hipopneias com dessaturação mais graves podem ocorrer), e aumento do tônus dos músculos dilatadores das vias aéreas, bem como o aumento da atividade do nervo hipoglosso e do laríngeo recorrente (Brownell et al., 1982).

Pacientes portadores de SAOS em uso de protriptilina, referem aumento da sonolência excessiva diurna pela manutenção da alta frequência de microdespertares (Hanzel et al., 1991). Existe uma série de efeitos colaterais relatados com o uso de protriptilina, tais como retenção urinária, constipação, confusão mental, impotência sexual e ataxia, o que pode limitar sua indicação. Finalmente, a protriptilina não é considerada uma indicação formal no tratamento da SAOS.

Alguns estudos sugerem que a serotonina possa mediar a ação dos músculos dilatadores das VAS e a atividade do diafragma (Richmonds et al., 1996). Sugere-se que os agonistas serotoninérgicos possam ter um papel terapêutico na SAOS. A buspirona tem características que podem sugerir efeitos benéficos no tratamento da SAOS, entretanto, ainda não existem bases suficientes no aspecto de sua segurança e eficácia para sua indicação.

Outro agonista da serotonina descrito, a fluoxetina, na dosagem de 20 mg/dia, reduz os índices de apneia/hipopneia, mas sem impacto na frequência de microdespertares (Lyons et al., 1991).

O uso do L-triptofano não está indicado, pois não apresenta perfil de segurança para sua utilização no tratamento da SAOS.

MEDICAMENTOS PARA PROMOVER A VIGÍLIA

Historicamente as anfetaminas foram a primeira classe de estimulantes a ser usada na promoção da manutenção da vigília, porém, os seus efeitos colaterais, na esfera cardiovascular, psiquiátrica e também na estrutura do sono, não permitem que se utilize esse grupo de medicamento no tratamento da manutenção da vigília.

O modafinil é um agonista alfa-adrenérgico de ação central, com possíveis propriedades dopaminérgicas (Arnulf et al., 1997). Estudos sugerem que o modafinil aumenta o alerta, a vigília, o desempenho da memória, sem grandes efeitos colaterais, em pacientes com ou sem SAOS (Pack *et al.*, 2001). Não existe mudança no IAH ou na saturação de oxi-hemoglobina em pacientes portadores de SAOS, quando em uso de modafinil.

O modafinil pode ser prescrito nos casos de sonolência excessiva residual de pacientes adequadamente tratados por PAPs (Pack *et al.*, 2001).

TRATAMENTO DA SAOS COM APARELHOS DE PRESSÃO AÉREA POSITIVA (PAPS)

Os aparelhos de pressão aérea positiva (PAPs) constituem o tratamento de escolha nas SAOS moderada e grave. Quando usado de maneira apropriada, é o método de tratamento mais efetivo da SAOS.

O tratamento da SAOS com CPAP *(continuous positive airway pressure)* foi descrito, pela primeira vez, em 1981(Sullivan *et al.*, 1981). Desde então têm ocorrido grandes avanços nos sistemas utilizados no tratamento, o que tem permitido uma adesão maior ao mesmo e a evolução com relação ao tamanho dos aparelhos, sua melhor portabilidade, menor nível de ruído, bem como busca intensa por modelos de máscara que permitam um conforto maior e, consequentemente, maior adesão ao tratamento, pois seus benefícios são indiscutíveis.

O tratamento com CPAP é o padrão-ouro no tratamento da SAOS moderada e grave, porém, alguns pacientes não os usam ou o fazem irregularmente. Comparativamente, os pacientes com maior grau de gravidade da SAOS têm melhor adesão ao tratamento, devido, sobretudo, aos benefícios imediatos do correto uso dos CPAP.

O princípio de ação do CPAP é o restabelecimento e a manutenção da permeabilidade das VAS, por meio de um sistema de *splint* pneumático nas VAS, que impede o colapso da faringe (nos portadores de SAOS, durante o sono, a língua e o palato mole são "sugados" em direção à parede posterior da orofaringe). Em estudos com ressonância magnética confirmou-se que o CPAP aumenta o volume aéreo e a área, reduz a parede lateral da faringe e o edema secundário à vibração e à oclusão das VAS (Schwab *et al.*, 1996) (Figs. 14-1 e 14-2).

O uso dos PAPs é também efetivo nos casos de apneia central associada à insuficiência cardíaca.

É importante considerar a necessidade de uma abordagem cuidadosa com o paciente no início do tratamento com CPAP; afinal, o método de tratamento é indiscutivelmente eficaz. Entretanto, a receptividade inicial ao uso do CPAP nem

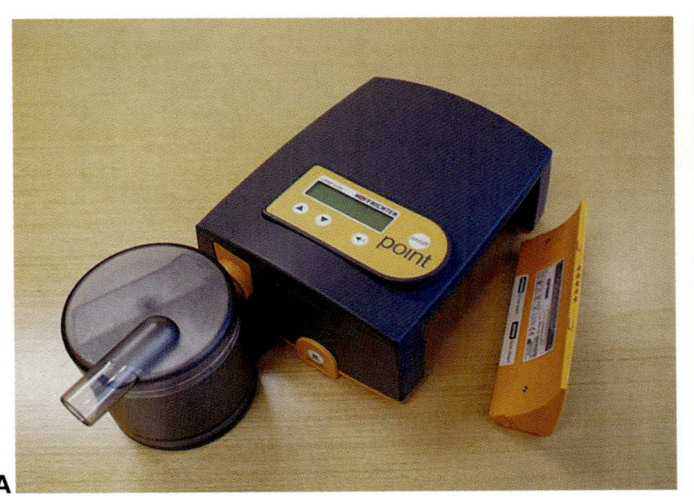

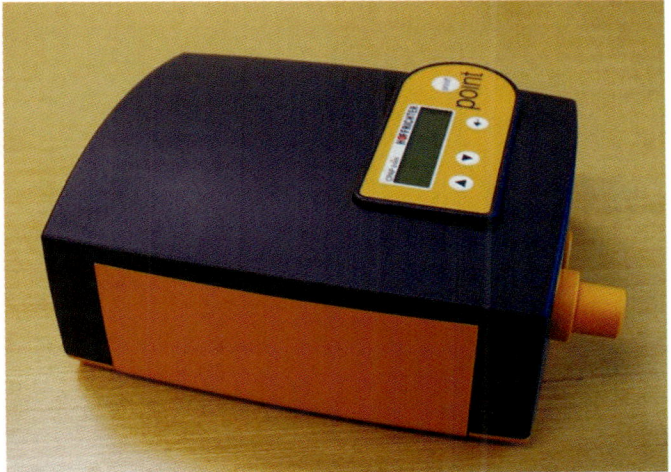

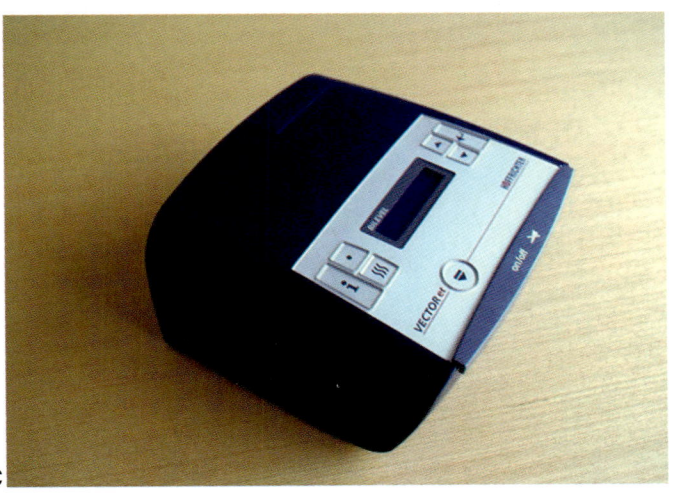

Fig. 14-1.
(**A**) Aparelho com umidificação e opção de bateria.
(**B**) CPAP sem umidificador. (**C**) Bilevel.

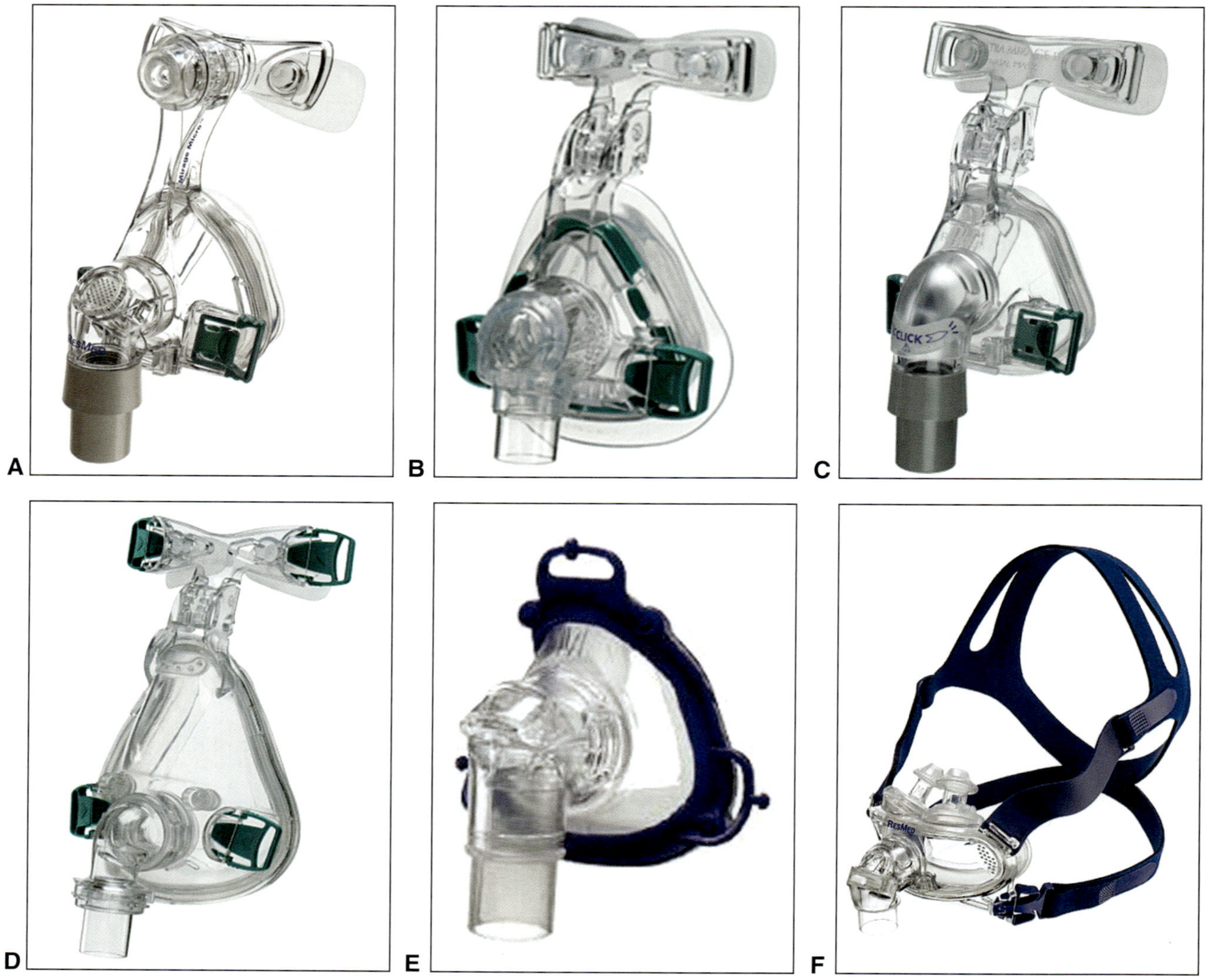

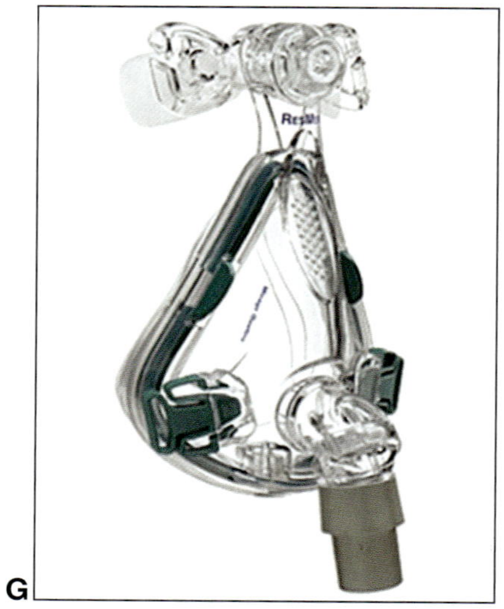

Fig. 14-2.
Diferentes tipos de máscaras (**A-G**).

sempre é muito positiva, por razões absolutamente compreensíveis, pois o paciente ainda não conhece os benefícios reais do tratamento.

Algumas regras devem ser seguidas, como por exemplo: a participação do cônjuge (sempre que possível) nas explicações da necessidade do tratamento, pois ele é parte interessada, além de auxiliar o paciente no processo de adaptação e estimular ao uso regular do CPAP. Outro fator importante sob os aspectos práticos do tratamento é a avaliação de sinais que possam sugerir a presença de claustrofobia, que é um fator de dificuldade real, assim como o estudo da permeabilidade nasal, pois quanto maior o nível de obstrução nasal, maior a necessidade de uso de pressões de CPAP mais elevadas, e também maior a presença de "escapes" aéreos, por abertura da boca. Não existem evidências de segurança e eficácia relacionadas com titulação de CPAP sem supervisão médica (Zozula et al., 2001). Evidências práticas denotam que o uso de técnicos treinados para educação, adaptação inicial, titulação e acompanhamento favorecem a adesão ao tratamento.

É determinante, no tratamento com o uso de CPAP, que a compreensão da necessidade de seu uso por parte dos pacientes, a melhora dos seus sintomas e um suporte profissional adequado, favoreça em muito o acompanhamento do tratamento. Educação sobre o CPAP reduz a ansiedade inicial dos pacientes e aumenta sua aceitação ao tratamento (Zozula et al., 2001).

A abordagem do tratamento cognitivo comportamental resulta no aumento da aceitação e da adesão (uso por mais de 4 horas, 5 noites/semana) ao uso do CPAP, comparados com os cuidados básicos em seu uso (Richards et al., 2007). O uso por longos períodos favorece a melhora das funções cognitivas (Weaver, 2003), a sonolência excessiva (Kingshott et al., 2000), o controle de diabetes (Babu et al., 2005) e o aumento da atividade simpática (Waradekar et al., 1996) (Fig. 14-3).

O uso de álcool de forma excessiva pode interferir na pressão do CPAP, possivelmente por depressão do tônus neuromuscular das VAS (Berry et al., 1991).

O uso do método de titulação por meio do estudo Split-Night, ou seja, utilização do CPAP na mesma noite do diagnóstico, não deve ser uma rotina (primeira parte de diagnóstico, e segunda parte de tratamento), pois o tempo de titulação do CPAP pode ser insuficiente para a prescrição da pressão terapêutica (Hoffstein et al., 1994).

Os aparelhos de CPAPs, em uso atualmente, têm pressão mínima de 4 cm/H_2O e máxima de 20 cmH_2O, podendo ser programada através de um mecanismo conhecido como pressão de rampa (variável de 0 a 45 minutos), que possibilita a elevação progressiva da pressão, até atingir a pressão terapêutica indicada.

Os efeitos colaterais mais frequentes relacionados com o uso de CPAPs são nasais (rinorreia, congestão nasal e epistaxe), os relacionados com máscara *per se* (alergia cutânea, abrasão da pele (contato com silicone ou gel), conjuntivite por "escape" aéreo), desconforto torácico, aerofagia, desconforto nos seios da face, claustrofobia e dificuldade expiratória. Complicações como pneumotórax, pneumoencéfalo, aumento da pressão intraocular, ruptura da membrana timpânica, epistaxe maciça e enfisema subcutâneo após trauma facial são extremamente raras e representam apenas relatos de casos isolados na literatura (Strollo et al., 1998).

Nos casos em que a aerofagia secundária ao uso de CPAP interfere na adesão ao tratamento, deve-se considerar a presença de doença do refluxo gastroesofágico de forma primária ou secundária ao uso de medicamentos, como fator de favorecimento ao surgimento de aerofagia (Watson et al., 2008).

A congestão nasal que pode ocorrer em alguns pacientes é secundária a vários fatores: os PAPs podem causar vasodilatação na mucosa com produção de muco e, em alguns pacientes, pode provocar sintomas de rinite. Em pacientes portadores de pólipos nasais e/ou desvio de septo, os sintomas podem ser agravados. Os "escapes" aéreos podem favorecer o aumento da resistência nasal por provável exposição da mucosa nasal ao alto fluxo de ar e redução da umidade relativa do ar inspirado (Richards et al., 1996).

O tratamento da congestão nasal depende da causa, pois pode ser tratado com o uso de anti-histamínicos, corticoides tópicos ou soluções salinas em *spray*.

Nos efeitos colaterais, como ressecamento da mucosa das VAS, "escape" aéreo por dificuldade expiratória e consequente respiração bucal, pode ser indicado o uso de umidificação aquecida acoplada ao CPAP. É importante ressaltar que o uso de umidificação fria não melhora esse sintoma, pois o seu resultado é semelhante ao uso de CPAP sem umidificação (Martins de Araújo et al., 2000). O uso de máscara facial pode ser uma alternativa em pacientes com esses efeitos colaterais do uso de PAPs.

Uma outra modalidade de tratamento da SAOS com o uso de PAPs é o uso do Bi-PAP, que é um aparelho de pressão aérea positiva que oferece a alternativa de dois níveis de pressão (inspiratória e expiratória), com ajustes de pressão independente, o que permite maior conforto ao paciente portador de SAOS que necessite do uso de PAPs. As indicações ao uso do Bi-PAP ocorrem em casos bem específicos, nos quais exista necessidade do uso de pressão de CPAP elevada, ou quadros associados de doença pulmonar obstrutiva crônica (DPOC), na síndrome de hipoventilação-obesidade e nas doenças neuromusculares (Gay et al., 2006).

E, finalmente, existem os PAPs conhecidos como APAP *(automatic positive airway pressure)*. Os CPAPs inteligentes usam uma pressão mínima que permita a manutenção da permeabilidade das VAS, mas que poderá variar de acordo com o aumento da resistência aérea durante o sono (Berthon-Jones, 1993). O uso dos CPAPs inteligentes (autoCPAP) pode beneficiar pacientes específicos, que tenham maior nível de dificuldade de aceitação ao tratamento com o CPAP, melhorando seu tratamento, como também é utilizado na rotina dos laboratórios de sono para titulação de pressão terapêutica. O seu uso domiciliar para titulação deve ser acompanhado com atenção, sobretudo com relação à presença de "escapes" aéreos, pois isso poderá interferir no resultado do exame (exigirá aumento de pressão sem indicação), pois não existirá um técnico que possa corrigir os "escapes", como em um laboratório de polissonografia.

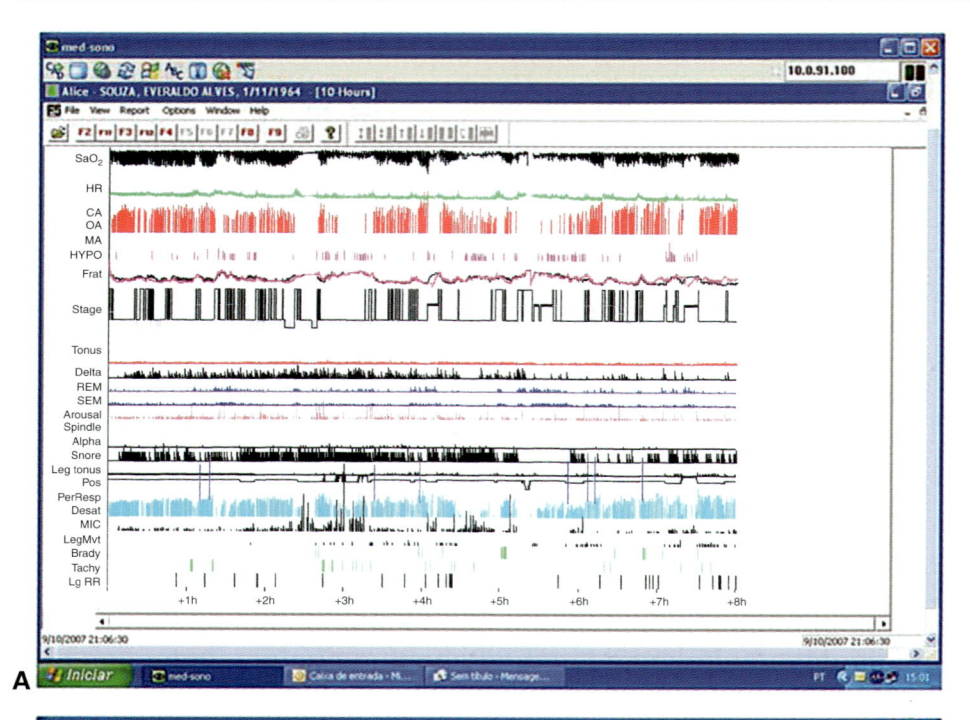

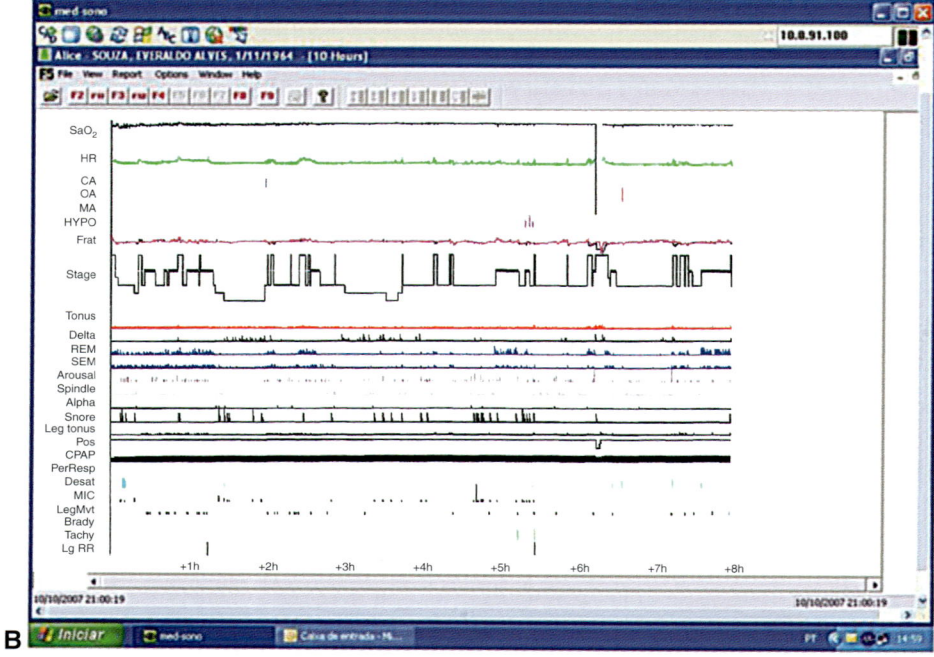

Fig. 14-3.
(**A**) Hipnograma sem CPAP.
(**B**) Hipnograma com CPAP.

REFERÊNCIAS BIBLIOGRÁFICAS

Arnulf I et al. Modafinil in obstructive sleep apnea-hypopnea syndrome: A pilot study in 6 patients. *Respiration* 1997;64:159-61.

Babu A et al. Type 2 diabetes, glycemie control and continuous positive airway pressure in obstructive sleep apnea. *Arch Intern Med* 2005;165:447-52.

Berry RB, Desa MM, Light RW. Effect oh ethanol on the efficacy of nasal continuous positive airway pressure as a treatment for obstructive sleep apnea. *Chest* 1991;99:339-43.

Berthon-Jones M. Feasibility of a self-setting CPAP machine. *Sleep* 1993;16:120-21.

Brouillete RT, Thach BT. A neuromuscular mechanism maintaining extrathoracic airway patency. *J Apply Phisiol* 1979;46:772-79.

Brownell LG et al. Protriptyline in obstructive sleep apnea: A double blind trial. *N Engl J Med* 1982;307:1037-42.

Cartwrigt RD. Effect of sleep position on sleep apnea severity. *Sleep* 1984;7:110-14.

Davila DG et al. Acute effects of transdermal nicotine on sleep architecture, snoring and sleep-disordered breathing in nonsmokers. *Am J Respir Crit Care Med* 1994;150:469-74.

Drummond GB. Influence of thiopentone on upper airway muscles. *Br J Anaesth* 1989;63:212-21.

Fernandez AZ et al. Experience with over 3000 open and laparoscopic bariatric procedure. Multivariate analysis of factors related to leak and resultant mortality. *Surg Endosc* 2004;18:193-97.

Franklin KA *et al*. Sleep apnea and nocturnal angina. *Lancet* 1995;345:1085-87.

Gay P *et al*. Evaluation of positive airway pressure treatment for sleep related breathing disorders in adults. A review by the positive airway pressure task force of the standards of practice committee of the American Academy of Sleep Medicine. *Sleep* 2006;29:381-401.

Gold AR *et al*. The effect of chronic nocturnal oxygen administration upon sleep apnea. *Am Rev Respir Dis* 1986;134:925-29.

Grunstem RR, Sullivan CE. Sleep apnea and hypothyroidism. Mechanisms and management. *Am J Med* 1988;85:775-79.

Hanly P *et al*. ST-segment depression during sleep in obstructive sleep apnea. *Am J Cardiol* 1993;71:1341-45.

Hanzel DA, Proia NG, Hudgel DW. Response of obstructive sleep apnea to fluoxetine and protriptyline. *Chest* 1991;100:416-21.

Hoffstein V, Mateika S. Predicting nasal continuous positive airway pressure. *Am J Respir Crit Care Med* 1994;150:486-88.

Walsh J *et al*. Effect of body posture on pharyngeal shape and size in adults without obstructive sleep apnea. *Sleep* 2008;31(11):1543-49.

Kajaste S *et al*. A cognitive behavioral weight reduction program in the treatment of obstructive sleep apnea syndrome with or without initial nasal CPAP. A randomized study. *Sleep Med* 2004;5:125-31

Kingshott R *et al*. Predictors of improvements in daytime function outcomes with CPAP therapy. *Am J Resp Crit Care Med* 2000;161:866-71.

Koenig JS, Thach BT. Effects of mass loading on the upper airway. *J Appl Physiol* 1988;64:2294-99.

Lyons TJ, Frenchm J. Modafinil: The unique properties of a new stimulant. *Aviat Space Environ Med* 1991;62:432-35.

Martins de Araújo MT *et al*. Heated humidification or face mask to prevent upper airway dryness during continuous positive airway pressure therapy. *Chest* 2000;117:142-47.

Neil AM *et al*. Effects of sleep posture on upper airway stability in patients with obstructive sleep apnea. *Am J Respir Crit Care Med* 1997;155:199-204.

Oksenberg A *et al*. Association of body position with severity of apneic events in patients with severe nonpositional obstructive sleep apnea. *Chest* 2000;118:1018-24.

Oksenberg A *et al*. Positional vs nonpositional obstructive sleep patients: anthropomorphic, nocturnal polysomnographic and multiple sleep latency test data. *Chest* 1997;112:629-39.

Pack AI *et al*. Modafinil as adjunct therapy for daytime sleepiness in obstructive sleep apnea. *Am J Respir Crit Care Med* 2001;164:1675-81.

Peppard PE *et al*. Longitudinal study of moderate weight change and sleep disordered breathing. *JAMA* 2000;284:3015-21.

Perugini RA *et al*. Predictors of complication and suboptimal weight loss after laparoscopic Roux-em-Y gastric by-pass: a series of 188 patients. *Arch Surg* 2003;138:541-45.

Phillips B, Danner F. Cigarette smoking and sleep disturbance. *Arch Intern Med* 1995;155:734-37.

Rajagopal KR *et al*. Obstructive sleep apnea in hypothyroidism. *Ann Intern Med* 1984;101:491-94.

Richards D *et al*. Increase adherence to CPAP with a Group Cognitive Behavioral Treatment Intervention: A Randomized Trial. *Sleep* 2007;30(5):635-40.

Richards GN *et al*. Mouth leak with nasal airway resistance. *Am J Respir Crit Care Med* 1996;154:182-86.

Richmonds C, Hudgel DW. Hypoglossal and phrenic motoneuron responses to serotoninergic active agents in rats. *Respir Physiol* 1996;106:153-60.

Ryan CF, Love LL. Mechanical properties of the velopharyngh in obese patients with obstructive sleep apnea. *Am J Respir Crit Care Med* 1996;154:806-12.

Sanders MH, Kern N. Obstructive sleep apnea treated by independently adjusted inspiratory and expiratory positive airway pressures via nasal mask: physiologic and clinical implications. *Chest* 1990;98:317-24.

Schwab RJ *et al*. Upper airway and soft tissue structural changes induced by CPAP in normal subjects. *Am J Respir Crit Care Med* 1996;154:1106-16.

Skatrud J *et al*. Disordered breathing during sleep in hypothyroidism. *Am Rev Respir Dis* 1981;124:325-29.

Smith PL *et al*. Weight loss in mildly to moderately obese patients with obstructive sleep apnea. *Ann Intern Med* 1983;103:850-55.

Strobel RJ, Rosen RC. Obesity and weight loss in obstructive sleep apnea: a critical review. *Sleep* 1996;19(2):104-15.

Strollo PJ, Sanders MH, Atwood CW. Positive pressure therapy. *Clin Chest Med* 1998;19:55-68.

Sullivan CE *et al*. Reversal of obstructive sleep apnea by continous positive airway pressure applied through the nares. *Lancet* 1981;1:862-65.

Suratt PM *et al*. Changes in breathing and the pharynx after wheight loss in obstructive sleep apnea. *Chest* 1987;92:631-37.

Waradekar N *et al*. Influence of treatment on muscle sympathetic nerve activity in sleep apnea. *Am J Respir Crit Care Med* 1996;153:1333-38.

Watson NF, Mystkowski SK. Aerophagia and gastroesophageal reflux disease in patients using continuous positive airway pressure: A preliminary observation. *J Clinical Sleep Med* 2008;4(5):434-40.

Weaver TE. How much is enough CPAP? *Sleep Med* 2003;4:S1-S52.

Zozula R, Rosen R. Compliance with continuous positive airway pressure therapy. Assessing and improving treatment outcomes. *Curr Opin Pulm Med* 2001;(7):391-98.

CAPÍTULO 15

Adesão ao CPAP × alterações nasais e faríngeas

Fernanda Louise Martinho Haddad

INTRODUÇÃO

A síndrome da apneia obstrutiva do sono (SAOS) caracteriza-se pela presença de colapso parcial (hipopneia) ou total (apneia) da via aérea superior (VAS) durante o sono, ocasionando fragmentação do sono e dessaturação da oxi-hemoglobina (AASM, 1999; Bassiri e Guilleminault, 2000).

A morbidade da doença está relacionada com o risco aumentado de doenças cardiovasculares e de acidentes de trânsito e de trabalho, e, devido a esses fatores, o tratamento da SAOS é imperioso (Phillipson, 1993).

Por ser uma doença de fisiopatologia multifatorial, em que alterações estruturais e funcionais da faringe estão envolvidas, existem várias modalidades de tratamentos para a SAOS (Badr, 1998; Kuna e Remmers, 2000).

O uso de aparelho de pressão aérea positiva em VAS, em especial o CPAP *(Continuous Positive Airway Pressure)*, é considerado tratamento de escolha para esses pacientes, principalmente para aqueles que apresentam os graus mais acentuados da doença (SAOS moderada a grave) (Kushida et al., 2006). O CPAP consiste em um gerador de fluxo aéreo contínuo que, por meio de um tubo flexível, conecta-se a uma máscara nasal ou oronasal, ajustada firmemente na face. A pressão gerada na máscara é transmitida à VAS do paciente criando-se no seu interior um coxim pneumático que aumenta seu diâmetro latero-lateral e que desloca o palato mole em direção à base da língua, aumentando a área de secção da faringe (Nery e Bittencourt, 2006).

O uso do CPAP elimina os eventos respiratórios obstrutivos, melhora a saturação da oxi-hemoglobina e restaura o padrão de sono normal (Chervin e Guilleminault, 1996). É também capaz de melhorar a sonolência diurna excessiva, a qualidade de vida, o desempenho ao dirigir e reduzir a pressão arterial dos pacientes com SAOS (Heitman e Flemons, 2001).

Apesar de ter alta efetividade (quando utilizado adequadamente, o CPAP é capaz, na maioria dos casos, de controlar os sintomas decorrentes da SAOS); sabemos que a adesão a essa terapia ainda é limitada (Weaver et al., 1997; McArdle et al., 1999; Kushida et al., 2006).

O tempo ideal de uso do CPAP durante a noite é assunto ainda controverso. Karrer et al. (2000) e Popescu et al. (2001) consideram, como sendo bons usuários, os pacientes que utilizam CPAP pelo menos 4 horas por noite em 70% das noites. Entretanto, estudos mais recentes propõem o uso do CPAP por 7 horas por noite, em todas as noites (Kushida et al., 2006). No guia prático para diagnóstico e tratamento da SAOS (Bittencourt et al., 2008), publicado em colaboração com as diversas especialidades envolvidas no tratamento da SAOS, considera-se aceitável o uso do CPAP em pelo menos 5 horas por noite.

Desta forma, a baixa adesão dos pacientes ao uso do CPAP tem sido o principal fator de insucesso desse tipo de terapia, sendo variáveis os resultados encontrados na literatura. Popescu et al. (2001) mostraram que de 209 pacientes com indicação para uso do CPAP, apenas 73,2% iniciaram seu uso e destes apenas 68,5% continuavam utilizando-o após 1 ano. Esses autores mostraram também que o principal fator relacionado com o uso do CPAP nestes pacientes foi a gravidade da doença, ou seja, pacientes com índice de apneia e hipopneia por hora de sono (IAH) mais elevado tendem a usar mais o CPAP. Bixieux-Thaminy et al. (2005) demonstraram em um estudo com 137 pacientes em uso de CPAP, que 82% dos pacientes continuavam utilizando o aparelho após 5 anos, 77% após 10 anos e apenas 61% após 15 anos, e também que o principal fator relacionado com o maior uso do CPAP foi o IAH mais elevado. Outros estudos confirmam a correlação existente entre a gravidade da doença e o maior tempo de uso do CPAP (Engleman et al., 1997; McArdle et al., 2000; Krieger, 1992). Apesar desses estudos, ainda não se pode afirmar que a adesão do CPAP é dose-dependente da gravidade.

Além da gravidade da doença, outros fatores têm sido correlacionados com a adesão ao CPAP. O uso de pressão subterapêutica, na qual o paciente continua a apresentar os sinais e sintomas da doença, foi relacionada à má adesão em alguns trabalhos (Jekinson et al., 1999; Stradling e Davies, 2000), mas não apresentou correlação em outros (Reeves-Hoche et al., 1994; Weaver et al., 1997), necessitando melhor avaliação.

Existem vários tipos e modelos de máscaras a serem utilizadas, podendo ser nasais e oronasais. Porém, os trabalhos são controversos quando relacionam diferentes tipos de máscaras e adesão ao tratamento. Mortimore et al. (1988) mostraram que as máscaras nasais são mais confortáveis e facilitam a adesão quando comparadas às máscaras oronasais. Anderson et al. (2003) sugerem não haver diferença, quanto à adesão, entre o uso de máscaras nasais e oronasais. As máscaras oronasais parecem ter boa aplicação em pacientes que apresentam sintomas nasais obstrutivos e, portanto, dificuldade em utilizar máscaras nasais (Prosise e Berry, 1994). Não há até o momento estudos conclusivos sobre tipos de máscaras e adesão ao CPAP.

O uso de umidificadores parece ter também relação com uma melhor adesão ao CPAP (Massie et al., 1999; Neill et al., 2003), devendo ser sempre que possível recomendado o seu uso (Kushida et al., 2006).

Os programas de educação têm sido muito valorizados. Estudos mostram que pacientes que são submetidos a programas educacionais mais detalhados, muitas vezes com auxílio telefônico e visitas domiciliares, apresentam melhor adesão à terapia quando comparados a pacientes não orientados (Chervin et al., 1997; DeMolles et al., 2004; Hoy et al., 1999).

Como a interface entre o CPAP e o paciente se faz através de máscaras nasais e oronasais, alguns trabalhos vêm tentando correlacionar a presença de alterações anatômicas e funcionais da VAS, em especial as nasais, com a adesão ao CPAP.

Deste modo, o objetivo deste capítulo é mostrar qual seria a relação existente entre as alterações de VAS e a adesão do CPAP, bem como se o tratamento dessas alterações poderiam otimizar o uso do CPAP.

ALTERAÇÕES DE VAS × ADESÃO AO CPAP

Poucos são os trabalhos na literatura que correlacionam a função nasal com a adesão ao CPAP, e os trabalhos que existem são controversos.

Sugiura et al. (2005) avaliaram a resistência nasal de 77 pacientes por rinometria acústica, que seriam submetidos à polissonografia para titulação da pressão do CPAP e verificaram que a resistência nasal foi menor nos pacientes que aceitaram o uso do CPAP (56 pacientes), ressaltando a importância da permeabilidade nasal na adaptação inicial ao CPAP. Porém, Tarrega et al. (2003) avaliaram, por rinometria acústica, 125 pacientes com indicação de tratamento com CPAP, monitorados com horímetro de pressão durante 1 ano e não encontraram correlação entre a resistência nasal e a tolerância e adesão ao uso do CPAP. Outros trabalhos nessa mesma linha de pesquisa são também divergentes e todos os trabalhos fizeram avaliação da cavidade nasal por rinometria acústica.

O que podemos concluir a respeito da correlação existente entre as alterações nasais e a adesão ao CPAP é que, apesar de empiricamente observarmos que os pacientes com queixas nasais apresentam dificuldade para o uso do CPAP, ainda faltam trabalhos que comprovem essa relação.

TRATAMENTO CIRÚRGICO DE ALTERAÇÕES ANATÔMICAS EM VAS × ADESÃO AO CPAP

Existe um consenso na literatura que a correção de alterações anatômicas da VAS, em especial as nasais, são capazes de reduzir os níveis pressóricos terapêuticos do CPAP, o que poderia tornar seu uso mais confortável e talvez melhorar sua adesão (Zonato et al., 2006; Nakata, 2005; Nowak et al., 2003). Porém, ainda nenhum estudo mostrou melhora na adesão, de forma objetiva, através da mensuração do número de horas e/ou do número de noites em que o CPAP é utilizado previamente e após a cirurgia.

Zonato et al. (2006) avaliaram 17 pacientes com SAOS, com indicação de tratamento com CPAP, que não toleraram o seu uso. Todos os pacientes apresentavam alteração anatômica nasal e/ou orofaríngea e foram submetidos a cirurgias nesses sítios. Foram realizadas polissonografias para titulação de pressão de CPAP no pré e pós-operatórios e a média da pressão de uso do CPAP passou de 12,4 ± 2,5 para 10,2 ± 2,2 cmH$_2$O, sendo que os pacientes que apresentaram maior redução do nível pressórico foram os que necessitavam de pressões mais elevadas.

Usando o mesmo critério de avaliação, Nakata et al. (2005) avaliaram 12 pacientes com SAOS que não toleraram o uso do CPAP e que foram submetidos à cirurgia nasal. A média de pressão para o uso do CPAP, obtido por polissonografia, passou de 16,8 ± 1,1 para 12,0 ± 1,9 cmH$_2$O.

Desta forma, o que podemos concluir é que o tratamento cirúrgico das alterações anatômicas de VAS, em especial as nasais, são realmente capazes de reduzir os níveis pressóricos do CPAP, em especial dos pacientes que necessitam de pressões mais elevadas, mas não sabemos se isso fará com que os nossos pacientes usem mais o CPAP a longo prazo.

CONCLUSÕES

Na experiência clínica, o que observamos é que pacientes com queixas nasais apresentam maior dificuldade ao uso do CPAP, e também que o tratamento dessas queixas, seja ele clínico ou cirúrgico, normalmente torna o seu uso mais confortável. Porém, os trabalhos na literatura ainda são insuficientes para afirmar que as alterações da VAS podem predizer a má adesão ao CPAP ou que o tratamento dessas alterações seriam capazes de otimizar o seu uso.

De qualquer forma, é imperioso que os pacientes com SAOS sejam submetidos a uma avaliação detalhada da VAS, independentemente do tratamento que será proposto, inclusive se a escolha terapêutica for o uso do CPAP.

REFERÊNCIAS BIBLIOGRÁFICAS

American Academy of Sleep Medicine. Sleep-related breathing disorders in adults: recommendations for syndrome definition and measurement techniques in clinical research. American Academy of Sleep Medicine Task Force. Sleep 1999;22(5)667-89.

Anderson FE, Kingshott RN, Taylor DR et al. A randomized crossover efficacy trial of oral CPAP (Oracle) compared with nasal CPAP in the management of obstructive sleep apnea. *Sleep* 2003;26:721-26.

Badr MS. Pathophysiology of upper airway obstruction during sleep. *Clin In Chest Med* 1998;19:21-32.

Bassiri AG, Guilleminault C. Clinical features and evaluation of obstructive sleep apnea. In: Krieger MH, Roth T, Dement WC (Eds.). *Principles and practice of sleep medicine*. 3rd ed. Philadelphia: WB Saunders, 2000. p. 869-878.

Bittencourt LRA, Tavares P. *Diagnóstico e tratamento da SAOS: guia prático*. São Paulo: Livraria Médica Paulista, 2008.

Bixieux-Thaminy A, Gagnadoux F, Blinquet C et al. Long term compliance with CPAP in sleep apnoea. *Rev Mal Respir* 2005, on line publication.

Chervin RD, Guilleminault C. Obstructive sleep apnea and related disorders. *Neurol Clin* 1996;4:583-609.

Chervin RD, Theut S, Basseti C et al. Compliance with nasal CPAP can be improved by simple interventions? *Sleep* 1997;20:284-89.

DeMolles DA, Sparrow D, Gottlieb DJ et al. A pilot trial of a telecommunications system in sleep apnea management. *Med Care* 2004;42:764-69.

Engleman HM, Martin SE, Deary IJ et al. Effect of continuous positive airway presure treatrment of daytime function in sleep apnea/hypopnea syndrome. *Thorax* 1997;52:114-19.

Heitman SJ, Flemons W. Evidence-based medicine ans sleep apnea. *Respir Care* 2001;46:1418-34.

Hoy CJ, Vennelle M, Kingshott RN et al. Can intensive support improve continuous positive airway pressure use in patients with the sleep apnea/hypopnea syndrome? *Am J Respir Crit Care Med* 1999;159:1096-100.

Jekinson C, Davies RJ, Mullins R et al. Comparison of therapeutic and subtherapeutic nasal continuous positive airway pressure for obstructive sleep apoea: a rondomized prospective parallel trial. *Lancet* 1999;353:2100-05.

Karrer W, Rothe TB, Ryckx A et al. Nasal CPAP therapy in obstructive sleep apnea syndrome: patient compliance. *Schweiz Med Wochenschr* 2002;130:1291-97.

Krieger J. Long term compliance with nasal continuous positive airway pressure (CPAP) in obstructive sleep apnea and noapneic snorers. *Sleep* 1992;15:S42-46.

Kuna S, Remmers JE. Anatomy and physiology of upper airway obstruction. In: Krieger MH, Roth T, Dement WC (Eds.). *Principles and practice of sleep medicine*. 3rd ed. Philadelphia: WB Saunders, 2000. p. 840-58.

Kushida CA, Littner MR, Hirshkowitz M et al. Practice parameters for the use of continuous and bilevel positive airway pressure devices to treat adult patients with sleep-related breathing disorders. An American Academy of Sleep Medicine Report. *Sleep* 2006;29:375-80.

Massie CA, Hart RW, Peralez K et al. Effects of humidification on nasal symptoms and compliance in sleep apnea patients using continuous positive airway pressure. *Chest* 1999;116:403-08.

McArdle N, Devereux G, Heidarnejad H et al. Long-term use of CPAP therapy for sleep apnea/hypopnea syndrome. *Am J Respir Crit Care Med* 1999;159(4 Pt 1):1108-14.

McArdle N, Grove A, Devereux G et al. Split-night versus full-night studies for sleep apnea/hypopnea syndrome. *Eur Respir J* 2000;15:670-75.

Mortimore IL, Whittle AT, Douglas NJ. Comparison of nose and fask mask CPAP therapy for sleep apnoea. *Thorax* 1998;53:290-92.

Nakata S, Noda A, Yagi H et al. Nasal resistance for determinant factor of nasal surgery in CPAP failure patients with obstructive sleep apnea syndrome. *Rhinology* 2005;43(4):296-99.

Neill AM, Wai HS, Bannan SP et al. Humidified nasal continuous positive airway pressure in obstructive sleep apnoea. *Eur Respir J* 2003;22:258-62.

Nery LE, Bittencourt LRA. Síndrome da apneia e hipopneia obstrutiva do sono. In: Nery LE, Fernandes ALG, Perfeito JAJ (Eds.). *Guias de medicina ambulatorial e hospitalar*. UNIFESP – Escola Paulista de Medicina - Pneumologia. São Paulo: Manole, 2006. Cap. 50. p. 629-38.

Nowak C, Bourgin P, Portier F et al. Nasal obstruction and compliance to nasal positive airway pressure. *Ann Otolaryngol Chir Cervicofac* 2003;120(3):161-66.

Phillipson EA. Sleep apnea – A major public health problem (editorial). *N Engl J Med* 1993;328:1271-73.

Prosise GL, Berry RB. Oral-nasal continuous positive airway pressure as a treatment for obstructive sleep apnea. *Chest* 1994;106:180-86.

Reeves-Hoche MK, Meck R, Zwillich CW. Nasal CPAP: an objective evaluation of patient compliance. *Am J Respir Crit Care Med* 1994;149:149-54.

Stradling JR, Davies JR. Is more NCPAP better? *Sleep* 2000;23(Suppl) 4:S150-53.

Sugiura T, Noda A, Nakata S et al. Influence of nasal resistance on initial acceptance of continuous positive airway pressure in treatment for obstructive sleep apnea syndrome. *Respiration* 2005; ahead of print.

Tarrega J, Mayos M, Montserrat JR et al. Nasal resistance and continuous positive airway pressure treatment for sleep apnea/hypopnea syndrome. *Arch Bronconeumol* 2003;39(3):106-10.

Weaver TE, Kribbs NB, Pack AI et al. Night to night variability in CPAP use over the first three months of treatment. *Sleep* 1997;20:278-83.

Zonato AI, Bittencourt LRA, Martinho FL et al. Upper airway surgery: the effect on nasal continuous positive airway pressure titration on obstructive sleep apnea patients. *Eur Arch Otorhinolaryngol* 2006;263(5):481-86.

CAPÍTULO 16

Tratamento da síndrome da apneia obstrutiva do sono e ronco através de aparelhos intraorais – intervenção odontológica

Ricardo Castro Barbosa

INTRODUÇÃO

Roncar durante o sono deixou de ser considerado, pela medicina e odontologia modernas, como um mero motivo para constrangimentos do roncador. Pois, além de consequências para a saúde, resulta, de igual modo, em problemas de convivência, acentuadamente na esfera familiar, devido à estreiteza do relacionamento físico, em especial modernamente, quando as pessoas coabitam espaços cada vez menores.

Para nos atermos ao aspecto técnico desta questão devemos dizer que o estreitamento das vias aéreas superiores se dá na região terminal do palato mole e úvula e que ocorre somente durante o sono (Bradley *et al.*, 1986; Issa *et al.*, 1984; Kuna *et al.*, 1991; Lowe *et al.*, 1976 e 1986; Remmers, 1989; Robin, 1934; Shepard *et al.*, 1992). Convém enfatizar que o grau de estreitamento varia de um indivíduo para outro, em função da estrutura das vias aéreas superiores e dos fatores predisponentes atrás mencionados. O estado de apneia só ocorre quando é atingido o ponto em que a passagem do ar é totalmente impedida. Portanto, o roncar nem sempre é denunciador do quadro nosológico da apneia obstrutiva do sono. Porém, este atinge aproximadamente 9% dos homens entre 30 e 60 anos de idade e 4% das mulheres (Viscomi *et al.*, 1981), principalmente depois da menopausa (Partinen *et al.*, 1990 e 1992; Viscomi *et al.*, 1981). Pessoas obesas, além do ronco, apresentam mais propensão para a doença pelo acúmulo de gordura localizado nas paredes das vias aéreas (Abernathy *et al.*, 1996). Portanto, é de boa orientação que qualquer pessoa obesa, com história de ronco, seja submetida a uma polissonografia, diante da possibilidade de que ela seja portadora da síndrome da apneia/hipopneia obstrutiva do sono – SAOS, que é o conjunto de sinais e sintomas do portador de ronco e apneia obstrutiva do sono, caso em que merecerá cuidados médicos com vistas a eliminar ou pelo menos minimizar a gravidade dos fatores desencadeantes.

Para o bom entendimento do mecanismo que resulta no estreitamento da luz das vias aéreas superiores em sua relação com a atividade da massa muscular e demais tecidos adjacentes é indispensável um bom conhecimento da anatomia da região, já descrita em outra parte deste trabalho. Este conhecimento, no entanto, constituir-se-á apenas no ponto de partida para tal entendimento. Os recursos disponíveis para o estudo da SAOS apontam no sentido de que as estruturas anatômicas relacionadas com as vias aéreas superiores (VAS), submetidas ao repetitivo esforço representado pela dificuldade com que o ar passa nestas vias durante o sono, acabam por sofrer modificações estruturais. Acontece que no caso de um aumento da massa tecidual na região considerada (VAS), indubitavelmente corresponderá a um estreitamento mais acentuado, estabelecendo-se, assim, um círculo vicioso: mais massa tecidual, maior constrição e maior esforço para a passagem do ar, o que resulta em aumento da massa tecidual, e assim por diante. Estudos cefalométricos, registrados na literatura, comprovam estas modificações ocorridas na VAS do indivíduo roncador. Da mesma forma a tomografia computadorizada (TC) e as imagens geradas por ressonância magnética confirmam tais modificações (Fig. 16-1). Foi também observado um alto índice de apneia (IA – eventos de apneia por hora de sono) associada a macroglossia, palato mole longo, retrognatia, discrepância anteroposterior entre maxila e mandíbula, tendência de mordida aberta, além da já referida obesidade (Lowe, 1993). A aplicação da tecno-

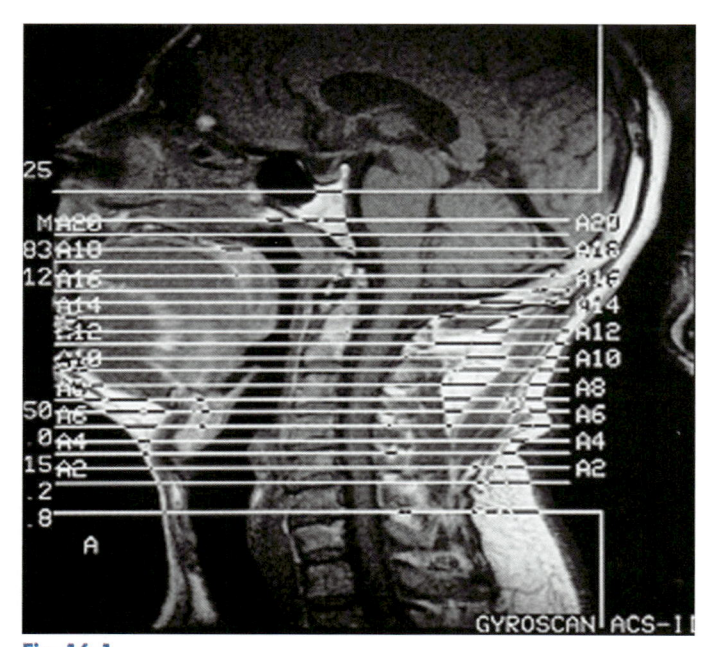

Fig. 16-1.
Imagem sagital de ressonância magnética.

logia de prototipagem rápida (TPR) usando a sintetização seletiva a *laser* (*Selective Laser Sintering* – SLS) na medicina é um campo novo criado pela convergência de três diferentes tecnologias: aquisição de imagens médicas, computação gráfica e TPR. Imagens medicas em formato digital são obtidas pelo uso de tomografia computadorizada (TC) e ressonância nuclear magnética (RNM) e a partir destes a estrutura orgânica é materializada, em material plástico em suas dimensões originais, permitindo planejamentos terapêuticos e ensaios técnicos em três dimensões; esta tecnologia também pode colaborar para a determinação do prognóstico do tratamento da SAHOS por intermédio dos aparelhos intraorais (Barbosa e Aloe, 2006) (Fig. 16-2).

Por sua vez, imagens visuais, como a telerradiografia cefalométrica e o cefalograma resultante, podem ser muito úteis para estimar o volume da língua, da nasofaringe e do palato mole, como também para a observação de alguns aspectos anatômicos da orofaringe e da hipofaringe. O posicionamento do paciente desempenha importante papel na morfologia das estruturas das vias aéreas, já que as mesmas são constituídas de tecidos moles e, portanto, passíveis de mudanças momentâneas sob o efeito de forças de tração, pressão e gravidade, que a posição do corpo venha a determinar sobre elas (Cartwright *et al.*, 1991). Se o corpo estiver na vertical as vias aéreas estarão totalmente liberadas, pois a massa muscular da base da língua e do assoalho da boca tenderão a se deslocar em sentido do plano frontal. O efeito será inverso quando a posição corporal for horizontal, em decúbito dorsal (deitado de costas), posição em que a mencionada massa muscular deslocará no sentido da parede posterior da faringe, diminuindo a luz da VAS, propiciando condições para a obstrução, com o advento do sono. É comum ouvir-se das pessoas que o seu cônjuge ronca quando dorme "de costas". Daí, o simples tocar na pessoa, com certa energia, leva-a a um estado de semiconsciência e mudança de posição na cama. Nesta nova posição a massa muscular se desloca, promovendo a abertura da VAS e o desaparecimento do ronco. Durante uma noite de sono o indivíduo variará muitas vezes a posição do seu corpo e, a cada uma destas diferentes posições corresponderá uma determinada situação da VAS, no que diz respeito às dimensões de sua luz.

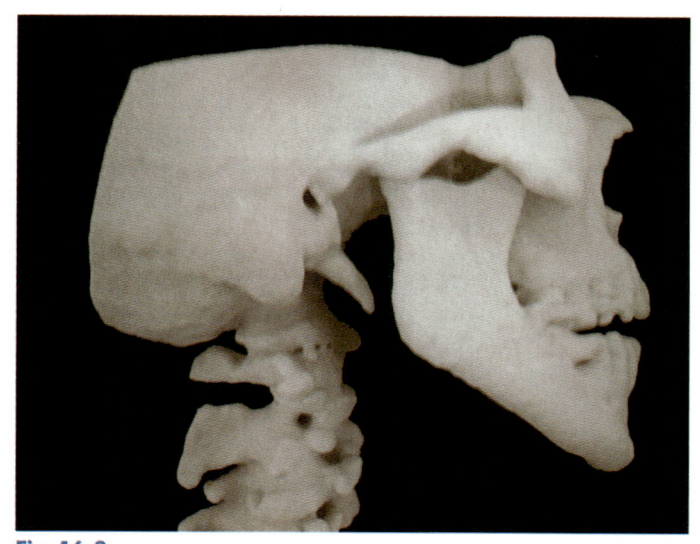

Estudos cefalométricos, de RNM e de prototipagem rápida (Barbosa *et al.*, 2000; Barbosa e Aloe, 2006; Barbosa *et al.*, 2003) demonstram que a área de secção transversal da língua aumenta e a área de secção transversal da orofaringe diminui quando o paciente portador de SAOS se apresenta em posição de decúbito dorsal (Lowe *et al.*, 1993) (Fig. 16-3).

Por intermédio de análises tridimensionais podem-se entender melhor os mecanismos de ação de diferentes trata-

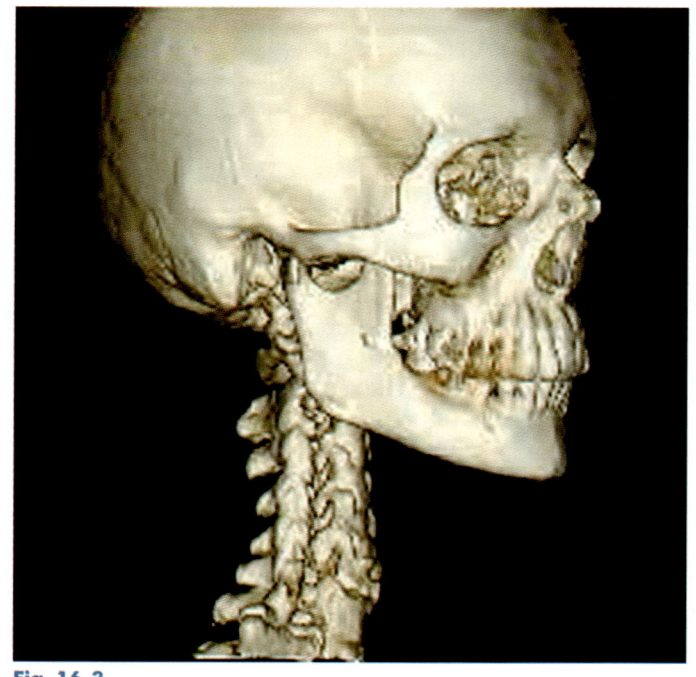

Fig. 16-2
Modelo obtido por TPR – Tecnologia de Prototipagem Rápida.

Fig. 16-3.
Imagem de TPR.

mentos, dentre estes os aparelhos intraorais, nCPAP (*nasal continuous positive airway pressure* – aparelho gerador de pressão positiva) (Ryan *et al.*, 1991) e fazer-se com mais segurança o prognóstico das cirurgias das VAS, com vistas a reduzir volume tecidual nela envolvido e, consequentemente, promover o aumento do seu diâmetro. Trabalhos científicos comprovam à sociedade que o volume da língua e do palato mole mantém uma relação de proporcionalidade direta com o índice de massa corporal (IMC) (p/h^2) (Lowe *et al.*, 1993), o que reforça a importância da perda de peso como um tratamento efetivo e, ao mesmo tempo auxiliar para a apneia obstrutiva do sono. O controle da postura da língua é extremamente complexo, principalmente em indivíduos acima de seu peso (Lowe *et al.*, 1990, 1991, 1986; Lowe, 1990), em sua maioria, portadores da SAOS. Já foi observado que a atividade do músculo genioglosso nestes pacientes não obedece os padrões de normalidade conhecidos; observações científicas sugerem que a duração da atividade do genioglosso na inspiração, com relação ao total do ciclo respiratório, é menor nos indivíduos portadores de SAHOS (Lowe *et al.*, 1993). Durante o evento da apneia a atividade do genioglosso começa após o início da inspiração.

Manobras visuais como a manobra de Muller (Muller Maneuver) têm sido usadas com limitações para verificação e consolidação do prognóstico do tratamento (Barbosa *et al.*, 2003).

Durante os estágios do sono, principalmente o estágio REM (*rapid eye movement*) onde ocorre a mais intensa hipotonia da musculatura corporal, estes problemas são agravados, registrando-se a ocorrência de inúmeros eventos de apneia do tipo obstrutiva, isto vai levar a um sono fragmentado e não reparador, acompanhado de várias fases de dessaturação de oxigênio arterial e arritmias cardíacas com consequentes problemas hemodinâmicos. Esta problemática resulta, finalmente, numa hipersonolência diurna e em sintomas secundários como dores de cabeça, deterioração da capacidade intelectual, boca seca etc. situações discutidas amplamente em outros capítulos deste trabalho.

Os tratamentos não invasivos para o ronco e a SAOS são, basicamente, os comportamentais (perda de peso, artefatos para posicionamento corporal e os tratamentos mecânicos executados com aparelhos geradores de pressão positiva de ar (nCPAP, BiPAP etc.) e ainda através de aparelhos intraorais que constituem o tema principal deste capítulo.

A participação da odontologia no tratamento de pacientes portadores de síndrome da apneia/hipopneia obstrutiva do sono – SAOS – vem ganhando espaço no Brasil, enquanto nos estados Unidos já ocupa um lugar de proeminência, como já foi antes mencionado. Esta participação se faz por intermédio de órteses bucais, cujo objetivo é promover o reposicionamento das estruturas adjacentes à região onde ocorre o colapso da respiração durante o sono, a saber: palato mole, base da língua (Lowe, 1993), reposicionamento este que visa aumentar a luz das vias aéreas superiores na altura da orofaringe (Bernstein *et al.*, 1988; Cartwright, 1985; Cartwright *et al.*, 1988; Clark *et al.*, 1989; George, 1987; Méier-Kwert *et al.*, 1984; Menn *et al.*, 1996; Nahmais *et al.*, 1987; Pancherz, 1985; Rider, 1988; Schimidt-Nowara *et al.*, 1995, 1995; Shanoff, 1985; Soll and George, 1985; Viscomi *et al.*, 1988). Nos Estados Unidos da América já existem por volta de 30.000 aparelhos bucais instalados em pacientes portadores de roncos e SAOS (Clark and Nakano, 1989; Schimidt-Nowara *et al.*, 1991; Shanoff, 1985). No Brasil iniciamos o programa de aparelhos bucais para tratamento destes distúrbios do sono em 1992 e hoje, temos aproximadamente 500 aparelhos instalados, em nossa clínica.

Os aparelhos bucais estão divididos em quatro grupos conforme o seu mecanismo de ação:

1. Elevadores de palato mole que, como o nome indica, promovem a elevação desta estrutura, por meio de uma mola. São usados exclusivamente para o tratamento de ronco; hoje têm seu uso restrito.
2. Estimuladores proprioceptivos, que visam desenvolver "vícios" de postura de língua aumentando a tonicidade muscular do genioglosso e musculatura anexa das vias aéreas superiores, seu uso atualmente está sedimentado no tratamento de indivíduos em fase de crescimento craniano (infância, adolescência e adultos jovens), principalmente associados ao tratamento ortopédico funcional e/ou ortodôntico.
3. Retentores linguais que são aparelhos flexíveis, que tracionam a língua, através de sucção, para uma posição mais anterior (Cartwright *et al.*, 1982, 1985, 1988).
4. (Re)posicionadores mandibulares que ancoram a mandíbula em uma posição espacial de tal sorte que seja promovido o aumento da luz das vias aéreas superiores em decorrência do reposicionamento da massa tecidual para uma situação mais anterior (Bernstein *et al.*, 1988; Bonham *et al.*, 1988; Clark *et al.*, 1988; George, 1987; Lowe, 1990; Meier-Kwert *et al.*, 1984; Nahmais *et al.*, 1987; Pancherz, 1985; Rider, 1988; Soll *et al.*, 1985). Atualmente os posicionadores mandibulares mais usados são os ajustáveis, que possuem dispositivos expansores que permitem a alteração controlada da mandíbula nas três dimensões: protrusão, lateralidade e abertura (Barbosa *et al.*, 1997, 1998, 1999, 2001; De Almeida *et al.*, 2002; Fransson *et al.*, 2002, 2003; Fritsch *et al.*, 2001; Johnston *et al.*, 2002; Marklund *et al.*, 2001, 2004; Mcgown *et al.*, 2001; Metha *et al.*, 2001; Neil *et al.*, 2002; Péttele *et al.*, 2002; Randerath *et al.*, 2002; Rose *et al.*, 2002) (Fig. 16-4).

O reposicionamento destas estruturas por meio de tais aparelhos deve ser efetuado após exames visuais dentre os quais, o mais simples é representado pela telerradiografia cefalométrica (Djupesland *et al.*, 1987; Lowe *et al.*, 1993; Lowe, 1993; Pae *et al.*, 1993; Partinen *et al.*, 1988). A tomografia computadorizada (Lowe *et al.*, 1991; Ryan *et al.*, 1991) e/ou ressonância magnética (Horner *et al.*, 1989; Lowe *et al.*, 1990) constituem-se exames de muita valia para a verificação exata dos locais onde ocorrem as obstruções. São, assim, preciosos auxiliares na decisão do tipo de aparelho a ser aplicado. Estes exames, conquanto complexos e onerosos, têm sido viabilizados àquela parcela da população que mantém planos de saúde, já que qualquer questionamento da parte dos mesmos não encontra respaldo na legislação vigente. Hoje temos usado com mais fre-

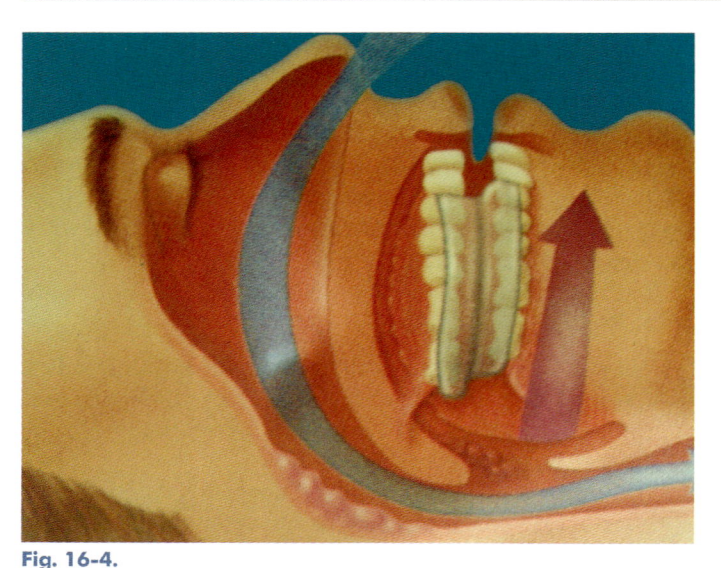

Fig. 16-4.
Mecanismo de ação dos posicionadores mandibulares.

quência, por sua excelente qualidade, a ressonância magnética e a prototipagem rápida, acima citada (Barbosa et al., 2000; Barbosa and Aloe, 2006; Barbosa et al., 2003). A partir destes exames determinamos uma posição espacial ideal para a mandíbula de forma que seja proporcionado um aumento da luz das vias aéreas, deste modo, alcançando os nossos objetivos.

Uma vez determinados estes parâmetros, são obtidas moldagens em ambos os arcos dentários do paciente e tomados os devidos registros intrabucais através de aparelhos destinados a consecução deste objetivo (Thurrow, 1970). Os modelos resultantes são montados em um articulador especial para esta finalidade. A seguir o aparelho é confeccionado, rigorosamente de acordo com o posicionamento maxilomandibular estabelecido nos registros realizados.

O aparelho por nós desenvolvido, pelo fato de ter como objetivo manter a mandíbula em uma posição diferente de quando em repouso muscular, recebeu a denominação de aparelho reposicionador mandíbulo-lingual – ARML (monobloco) e o ARMLl livre (ajustável) (Barbosa et al., 1995, 1996, 1997, 1998, 1999, 2001, 2002, 2003). Obviamente que o reposicionamento da mandíbula significará, na prática, um tracionamento da base da língua que, nesta região, é a parede anterior da faringe, para frente, o que propicia, como decorrência, a abertura da VAS durante o sono (Viscomi et al., 1988).

O tratamento consiste, portanto, no uso do ARML ou ARMLl pelo paciente durante a noite, de forma a assegurar a abertura permanente das vias aéreas (VAS), enquanto dorme. Desta forma o prognóstico torna-se muito favorável quanto à reintegração do paciente às suas atividades normais, uma vez que o seu sono passa a ser tranquilo e reparador.

Os resultados que temos obtido com o uso dos ARMLs têm sido altamente positivos e são constatados em exames polissonográficos, com o aparelho em posição na boca. Estes exames nos têm revelado uma média de 71% de diminuição no índice de apneia/hipopneia (número de eventos por hora) bem como a eliminação da intensidade do ronco em aproximadamente 80% (Barbosa et al., 1995, 1996, 1997, 1998, 1999, 2001, 2002, 2003).

É importante ter em mente que o ronco pode ser um problema que se esvazia em si mesmo ou ser parte de uma doença (SAOS), cuja gravidade ja foi bem explanada. Em outras palavras o principal problema do ronco decorre do incomodo que pode causar aos outros, porém, a SAOS é uma doença que minará gradativamente o organismo, podendo, como já se disse, levá-lo a sucumbência final, se não for tratada (Guilleminault, 1987; He et al., 1988; Kryger, 1986; Lyon et al., 1991; Partinem and Guilleminault, 1990; Partinem et al., 1988).

REVISTA DA LITERATURA

O primeiro uso de um aparelho bucal para desobstrução de via aérea foi relatado por Pierre Robin, que o descreveu pioneiramente na Sociedade Dental de Paris em 1902 e escreveu sobre o seu uso em 1921 e 1923 no "Bulletin de L'Académic de Médecine de Paris".

Em 1934, este mesmo autor descreveu um aparelho monobloco que tracionava a mandíbula e a língua para frente com a intenção de aumentar o espaço aéreo posterior.

Em 1984, Meier-Kwert et al. apresentaram um trabalho, no qual descreveram um aparelho protrusor da mandíbula para tratamento de apneia do sono, no VII European Congress of Sleep Research. Esta descrição foi seguida por um artigo, dos mesmos autores, publicado em 1986 apresentando os resultados, que mostraram sucesso com a diminuição do índice de apneia em mais de 50% com o uso deste aparelho em sete pacientes.

Em 1985, Soll e George publicaram uma nota prévia na qual relatavam a efetividade de uma modificação do aparelho monobloco descrito por Pierre Robin, 1934. Esta nota foi complementada por um estudo efetuado por George e publicada em 1987 no qual estudou a efetividade deste aparelho bucal para tratamento de apneia obstrutiva do sono em cinco pacientes nos quais foi observada uma redução significante em seus índices de apneia (mais de 50%).

Em 1985, um trabalho publicado por Shanoff descreveu um aparelho monobloco posicionador mandibular que possuía pequenos tubos que se estendiam para fora da boca com a finalidade de auxiliar a respiração bucal. Este aparelho foi usado para o tratamento de pacientes portadores de apneia obstrutiva do sono e os resultados foram relatados em um trabalho publicado em 1987 por Nahmais et al. que observaram a redução do índice de apneia em mais de 50%, e em 14 casos relataram ter havido redução de 74% neste índice.

Em 1985, Pancherz relatou o uso de um aparelho bucal que foi inicialmente usado por Herbst em 1905 para terapia de apneia obstrutiva do sono que proporcionou resultados que mostraram a redução de mais de 50% do índice de apneia.

Viscomi, em 1987, publicou um trabalho no qual ele usa um aparelho posicionador mandibular, semelhante ao usado por George (1987) para a terapia de apneia obstrutiva do sono em cinco pacientes nos quais foi observada significante diminuição do índice de apneia.

Rider *et al.* concordaram em suas observações em pesquisas publicadas em 1988 nas quais relatam o uso de aparelhos bucais do tipo HERBST os quais se mostraram efetivos na diminuição do índice de apneia em mais de 50%.

Em 1988, Bernstein apresentou um trabalho que consistiu da observação de um homem de 51 anos de idade que apresentava um ronco socialmente prejudicial por mais de 10 anos, e a apneia foi detectada a partir do sexto ano. Um aparelho foi confeccionado posicionando a mandíbula 3 a 4 mm anteriormente à sua posição normal. Houve diminuição do índice de apneia obstrutivas de 64 eventos por hora, antes do aparelho, para 25 com o uso deste.

Clark e Nakano apresentam uma comparação, publicada em 1989, entre os métodos não cirúrgicos para terapia de apneia obstrutiva do sono e afirmam que os aparelhos bucais comparados com o CPAP nasal são mais facilmente tolerados e causam menos problemas aos pacientes, a longo prazo.

Em 1990, Lowe apresenta um estudo no qual através do uso de um aparelho bucal reposicionador mandibular observou um aumento de 27,6% do volume da via aérea, este aumento de volume se deu especialmente na região de orofaringe, o que indica diminuição do potencial obstrutivo durante a pressão negativa de inspiração.

Lyon *et al.* publicaram, em 1991, um trabalho no qual relatam dois estudos que comparam a efetividade de um aparelho flexível (elastomérico) para ronco e apneia. A amostra consistiu de 15 indivíduos. No primeiro experimento observou-se apenas o ronco no qual, 14 indivíduos relataram grande melhora e 1 alguma melhora. No segundo experimento foi usado o mesmo aparelho para observação de apneia moderada. Verificou-se uma média de 47% de diminuição no índice de apneia/hipopneia e todos os pacientes relataram diminuição marcante nos sintomas da apneia, ou seja, na sonolência diurna e na dor de cabeça ao acordar. Em ambos os experimentos os autores relatam não ter havido problemas de adaptação ao aparelho.

Em 1995, Barbosa *et al.* verificaram a eficiência do aparelho reposicionador mandíbulo-lingual – ARML através de exames objetivos polissonográficos e 10 pacientes portadores de SAOS obtendo uma diminuição do índice de apneia-hipopneia de 71% (média de 46,86 eventos/h antes do ARML para 13,62 eventos/h pós-tratamento com ARML), e diminuição da sonolência diurna de aproximadamente 50% (escala de sonolência de Epworth: pré = 11,36 e pós = 5,91).

Também baseados na escala de sonolência de Epworth (Johns, 1991; Richardson *et al.*, 1978), Barbosa *et al.* publicaram um trabalho no qual verificaram a diminuição da sonolência diurna em oito pacientes com SAOS tratados com ARML e obtiveram uma diminuição de aproximadamente 65% desta sonolência (média).

Uma nova pesquisa seguindo a mesma metodologia anterior foi publicada por Barbosa *et al.* (1996) no qual avaliaram a diminuição da sonolência diurna em 115 pacientes portadores de SAOS obtendo um resultado de aproximadamente 60% de diminuição desta sonolência (ESE pré = 13,52 e pós = 5,56 eventos/h).

Em 1995, Schimidt-Nowara *et al.* selecionaram 21 publicações com as quais revisaram os resultados de 320 pacientes tratados de SAOS e ronco com aparelhos bucais. Observaram que o ronco foi totalmente eliminado em quase todos os pacientes e nos que não obtiveram este resultado houve uma grande melhora e quanto a SAOS houve uma melhora de 60% do índice de apneia-hipopneia – IAH, em média (IAH pré = 47 e pós = 19), e aproximadamente a metade dos pacientes atingiram IAH < 10, que é considerado como cura completa.

Ferguson *et al.*, em 1996, efetuaram uma comparação entre o uso de aparelhos bucais e Nasal CPAP para tratamento de ronco e SAOS em 27 pacientes e concluíram que os aparelhos bucais podem ser considerados como eficientes no tratamento de SAOS leve-moderada associados ao fato de apresentarem menos efeitos colaterais e maior satisfação por parte do paciente com relação ao Nasal CPAP.

Estudos mais recentes foram realizados comparando o efeito dos aparelhos intraorais em comparação com o CPAP mostrando diferenças nos resultados; variações estas determinadas por fatores como: tipos de AIOs, tipos de CPAPs, aderência ao tratamento, fatores de ordem psicológicos e sociais etc. Estes estudos mostraram com bastante exuberância que tanto os modelos de CPAPs como os AIOs quando bem indicados e aplicados por profissionais habilitados têm alcançado resultados muito satisfatórios (Barnes *et al.*, 2004; Engleman *et al.*, 2002; Fransson *et al.*, 2002; Gotsopoulos *et al.*, 2002; Johnston *et al.*, 2002; Kapen *et al.*, 2005; Neill *et al.*, 2002; NG *et al.*, 2003; Sanner *et al.*, 2002; Tan *et al.*, 2002).

APARELHOS DESENVOLVIDOS E/OU USADOS EM NOSSA CLÍNICA

- *Retentores linguais:* aparelhos flexíveis, confeccionados em vinil transparente, que possuem um receptáculo para a língua que a retém por meio de pressão negativa e tensão superficial gerada pelo filme de saliva, numa posição anteriorizada, promovendo um aumento da luz da orofaringe e velofaringe devido ao tracionamento da musculatura anexa ao palato mole (Fig. 16-5).

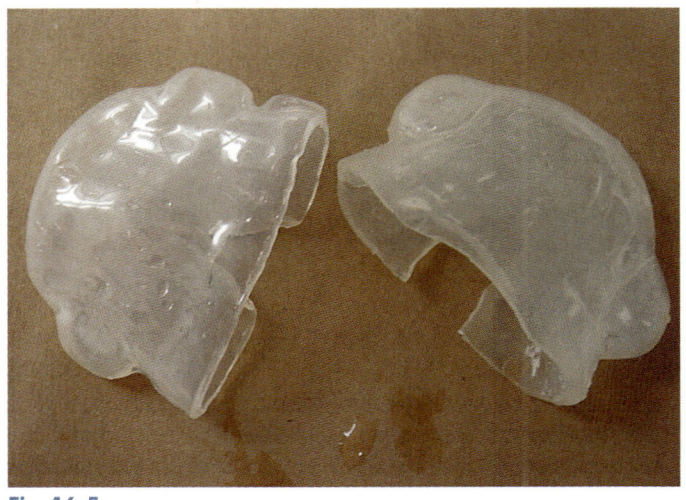

Fig. 16-5.
Aparelho retentor lingual.

- *Posicionadores mandibulares:* ARML (aparelho reposicionador mandíbulo-lingual) e ARMLl (aparelho reposicionador mandíbulo-lingual livre – modelo ajustável). Estes aparelhos foram desenvolvidos por nós, em 1992 e 1998, respectivamente. O ARML (Fig. 16-6) consiste em um aparelho monobloco confeccionado em resina acrílica fotopolimerizável de baixo peso, possui grampos individuais metálicos para fixação em dentes naturais e/ou artificiais. Promove o reposicionamento mandibular possibilitando o aumento da luz das VAS a nível de oro e velofaringe. Promove, também, o tracionamento do osso hioide através do travamento mandibular juntamente com o estímulo proprioceptivo dos músculos abaixadores da mandíbula, principalmente o gênio-hióideo. O ARMLl (modelo ajustável) é confeccionado de maneira semelhante ao ARML porém em duas peças com um sistema de acoplamento de aço inoxidável que permite, por meio de parafusos expansores, o ajuste da posição mandibular nas três dimensões (protrusão, lateralidade e abertura) (Figs. 16-7 e 16-8).

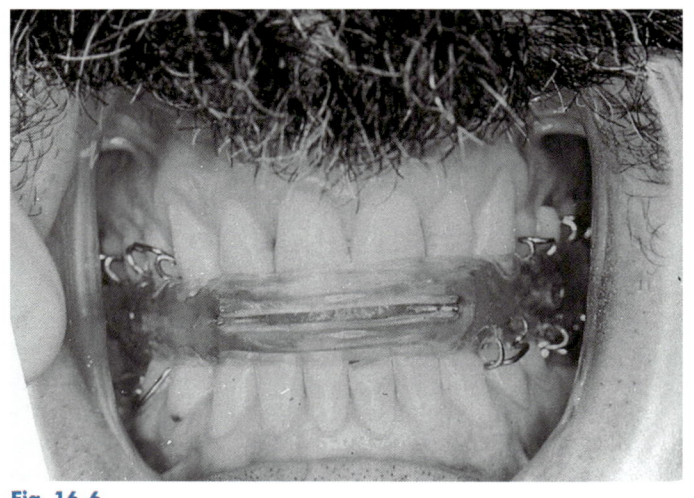

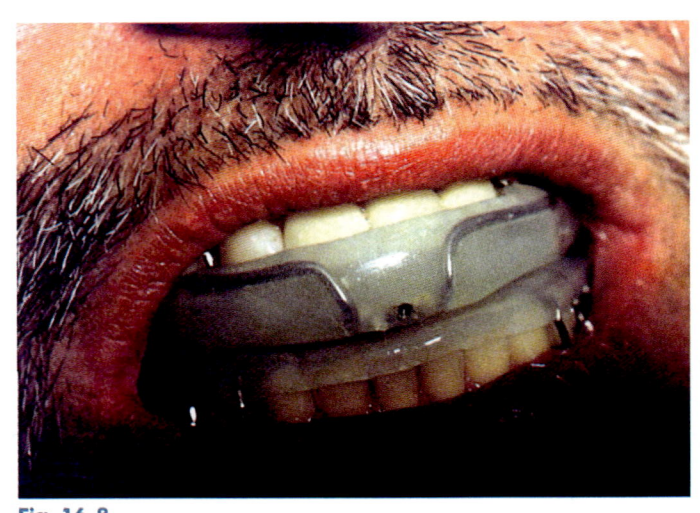

Fig. 16-8.
Aparelho reposicionador mandibulolingual livre posicionado.

Fig. 16-6.
Aparelho reposicionador mandibulolingual posicionado.

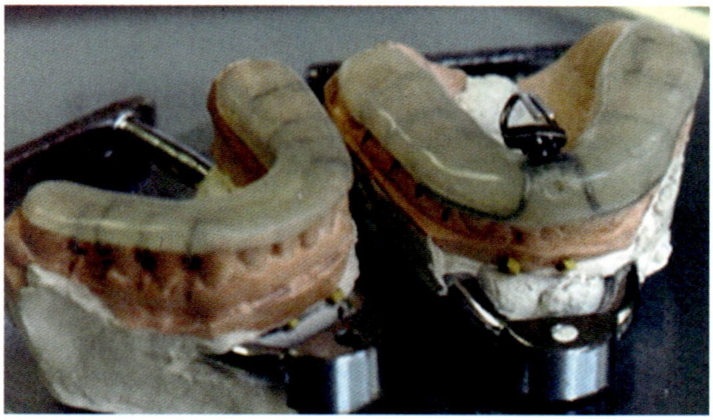

Fig. 16-7.
Aparelho reposicionador mandibulolingual livre.

CONCLUSÕES

Baseados na literatura que documenta a casuística através de centenas de trabalhos científicos, concluímos que os aparelhos intraorais são efetivos em vários graus de intensidade da SAOS e ronco e funcionam devido aum aumento das VAS e a uma estabilização da posição espacial da mandíbula possibilitando um avanço anterior da língua e/ou palato mole e gerando uma mudança na atividade muscular do genioglosso. A terapia da SAOS e ronco com aparelhos bucais é simples, reversível, tranquila, com boa relação custo/benefício, indicadas principalmente para casos de apneias leves e moderadas, podendo também ser aplicadas para apneias graves quando o nCPAP não é tolerado pelo paciente (Kloss *et al.*, 1988; Krieger, 1992; Montplaisir *et al.*, 1992; Nino-Murcia *et al.*, 1989; Pitsis *et al.*, 2002; Powell and Riley, 1988; Sanders *et al.*, 1986; Waldhorn *et al.*, 1990), na impossibilidade ou na existência de riscos cirúrgicos (Crampette *et al.*, 1992; Fujita e *et al.*, 1981) ou mesmo, simultaneamente a outros tipos de tratamento. Os aparelhos intraorais não promovem a cura definitiva apesar de conduzir o paciente a uma grande melhora das condições físicas, mentais e sociais, portanto é um aparelho que deve ser usado enquanto o problema existir. Deve ser confortável ao paciente e, idealmente, deve cobrir a superfície oclusal de todos os dentes para que seja evitada a erupção e/ou movimentação dos elementos dentários.

A seleção dos pacientes para este tipo de terapia deve ser feita por um especialista em distúrbios do sono. A partir da indicação o papel do cirurgião-dentista especialista nesta área é o de selecionar o tipo de aparelho a ser aplicado, efetuar o tratamento clínico adequado para a aplicação do aparelho, cuidar de sua confecção, instalá-lo e acompanhar o andamento do tratamento. A documentação visual é muito útil para a localização da obstrução, quando esta é possível. Embora a cefalometria tradicional bidimensional pode exibir, com certa precisão, o volume da língua, palato mole e nasofaringe, ela não é um exame eficiente para a observação da orofaringe e hipofaringe (Lowe, 1991). Pelo motivo de que a obstrução é mais comumente observada no colapso da orofaringe, as técnicas de obtenção de imagem por tomografia computadorizada e a ressonância magnética parecem ser de mais utilidade para a observação destas estruturas. A avaliação tridimensional da língua, palato mole e VAS é de muita utilidade no diagnóstico diferencial dos pacientes portadores de SAOS. Se a obstrução ocorre na orofaringe e um palato mole longo é observado, a uvulopalatofaringoplastia (UPPP) ou a LAUP podem ser bem indicadas. Os aparelhos intraorais elevadores de palato mole exercem ação direta sobre o palato mole, porém existem dados científicos insuficientes para prever o sucesso destes aparelhos nesta situação. Se uma condição de orofaringe estreitada é documentada em TC ou RM, qualquer aparelho intraoral que promova o aumento desta via aérea, seja por avanço de língua ou de mandíbula e língua juntos, pode ser útil. Se uma macroglossia é observada um aparelho retentor lingual deve obter sucesso para este caso.

Algumas contraindicações são sugeridas para o uso dos aparelhos intraorais, mas todas estas não são aplicáveis a um aparelho ao mesmo tempo. Os aparelhos intraorais podem não ser muito bem tolerados por pacientes com artrites, crepitações ou outras disfunções da articulação temporomandibular, que, nestes casos, devem ser convenientemente tratados destes distúrbios previamente à colocação de um determinado tipo de aparelho intraoral. Entretanto, para alguns distúrbios funcionais da ATM, os posicionadores mandibulares vêm trazer benefício podendo até solucionar definitivamente estas patologias. Rinites alérgicas e obstruções nasais podem ser contraindicações para determinados tipos de aparelhos, os que não possuem dispositivos que permitam respiração nasal. Finalmente, os aparelhos intraorais devem ser usados apenas por pacientes que colaboram e estão motivados a usá-los.

FUTURO

A importância da realização de estudos futuros para verificação dos efeitos da aplicação dos AIOs, no tratamento da SAOS, é sedimentada pelo surgimento de diferentes tipos e desenhos de aparelhos. Os critérios da determinação do sucesso associando vários parâmetros em conjunto com os estudos dos efeitos colaterais têm conduzido os pesquisadores ao aprofundamento de seus estudos, o que certamente nos levará, a cada pesquisa realizada, a resultados mais positivos. A comparação dos resultados do tratamento com uso dos AIOs com outras modalidades (CPAPs e procedimentos cirúrgicos), ou mesmo a associação entre eles, tem promovido aumento da qualidade de vida de nossos pacientes e deve ser incentivada.

REFERÊNCIAS BIBLIOGRÁFICAS

Abernathy RP, Black DR. Healthy body weights: an alternative perspective. *Am J Clin Nutr* 1996 Mar.;63(3 Suppl):448S-451S.

Academy of dental sleep medicine oral appliance therapy for sleep disordered breathing. In: Position Statement. 2003.

Barbosa RC, Aloe F, Gattas G et al. Oral appliance treatment: polissonographic and resonance magnetic image: results in 9 mild to severe OSAS subjects. *Sleep* 2000 Apr.;23:305.

Barbosa RC, Aloe F, Tavares SM et al. Evaluation of daytime sleepiness in 115 subjects treated with mandibular lingual repositioning device – MLRD. *Sleep Res* 1996;25:191.

Barbosa RC, Aloe F, Tavares SM et al. Mandibular lingual repositioning device – MLRD: preliminary results of 8 patients with obstructive sleep apnea syndrome – OSAS. *São Paulo Med J* 1995 May/June;113(3):888-94.

Barbosa RC, Aloe F, Tavares SM et al. Oral appliance treatment efficiency in function of BMI in 130 OSAS subjects. *Sleep Res* 1997;26:318.

Barbosa RC, Aloe F, Tavares SM et al. Oral appliance treatment efficiency: polissonographic results in function of body mass index. *Sleep Research* 1998 Apr.;21:104.

Barbosa RC, Aloe F, Tavares SM et al. Oral appliance treatment: polissonographic results in 16 mild to severe OSAS subjects. *Sleep* 1999 Apr.;22:305.

Barbosa RC, Aloe F, Tavares SM et al. Removable mandibular repositioning appliance: clinical and polissonographic outcome in 10 OSAS subjects. *Sleep Res* 1995;24:190.

Barbosa RC, Aloe F, Tavares SM. Oral appliance treatment efficiency in function of BMI in 330 OSAHS subjects. *Sleep* 2002 Apr.;25:A466.

Barbosa RC, Aloe F,Tavares SM. Oral appliance treatment: polissonographic results in 29 mild to severe OSAS subjects. *Sleep* 2001 Apr.;25:292-93.

Barbosa RC, Aloe F. *Rapid prototyping technology used to achieve better results in the obstructive sleep apnea/hipopnea syndrome's oral appliance therapy: a case report.* 8th World Congress of Sleep Apnea / Montreal/Canada 2006 Sept.

Barbosa RC, Couto LG, Fomin DS et al. Müller Maneuver: evaluation of upper airway behavior without and with oral appliance (Mandibular Lingual Repositioning Device). *Sleep* 2003 Apr.;26:A241.

Barnes M, McEvoy RD, Banks S et al. Efficacy of positive airway pressure and oral appliance in mild to moderate obstructive sleep apnea. *Am J Respir Crit Care Med* 2004;170:656-64.

Bernstein A, Reidy R. The effects of mandibular repositioning on obstructive sleep apnea. *J Craniomandibular Practice* 1988;6:179-81.

Bonham E, Currier G, Orr W et al. The effects of a modified functional appliance on OSA. *Am J Orth Dentofac Orthop* 1988;94:384-92.

Bradley T, Brown IG, Grossman RF et al. Pharyngeal size in snorers, nonsnores, and patients with obstructive sleep apnea. *New Engl J Med* 1986;315:1327-31.

Cartwright RD, Ristanovic R, Diaz F et al. A comparative study of treatments for positional sleep apnea. *Sleep* 1991;14:546-52.

Cartwright RD, Stefoski D, Caldarelli D. Toward a treatment logic for sleep apnea: the place for the tongue retaining device. *Behav Res Ther* 1988;26:121-26.

Cartwright RD. Predicting response to the tongue retaining device for sleep apnea syndrome. *Arch Otolaryngol* 1985;111:385-88.

Cartwright RE, Samelson CF. The effects of a nonsurgical treatment for obstructive sleep apnea. *JAMA* 1982;248:705-09.

Clark GT, Arand D, Chung E. Respiratory distress index changes with an anterior mandibular positioning device for obstructive sleep apnea. *Soc Neuroscience Abstracts*. #1762, 1988.

Clark GT, Nakano M. Dental appliances for the treatment of obstructive sleep apnea. *J Am Dent Ass* 1989;118:611-19.

Crampette L, Carlander B, Mondain M et al. Surgical alternatives to uvulopalatopharyngoplasty in sleep apnea syndrome. *Sleep* 1992;5:S63-S68.

De Almeida FR, Bittencourt LR, De Almeida CI et al. Effects of mandibular posture on obstructive sleep apnea severity and the temporomandibular joint in patients fitted with an oral appliance. *Sleep* 2002;25:507-13.

Djupesland G, Lyberg T, Krosgtad O. Cephalometrics analysis and surgical treatment of patients with obstructive sleep apnea. *Acta Otolaryngol* 1987;103:551-57.

Engleman HM, Mcdonald JP, Graham D et al. Randomized crossover trial of two treatments for sleep apnea/hypopnea syndrome: continuous positive airway pressure and mandibular repositioning splint. *Am J Respir Crit Care Med* 2002;166:855-59.

Ferguson KA, Ono T, Lowe AA et al. A randomized crossover study of an oral appliance vs nasal continuous positive airway pressure in the treatment of mild to moderate obstructive sleep apnea. *Chest* 1996 May;109(5):1269-75.

Fransson AM, Tegelberg Å, Leissner L et al. Effects of a mandibular protruding device on the sleep of patients with obstructive sleep apnea and snoring problems: a 2-year follow-up. *Sleep Breath* 2003;7:131-42.

Fransson AM, Tegelberg Å, Svenson BA et al. Influence of mandibular protruding device on airway passages and dentofacial characteristics in obstructive sleep apnea and snoring. *Am J Orthod Dentofacial Orthop* 2002;122:371-79.

Fritsch KM, Iseli A, Russi EW et al. Side effects of mandibular advancement devices for sleep apnea treatment. *Am J Respir Crit Care Med* 2001;164:813-18.

Fujita S, Conway W, Zorick F. Surgical correction of anatomical abnormalities in obstructive sleep apnea: uvulopalatopharingoplasty. *Otoryngol Head Neck Surg* 1981;89:923-34.

George P. A modified functional appliance for treatment of obstructive sleep apnea. *J Clin Ortho* 1987;21:171-75.

Gotsopoulos H, Chen C, Qian J et al. Oral appliance therapy improves symptoms in obstructive sleep apnea: a randomized, controlled trial. *Am J Respir Crit Care Med* 2002;166:743-48.

Guilleminault C. Obstructive sleep apnea syndrome. *Psych Clin North Am* 1987;10:607-21.

He J, Kryeger MH, Zorick FJ et al. Mortality and apnea index in obstructive sleep apnea. *Chest* 1988;94:9-14.

Horner RL, Mohiaddin RH, Lowell DG et al. Sites and Sizes of fat deposits around the pharynx in obese patients with obstructive sleep apnoea and weight matched controls. *Eur Respir J* 1989;2:613-22.

Issa FG, Sullivan CE. Upper airway closure pressures in obstructive sleep apnea. *J Appl Physiol* 1984;57:140-46.

Johns MW. A new method for measuring daytime seleepiness: the epworth sleepiness scale. *Sleep* 1991;14:540-45.

Johnston CD, Gleadhill IC, Cinnamond MJ et al. Mandibular advancement appliances and obstructive sleep apnoea: a randomized clinical trial. *Eur J Orthod* 2002;24:251-62.

Kapen S, Kramer M, Lee-Chiong T et al. Practice parameters for the indications for polysomnography and related procedures: An update for 2005. *Sleep* 2005;28:499-521.

Kloss W, Meier-Kwert K, Schafer H. Zur therapie das obstruktiven schlafapnoe-syndroms. *Fortschr Neurol Psychist* 1986;54:267-71.

Krieger J. Long-term compliance with nasal continuous positive airway pressure (CPAP) in obstructive sleep apnea patients and nonapneics snorers. *Sleep* 1992;5:S42-S46.

Kryger MH. Management of obstructive sleep apnea. In: Kryger M, Roth T, Dement W. (Eds.). *Principles and practice of sleep medicine*. Toronto: WB Saunders, 1986. p. 584-90.

Kuna ST, Sant'ambrosio G. Pathophysiology of upper airway closure during sleep. *JAMA* 1991;22:1384-89.

Kushida CA, Littner M, Morgenthaler T et al. Cephalometric and CT predictors of apnea index severity. *Am J Orthod Dentofacial Orthop* 1995 Nov.;108(5):13A.

Lowe A, Fleetham J, Ryan F et al. Effects of a mandibular repositioning appliance used in the treatment of obstructive sleep apnea on tongue muscle activity. In: Suraty RM, Remmers JE. *Sleep and respiration*. New York: Wiley-Liss, 1990. p. 395-405.

Lowe A, Fleetham J. Two and three-dimensional analysis of tongue, airway and soft palate size. In: Norton ML, Brown AC. *Atlas of dificulty airway*. Chicago: Year Book Medical Publisher, 1991. p. 74-82.

Lowe A, Gionhaku N, Takeuchi K et al. Three-dimensional CT reconstructions of tongue and airway in adult subjects with obstructive sleep apnea. *Am J Orthod Dentofacial Orthop* 1986;90:364-74.

Lowe A, Gurza S, Sessle B. Excitatory and inhibitory influences on tongue muscle activity in cat and monkey. *Brain Res* 1976;21:417-22.

Lowe A, Santamaria J, Fleetham J et al. Facial morphology and obstructive sleep apnea. *Am J Orthod Dentofac Orthop* 1986;90:364-74.

Lowe A. Dental appliances for the treatment of snoring and/or obstructive sleep apnea. In: Kryeger M, Roth T, Dement W (Eds.). *Principles and preactice of sleep medicine*. 2nd ed. Philadelphia: WB Saunders Co, 1993. p. 722-35.

Lowe A. Effects of a mandibular repositioning appliance used in the treatment of obstructive sleep apnea on tongue muscle activity. In: Issa F, Suratt P, Remmers J (Eds.). *Sleep and Respiration*. New York: Wiley-Liss, Inc., 1990. p. 395-405.

Lyon HE, Phillips B, Theiss BL. Treatment of snoring and obstructive sleep apnea. *Compend Contin Educ Dent* 1992;13(5):416-20.

Marklund M, Sahlin C, Stenlund H et al. Mandibular advancement device in patients with obstructive sleep apnea: long-term effects on apnea and sleep. *Chest* 2001;120:162.

Marklund M, Stenlund H, Franklin KA. Mandibular advancement devices in 630 men and women with obstructive sleep apnea and snoring. *Chest* 2004;125:1270-78.

McGown AD, Makker HK, Battagel JM et al. Long-term use of mandibular advancement splints for snoring and obstructive sleep apnoea: a questionnaire survey. *Eur Respir J* 2001;17:462-66.

Mehta A, Qian J, Petocz P et al. A randomized, controlled study of a mandibular advancement splint for obstructive sleep apnea. *Am J Respir Crit Care Med* 2001;163:1457-61.

Meier-Kwert K, Schafer H, Kloss W. Treatment of sleep apnea by a mandibular protracting device. 7th European Congress on Sleep Research (Abstract), 1984. p. 217.

Menn S, Loube D, Morgan TD et al. The mandibular repositioning device: The role in the treatment of obstructive sleep apnea. *Sleep* 1996;19:704-800.

Montplaisir J, Bêdard MA, Richer F et al. Neurobehavioral manifestations in obstructive sleep apnea syndrome before and after treatment with continuous positive airway pressure. *Sleep* 1992;15:S17-S19.

Nahmais J, Fourre J, Karetzky M. The use of the equalizer airway medical device in the treatment of patients with obstructive apnea. *Newark Beth Israel Sleep Disorders Clinic* 1987.

Neill A, Whyman R, Bannan S et al. Mandibular advancement splint improves indices of obstructive sleep apnoea and snoring but side effects are common. *NZ Med J* 2002;115:289-92.

Ng AT, Gotsopoulos H, Qian J et al. Effect of oral appliance therapy on upper airway collapsibility in obstructive sleep apnea. *Am J Respir Crit Care Med* 2003;168:238-41.

Nino-Murcia G, McCann CC, Bliwise DL et al. Compliance and side effects in sleep apnea patients treated with nasal continuous positive airway pressure. West J Med 1989;150:165-69.

Pae E, Lowe A, Sasaki K. A cephalometric and electromiographic study of upper airway structures in the upright and supine position. Am J Orthod Dentofacial Orthop 1993, (in press).

Pancherz H. The Herbst appliance-its biologic effects and clinical use. Am J Orthod 1985;87:1-20.

Partinen M, Guilleminault C, Quera-Salva MA et al. Obstructive sleep apnea and cephalometric roentgenograms. The role of anatomic upper airway abnormalities in the definition of abnormal breathing during sleep. Chest 1988a;93:1199-205.

Partinen M, Guilleminault C. Daytime sleepiness and vascular morbidity at seven-year follow-up in obstructive sleep apnea patients. Chest 1990;97:27-32.

Partinen M, Jamieson A, Guilleminault C. Long term outcome for obstructive sleep apnea syndrome patients: mortality. Chest 1988b;94:1200-04.

Partinen M, Telakivi T. Epidemiology of obstructive sleep apnea. Sleep 1992;15:S1-S4.

Pételle B, Vincent G, Gagnadoux F et al. One-night mandibular advancement titration for obstructive sleep apnea syndrome: a pilot study. Am J Respir Crit Care Med 2002;165:1150-53.

Pitsis AJ, Darendeliler MA, Gotsopoulos H et al. Effect of vertical dimension on efficacy of oral appliance therapy in obstructive sleep apnea. Am J Respir Crit Care Med 2002;166:860-64.

Powell NB, Riley RW. Obstructive sleep apnea, continuous positive airway pressure, and surgery. Otolaryngol Head Neck Surg 1988;99:362-69.

Randerath WJ, Heise M, Hinz R et al. An individually adjustable oral appliance vs continuous positive airway pressure in mild-to-moderate obstructive sleep apnea syndrome. Chest 2002;122:569-75.

Remmers JE. Anatomy and physiology of upper airway obstruction. In: Kryger M, Roth T, Dement W (Eds.). Principles and practice of sleep medicine. Toronto: WB Saunders, 1989. p. 525-36.

Richardson GS, Carskadon MA, Flagg W et al. Excessive daytime sleepiness in man: multiple sleep latency measurements in narcoleptic and control subjects. Electroencephalogr Clin Neurophysiol 1978;45:621-27.

Rider E A. Removable Herbst appliance for treatment of obstructive sleep apnea. J Clin Orthod 1988;22:256-57.

Ringqvist M, Walker-Engstrom ML, Tegelberg A et al. Dental and skeletal changes after 4 years of obstructive sleep apnea treatment with a mandibular advancement device: a prospective, randomized study. Am J Orthod Dentofacial Orthop 2003;124:53-60.

Robin P. Glossoptosis due to atresia and hypotrophy of the mandible. Amer J Dis Child 1934;48:541-47.

Rose E, Staats R, Schulte-Monting J et al. Treatment of obstructive sleep apnea with the Karwetzky oral appliance. Eur J Oral Sci 2002;110:99-105.

Rose E, Staats R, Virchow C et al. A comparative study of two mandibular advancement appliances for the treatment of obstructive sleep apnoea. Eur J Orthod 2002;24:191-98.

Rose EC, Staats R, Virchow C et al. Occlusal and skeletal effects of an oral appliance in the treatment of obstructive sleep apnea. Chest 2002;122:871-77.

Ryan C, Lowe A, Li D et al. Magnetic resonance imaging of the upper airway in the obstructive sleep apnea before and after chronic nasal CPAP therapy. Am Rev Respir Dis 1991;44:939-44.

Ryan C, Lowe A, Li D et al. Three dimensional upper airway computed tomography in obstructive sleep apnea: a prospective study in patients treated by uvulopalatopharyngoplasty. Am Rev Respir Dis 1991;144:428-32.

Sanders MH, Gruendl C, Rogers RM. Patient compliance with nasal CPAP therapy for sleep apnea. Chest 1986;90:330-33.

Sanner BM, Heise M, Knoben B et al. MRI of the pharynx and treatment efficacy of a mandibular advancement device in obstructive sleep apnoea syndrome. Eur Respir J 2002;20:143-50.

Schimidt-Nowara W, Meadde T, Hays M. Treatment of snoring and obstructive sleep apnea with a dental orthosis. Chest 1991;99:1378-85.

Schimidt-Nowara W, Lowe A, Wiegand L et al. Oral appliances for treatment of snoring and obstructive sleep apnea: a review. Sleep 1995 July;18(6):501-10.

Schimidt-Nowara W, Lowe A, Wiegand L et al. Oral appliances for treatment of snoring and obstructive sleep apnea: a review. Sleep 1995 July;18(6):501-10.

Shanoff C. Sleep apnea aided by dental device. Dentistry Today 1985;1:1,17.

Shepard JW, Gefter WB, Guilleminault C et al. Evaluation of the upper airway in patients with obstructive sleep apnea. Sleep 1992;14:361-71.

Skinner MA, Robertson CJ, Kingshott RN et al. The efficacy of a mandibular advancement splint in relation to cephalometric variables. Sleep Breath 2002;6:115-24.

Soll B, George P. Treatment of obstructive sleep apnea with a nocturnal airway-patency appliance. N Engl J Med 1985;313:86.

Tan YK, L'estrange PR, Luo YM et al. Mandibular advancement splints and continuous positive airway pressure in patients with obstructive sleep apnoea: a randomized cross-over trial. Eur J Orthod 2002;24:239-49.

Thurrow RC. Functional anatomy of the dental mechanisms. In: Atlas of orthodontic principles. St. Louis: CV Mosby Co, 1970. p. 135.

Tsai WH, Vazquez JC, Oshima T et al. Remotely controlled mandibular positioner predicts efficacy of oral appliances in sleep apnea. Am J Respir Crit Care Med 2004;170:366-70.

Tsuiki S, Hiyama S, Ono T et al. Effects of a titrable oral appliance on supine airway size in awake non-apneic individuals. Sleep 2001;24:554-60.

Tsuiki S, Lowe AA, Almeida FR et al. Effects of an anteriorly titrated mandibular position on awake airway and obstructive sleep apnea severity. Am J Orthod Dentofacial 2004;125:548-55.

Tsuiki S, Ono T, Kuroda T. Mandibular advancement modulates respiratory-related genioglossus electromyographic activity. Sleep Breath 2000;4:53-58.

Viscomi VA, Walker JM, Farney RJ et al. Efficacy of a dental appliance in patients with snoring and sleep apnea. Sleep Research (Abstract) 1988;17:266.

Waldhorn RE, Herrick TW, Nguyen MC et al. Long term compliance with nasal continuous positive airway pressure therapy for sleep apnea. Chest 1990;97:33-38.

Walker-Engström ML, Ringqvist I, Vestling O et al. A prospective randomized study comparing two different degrees of mandibular advancement with a dental appliance in treatment of severe obstructive sleep apnea. Sleep Breath 2003;7:119-30.

Walker-Engström ML, Tegelberg Å, Wilhelmsson B et al. 4-year follow-up of treatment with dental appliance or uvulopalatopharyngoplasty in patients with obstructive sleep apnea: a randomized study. Chest 2002;121:739-746.

Young T, Paita M, Dempsey J et al. The occurrence of sleep disordered breathing among middle aged adults. N Engl J Med 1993;328:1230-35.

CAPÍTULO 17

Indicação e seleção do tratamento cirúrgico da SAOS

Agrício Nubiato Crespo ▪ Edílson Zancanella
Eduardo George Baptista de Carvalho

POR QUE OS MECANISMOS QUE MANTÊM AS VIAS ABERTAS FALHAM?

Está bem estabelecido que a causa da síndrome da apneia obstrutiva do sono (SAOS) é multifatorial. Estão relacionados tanto fatores anatômicos, quanto alterações do sistema nervoso central e neuromusculares (Powell, 2005). O relaxamento muscular associado ao colapso hipnogênico e ao efeito Bernoulli e levam à piora do estreitamento da faringe, que podem ser agravados pela presença decorrente de alterações anatômicas, determinando a cessação do fluxo aéreo durante o sono (Fig. 17-1).

Dentre os fatores anatômicos mais importantes estão alterações do esqueleto facial, excesso de tecidos moles, coxim adiposo parafaríngeo e hipertrofia adenotonsilar em crianças.

AS ALTERAÇÕES ANATÔMICAS NA FARINGE SÃO PRIMÁRIAS OU SECUNDÁRIAS A ANOS DE RESPIRAÇÃO COM PRESSÃO NEGATIVA ELEVADA?

Durante o sono ocorre relaxamento fisiológico da musculatura dilatadora da faringe (Fig. 17-2). Supõe-se que ronco e apneia presentes por longos períodos levem à quebra do DNA

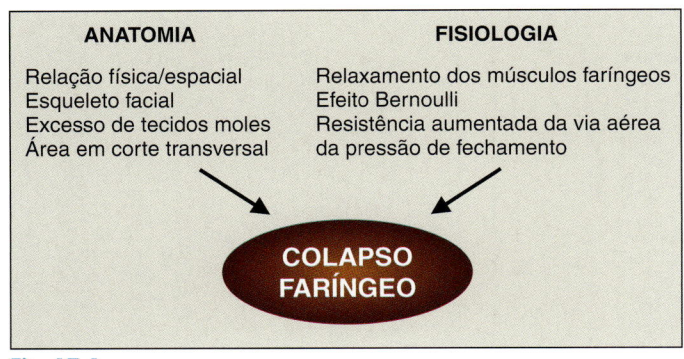

Músculos dilatadores da faringe	
Palato p/frente e p/cima (rinofaringe)	Tensor do palato Palatoglosso Palatofaríngeo Músculo da úvula
Protrusão da língua (orofaringe)	Genioglosso Gênio-hióideo
Hioide p/baixo e p/frente (hipofaringe)	Supra- e infra-hióideos (simultaneamente)

Fig. 17-2.
Musculatura dilatadora da faringe.

mitocondrial, à lesão do centro respiratório no SNC e à lesão mecânica das células musculares, o que desencadearia a desnervação da faringe e/ou a miopatia por desgaste. Além disto, a obesidade e o aumento de massa da musculatura dilatadora da faringe, quando associados a alterações morfológicas da face, levariam ao colapso da faringe. Os mecanismos neurais de ativação da musculatura dilatadora da faringe antecipadamente ao músculo diafragma podem estar invertidos. A contração do diafragma antes do tensionamento adequado dos músculos dilatadores da faringe pode favorecer ao colapso da via aérea. Em suma, a agressão frequente da mucosa das vias aéreas desencadeia lesão dos receptores da mucosa, da musculatura dilatadora da faringe, edema e, quando associados à lesão neuronal causada pela condição de hipóxia crônica, predispõe ao colapso da passagem aérea.

Há, portanto, múltiplos fatores predisponentes e desencadeantes na gênese das alterações respiratórias do sono. Desta forma depreende-se que o tratamento deva considerar esta etiopatogenia complexa. Isto associado ao amplo espectro de gravidade: ronco primário, síndrome do aumento da resistência das vias aéreas superiores (SARVAS), apneias leve, moderada e severa.

ANATOMIA
Relação física/espacial
Esqueleto facial
Excesso de tecidos moles
Área em corte transversal

FISIOLOGIA
Relaxamento dos músculos faríngeos
Efeito Bernoulli
Resistência aumentada da via aérea da pressão de fechamento

→ COLAPSO FARÍNGEO ←

Fig. 17-1.
Fisiopatologia da SAOS.

A seleção de pacientes para o tratamento cirúrgico deve ser criteriosa. A exclusão de fatores que possam ser controlados clinicamente e a identificação dos fatores obstrutivos selecionam os pacientes ao tratamento cirúrgico. Somente após a exclusão ou a solução destas variáveis devemos indicar o tratamento cirúrgico (Quadro 17-1).

Embora possam ser tratados por outros métodos, como adaptação de aparelhos intraorais e *continuous positive airway pressure* (CPAP), o tratamento cirúrgico pode ser oferecido como opção terapêutica. Não concordamos que o tratamento cirúrgico seja indicado apenas quando o paciente se recusa a utilizar o CPAP ou na falência deste.

Esta condição não é identificável na maioria dos pacientes. A determinação de sítios obstrutivos permanece indefinida e representa um desafio. Reiteramos que a indicação cirúrgica pode ser feita quando há evidências ou indícios fortes da presença de elementos obstrutivos e dos sítios de obstrução.

A seleção do tipo de cirurgia deve considerar fatores relacionados com o paciente e a técnica propriamente dita. O primeiro autor a tentar identificar os níveis de obstrução foi Fujita (1987), que agrupava pacientes com obstrução na área retropalatal (tipo I), obstrução em orofaringe (tipo II) e obstrução da hipofaringe (tipo III). Este esquema apresentava algumas imprecisões como, por exemplo, classificar a base da língua como pertencente à hipofaringe e apresentar sítios de obstrução isolados e estáticos. Posteriormente, Woodson (1996) propôs uma modificação que se baseava nas estruturas que poderiam causar obstrução, não no sítio obstruído. O tipo I inclui anormalidades palatais e faríngeas superiores. O tipo II incluía alterações combinadas de estruturas faríngeas superiores, associadas a estruturas faríngeas inferiores. O tipo III, alterações limitadas à faringe inferior (base de língua, supraglote e hipofaringe) (Fig. 17-3).

Friedman *et al.* (1999), tentando predizer o sucesso ou não da uvulopalatofaringoplastia (UPFP), propuseram um sistema de estadiamento das vias aéreas baseado na posição do palato,

Quadro 17-1. Condições predisponentes da sonolência diurna

- Doenças endocrinológicas (hipotireoidismo, acromegalia, diabetes, insuficiência adrenal, síndrome de Cushing)
- Alterações neuromusculares (distrofias musculares, poliomielite, s. Guillain-Barré, miastenia *gravis*)
- Anormalidades SNC (AVC, Parkinson, Alzheimer, epilepsia)
- Obstrução VAS
  - Fatores anatômicos (dimorfoses craniofaciais como Pierre Robin, Apert, Treacher Collins, Nager, Stickler, Goldenhar e Pfeiffer)
  - Lesões que ocupam espaço (hipertrofia adenotonsilar, tumores)
- Obesidade
- Idade
- Medicações
  - Iatrogênicas (barbitúricos, benzodiazepínicos, morfina, heroína, antipsicóticos, anti-histamínicos H1, bloqueadores β-adrenérgicos)
  - Alcoolismo

tamanho das tonsilas palatinas e no índice de massa corpórea (IMC). Diferentemente de vários outros autores que indicavam este tipo de cirurgia somente baseado na gravidade da doença estabelecida pela polissonografia, eles propuseram a indicação cirúrgica de acordo com este estadiamento, determinado pelas alterações encontradas no exame físico. Relataram que pacientes estádio I de Friedman apresentaram taxa de sucesso de 80%. Estádio II 40% de sucesso e estádio III somente 8% de sucesso cirúrgico (Figs. 17-4 e 17-5 e Quadro 17-2).

Zonato *et al.* (2005) classificaram, de acordo com o estadiamento proposto por Friedman, 223 pacientes consecutivos, portadores de SAOS, atendidos no ambulatório de distúrbio do sono da UNIFESP e encontraram 2,6% de pacientes classificados como estádio I, 19,7 estádio II, 56% estádio III e 2,6% estádio IV.

Os métodos de avaliação incluem o exame físico, nasofibrolaringoscopia em vigília, sonoendoscopia, manobra de

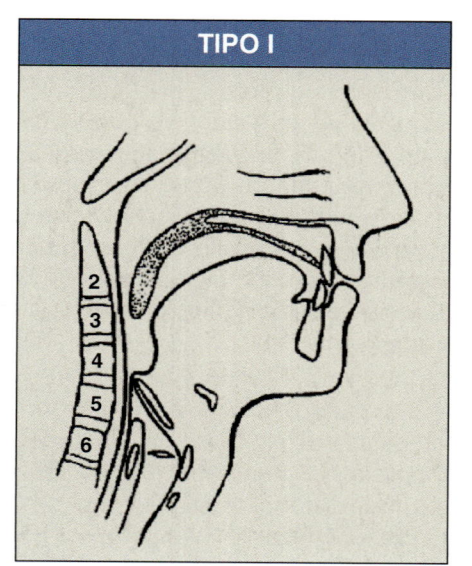

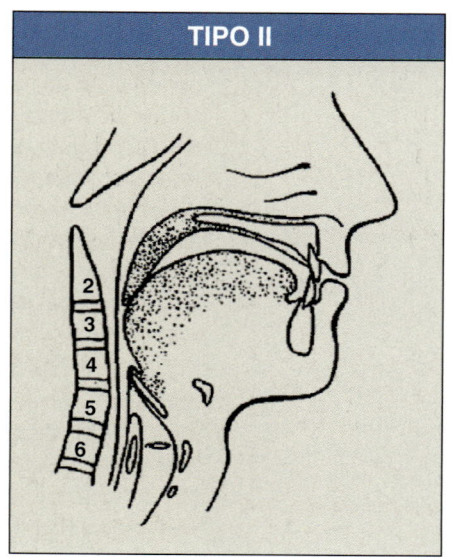

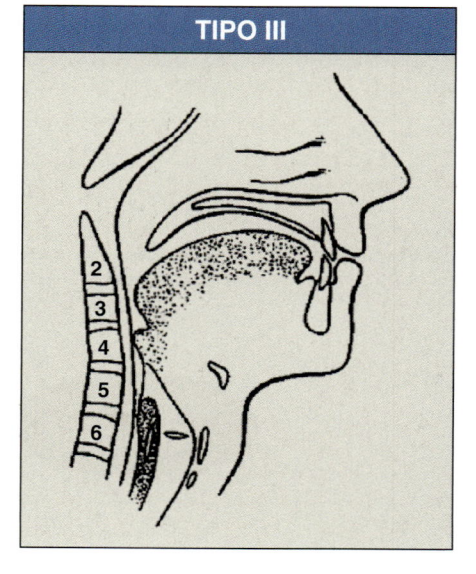

Fig. 17-3.

Tipo I: colapso palatal e faríngeo superiores. Tipo II: colapso combinado. Tipo III: colapso limitado à faringe inferior (base de língua, supraglote e hipofaringe).

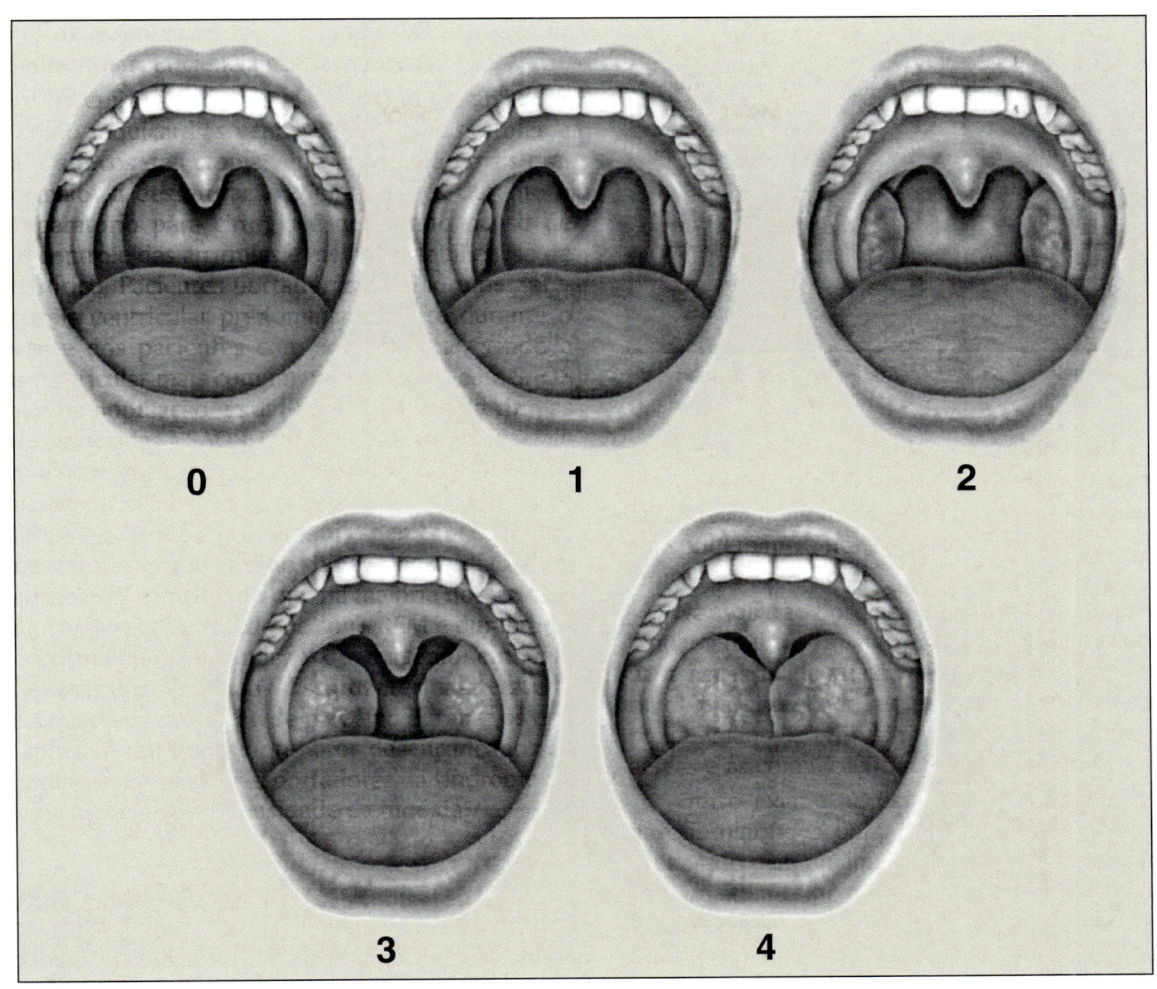

Fig. 17-4.
Tonsilas graduadas de 0 a 4. Tonsila tamanho 0: mostram tonsilas removidas cirurgicamente. Tamanho 1: tonsilas escondidas entre os pilares. Tamanho 2: indica tonsilas estendendo-se além dos pilares. Tamanho 3: ultrapassam os pilares porém não chegam à linha média. Tamanho 4: chegam até a linha média.

Muller, avaliação cefalométrica, tomografia computadorizada, ressonância magnética, reflexão acústica e outros. A meta da avaliação das vias aéreas é: identificar tecidos obstrutivos e locais de obstrução. Todos os métodos apresentam limitações e falhas. Recente revisão sistemática da Cochrane Library (2007) sugere que há necessidade de mais pesquisas para identificar e padronizar técnicas para identificar sítios de obstrução de pacientes com SAOS.

O primeiro a abordar a utilização da cefalometria na avaliação dos pacientes com SAOS foi Riley, em 1983, e outros autores igualmente observaram associação frequente entre retrognatia mandibular e SAOS (Lowe, 1986; Tangugsorn, 1995 e 2000; Kollias; Kubota, 2005; Sato, 2001; Baik, 2002). Porém o primeiro autor a estudar as variáveis cefalométricas ósseas, partes moles e medidas sagitais das vias aéreas foi Lowe[7], em 1986. Mais tarde passaram a avaliar o volume da língua, do palato mole e a posição do osso hioide. A literatura indexada mostra as seguintes alterações: base do crânio apresentava-se encurtada (Tangugsorn, 1995 e 2000; Sato, 2001; Bacon, 1988; Andersson, 1991; Battagel, 1996 e 2000), ângulo de deflexão da base do crânio diminuído (Bacon, 1988; Andersson, 1991; Battagel, 1996 e 2000), maxila retroposicionada (Lowe, 1986; Tangugsorn, 1995 e 2000; Kollias; Nakayama, 2005; Sato, 2001; Baik, 2002), padrão dolicofacial (Lowe, 1986; Nakayama, 2005; Baik, 2002), osso hioide posicionado inferiormente (Baik, 2002; Pracharktam, 1996), tendência à oclusão do tipo Classe II (Sato, 2001; Baik, 2003), palato mole alongado (Baik, 2002; Pae, 1999). Atualmente a literatura aponta diferentes características dos pacientes com SAOS nas diferentes raças, verificando diferenças morfológicas da face quando comparados com os caucasianos (Pracharktam, 1996; Villaneuva, 2005). Cefalometria tem sofrido críticas quanto à sua utilidade na avaliação dos pacientes com SAOS por ser um exame estático. Acreditamos que deva ser utilizado rotineiramente na busca da compreensão de uma doença complexa, multifatorial e analisada em conjunto com as demais avaliações e não de maneira isolada.

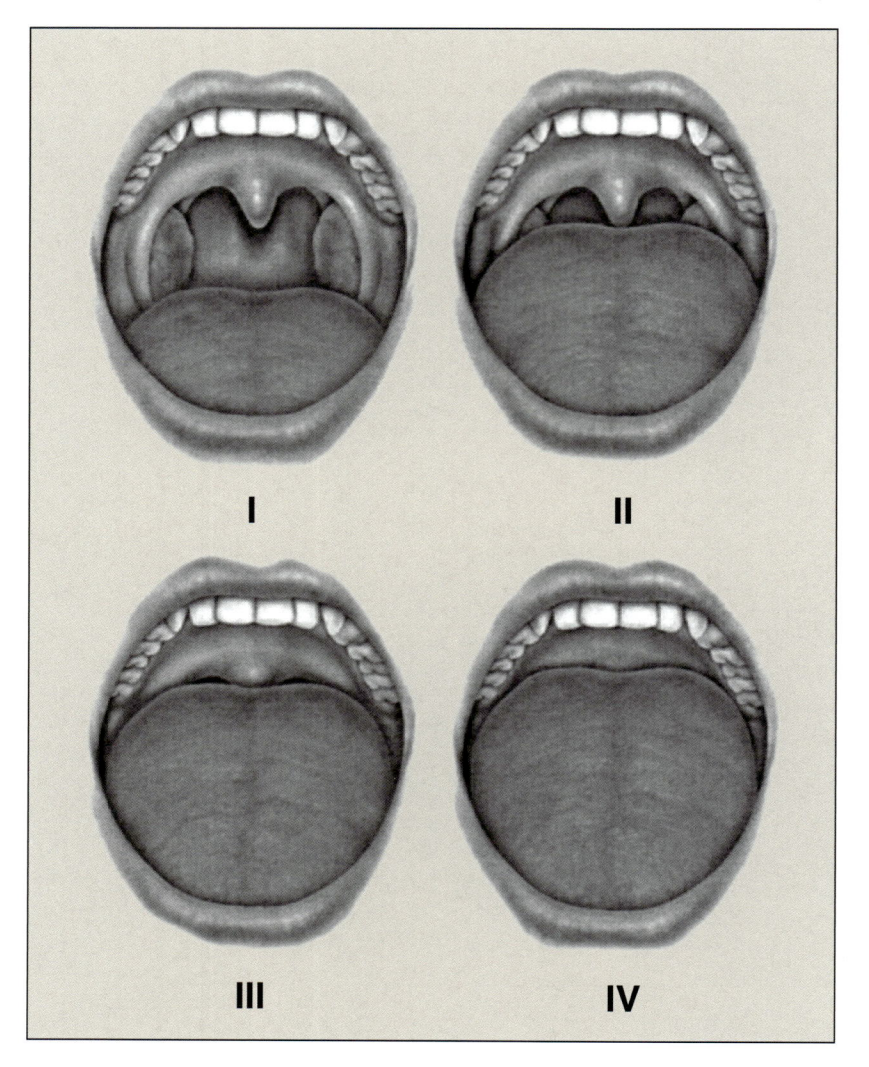

Fig. 17-5.
A posição do palato de Friedman baseia-se na visualização das estruturas de boca com a boca aberta amplamente sem a protrusão da língua. Palato grau I: o observador visualiza a úvula inteira e as tonsilas. Grau II: permite a visualização da úvula, porém não das tonsilas. Grau III: permite a visualização do palato mole, porém não da úvula. Grau IV: permite a visualização somente do palato duro. (Friedman M, Tanyeri H, LaRosa M *et al*. Clinical predictors of obstructive sleep apnea. *Laryngoscope* 1999;109:1901-1907.)

Atualmente está bem definida a influência da obesidade na gênese e no agravamento da SAOS. Sua severidade é avaliada pela medida do IMC. Está estabelecido na literatura que, quando o IMC é superior a 30 kg/m², há queda da taxa de sucesso nas cirurgias, e que o ganho de peso posterior à cirurgia de UPFP pode levar a piora dos índices de apneia.

Zonato *et al.*, em 2003, correlacionaram o exame físico e a severidade da doença de pacientes apneicos. Observaram que alguns parâmetros anatômicos eram vistos frequentemente nos pacientes com SAOS (retroposição mandibular 19,7%; oclusão dentaria classe II 26,3%; palato *web* 45,3%; palato retroposicionado 43%; palato espesso 34,1% e úvula espessa 34,5%). Porém somente as alterações faringianas com-

Quadro 17-2. Sistema de estadiamento de Friedman modificado para pacientes com SAHOS

	Posição do palato de Friedman	Tamanho de tonsilas	IMC
Estádio I	1	3, 4	40
	2	3, 4	40
Estádio II	1, 2	1, 2	40
	3, 4	3, 4	40
Estádio III	3	0, 1, 2	40
	4	0, 1, 2	40
Estádio IV	1, 2, 3, 4	0, 1, 2, 3, 4	40
Todos os pacientes com deformidades craniofaciais ou outras deformidades anatômicas			

IMC = índice de massa corporal.
Friedman M, Ibrahim H, Bass L. Clinical staging for sleep disordered breathing. *Otolaryngol Head Neck Surg* 2002;127:13-21.

binadas (a presença de três destas cinco características: tonsilas grau III e IV, palato anormal, alteração de úvula, parede lateral volumosa e palato *web*) eram preditivos da presença e da severidade da SAOS.

Até hoje o padrão-ouro para o tratamento para a SAOS é a utilização do CPAP que, como a traqueostomia, apresenta índice de sucesso de 98% no controle da apneia. Seu objetivo é manter as vias aéreas abertas utilizando uma coluna de ar pressurizada das narinas até a laringe. É uma opção terapêutica mais conservadora, menos invasiva sem complicações permanentes identificadas e que podem ser interrompidas.

E POR QUE ENTÃO OPERAR OS PACIENTES?

As críticas feitas à utilização do CPAP são que não oferece chance de cura (Fujita, 1988). Além disto, pacientes com apneia leve e moderada com pouca sintomatologia apresentam uma baixíssima adesão ao tratamento pela dependência do uso contínuo do aparelho, o evidente constrangimento quando se dorme com outras pessoas e finalmente, por se tratar de uma opção cara de tratamento pelos custos da aquisição e manutenção do aparelho. Além dos fatores relacionados com o CPAP não curar (Fujita, 1988), os efeitos colaterais de seu uso prolongado ainda devem ser avaliados.

Muitos autores defendem a cirurgia não como o último recurso para o tratamento do paciente apneico, porém como importante opção terapêutica (Powell, 2005). Argumentam que o tratamento cirúrgico pode alcançar bons níveis de sucesso terapêutico quando bem indicados, principalmente em casos de sítios obstrutivos bem identificados (Fujita, 1988). A identificação por vezes apresenta grande dificuldade, ou mesmo a obstrução não está em um sítio específico, mas em toda a faringe.

Múltiplos procedimentos cirúrgicos foram propostos para o tratamento da SAOS. A seleção dos procedimentos é baseada na localização do colapso, na severidade da doença, nos riscos médicos associados à morbidade do tratamento e à taxa de sucesso cirúrgico (Fujita, 1988). O objetivo destes procedimentos é alterar a arquitetura das vias aéreas utilizando os tecidos moles como o esqueleto facial para garantir sua permeabilidade (Quadro 17-3).

Riley foi o primeiro a introduzir o conceito de cirurgia em múltiplos níveis para o tratamento da SAOS. Na fase 1, dependendo do sítio de obstrução, o paciente é submetido a UPFP associada ou não à suspensão do osso hioide e ao avanço genioglosso (cirurgia combinada). Para aqueles pacientes que não obtiverem sucesso é realizado então o avanço maxilomandibular.

Recentemente, Verse (2007) propôs um protocolo de tratamento cirúrgico baseado na gravidade da SAOS, onde o procedimento cirúrgico será mais invasivo quanto mais severa a doença do paciente (Quadro 17-4 e Fig. 17-6).

Quadro 17-3. Sítio anatômico e tratamento da SAOS

Sítio anatômico	Técnica cirúrgica
Nariz	Septoplastia, turbinectomia, polipectomia
Nasofaringe	Adenoidectomia
Faringe superior	Tonsilectomia, UPFP, uvulopalatoplastia Outras faringoplastias
Faringe inferior	Glossectomia mediana e linguoplastia Radiofrequência em base de língua Epiglotoplastia Avanço mandibular Suspensão do osso hioide e avanço do genioglosso Avanço maxilomandibular
Bypass via aérea	Traqueotomia

Quadro 17-4. Critérios para a indicação cirúrgica na faringe

- Exclusão do uso de drogas
- Exclusão do uso de álcool
- IMC > 30 kg/m^2
- IAH ≤ 30 eventos/h
- Identificação de sítio obstrutivo
  - Hipertrofia de tonsilas
  - Aumento de volume de língua
  - Alterações craniofaciais (retroposição de maxila e/ou de mandíbula), micrognatia
  - Aumento de volume de palato mole

COMO AVALIAR O RESULTADO CIRÚRGICO?

Critérios de sucesso

A existência de raros estudos com nível de evidência satisfatório (Quadro 17-5), devido à dificuldade na realização de trabalhos controlados e randomizados, induziu a utilização de vários métodos para a mensuração dos resultados das intervenções cirúrgicas.

Quadro 17-5. The Oxford Centre for Evidence-Based Medicine. Levels of Evidence (May 2001)

Nível de definição

Nível 1 – Estudos controlados randomizados ou revisão sistemática (meta-análise) de estudos controlados randomizados

Nível 2 – Estudos prospectivos (coorte) ou revisão sistemática de coortes

Nível 3 – Estudos retrospectivos (caso-controle) ou revisão sistemática de casos-controles

Nível 4 – Série de casos (revisão retrospectiva; coorte sem controle ou estudos *outcome*)

Nível 5 – Opinião de especialistas

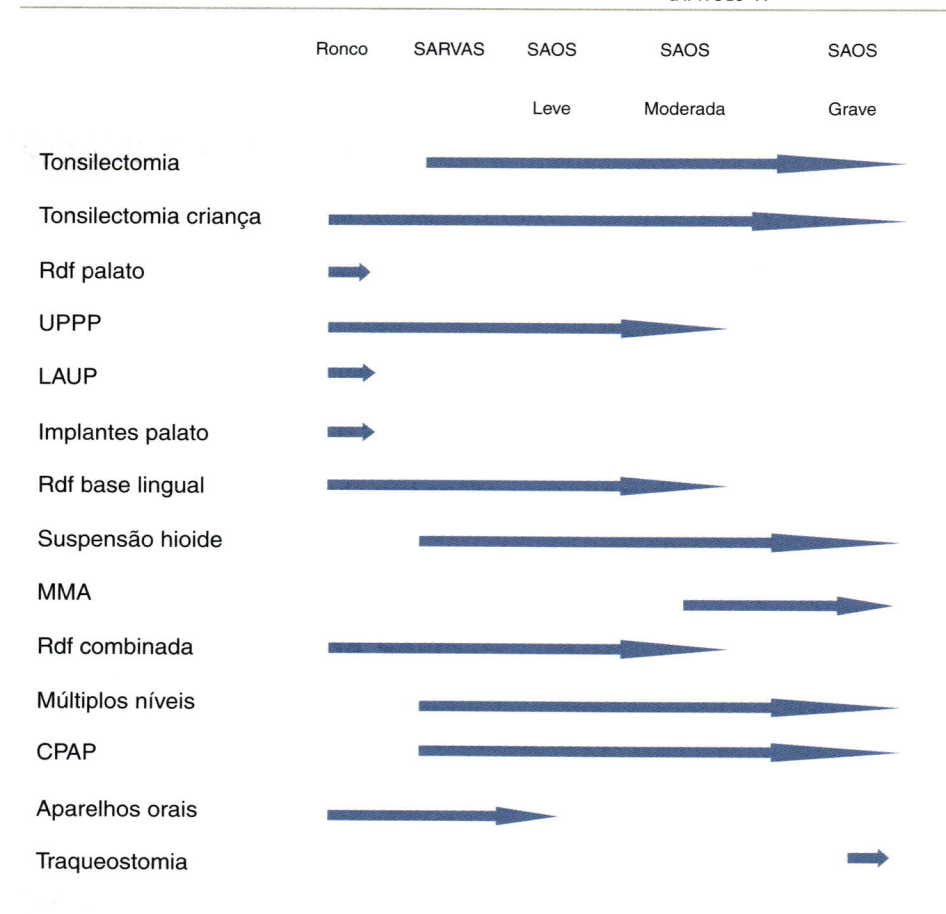

Fig. 17-6.
Indicações de diferentes cirurgias dependendo da gravidade da SAOS.
SARVAS = síndrome do aumento de resistência de vias aéreas;
SAOS = síndrome da apneia/hipopneia obstrutiva do sono;
UPFP = uvulopalatofaringoplastia;
LAUP = uvulopalatoplastia assistida por *laser*;
Rdf = radiofrequência; MMA = avanço maxilomandibular; CPAP aparelho de pressão positiva contínua.

O critério clássico de sucesso é definido como redução maior 50% e IAH menor que 20. Porém, apenas o IAH pós-operatório pode não refletir a gravidade da doença. Medidas de sonolência diurna, qualidade de vida, arquitetura do sono, oximetria, dados antropométricos e a presença de comorbidades são fundamentais para se obter uma visão global da doença.

A definição de sucesso cirúrgico (Quadro 17-6) é ambígua e não padronizada. Os autores adotam critérios diferentes, o que torna a comparação de resultados inconsistente.

A SAOS é doença crônica e evolutiva. O tempo de seguimento pós-operatório para a mensuração dos resultados é dado muito variável na literatura e a progressão da doença após a cirurgia também tem que ser levada em consideração.

Inicialmente, o tratamento abordava um único sítio obstrutivo no nível do palato mole. O insucesso desta tática levava à adoção de uma segunda fase de tratamento com a abordagem da obstrução no nível da orofaringe, sequencialmente (Quadro 17-7). Atualmente, prevalece o conceito de que a obstrução ocorre, na maior parte das vezes, em múltiplos níveis, e o tratamento cirúrgico deve ser realizado simultaneamente nos vários níveis de obstrução (Quadro 17-8).

A existência de variadas técnicas cirúrgicas para os diferentes níveis de obstrução, os diferentes estágios de severidade e a multiplicidade de fatores agravantes, o pequeno número de pacientes nas séries descritas tornam a comparação entre os resultados relatados na literatura ainda mais complexa.

Revisões bibliográficas têm encontrado variadas taxas de sucesso e as diferentes formas de abordagem dos resultados ainda não demonstraram de forma eficiente o nível de evidência do tratamento cirúrgico da SAOS.

CIRURGIAS PALATOFARÍNGEAS

Uvulopalatofaringoplastia (Fig. 17-7)

Cirurgia proposta inicialmente por Ikematsu na década de 1960 para o tratamento de pacientes com roncopatia. A técnica foi modificada em 1981 por Fujita, para pacientes com síndrome da apneia obstrutiva do sono e denominada uvulopalatofaringoplastia (UPFP). Desde então inúmeras modificações

---

Quadro 17-6. Diferentes definições de sucesso em procedimentos cirúrgicos

1. 50% redução e IAH menor 20 eventos por hora
2. Redução de pelo menos 50% e IAH abaixo de 15
3. Redução maior que 50% e IAH menor que 10
4. IAH menor que 20 com saturação O_2 maior 95%
5. 50% redução nos índices pré-operatórios
6. IAH menor que 10
7. Redução de pelo menos 50% ou IAH menor que 15

Quadro 17-7. Meta-análise de procedimentos cirúrgicos

Estudo	Referência	n	Procedimento[1] predominante	Nível de evidência
1 Berger, 2003	[24]	24	Fase I: UPFP	4
2 Hendler 2001	[25]	33	Fase I: UPFP, Genioplastia	4
3 Vilaseca, 2002	[26]	20	Fase I: UPFP, AG	4
4 Bowden, 2005	[27]	29	Fase I: UPFP, SH	4
5 Miller, 2002	[28]	15	Fase I: UPFP, Sistema Repouso	4
6 Sorrenti, 2003	[29]	15	Fase I: UPFP, Sistema Repouso	4
7 Kao, 2003	[30]	42	Fase I: UPFP, RFVP	4
8 Finkelstein, 2002	[31]	26	Fase I: LAUP	4
9 Berger, 2003	[24]	25	Fase I: LAUP	4
10 Ferguson, 2003	[32]	21	Fase I: LAUP	1
11 Stuck, 2002	[33]	18	Fase I: TCRF	4
12 Stuck, 2004	[34]	18	Fase I: TCRF	4
13 Riley, 2003	[35]	19	Fase I: (variado): TCRF associado SH, AG	4
14 Dattilo, 2004	[36]	42	Fase I: (variado): SH, AG, UPFP, LAU	4

Procedimentos fase II				Média avanço (mm)	
(Mandíbula/maxila)					
15 Hendler, 2001	[25]	7	Fase II: AMM	10	4
16 Li, 2002	[37]	4/1	Fase II: MA/AMM	8,1	4
17 Goh, 2003	[38]	11	Fase II: AMM	7,4/10,2	4
18 Dattilo, 2004	[36]	15	Fase II: AMM	9	4

[1]Descrição dos procedimentos. Critério Sucesso: 50% redução e IAH e < 20. Fase I se refere à combinação de cirurgias de palato mole (uvulopalatofaringoplastia (UPFP), uvulopalato assistida por *laser* (LAUP), suspensão do hioide (SH), avanço genioglosso (AG), +/– tonsilectomia e adenoidectomia; radiofrequência p/redução volumétrica do palato (RFVP) – base língua; radiofrequência para redução volumétrica controlada por temperatura (TCRF) – base língua; sistema repouso, parafuso de titânio e uma sutura permanente ancorando a base da língua ao córtex interno da mandíbula; fase II avanço maxilar e/ou mandibular incluindo procedimentos correlatos.
Modificado de Elsahug *et al.*, Redefining success in airway surgery for Sleep Apnea: a meta analysis and synthesis of evidence. *Sleep* 2007;30(4):461-467.

Quadro 17-8. Dados principais de múltiplos níveis de cirurgia na SAOS (58 grupos, n = 1978)

	Valores de base				Porcentagem de mudança				
Variável	Variação Peso	Média	Nº grupos	Nº total	% Variação média	% média	Nº grupos	Nº total	P
Idade (anos)	46,2	35,8 a 56,0	41	1.120	–	–	–	–	–
IA (/hora)	17,3	5 a 48,9	17	510	–55,6	–91,7 a –27,0	16	496	,035
IAH (/hora)	48,0	12,9 a 76,2	57	1.962	–60,3	–94,5 a 11,7	54	1.933	<,0001
REM (%)	12,2	8,6 a 16,0	4	329	44,0	23,6 a 48,7	4	329	<,0001
Msat	75,6	63,5 a 86,3	33	1.376	10,8	–1,85 a 36,3	31	1.189	,028
mO_2	91,4	77,0 a 93,2	7	213	1,9	0,3 a 17,8	7	213	,655
Ronco EAV	8,1	7,5 a 9,3	9	328	–65,1	–72,4 a –34,7	9	328	,020
Epworth	12,9	7,4 a 18,2	26	806	–43,0	–73,7 a –17,6	26	806	<,0001
QV	16,3	15,6 a 16,9	3	77	8,8	7,1 a 11,5	3	77	<,0001
IMC (kg/m^2)	29,5	25,9 a 36,0	39	1.343	–1,3	–8,1 a 7,6	25	922	,309

N = número; SAOS = síndrome da apneia/hipopneia obstrutiva do sono; IA = índice de apneia; IAH = índice de apneia/hipopneia; REM = movimento rápido dos olhos (fase sono); Msat = mínima saturação de oxigênio; mO_2 = média de saturação O_2; EAV = escala visual analógica; Epworth= escala de sonolência; QV = qualidade de vida; IMC = índice de massa corporal.
Modificado de Ching Li *et al.* The efficacy of multilevel surgery of the upper airway in adults with obstructive sleep apnea/hypopnea syndrome. *Laryngoscope* 2008;118(5):902-908.

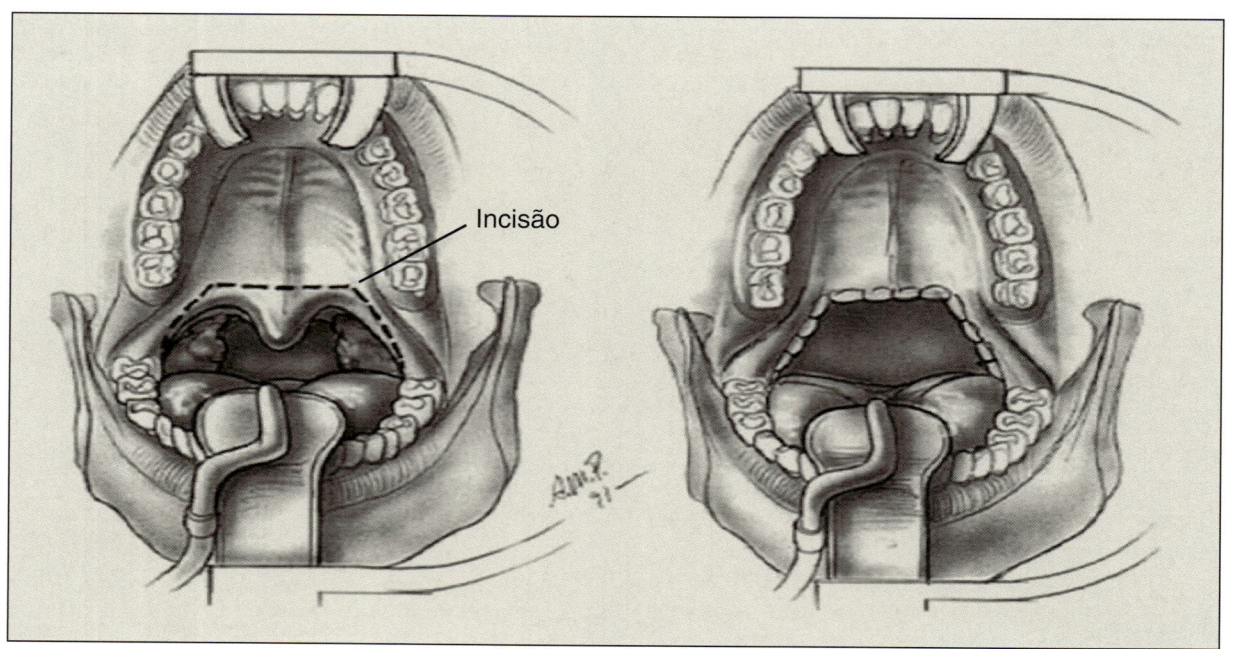

Fig. 17-7.
Uvulopalatofaringoplastia.

técnicas vêm sendo propostas associadas ou não à tonsilectomia.

Seu objetivo é ampliar a área retropalatal da coluna aérea pela ressecção da borda livre do arco palatino associado à uvulectomia parcial. Até hoje é a cirurgia mais comumente realizada com este fim, isolada ou associada a outros procedimentos como a suspensão do osso hioide, avanço geniohioglosso e cirurgias da base da língua.

A quantidade de tecido do véu palatino varia conforme a técnica realizada. No entanto, quanto mais radical a ressecção de tecido do palato mole, maior a ocorrência de complicações como estenose e incompetência velopalatina, o que poderia dificultar a adaptação de CPAP posteriormente (Mortimore, 1996).

Quando realizada de maneira isolada, sua principal indicação trata pacientes com roncopatia primária ou apneia leve, pois já foi demonstrado que a UPFP isolada não altera a anatomia das vias aéreas o bastante para a correção da apneia obstrutiva do sono (Kupper, 2006) (Quadro 17-9). Sua associação com outros procedimentos cirúrgicos está indicada como parte do conceito de cirurgia em múltiplos níveis, para pacientes que não se adaptaram ao uso do CPAP.

Não está indicada em pacientes com apneia severa (IAH > 30), obesos (IMC > 30), más oclusões dentárias importantes como micro e retrognatia, deformidades craniofaciais, palato mole curto, fenda palatina submucosa, insuficiência velopalatina. Pacientes cantores, profissionais da voz, tocadores de instrumento de sopro e mergulhadores devem ser avaliados com maior rigor devido à possibilidade de considerada a possibilidade de insuficiência velopalatina e alteração da ressonância vocal.

A identificação do sítio de estreitamento ou colapso faríngeo tem efeito importante na probabilidade de sucesso da cirurgia, que varia na literatura de 40 a 75%. Os melhores resultados foram conseguidos naqueles pacientes com doença menos severa, isto é, apneia leve e moderada e com estreitamento localizado na área retropalatal. No entanto, somente a minoria dos pacientes apresenta o sítio de estreitamento tão localizado. Em amostra de 200 pacientes com SAOS, Rojewski *et al.* encontraram somente três pacientes que apresentavam área única de estreitamento ao exame otorrinolaringológico de rotina (Rojewski, 1984).

Sher *et al.*, 2002 mostraram que a UPFP, realizada de maneira isolada, é efetiva em aproximadamente 50% dos casos quando a taxa de sucesso é definida como queda de 50% do IHA pré-operatório. Porém quando o critério é mais rígido, ou seja, queda do IHA para níveis menores que 10 apneias por hora, a taxa de sucesso cai para 40,7%. O que contrasta com a taxa de sucesso cirúrgico no conceito múltiplos níveis onde os índices são de 79%, e são diretamente proporcionais ao índice de apneia/hipopneia pré-operatório, isto é, em pacientes com IHA acima de 55 a taxa de sucesso é de 0% (Richard, 2007; Dubin, 2003).

Quadro 17-9. Indicações de uvulopalatofaringoplastia

- Obstrução de vias aéreas no nível do palato mole por redundância de tecidos
- Hipertrofia de tonsilas palatinas
- Ausência de más oclusões
- IMC < 30 kg/m²
- Pouca ou nenhuma sonolência diurna
- Ronco primário ou SAOS leve
- SAOS moderada a severa como parte do conceito de cirurgia multinível

As complicações decorrentes da UPFP podem ser classificadas em precoces e tardias. As complicações precoces agrupam as intra e pós-operatórias, e de acordo com Kupper *et al.*, 2003, relacionados com técnica e procedimentos inadequados. A incidência de complicações letais é de 0,03 a 0,2% (Pirsig, 1993). A complicação mais frequente no período pós-operatório imediato é edema e depressão respiratória, por vezes sendo necessária reintubação orotraqueal ou traqueotomia. A depressão respiratória pode estar associada à alteração neuromuscular do paciente, ao edema tecidual como obstrução da passagem aérea e à sedação pré-operatória.

As complicações pós-operatórias precoces, listadas em ordem de frequência, são: dor, insuficiência velopalatina transitória, deiscência de ferida, hemorragia e infecção. A dor se inicia logo que cessado o efeito da anestesia e tem seu pico por volta do terceiro e quarto dias. Para seu controle, devem-se evitar os analgésicos opiáceos pelo risco de piora da apneia (Kupper, 2006). A insuficiência velopalatina e a deiscência da sutura normalmente podem estar associadas a erro de técnica, por excesso de ressecção de mucosa palatina e de tensão da sutura respectivamente. A hemorragia, assim como em qualquer tonsilectomia, é uma complicação possível.

As complicações pós-operatórias tardias, listadas em ordem de frequência, de acordo com Katsantonis (1985), são: desconforto e secura faríngea, descarga pós-nasal, disfagia, dificuldade para iniciar a deglutição, alterações do paladar, alterações vocais, parestesia da língua, insuficiência velopalatina definitiva e estenose faríngea. Na maior parte das vezes decorrentes de má técnica cirúrgica, o desconforto e a secura faríngea, assim como a sensação de descarga pós-nasal são decorrentes do excesso de ressecção da úvula. Disfagia e dificuldade para iniciar a deglutição advêm da lesão do músculo palatoglosso. As alterações do paladar e parestesia da língua, devidas provavelmente ao excesso de pressão do abridor de boca, levando à lesão de terminações nervosas da língua. Todas as complicações são evitáveis com a observação dos procedimentos técnicos corretos e o manuseio delicado dos tecidos.

Uvulopalatoplastia assistida por *laser* (LAUP) (Fig. 17-8)

Com o intuito de diminuir as complicações e efeitos colaterais decorrentes da uvulopalatofaringoplastia, como sangramento, dor, insuficiência velopalatina, estenose faríngea e disfagia, Kamani, em 1994, propôs a realização da LAUP para o tratamento da SAOS (Bacon, 1990).

A técnica baseia-se na secção parcial da úvula e do palato mole utilizando *laser* de CO_2. Para tanto são realizadas duas incisões verticais, lateralmente ao longo do eixo da úvula, seccionando toda a espessura do palato mole, na extensão de cerca de 1 a 1,5 cm. O pilar anterior é poupado para evitar lesão dos músculos tensor e do levantador do véu palatino (Kupper, 2006). A reação cicatricial e fibrose resultantes levam ao encurtamento da úvula e ao aumento da tensão do véu palatino, com consequente aumento do espaço da via aérea retropalatal e redução dos roncos.

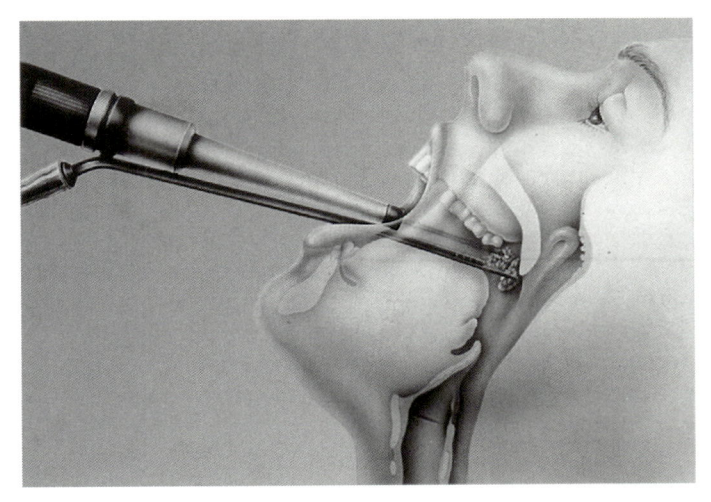

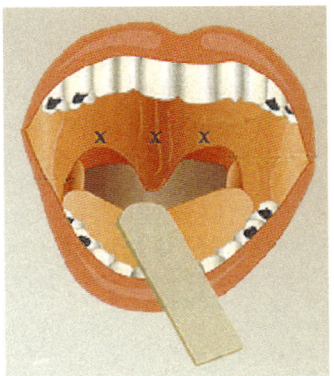

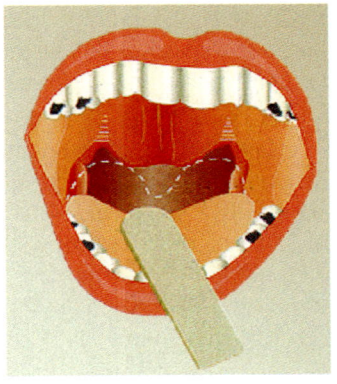

Fig. 17-8.
LAUP.

A LAUP apresenta vantagem sobre a técnica inicial da UPFP por ser realizada ambulatorialmente, sob anestesia local. Apesar de a intensidade da dor ser comparável à da UPFP, alguns autores referem que sua duração é menor, em cerca de 3 a 4 dias (Lim, 2007; Wareing, 1996; Neruntarat, 2001). Além disso, o edema do palato também é menos importante.

Apresenta as mesmas indicações que a UPFP, ou seja, roncopatia primária ou apneia leve. A taxa de sucesso varia entre 25 e 75% na literatura (Kupper, 2006; Lim, 2007; Neruntarat, 2001). Admite-se que esta variabilidade seja consequência da diferença entre os pacientes no que diz respeito ao IMC, estádio clínico e principalmente a seleção de pacientes. O índice de insucesso desta cirurgia deve estar relacionado com a falha na identificação dos pacientes roncadores em que a causa esteja somente no palato mole.

A queixa mais frequente no pós-operatório imediato é dor, que se inicia normalmente no segundo dia de pós-operatório (Rombaux, 2003). Sugere-se que seja causada pela secção da musculatura. No entanto nos primeiros dias ocorrem ainda alteração no olfato e paladar, disfagia e odinofagia, sensação de garganta seca, *globus faringeus* e alterações vocais. Wareing e Mitchell (1996) encontraram a seguinte frequência de efeitos colaterais e sintomas após 6 meses: garganta seca (16%), sensação de corpo estranho na garganta (12%) e refluxo nasal (6%).

Faringoplastia lateral

Descrita em 2003 por Cahali, a faringoplastia lateral é uma nova técnica (Fig. 17-9) que consiste na abordagem do músculo constritor superior da faringe. Após tonsilectomia bilateral, identificam-se os músculos palatoglosso e palatofaríngeo. Disseca-se o músculo constritor da faringe na porção cranial e caudal e secciona-se formando um *flap* de base medial e outro de base lateral que será suturado anteriormente ao músculo palatoglosso do mesmo lado. Realiza-se a incisão na face oral do palato mole, lateral à base da úvula com direção lateral superior, criando-se um *flap* de base palatal lateral. Secciona-se parcialmente o músculo palatoglosso na porção superior e cria-se um *flap* superior e inferior.

Realiza-se uma sutura do tipo zetaplastia unindo o *flap* superior ao palatino. Fecha-se a parte inferior da loja suturando-se o *flap* inferior do músculo palatofaríngeo ao pilar anterior. Repete-se os mesmos procedimentos na loja tonsilar contralateral e remove-se o terço distal da úvula.

Foram avaliados dez pacientes tratados com essa técnica e seguidos por período que variou de 6 a 12 meses (média de 8 meses). Os índices polissonográficos (IAH) apresentaram significativa melhora de 41,2 (34) a 9,5 (17,7), $p = 0,09$ com melhora na arquitetura do sono. Apresentaram também melhora da sonolência diurna e do ronco. Disfagia no pós-operatório teve duração média de 14,5 dias.

Radiofrequência em palato mole e base da língua

A radiofrequência vem sendo utilizada no tratamento do ronco e da apneia desde 1998 (Powell, 1988). Baseia-se na liberação de energia elétrica de baixa potência após a inserção de eletrodo na submucosa. A corrente que circula pelo eletrodo gera um campo magnético que eleva a temperatura até 70 a 85°C, levando à desnaturação proteica com consequente morte celular e posterior fibrose local (Kupper, 2006). Ocorre então redução do volume dos tecidos moles e aumento da patência das vias aéreas.

A indicação principal é ronco primário e SAOS leve. Alguns autores têm indicado radiofrequência associada ao palato mole e à base de língua em pacientes com apneia leve a moderada (Steward, 2004; Eun, 2008).

Lim *et al.* (2007) encontraram em 66 pacientes com SAOS taxas de sucesso de 62,5% em apneia leve, 46,2% em apneia moderada e 57,1% em apneia grave. Dados comparáveis aos de Stewart *et al.* (2004) e Richard *et al.* (2007) em pacientes com índices de apneia menores que 55 eventos/hora. Hofmann *et al.* (2006), ao comparar resultados cirúrgicos entre UPFP e radiofrequência no palato mole para a resolução de ronco primário e SAOS leve, encontraram melhores resultados quando utilizada a primeira técnica. Porém, a dor pós-operatória e a insuficiência velopalatina temporárias foram

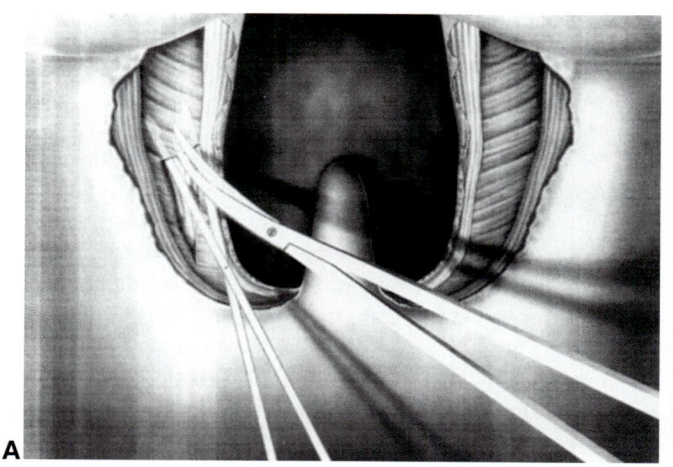

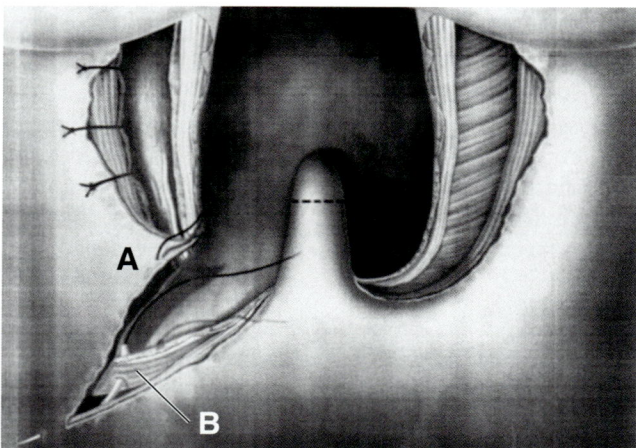

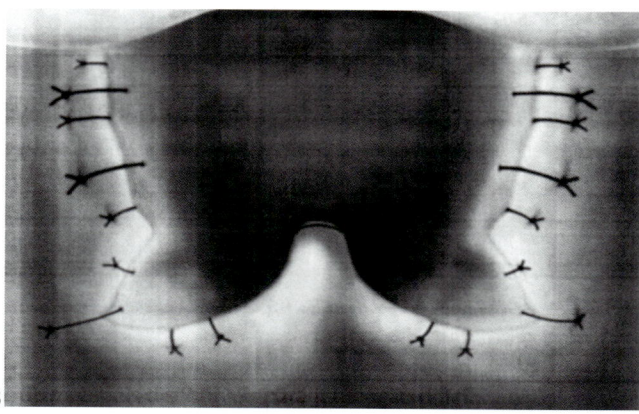

Fig. 17-9.
Técnica da faringoplastia lateral. (**A**) *Flap* palatino. (**B**) Secção do músculo palatofaríngeo. (Adaptado de Cahali MB. Lateral pharyngoplasty: a new treatment for obstructive sleep apnea/hypopnea syndrome. *Laryngoscope* 2003 Nov.;113(11):1961-68.)

mais frequentes e intensas com a UPFP. Lim *et al.* (2008) demonstraram que a radiofrequência no palato mole apresenta os mesmos índices de sucesso para a resolução do ronco primário que a LAUP. Demonstraram ainda que, como a temperatura do eletrodo é bem inferior ao *laser* de CO_2, o grau de lesão tecidual é menor, o que explica a menor morbidade do tratamento.

As complicações principais deste procedimento são ulceração da mucosa do palato mole, hematomas e edema na base da língua que, de acordo com Steward, são autolimitadas e têm resolução espontânea. Porém é descrita também insuficiência respiratória pelo edema importante e abscesso da base da língua que podem necessitar de traqueotomia e drenagem cirúrgica, respectivamente.

Implantes de palato

Em 2004 foi proposta a utilização de implantes de polietileno na musculatura do palato mole. Seu princípio é a redução do colapso da via aérea e da obstrução no nível do palato mole pela inserção de três implantes permanentes, que tornam o palato mais rígido pela presença dos implantes e pela fibrose que se forma ao seu redor (Nordgård, 2006).

Os implantes são compostos de terefatalato de polietileno e medem 18 mm de comprimento por 1,5 mm de diâmetro (Fig. 17-10).

A indicação preconizada por Nordgård *et al.* (2006) é para aqueles pacientes com apneia leve a moderada (IAH 5-30), IMC menor que 30, comprimento de palato mole até 25 mm, tonsilas palatinas até grau 2. Trata-se de opção cirúrgica para aqueles pacientes com indicação para UPFP, com sítio de estreitamento das vias aéreas somente localizado na área retropalatal (Quadro 17-10).

Em meta-análise de 37 artigos realizada por Sher (2002), encontraram redução do IAH de 38% após UPFP, resultado comparável aos estudos de Nordgård *et al.* (2006 e 2007) que

Quadro 17-10. Indicações para implante de palato
- Apneia leve e moderada
- IMC < 30
- Comprimento de palato mole < 25 mm
- Tonsilas palatinas grau 2
- Estreitamento localizado de palato

encontraram 48% de melhora. Concluíram que o principal fator de insucesso terapêutico é a presença de estreitamento retroglossal não diagnosticado na avaliação pré-operatória.

Apresenta incidência de complicações pós-operatórias menor que as outras intervenções no palato mole. É descrito que o uso de analgésicos é limitado ao primeiro dia pós-operatório para este tipo de procedimento, contrastando com os achados de Rombaux (2003) que, após a UPFP, encontrou dor durante 21,3 dias, com necessidade de analgésicos durante 10,1 dias. A principal complicação deste procedimento é a extrusão dos implantes que ocorre normalmente quando são introduzidos muito superficialmente tanto na face oral quanto na faríngea do palato mole, ou ainda, quando inserido muito lateralmente próximo à parede lateral da faringe, onde a espessura do palato é menor.

CIRURGIAS OROFARÍNGEAS

Suspensão do osso hioide e avanço genioglosso

Riley *et al.* (1986) foram os primeiros a propor a cirurgia de suspensão do osso hioide como parte do tratamento dos pacientes com apneia do sono, com o objetivo de expandir o espaço da oro e hipofaringe para prevenir o colapso desta região, que ocorre com o relaxamento das musculaturas da língua e supra-hióidea.

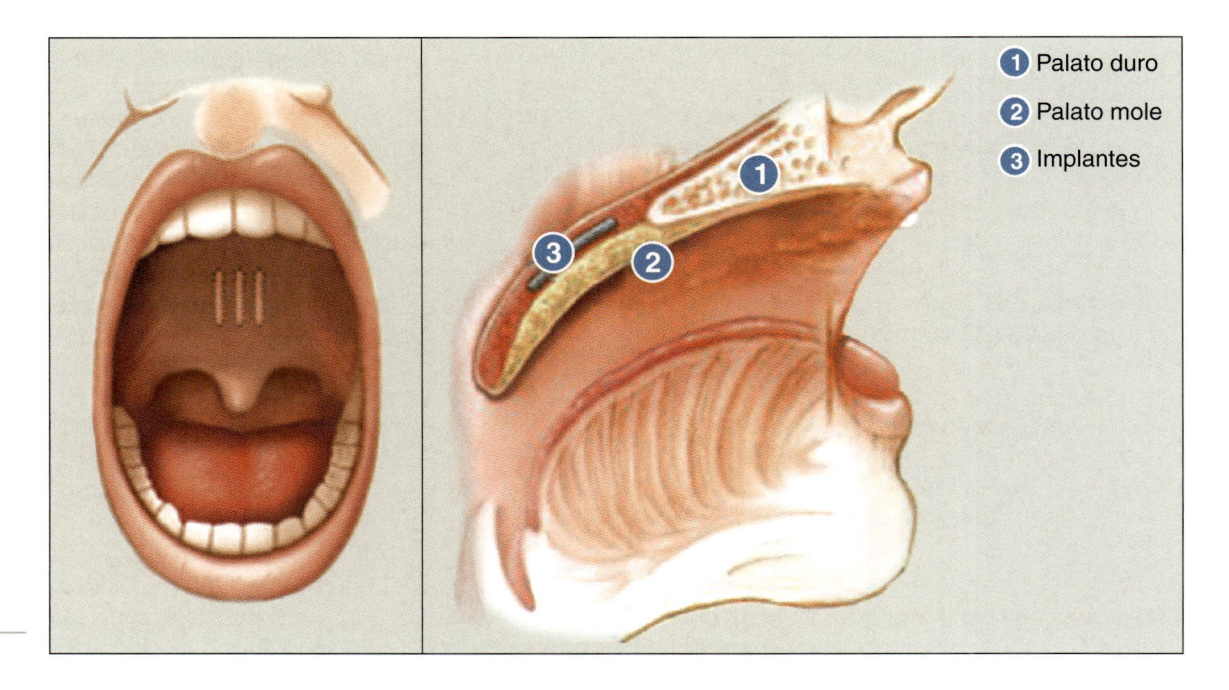

Fig. 17-10. Implantes de palato.

1. Palato duro
2. Palato mole
3. Implantes

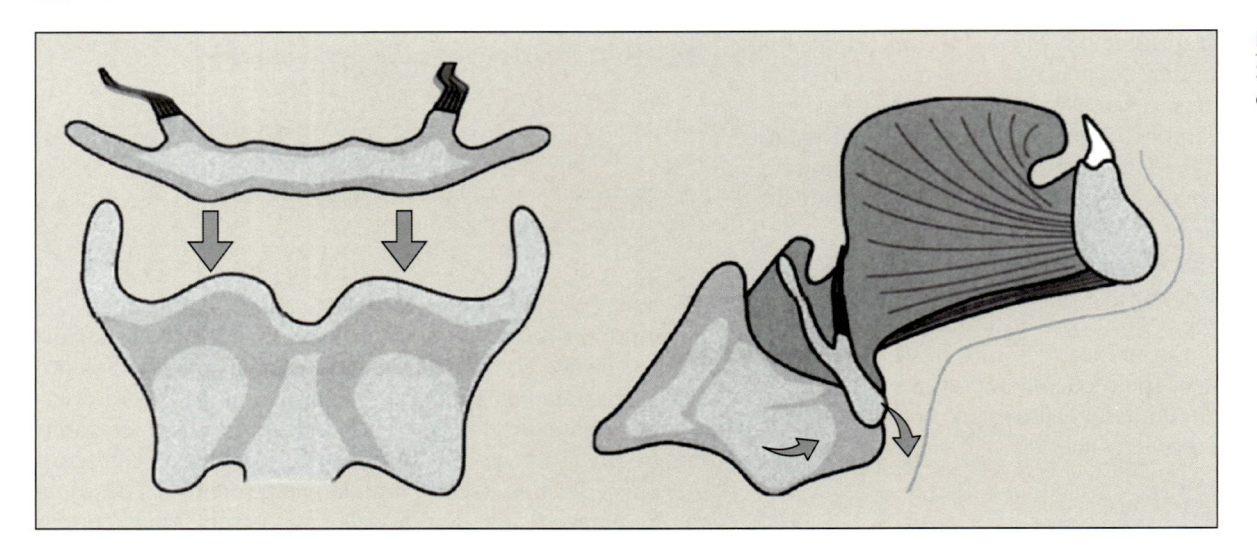

Fig. 17-11. Suspensão do osso hioide.

Inicialmente, consistia na suspensão do osso hioide na margem inferior da mandíbula utilizando tiras de fáscia *lata* e realização de miotomia da parte central da musculatura infra-hióidea (Fig. 17-11). O avanço genioglosso corresponde à osteotomia sagital do mento com tração anterior do tubérculo geniano e músculo genioglosso (Fig. 17-12). Em 1994 a técnica foi modificada pelos mesmos autores (Riley, 1994); o hioide não mais sendo fixado na mandíbula, porém, na borda superior da cartilagem tireoide com ou sem miotomia da musculatura supra-hióidea e secção do ligamento estilo-hióideo. Assim, a base da língua ao se movimentar no sentido anteroinferior, aumenta o diâmetro da região hipo e orofaríngea e torna suas paredes mais tensas. A suspensão do osso hióide pode ser utilizada de maneira isolada ou como parte do conceito de cirurgia em múltiplos níveis, associada à uvulopalatofaringoplastia e ao avanço do músculo genio-hioglosso.

Normalmente indicados na falha de adesão à terapia com CPAP ou de técnicas menos invasivas, como radiofrequência na base de língua. Podem ser realizadas de maneira isolada nos casos de apneia obstrutiva do sono de grau leve quando a suspeita seja de colapso retrolingual.

Caso a SAOS seja de grau moderado, com colapso retrolingual isolado, a taxa de cura da cirurgia de avanço de hioide é superior à radiofrequência base-lingual, sendo considerada mais uma opção terapêutica. Porém, nos casos de SAOS grave associada à falha da utilização de CPAP, este tipo de procedimento cirúrgico somente deve ser considerado como parte da cirurgia de múltiplos níveis (Quadro 17-11).

Quadro 17-11. Indicações para a suspensão do osso hioide
- SAOS grau leve
- SAOS grau moderado
- Colapso do segmento retrolingual isolado
- SAOS de grau grave como parte de cirurgia de múltiplos níveis

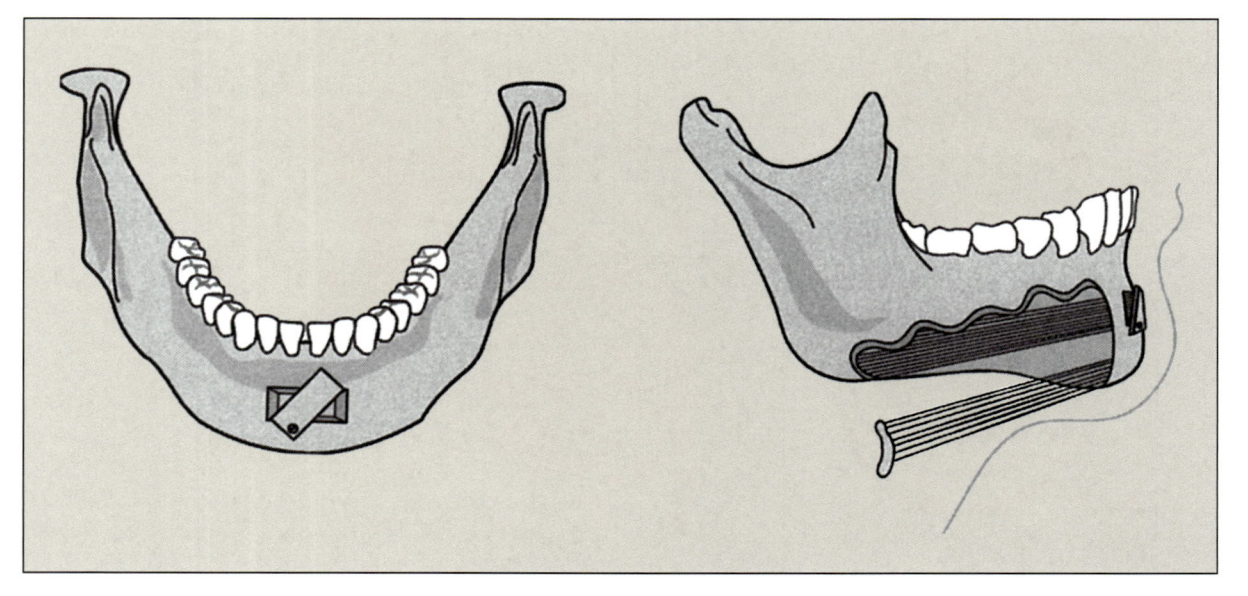

Fig. 17-12. Avanço genioglosso.

Quando levamos em consideração os resultados da cirurgia em longo prazo, a literatura nos mostra dados variáveis. Bowden *et al.* (2005) encontraram taxa de sucesso muito menor (17%) com o avanço de hioide associado à UPFP que outros autores como Riley *et al.*, 1986 (60%), Hornann *et al.*, 2007 (57,6%) e Nuruntarat, 2003 (78%). Associam a diferença de resultados à heterogeneidade dos pacientes, no que diz respeito ao índice de massa corporal, e à gravidade da doença. São resultados de cirurgias combinadas e não demonstram o efeito isolado desta técnica. Somente Hornann (2007) e Riley (1986) possuem grupos com avanço hióideo isolado e mostram resposta inferior à cirurgia combinada. Os autores sugerem que a baixa taxa de cura demonstre que este procedimento isolado não seja substituto para o avanço genioglosso, porém, que seja realizado de forma associada, o que garante maior probabilidade de sucesso (2005).

As complicações que mais frequentemente acontecem são a formação de hematomas cervicais, seromas e disfagia nos primeiros dias após a intervenção cirúrgica. Nuruntarat (2003) descreve aspiração laringotraqueal nas três primeiras semanas, que, no entanto, é pequena e autolimitada.

Suspensão da base da língua

O objetivo das cirurgias sobre a orofaringe (área retrolingual) e hipofaringe é deslocar a língua anteriormente, com consequente aumento da área da região. Contudo, a elasticidade da língua apresenta limitação a este deslocamento. Em 2000 a suspensão da base da língua por DeRowe foi proposta para minimizar a morbidade associada às outras cirurgias da oro/hipofaringe, como, por exemplo, hipoestesia do nervo mental, traumatismos dentários e alteração da estética facial.

Esta cirurgia utiliza uma sutura submucosa com fio inabsorvível, do soalho anterior da boca até a base da língua bilateralmente, ancorada no tubérculo geniano. Impediria que a língua obstruísse a faringe quando a atividade muscular estivesse diminuída durante o sono.

Esta nova técnica objetiva estabilizar anteriormente a parte posterior da base da língua, mantendo-a em posição mesmo na fase de maior relaxamento muscular durante o sono. É uma opção ao avanço genioglosso e ao avanço maxilomandibular.

Apresenta as mesmas indicações clínicas das cirurgias orofaríngeas: pacientes com apneia moderada com estreitamento retrolingual localizado ou apneia moderada/grave como parte do conceito de cirurgia de múltiplos níveis para aqueles pacientes que recusaram ou não se adaptaram ao uso do CPAP.

Os resultados deste procedimento são conflitantes na literatura variando de 20 a 81% na taxa de cura da cirurgia. Os estudos existentes avaliaram sua utilização isolada e associada à UPFP.

Miller *et al.* (2002) avaliaram 19 pacientes submetidos à UPFP associada a suspensão da base da língua no período de 1997 a 2000. Mostraram que a taxa de cura cirúrgica foi de 20%, já que na maioria dos pacientes o IAH ficou acima de 20 eventos por hora, apesar de os índices de apneia apresentarem queda de 46%.

Omur *et al.* (2005) avaliaram 21 pacientes com apneia moderada, submetidos a UPFP associada a suspensão de base de língua. Encontraram 81% de sucesso cirúrgico (diminuição de 50% no IAH ou IAH = 20 apneias/h), queda de 63,58% em media no IAH. Cogitam que, se associada à tíreo-hioidopexia, os índices podem ser melhorados. A taxa de complicações foi de 18,8%. Foram complicações leves como edema e hemorragia autolimitados, infecção de leito e em um paciente o fio de sutura se rompeu após 2 meses. Sugerem que talvez seus resultados tenham sido melhores que outros da literatura porque realizaram alteração na técnica cirúrgica, já que não fixaram a sutura no tubérculo geniano, e sim no mento através de perfuração bicortical (Fig. 17-13).

Vicente *et al.* (2006) avaliaram 55 pacientes com apneia severa com obstrução em múltiplos níveis da faringe, submetidos a UPFP associada a suspensão de base de língua, por recusarem tratamento com CPAP. Apresentaram taxa de sucesso terapêutico de 78%, quando esta foi definida como redução de mais de 50% do IAH ou nível de apneia menor que 20 eventos por hora, em seguimento de 3 anos de pós-operatório. Concluíram que é uma boa opção cirúrgica para aqueles pacientes que se recusam a utilizar o CPAP.

CIRURGIAS DO ESQUELETO FACIAL

Avanço maxilomandibular (Fig. 17-14)

Powell *et al.* (1983) propuseram a utilização da cirurgia de avanço maxilomandibular para o tratamento de pacientes com SAOS. Demonstraram que o deslocamento anterior da mandíbula melhora o estreitamento das vias aéreas.

A osteotomia sagital do ramo mandibular é um procedimento bem estabelecido no tratamento do micrognatismo mandibular. Todo o complexo orofaringiano é influenciado (Eggensperger, 2005; Riley, 1987). Ocorre anteriorização da base da língua e das paredes laterais da faringe, pela tração da musculatura supra-hióidea e osso hioide, o que ocasiona aumento do diâmetro póstero-anterior da orofaringe. Quando associada à osteotomia tipo Le Fort I produz aumento do diâmetro das vias aéreas da nasofaringe à hipofaringe.

Sua indicação principal são os casos de deformidades craniofaciais maxilomandibulares associadas à SAOS grave. Entretanto, o grupo de Stanford preconiza sua realização nos casos em que houve insucesso com a realização de procedimentos menos invasivos com UPFP, avanço gênio-hióideo e miotomia associada à suspensão do osso hioide ou naqueles que apresentam SAOS grave sem obstrução retropalatal significativa. Alguns autores defendem ainda sua realização em pacientes jovens com SAOS grave com indicação de CPAP e naqueles com problemas de adesão ao CPAP (Bettega, 2000) (Quadro 17-12).

Li *et al.* (2000), em análise retrospectiva do seguimento de 175 pacientes submetidos a avanço maxilomandibular para tratamento de SAOS entre 1988 e 1995, mostraram taxa de cura em 96% dos pacientes. Resultados similares aos de Bettega *et al.* (2000).

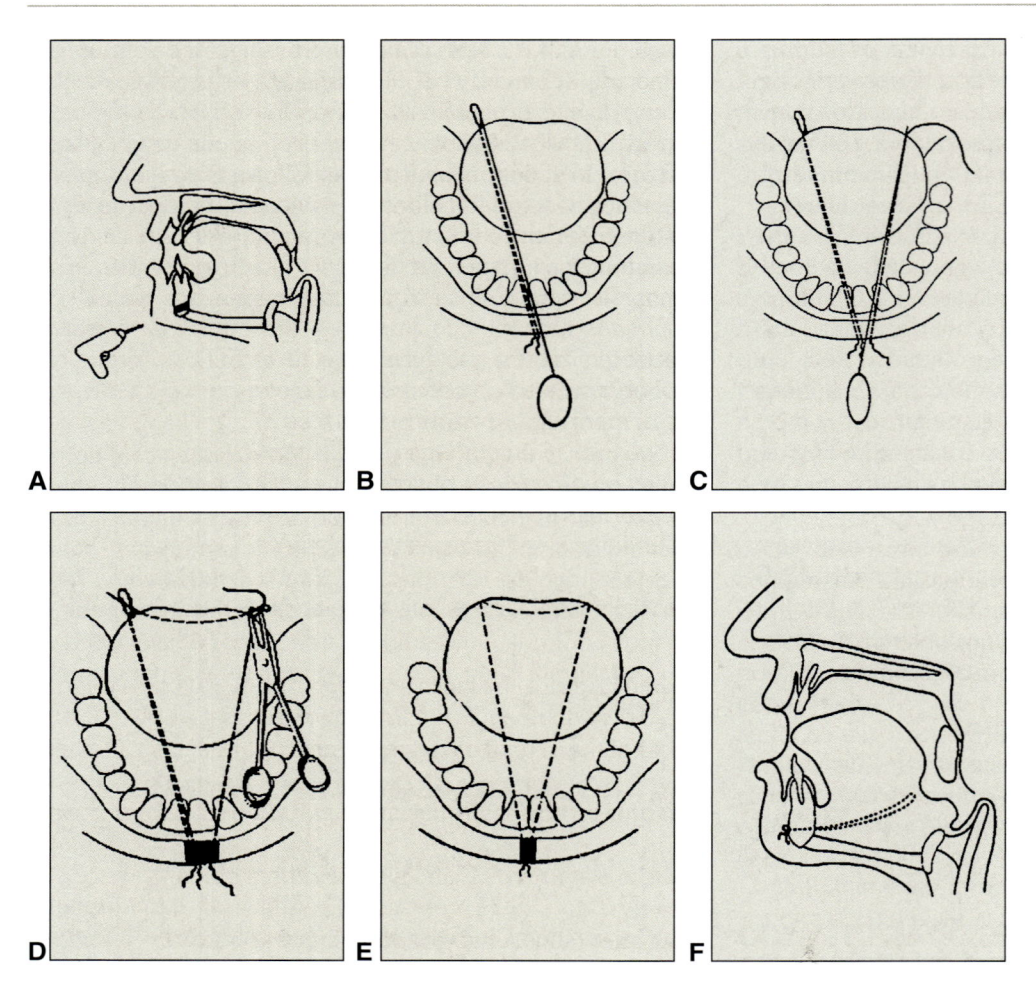

Fig. 17-13.
Suspensão de base de língua.
(**A**) Incisão submentual e confecção de furo na mandíbula.
(**B**) Passando o fio de sutura até a base da língua através de passador de sutura. (**C**) Passando a sutura de polipropileno. (**D**) Passando o polipropileno através da língua.
(**E** e **F**) Amarrando o fio no orifício mandibular.[34]

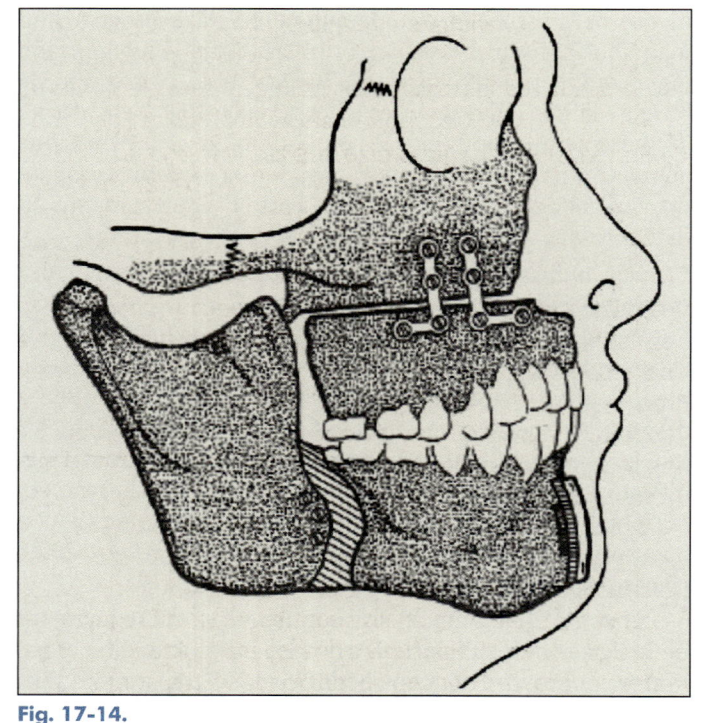

Sher, em meta-análise publicada em 1994, refere que alguns trabalhos na literatura mostram taxas comparáveis ao trabalho de Li *et al.* (2000), somente quando realizada de maneira associada às cirurgias de fase 1 de Stanford.

Eggensperger *et al.* (2003), analisando cefalometrias de pacientes, pré e 12 anos após serem submetidos a AMM, demonstraram que a posição do osso hioide retorna aos valores pré-operatórios ou mesmo mais posteriores. Associam essa perda de resultado à distensão da interface músculo-tendão e músculo-osso quando a mandíbula é avançada até 5 mm. Com avanços maiores ocorre também distensão dos feixes musculares. Em seu estudo, as porções média e superior da faringe sofreram diminuição de seus diâmetros até valores menores que os do pré-operatório.

As complicações deste procedimento cirúrgico incluem frequente anestesia transitória do lábio inferior e queixo em quase

Fig. 17-14.
Avanço maxilomandibular.

Quadro 17-12. Indicações para o avanço maxilomandibular
- SAOS grave associada à deformidade maxilomandibular
- SAOS grave com falha na adesão ao CPAP
- SAOS grave em pacientes jovens
- Insucesso na fase 1 de Stanford

todos os pacientes. Evoluem com resolução espontânea em quase todos os pacientes e deve-se à manipulação do nervo alveolar inferior. Edema importante de face ocorre em todos os casos. A alteração da oclusão dentária e a prevenção da recidiva cirúrgica dependem de bom preparo ortodôntico prévio.

Traqueostomia

Até recentemente a traqueostomia era o procedimento de eleição para o tratamento da apneia obstrutiva do sono. Ela promove o desvio do fluxo aéreo das vias aéreas superiores e evita a obstrução que ocorre durante o sono. A partir da década de 1990, com a sistematização da uvulopalatofaringoplastia e a utilização do CPAP, sua utilização se tornou menos frequente. Atualmente é reservada para o tratamento de pacientes com SAOS grave com grande dessaturação que não responderam a outras medidas terapêuticas, grandes obesos e pacientes que por outras comorbidades não podem ser submetidos a outros procedimentos cirúrgicos. Pode também ser utilizada, em caráter temporário, em per e pós-operatórios de cirurgias mais extensas para a correção da SAOS, como avanço maxilomandibulares e cirurgias combinadas como UPFP associada a avanço gênio-hióideo e suspensão de hioide, ainda, em pacientes com possibilidade de intubação orotraqueal difícil (Campanini, 2003) (Fig. 17-15).

Cirurgia bariátrica

Há mais de 20 anos, o sobrepeso vem sendo visto como o mais importante cofator contribuinte para a severidade da SAOS. Rashied et al. demonstraram a prevalência de SAOS em 60% dos pacientes com obesidade mórbida. Por esta razão, o tratamento da apneia do sono inclui meios de perder peso (Verse, 2005). Infelizmente, apenas poucos pacientes alcançam sucesso na manutenção da perda de peso após dieta. Guilleminault relata que somente 3% dos pacientes mantêm melhora dos sintomas após 5 anos de acompanhamento e que, na maioria das vezes, adquirem peso superior ao inicial.

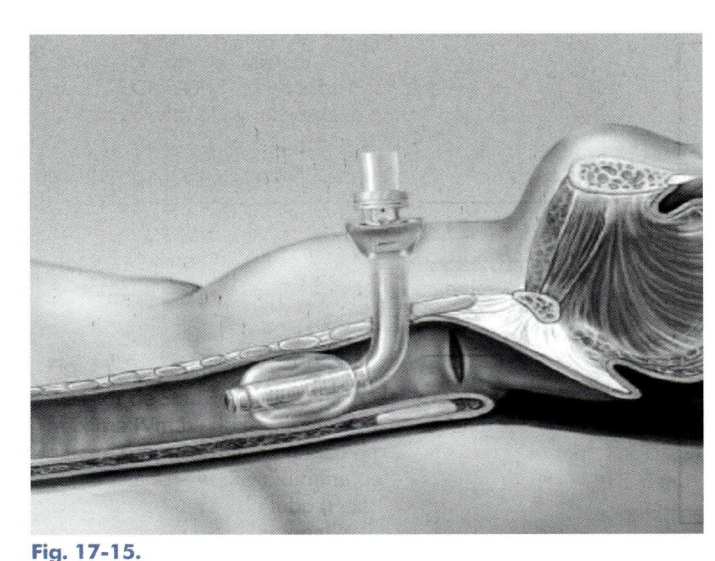

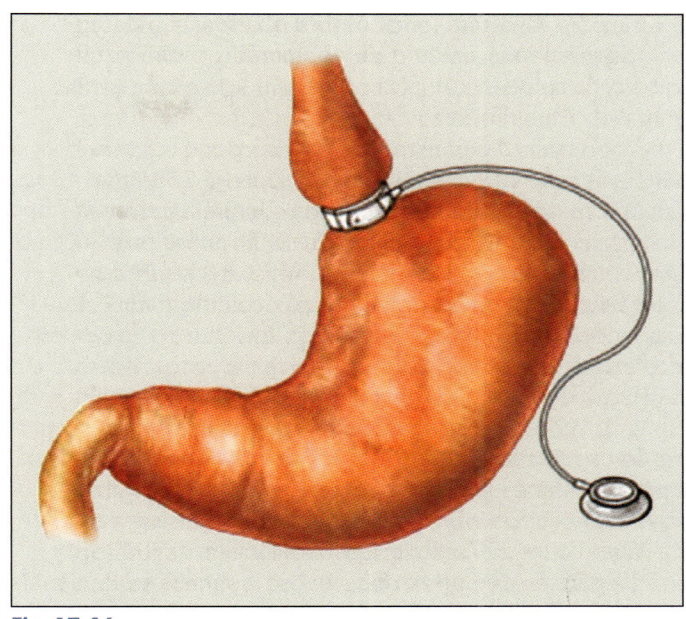

Fig. 17-16.
Banda gástrica.

Muitos autores têm defendido a realização de cirurgia bariátrica para conseguir rápida perda de peso e melhorar os índices de apneia. Atualmente, na maioria das vezes, é realizado através de laparoscópica, e as técnicas mais utilizadas são adaptação de banda gástrica (Fig. 17-16) e gastroplastia com derivação gastrojejunal com Y de Roux (Fig. 17-17). Seus princípios são a limitação da capacidade volumétrica do estômago para 30 a 50 mL e redução da taxa de esvaziamento gástrico pela criação de um estoma gastrointestinal de 10 a

Fig. 17-15.
Traqueostomia.

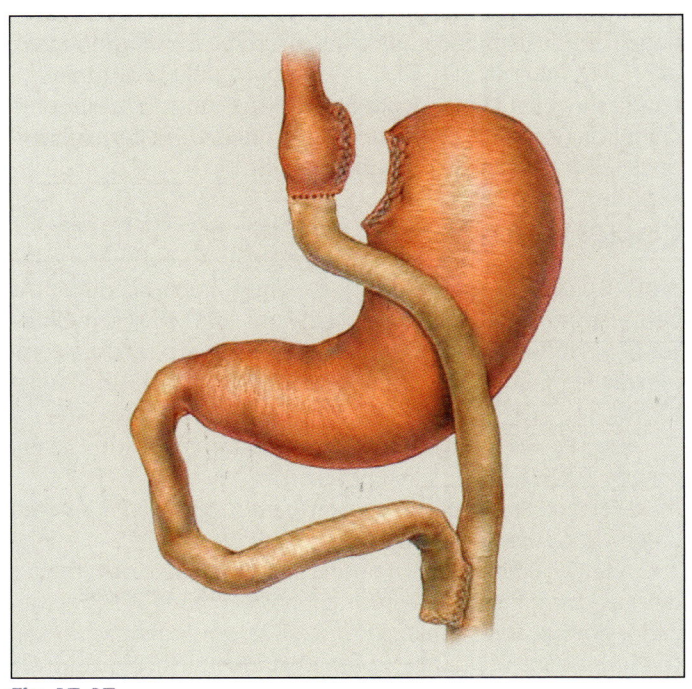

Fig. 17-17.
Derivação gastrojejunal com Y de Roux.

15 mm de diâmetro. Também ocorre a redução da ingestão calórica pela indução do efeito de *dumping* toda vez que açúcar é consumido (náuseas, vômitos, rubor, dor epigástrica, sintomas de hipoglicemia).

São candidatos ao tratamento cirúrgico pacientes com o IMC maior que 40 kg/m^2 ou com IMC superior a 35 kg/m^2 associado à comorbidade, como apneia do sono, *diabetes mellitus* tipo 2, hipertensão arterial, dislipidemias e dificuldades de locomoção, entre outras de difícil manejo clínico (Segal, 2002).

A literatura mostra melhora das comorbidades associadas à obesidade, entre elas a apneia do sono. Porém, os estudos existentes apresentam resultados baseados somente em avaliação da sintomatologia diurna e escala de sonolência de Epworth, com realização de polissonografia em pequena parte dos pacientes no período pós-operatório. Normalmente após melhora clínica, os pacientes se recusam a realizar a polissonografia e a consequente avaliação da melhora da doença (Guardiano, 2003; Serafini, 2000; Lankford, 2005).

Admite-se que a taxa de sucesso na melhora da apneia seja acima de 75% naqueles pacientes em que houve redução do IMC. Guardiano *et al.* (2003) demonstraram que, após a derivação gastrojejunal, os pacientes apresentaram redução, em média, de 31% no IMC e 75% no IAH. Em sua casuística, o único paciente que apresentou piora no IAH não havia conseguido perder peso após o procedimento cirúrgico, dados comparáveis aos de Segal *et al.* (2002), Serafini *et al.* (2000) e Lankford *et al.* (2005).

As complicações após cirurgia bariátrica podem ser classificadas em intra e pós-operatórias (precoces e tardias). Como complicação perioperatória, podemos citar a esplenectomia iatrogênica principalmente nas cirurgias abertas de gastroplastia. Em casuística de 3.464 gastroplastias publicadas em 17 artigos, Podnos *et al.* (2003) descreveram a seguinte frequência de complicações pós-operatórias precoces de cirurgias laparoscópicas: fístula de anastomose (2,1%), obstrução intestinal (1,7%), hemorragia TGI (1,9%), embolia pulmonar (0,4%), infecção de pele (3,0%), pneumonia (0,1%) e morte (0,2%). Como complicações tardias, obstrução intestinal (3,2%), hérnia incisional (0,5%) e estenose de estoma (4,7%).

CONCLUSÃO

A prática clínica sugere-nos que os mesmos procedimentos cirúrgicos realizados em pacientes com condições semelhantes apresentam resultados diferentes. Este fato revela a complexidade da doença e a multiplicidade dos fatores que a determinam.

Fatores neuromusculares podem estar envolvidos na patogenia da SAOS e em sua progressão.

Mesmo respeitando os critérios de indicação e seleção não há garantia de sucesso.

A SAOS é uma doença potencialmente grave, evolutiva e de causa multifatorial. Seu tratamento não pode ser generalizado, porém, individualizado. A tendência atual para o seu tratamento inclui mudanças comportamentais, com controle da obesidade e higiene do sono. O tratamento-padrão continua sendo o uso do CPAP nasal, porém as cirurgias facilitadoras, como septoplastia e turbinectomia, vêm-se tornando importantes pelo seu potencial papel na tolerabilidade e na adesão ao uso do CPAP. Para aqueles pacientes que por algum motivo não se adaptaram ou não querem utilizá-lo, as cirurgias que tratam a faringe inteira, como as cirurgias combinadas e o avanço maxilomandibular, serão cada vez mais realizadas.

A seleção de pacientes que possam ser beneficiados com tratamento cirúrgico e a escolha das técnicas e táticas mais adequadas representam desafio na complexa arte de tratar os pacientes com SAOS.

Persiste a dificuldade de identificar os pacientes que devam ser tratados cirurgicamente. A adequação dessa difícil escolha reflete os índices de sucesso das técnicas cirúrgicas.

REFERÊNCIAS BIBLIOGRÁFICAS

Andersson L, Brattström V. Cephalometric analysis of permanently snoring patients with and without obstructive sleep apnea syndrome. *Int J Oral Maxillofac Surg* 1991 June;20(3):159-62.

Bacon WH, Krieger J, Turlot JC et al. Craniofacial characteristics in patients with obstructive sleep apneas syndrome. *Cleft Palate J* 1988 Oct.;25(4):374-78.

Bacon WH, Turlot JC, Krieger J et al. Cephalometric evaluation of pharyngeal obstructive factors in patients with sleep apneas syndrome. *Angle Orthod* 1990;60(2):115-22.

Baik UB, Suzuki M, Ikeda K et al. Relationship between cephalometric characteristics and obstructive sites in obstructive sleep apnea syndrome. *Angle Orthod* 2002 Apr.;72(2):124-34.

Battagel JM, Johal A, Kotecha B. A cephalometric comparison of subjects with snoring and obstructive sleep apnoea. *Eur J Orthod* 2000 Aug.;22(4):353-65.

Battagel JM, L'Estrange PR. The cephalometric morphology of patients with obstructive sleep apnoea (OSA). *Eur J Orthod* 1996 Dec.;18(6):557-69.

Berger G, Stein G, Ophir D et al. Is there a better way to do laser-assisted uvulopalatoplasty? *Arch Otolaryngol Head Neck Surg* 2003;129:447-53.

Bettega G, Pépin Jl, Veale D et al. Obstructive sleep apnea syndrome: fifty-one consecutive patients treated by maxillofacial surgery. *Am J Respir Crit Care Med* 2000;162:641-49.

Bowden MT, Kezirian EJ, Utley D et al. Outcomes of hyoid suspension for the treatment of obstructive sleep apnea. *Arch Otolaryngol Head Neck Surg* 2005;131:440-45.

Cahali MB. Lateral pharyngoplasty: a new treatment for obstructive sleep apnea/hypopnea syndrome. *Laryngoscope* 2003 Nov.;113(11):1961-68.

Campanini A, De Vito A, Frassineti et al. Temporary tracheotomy in the surgical treatment of obstructive sleep apnea syndrome: personal experience. *Acta Otorhinolaryngol Ital* 2003;23:474-78.

Dattilo DJ, Drooger SA. Outcome assessment of patients undergoing maxillofacial procedures for the treatment of sleep apnea: comparison of subjective and objective results. *J Oral Maxillofac Surg* 2004;62:164-68.

Dubin MG, Brent A. The limitations of isolated palatal surgery for patients with obstructive sleep apnea. *Otolaryngol Clin N Am* 2003;36:511-17.

Eggensperger N, Smolka k, Johner A et al. Long-term changes of hyoid bone and pharyngeal airway size following advancement of the mandible. *Oral Surg Oral Med Oral Pathol Oral Radiol Endod* 2005;99:404-10.

Elshaug AG, Moss JR, Southcott AM, Hiller JE. Redefining success in airway surgery for obstructive sleep apnea: a meta analysis and synthesis of the evidence. *Sleep* 2007 Apr. 1;30(4):461-67.

Eun YG, Kim SW, Kwon KH et al. Single-session radiofrequency tongue base reduction combined with uvulopalatopharyngoplasty for obstructive sleep apnea syndrome. *Eur Arch Otorhinolaryngol* 2008 Dec.;265(12):1495-500. Epub 2008 Apr. 29.

Ferguson KA, Heighway K, Ruby RR. A randomized trial of laser-assisted uvulopalatoplasty in the treatment of mild obstructive sleep apnea. *Am J Respir Crit Care Med* 2003;167:15-19.

Fujita S. Pharyngeal surgery for management of snoring and obstructive sleep apnea. In: Fairbanks DN (Ed.). *Snoring and obstructive sleep apnea*. New York: Raven Press, 1987;101-128

Goh YH, Lim KA. Modified maxillomandibular advancement for the treatment of obstructive sleep apnea: a preliminary report. *Laryngoscope* 2003;113:1577-82.

Guardiano AS, Scott JA, Ware JC et al. Long term results of gastric bypass on indexes of sleep apnea. *Chest* 2003;4:1615-19.

Hendler BH, Costello BJ, Silverstein K et al. A protocol for uvulopalatopharyngoplasty, mortised genioplasty, and maxillomandibular advancement in patients with obstructive sleep apnea: an analysis of 40 cases. *J Oral Maxillofac Surg* 2001;59:892-99.

Hofmann T, Schwartzer G, Reckenzaun E et al. Radiofrequency tissue volume reduction of the soft palate and UPPP in the treatment of snoring. *Eur Arch Otorhinolaryngol* 2006;263:164-70.

Hornann K, Baisch A. Hyoid suspension. In: Kountakis SE, Onersi M (Ed.). *Rhinologic and sleep apnea surgical techniques*. Berlin: Springer-Verlag, 2007. p. 354-60.

Kao YH, Shnayder Y, Lee KC. The efficacy of anatomically based multilevel surgery for obstructive sleep apnea. *Otolaryngol Head Neck Surg* 2003;129:327-35.

Katsantonis GP, Walsh JK, Schweitzer PK et al. Further evaluation of uvulopalatopharyngoplasty in the treatment of obstructive sleep apnea syndrome. *Otolaryngol Head Neck Surg* 1985 Apr.;93(2):244-50.

Kollias I, Krogstad O. Adult craniocervical and pharyngeal changes – a longitudinal cephalometric study between 22 and 42 years of age. Part I: Morphological craniocervical and hyoid bone changes. *Eur J Orthod* 1999;21:333-44.

Kubota Y, Nakayama H, Takada T et al. Facial axis angle as a risk factor for obstructive sleep apnea. *Intern Med* 2005 Aug.;44(8):805-10.

Kupper DS, Leite MGJ, Nogueira RL et al. Distúrbios respiratórios do sono. *Medicina (Ribeirao Preto)*. 2006;39(2):218-26.

Lankford DA, Proctor CD, Richard R. Continuous positive airway pressure (cpap) changes in bariatric surgery patients undergoing rapid weight loss. *Obesity Surgery* 2005;15:336-41.

Li KK, Powell NB, Riley RW et al. Long-Term Results of Maxillomandibular Advancement Surgery. *Sleep and Breathing* 2000;4(3):137-39.

Li KK, Powell NB, Riley RW. Distraction osteogenesis in adult obstructive sleep apnea surgery: a preliminary report. *J Oral Maxillofac Surg* 2002;60:6-10.

Lim DJ, Kang SH, Kim BH et al. Treatment of primary snoring using radiofrequency-assisted uvulopalatoplasty. *Eur Arch Otorhinolaryngol* 2007;264:761-67.

Lowe AA, Santamaria JD, Fleetham JA et al. Facial morphology and obstructive sleep apnea. *Am J Orthod Dentofacial Orthop* 1986 Dec.;90(6):484-91.

Miller FR, Watson D, Malis D. Role of the tongue base suspension suture with The Repose System bone screw in the multilevel surgical management of obstructive sleep apnea. *Otolaryngol Head Neck Surg* 2002;126:392-98.

Mortimore IL, Bradley PA, Murray JA et al. Uvulopalatopharyngoplasty may compromise nasal CPAP therapy in sleep apnea syndrome. *Am J Respir Crit Care Med* 1996 Dec.;154(6 Pt 1):1759-62.

Neruntarat C. Hyoid myotomy with suspension under local anesthesia for obstructive sleep apnea syndrome. *Eur Arch Otorhinolaryngol* 2003;260:286-90.

Neruntarat C. Laser-assisted uvulopalatoplasty: short-term and long-term results. *Otolaryngol Head and Neck Surg* 2001:124(1):90-93.

Nordgård S, Hein G, Stene BK et al. One-year results: palatal implants for the treatmentof obstructive sleep apnea. *Otolaryngol Head Neck Surg* 2007;136:818-22.

Nordgård S, Stene BK, Skjøstad KW. Soft palate implants for the treatment of mild to moderate obstructive sleep apnea. *Otolaryngol Head Neck Surg* 2006;134:565-70.

Omur M, Ozturan D, Elez F et al. Tongue base suspension combined with UPPP in severe OSA patients. *Otolaryngol Head Neck Surg* 2005;133:218-23.

Pae EK, Lowe AA, Fleetham JA. Shape of the face and tongue in obstructive sleep apnea patients-statistical analysis of coordinate data. *Clin Orthod Res* 1999 Feb.;2(1):10-18.

Pirsig W, Carenfelt C, Haraldsson PO. Frequence of complications after uvulopalatopharingoplasty. *Lancet* 1993;341:437.

Podnos YD, Jimenez JC, Wilson SE et al. Complications after laparoscopic gastric bypass: a review of 3464 cases. *Arch Surg* 2003 Sept.;138(9):957-61.

Powell N. Upper airway surgery does not have a major role in the treatment of obstructive sleep apnea "The tail end of the dog". *J Clin Sleep Med* 2005;1(3):236-40.

Powell NB, Guilleminault C, Riley RW. Mandibular advancement and obstructive sleep apnea syndrome. *Bull Eur Physiopathol Respir* 1983;19:607-10.

Powell NB, Riley RW, Guilleminaut C et al. Radiofrequency volumetric tissue reduction of the palate in subjects with sleep-disordered breathing. *Chest* 1998;113:1163-73.

Pracharktam N, Nelson S, Hans MG et al. Cephalometric assessment in obstructive sleep apnea. *Am J Orthod Dentofacial Orthop* 1996 Apr.;109(4):410-19.

Rasheid S, Banasiak M, Gallagher SF et al. Gastric bypass is an effective treatment for obstructive sleep apnea in patients with clinically significant obesity. *Obesity Surgery* 2004;13:58-61.

Richard W, Kox D, den Herder C et al. One stage multilevel surgery (uvulopalatopharyngoplasty, hyoid suspension, radiofrequent ablation of the tongue base with/without genioglossus advancement), in obstructive sleep apnea syndrome. *Eur Arch Otorhinolaryngol* 2007 Apr.;264(4):439-44.

Riley R, Guilleminault C, Herran J et al. Cephalometric analyses and flow-volume loops in obstructive sleep apnea patients. *Sleep* 1983;6(4):303-11.

Riley RW, Powell NB, Guilleminault C et al. Obstructive sleep apnea syndrome following surgery for mandibular prognathism. *J Oral Maxillofac Surg* 1987;45:450-52.

Riley RW, Powell NB, Guilleminault C. Inferior sagittal osteotomy of the mandible with hyoid myotomy suspension: a new procedure for OSA. *Otolaryngol Head Neck Surg* 1986;94:589-93.

Riley RW, Powell NB, Guilleminault C. Obstructive sleep apnea and the hyoid: a revised surgical procedure. *Otolaryngol Head Neck Surg* 1994;111:717-721.

Riley RW, Powell NB, Li KK, Weaver EM, Guilleminault C. An adjunctive method of radiofrequency volumetric tissue reduction of the tongue for OSAS. *Otolaryngol Head Neck Surg* 2003;129:37-42.

Rojewski T, Schuller D, Clark R et al. Videoendoscopic determination of the mechanism of obstruction in obstructive sleep apnea. *Otolaryngol Head Neck Surg* 1984;92:127-31.

Rombaux P, Hamoir M, Bertrand B et al. Postoperative pain and side effects after uvulopalatopharyngoplasty, laser-assisted uvulopalatoplasty, and radiofrequency tissue volume reduction in primary snoring. *Laryngoscope* 2003;113(12):2169-73.

Sato BH, Gotsopoulos H, Sims MR *et al*. Maxillary morphology in obstructive sleep apnoea syndrome. *Eur J Orthod* 2001 Dec.;23(6):703-14.

Segal A, Fandiño J. Indicações e contra-indicações para realização das operações bariátricas. *Rev Bras Psiquiatr* 2002;24(Supl III):68-72.

Serafini FM, Anderson WM, Rosemurgy AS *et al*. Clinical predictors of sleep apnea in patients undergoing bariatric surgery. *Obesity Surgery* 2000;11:28-31.

Sher AE, Schechtman KB, Piccirillo JF. The efficacy of surgical modifications of the upper airway in adults with obstructive sleep apnea syndrome. *Sleep* 1996;19:156-77.

Sher AE. Upper way surgery for obstructive sleep apnea. *Sleep Med Rev* 2002;6:195-212.

Sorrenti G, Piccin O, Latini G *et al*. Tongue base suspension technique in obstructive sleep apnea: personal experience. *Acta Otorhinolaryngol Ital* 2003;23:274-80.

Steward DL. Effectiveness of multilevel (tongue and palate) radiofrequency tissue ablation for patients with obstructive sleep apnea syndrome. *Laryngoscope* 2004 Dec.;114(12):2073-84.

Stuck BA, Maurer JT, Verse T *et al*. Tongue base reduction with temperature-controlled radiofrequency volumetric tissue reduction for treatment of obstructive sleep apnea syndrome. *Acta Otolaryngol* 2002;122:531-36.

Stuck BA, Starzak K, Hein G *et al*. Combined radiofrequency surgery of the tongue base and soft palate in obstructive sleep apnoea. *Acta Otolaryngol* 2004;124:827-32.

Sundaram S, Lim J, Lasserson TJ. Surgery for obstructive sleep apnoea. *The Cochrane Library* 2007;4.

Tangugsorn V, Krogstad O, Espeland L *et al*. Obstructive sleep apnea (OSA): a cephalometric analysis of severe and non-severe OSA patients. Part II: A predictive discriminant function analysis. *Int J Adult Orthodon Orthognath Surg* 2000 Fall;15(3):179-91.

Tangugsorn V, Skatvedt O, Krogstad O *et al*. Obstructive sleep apnoea: a cephalometric study. Part I. Cervico-craniofacial skeletal morphology. *Eur J Orthod* 1995;17(1):45-56.

Verse T. Bariatric surgery for obstructive sleep apnea. *Chest* 2005;128:485-87.

Verse T. Surgery algorithms for obstructive sleep apnea. In: Kountakis SE, Onersi M (Ed). *Rhinologic and sleep apnea surgical techniques*. Berlin: Springer-Verlag, 2007. p. 283-88.

Vicente E, Marin JM, Carrizo S *et al*. Tongue-base suspension in conjunction with uvulopalatopharyngoplasty for treatment of severe obstructive sleep apnea: long-term follow-up results. *Laryngoscope* 2006;116(7):1223-27.

Vilaseca I, Morello A, Montserrat JM *et al*. Usefulness of uvulopalatopharyngoplasty with genioglossus and hyoid advancement in the treatment of obstructive sleep apnea. *Arch Otolaryngol Head Neck Surg* 2002;128:435-40.

Villaneuva AT, Buchanan PR, Yee BJ *et al*. Ethnicity and obstructive sleep apnoea. *Sleep Med Rev* 2005 Dec; Epub 2005 Sept. 22. Review.

Wareing M, Mitchell D. Laser-assisted uvulopalatoplasty: an assessment of a technique. *The J Laryngol Otol* 1996;110(3):232-36.

Woodson BT, Ledereich OS, Strollo P. Obstructive sleep apnea syndrome: diagnosis and treatment. *SIPac* 1996;1:5-69.

Zonato AI, Bittencourt LRA, Martinho FL *et al*. Association of systematic head and neck physical examination with severity of obstructive sleep apnea-hypopnea syndrome. *Laryngoscope* 2003;113:973-80.

Zonato AI, Martinho FL, Bittencourt LR *et al*. Head and neck physical examination: comparison between nonapneic and obstructive sleep apnea patients. *Laryngoscope* 2005 June;115(6):1030-34.

CAPÍTULO 18

Anestesia em pacientes com SAOS – cuidados pré, intra e pós-operatórios

Marcelo Ribeiro de Magalhães Queiroz
Silvana Bellotto

INTRODUÇÃO

A síndrome da apneia obstrutiva do sono (SAOS) tem-se revelado ser o mais importante e frequente distúrbio respiratório do sono (Silva et al., 2006). A American Academy of Sleep Medicine Task Force, em 1999, a definiu como uma alteração anatômica e funcional da via aérea superior (VAS) que conduz a episódios repetidos de obstrução completa (apneia) ou parcial (hipopneia) por mais de 10 segundos durante o sono, provocando quedas da saturação arterial de oxigênio ($SatO_2$) de no mínimo três pontos e despertares transitórios, que resultam em sono não reparador. Considera-se apneia leve entre cinco e 15 eventos respiratórios obstrutivos, apneia moderada entre 15 e 30 e acima de 30, apneia grave. Tais eventos ocorridos durante o sono são diagnosticados através de registros pela polissonografia e com base na intensidade da redução do fluxo respiratório, na repercussão da saturação da oxihemoglobina e na fragmentação do sono. O distúrbio ocorre principalmente nos homens, obesos, de meia-idade, mas atinge todas as faixas etárias e ambos os sexos, bem como os indivíduos de peso normal e os magros. Nas mulheres pós-menopausa, que não fazem reposição hormonal, torna-se tão frequente quanto nos homens. Os riscos para desenvolver distúrbio respiratório do sono aumentam com a idade e com o peso corporal sendo que nos mais velhos (mais que 65 anos) o significado clínico diminui junto com a prevalência. Atualmente é considerado um problema de saúde pública, dado que a apneia do sono está associada à alta morbimortalidade, imprimindo maiores riscos de acidentes (domiciliares, automobilísticos) e desenvolvimento de doenças cardiovasculares e pulmonares (Henry, 2007). Estudos recentes mostraram a associação entre o número de eventos respiratórios obstrutivos por hora de sono (índice de apneia e hipopneia) e o aumento da comorbidade cardiovascular. Estatísticas atuais revelam que não diagnosticar e, portanto, não tratar os pacientes portadores de apneia do sono, implica em duas a três vezes mais requerimentos de recursos sanitários que para a população sem esta afecção.

PATOGÊNESE DA OBSTRUÇÃO DAS VIAS AÉREAS SUPERIORES

A região anatômica compreendida entre a faringe posterior até a laringe é desprovida de sustentação óssea ou cartilaginosa e, portanto, suscetível à obstrução (Machado et al., 2006). São três os segmentos de colapsibilidade das vias aéreas superiores (VAS): retropalatal, retrolingual e hipofaringe. Os músculos faríngeos dessa região são os responsáveis pela abertura das VAS durante a vigília, entretanto, com o processo do adormecer ou o emprego de agentes depressores do sistema nervoso central (SNC) usados rotineiramente em anestesia geral, há uma menor sensibilidade dos quimiorreceptores do tronco encefálico e diminuição do *drive* cortical do SNC para a musculatura faríngea, favorecendo o colapso das VAS nessa região. A menor ativação da musculatura faríngea tem duas importantes consequências. Primeiro, em virtude do fluxo turbilhonar originado pelo estreitamento das VAS, haverá vibração das estruturas da faringe, gerando o ronco. Segundo, devido ao efeito de Bernoulli, há tendência ao colapso das VAS que poderá ser parcial (hipopneia) ou completo (apneia).

A anestesia para pacientes submetidos a cirurgias otorrinolaringológicas e em especial para os pacientes com síndrome de apneia obstrutiva do sono envolve certas particularidades. É necessário o anestesista estar familiarizado com a anatomia das vias aéreas, bem como da fisiopatologia das moléstias concomitantes que acompanham os pacientes com SAOS para escolha e execução da técnica anestésica adequada.

O anestesista tem que estar preparado para lidar com pacientes com maior incidência de intubação difícil, mais suscetíveis a efeitos depressores dos fármacos anestésicos. Pequenas doses de sedativos podem levar a quadros de obstrução de vias aéreas com consequências desastrosas para o paciente. Outros fatores de risco para SAOS incluem o uso de álcool e benzodiazepínicos, posição supina, histórico familiar de apneia, acidente vascular encefálico (AVE), tabagismo e histórico de ronco.

A associação entre obesidade e SAOS é comum e devemos saber lidar com esse tipo de paciente e as comorbidades que o acompanham. A obesidade central pode precipitar ou exacerbar a doença por deposição de gordura nas VAS, além da alteração nos volumes pulmonares. Nos obesos mórbidos, a incidência de SAOS é 12 a 15 vezes superior à população em geral. Em virtude do padrão androgênico de gordura associado à ação dos hormônios sexuais masculinos sobre atividade neuromuscular das VAS e musculatura respiratória, o risco de SAOS em homens de meia-idade é duas a três vezes maior quando comparado com mulheres da mesma faixa etária, segundo levantamento realizado por Strobel e Rosen, 1996.

FISIOPATOLOGIA DA SAOS (FIG. 18-1)

A extubação destes pacientes deve ser feita com critérios rigorosos, quando o paciente recobrar seus reflexos e estiver de preferência acordado. Muitas vezes a extubação deve ser realizada na UTI e, em alguns casos, traqueostomia pode ser necessária.

A obstrução das vias aéreas de menor ou maior intensidade leva a vários episódios apneicos. O paciente com SAOS acaba desenvolvendo hipóxia e hipercapnia, que associadas a hiperatividade autônoma, disfunção endotelial e maior agregação plaquetária explicam a patogênese das manifestações cardiovasculares.

Estudos epidemiológicos (Lavie, 2000; Peppard, 2000) evidenciaram a SAOS como causa de hipertensão arterial independente da idade, índice de massa corporal (IMC), sexo e consumo alcoólico ou tabagismo e demonstraram relação entre a gravidade do distúrbio respiratório do sono e o aumento da pressão arterial. As recentes recomendações do VII Joint National Committee (JNC) para prevenção, detecção e tratamento de hipertensão arterial incluem a SAOS como a primeira da lista das possíveis causas identificáveis de hipertensão arterial. Nas manifestações hipóxicas agudas durante o sono há uma ativação rápida do sistema nervoso autônomo, levando a oscilações bruscas da pressão arterial, o que pode predispor a isquemia do miocárdio. À medida que a doença se cronifica vai havendo uma ativação endotelial associada a resposta inflamatória e liberação de substâncias vasoativas, como a endotelina 1. Esses fatores acabam explicando a gênese da hipertensão arterial. A SAOS é considerada como fator independente para o desenvolvimento de coronariopatia. A maioria dos estudos apresenta limitações importantes pelo fato de muitos fatores de risco para SAOS como obesidade, sexo masculino, idade, dentre outros, serem os mesmos para hipertensão e doença arterial coronária (DAC). Portanto, definir o risco preciso de DAC atribuído a SAOS parece ser difícil, mas observações convergentes identificadas por Cintra *et al.* (2006) apontam SAOS como um importante fator associado a DAC.

À medida que a doença vai progredindo, há um maior risco para o desenvolvimento de ICC e está correlacionada com aqueles pacientes que têm mais de 11 eventos apneicos por hora.

A hipertensão pulmonar pode existir, secundária a hipóxia e hipercapnia e está associada a maior gravidade de epi-

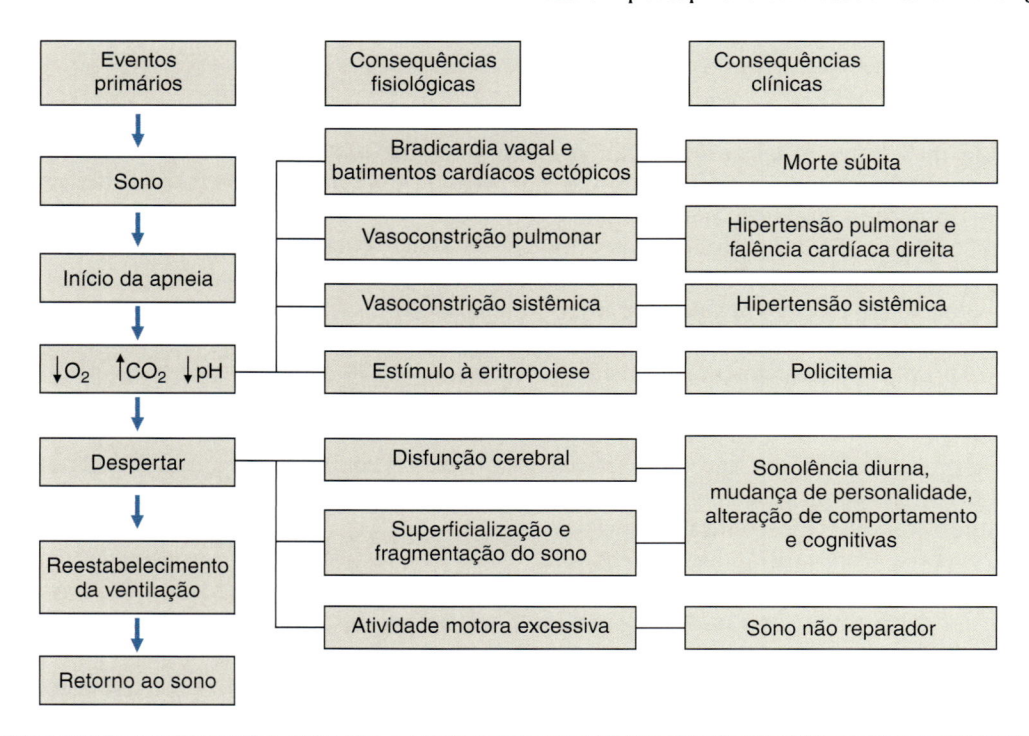

Fig. 18-1.

Fisiopatologia da SAOS. (Fonte: Med Clin North Am 1985.)

sódios apneicos assim como a policitemia. Nos casos mais graves pode levar à insuficiência cardíaca direita.

Durante os episódios de apneia são comuns arritmias cardíacas, como taquicardias ventriculares, extrassístoles e bradicardia. Os focos de ectopia ventricular serão mais graves quanto maior a dessaturação. Muitas vezes durante o período preparatório para cirurgia é necessário o uso de CPAP para o controle das arritmias e melhor estabilização de quadro pressórico. Pacientes portadores da síndrome apresentam arritmia ventricular predominantemente durante o sono, diferente dos pacientes com sono normal, sendo a taquicardia ventricular mais comum em pacientes com SAOS (0 a 15%) que na população geral (0 a 4%). As bradiarritmias são bastante associadas à SAOS. Em 1983, Guilleminault et al. observaram a ocorrência de pausa sinusal (> 2,5 segundos), bloqueio atrioventricular de segundo grau, e bradicardia sinusal em 11%, 8% e 7%, respectivamente. Koehler et al. (1998) analisaram os fatores envolvidos nos bloqueios cardíacos em pacientes com SAOS, concluindo que na maioria dos casos o bloqueio ocorre durante o estado de sono REM e durante os períodos com queda na saturação de oxigênio em pelo menos 4%. Apesar dos resultados discordantes na literatura, parece que a queda na saturação de oxigênio durante os episódios de apneia é um importante fator desencadeador de arritmias cardíacas nos pacientes portadores da síndrome e a sua frequência associa-se à intensidade da hipóxia.

AVALIAÇÃO PRÉ-ANESTÉSICA

A avaliação inclui uma história clínica e um exame físico bem feito. De preferência realizado em consultório, com antecedência. Após o advento do consultório de anestesia, muitas cirurgias deixaram de ser suspensas devido à melhor avaliação dos pacientes, seja pela profilaxia de situações de risco seja pelo melhor planejamento da técnica anestésica empregada e pelo conhecimento prévio das patologias associadas. O contato com a família do paciente tem grande importância no alívio da ansiedade familiar e no estreitamento da relação médico-paciente. É na consulta pré-anestésica o melhor momento para que aspectos legais possam ser explicados e o paciente e seus familiares recebam o consentimento informado. Trata-se de documento de suma importância que dá autorização por escrito para efetuar os tratamentos adequados para a preservação do seu bem-estar. Aqui ainda devemos esclarecer possíveis dúvidas e complicações existentes no intra ou no pós-operatório. Com isso a responsabilidade ética pela omissão das informações é eliminada, porém a responsabilidade civil permanece.

Vários estudos têm mostrado a falta de utilidade de baterias de exames feitos por rotina pois não constituem um bom instrumento de pesquisa de doenças, envolvem altos custos, acrescentam um novo risco para o paciente. Por essas razões os exames devem ser solicitados com base na anamnese e no exame físico cuidadosos, bem como na natureza do procedimento. Os protocolos de exames a serem realizados variam de acordo com cada instituição. O protocolo adotado pelos autores está representado a seguir, nos Quadros 18-1 e 18-2.

Quadro 18-1. Recomendação de exames pré-operatórios (Roizen e Fisher – 1996)

Idade	Pacientes assintomáticos	
	Homem	Mulher
6 meses – < 40 anos	Nenhum	Ht, teste de gravidez?
40 anos – < 50 anos	ECG	Ht, teste de gravidez?
50 anos – 64 anos	ECG	Ht, teste de gravidez? ECG
65 anos – 74 anos	Hb, Ht, ECG, ureia, glicemia	
> 74 anos	Hb, Ht, ECG, ureia, glicemia	

Hb = hemoglobina; Ht = hematócrito; ECG = eletrocardiograma.

Estabelecer o índice de massa corporal é obrigatório. Em 75% dos casos de SAOS os pacientes encontram-se acima do peso ideal; medidas dietéticas prévias ao procedimento cirúrgico podem melhorar o manuseio anestésico e reduzir a morbimortalidade.

Na avaliação dos pacientes com SAOS, a polissonografia é fundamental para quantificar a gravidade da apneia e determinar a necessidade ou não de CPAP como preparo pré-operatório do paciente. Pode ser indicado por 4 a 6 semanas antes do procedimento e tem como finalidade reduzir edema de vias aéreas e as complicações clínicas da doença.

Outro exame necessário para paciente com SAOS é a nasofibrolaringoscopia. Com ela o anestesista fica mais bem preparado para qualquer adversidade após a indução anestésica, ou até mesmo determina o uso de intubação guiada por broncoscopia.

Para cirurgias minimamente invasivas pode não ser necessário exame algum, para as moderadamente invasivas é importante utilizar sempre julgamento clínico na seleção dos exames.

ANAMNESE

A anamnese nos permite conhecer o paciente, cirurgias pregressas, comorbidades e suas condições psicológicas. Em alguns casos o ideal é optar por adiar a cirurgia, preparar melhor o paciente e realizar o procedimento cirúrgico quando houver maior segurança com relação à sua saúde física e mental.

Durante a anamnese é necessário saber sobre patologias atuais e pregressas, o uso ou não de medicações, se o paciente apresenta algum tipo de vício (tabaco, drogas ilícitas) e a presença de alergias. Devemos pesquisar sobre discrasias sanguíneas, problemas dentários e uso de próteses. Nos homens é importante questionar sobre problemas urinários e na mulher, sobre gravidez.

É importante saber as drogas que o paciente usa e as interações medicamentosas com as drogas anestésicas. Muitas medicações têm sua ação diminuída e outras sua ação potencializada. Na avaliação deverá ser feita uma identificação de medicamentos que potencialmente podem interagir durante ou após a anestesia, principalmente naqueles pacientes com estado físico ASA acima de II.

Quadro 18-2. Estratégia simplificada para exames complementares (Roizen – 1998)

Condição pré-operatória	Hb	Leucograma	TP/TTPA	Plaq/TS	Eletrólitos	Ur/Cr	Gli	PFH	Rx	ECG	BHCG
Neonato	x										
Idade > 75 anos	x					x	x		x	x	
Doença cardíaca						x			x	x	
Doença pulmonar									x	x	
Neoplasia	x	x	X						x		
Radioterapia		x							x	x	
Doença hepática			X					x			
Doença renal	x				x	x					
Coagulopatia			X	x							
Diabetes					x	x	x			x	
Tabagismo	x								x		
Possibilidade de gravidez											x
Uso de diuréticos					x	x					
Uso de digoxina					x	x				x	
Uso de esteroides					x		x				
Uso de anticoagulantes	x		X								
Doenças do SNC		x			x	x	x			x	

X = obter; + = obter apenas para leucemia; Hb = hemoglobina; TP = tempo de protrombina; TTPA = tempo de tromboplastina parcial ativada; Plaq = plaquetas; TS = tempo de sangramento; Ur = ureia; Cr = creatinina; Gli = glicemia; PFH = provas de função hepática; Rx = radiografia de tórax; ECG = eletrocardiograma; SNC = sistema nervoso central.

JEJUM PRÉ-OPERATÓRIO

Muito se tem discutido sobre o tempo ideal de jejum para pacientes que serão submetidos a procedimentos cirúrgicos que necessitem de anestesia. Para os casos de anestesia de urgência, nos quais não há a possibilidade de se postergar a cirurgia, deve-se considerar o paciente sempre como estômago cheio, com risco de aspiração do conteúdo gástrico e tomar medidas preventivas necessárias para sua segurança. Podemos intubar o paciente acordado, realizar aspiração do estômago previamente, colocar o paciente em céfalo-aclive, intubação sequencial rápida, uso de drogas antagonistas de receptores H_2, drogas gastrocinéticas entre outras medidas.

Nos pacientes submetidos a procedimentos eletivos devemos obedecer alguns critérios que são aceitos na maioria dos serviços. Dividiremos os alimentos em dois grupos:

- *Grupo I:* alimentos sólidos de qualquer tipo, leite e derivados.
- *Grupo II:* líquidos claros ou escuros sem resíduos com açúcar ou não (café, chá, refrigerante, água etc.)

Após esta divisão devemos respeitar o seguinte tempo de jejum, especificados no Quadro 18-3.

EXAME FÍSICO

É extremamente importante que seja realizado um exame físico detalhado nos pacientes com SAOS. Diante de um paciente com apneia, não podemos deixar de avaliar o seu peso corporal e o cálculo do índice de massa corporal (IMC), aferição da circunferência cervical – considerado normal até 43 cm no homem e 38 cm na mulher. O exame da região oronasomaxilofacial, em busca de micrognatia ou retrognatia, oclusão dentária, assim como medições cefalométricas ajudam no estabelecimento do diagnóstico e da causa. Alves e Tavares (1998) enfatizam que se deve fazer exaustiva exploração das cavidades orofaríngea e nasal, para avaliar consistência e tamanho da língua (macroglossia), comprimento da úvula, hipertrofia de adenoi-

Quadro 18-3. Tempo de jejum pré-operatório (em horas) em função da idade e do tipo de alimento

Idade	Grupo I	Grupo II
Até os 6 meses	4	2
Dos 6 aos 36 meses	6	3
Após 36 meses	8	3

des ou de amígdalas, aspecto e consistência do palato mole, presença ou ausência de dentição, obstrução das cavidades nasais, como desvio de septo nasal.

As vias aéreas devem ser bem avaliadas, pois alguns estudos evidenciaram que pacientes com SAOS apresentam intubação difícil em 13 a 24% dos casos, com necessidade de intubação durante a vigília em 8% (Auler *et al.*, 2005). A investigação da história anestésica prévia, a dependência de CPAP noturno, os riscos de dificuldade de adaptação de máscara facial durante a indução da anestesia devem ser pesquisados. Comack e Lehane (1984) graduam as dificuldades de intubação conforme a visualização da laringe através da laringoscopia. A visualização da epiglote e das cordas vocais caracteriza o grau I, quando são visíveis toda a epiglote e a comissura posterior, grau II, quando somente a epiglote, grau III. Na situação de maior dificuldade, expressa pelo grau IV, tem-se apenas visualização do palato mole (Fig. 18-2).

Outros fatores nos auxiliam a antecipar os achados à laringoscopia como a distância tireomentual (menor que 6,5 cm), distância mento-esternal (menor que 12,5 cm), circunferência do pescoço aumentada e alterações esqueléticas craniofaciais são indicadores de intubação difícil.

O teste de Mallampati, 1985, (Fig. 18-3), mede a abertura oral e sua visualização. Pode ser classificado em:

- *Classe I:* são visualizados o palato mole, a úvula interna, as fossas e os pilares tonsilares.
- *Classe II:* todos os itens descritos na classe I estão visíveis exceto os pilares tonsilares.
- *Classe III:* apenas o palato mole e a base da úvula estão visíveis.
- *Classe IV:* somente a língua é visualizada.

Quando um paciente é classificado em classe I, 99 a 100% das vezes a visualização da laringe é realizada pela laringoscopia sem problemas. Na classe IV as manobras de laringoscopia e intubação costumam ser difíceis e muitas vezes um paciente com esta classificação deve ser intubado acordado com auxílio do broncoscópio. Nas classes II e III a visualização pode ser boa e dependerão também da habilidade do anestesista. As classes intermediárias muitas vezes são inconclusivas (Costa *et al.*, 2006).

O grau de extensão do pescoço (solicita-se que o paciente estenda seu pescoço para trás) de modo a fazer o alinhamento do eixo traqueal com a cavidade oral e a faringe. O grau de extensão da junção atlantoccipital tem sido determinado por Bellhouse e Dore como sendo:

1. Quando ela é normal.
2. Quando a redução de até 1/3 do normal.
3. Quando a redução é de 2/3.
4. Quando a redução é completa.

Os casos onde a redução é extrema estão associados a uma intubação difícil.

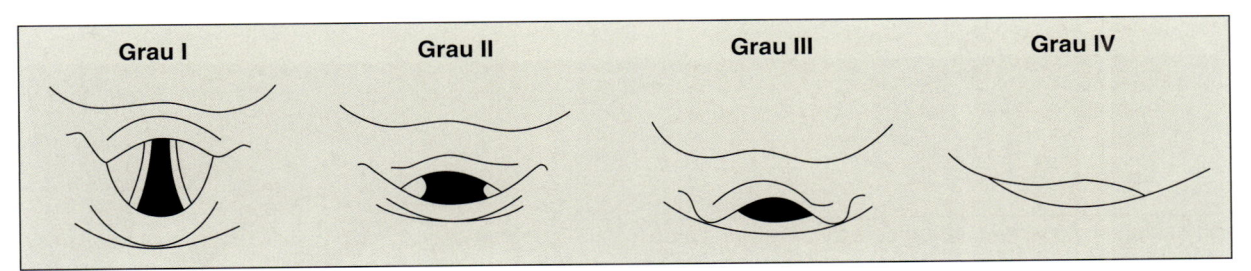

Fig. 18-2.
Classificação de Comack Lehane, 1984.

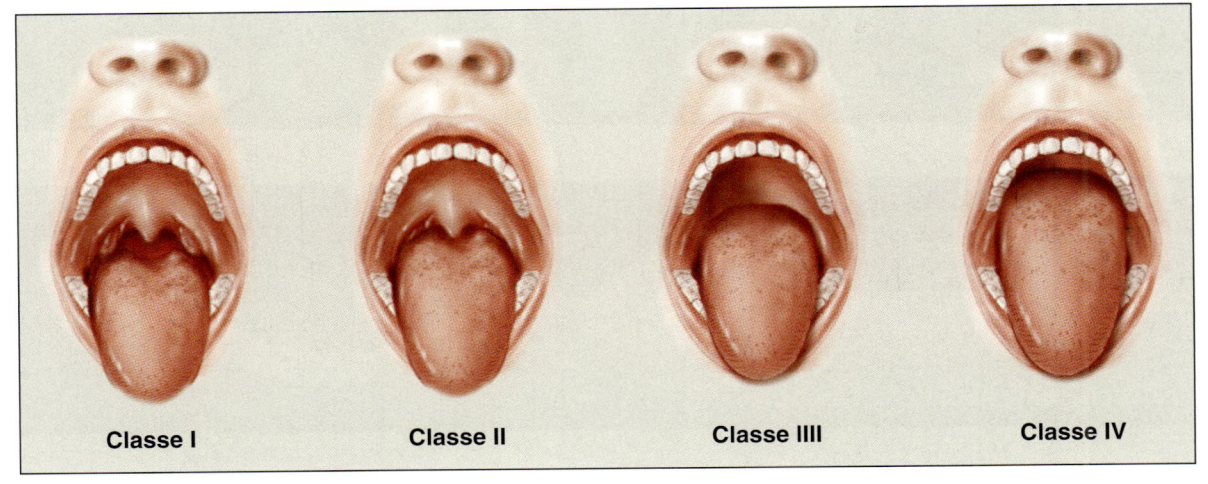

Fig. 18-3.
Classificação de Mallampati, 1985.

É necessário avaliar os pacientes correlacionando os índices e o exame físico para um melhor resultado na intubação e na manutenção da via aérea. O bom senso e a experiência do anestesista podem ser determinantes para o sucesso do procedimento. Material para intubação difícil deve estar de fácil acesso. O hospital deve ter disponível de preferência um *kit* de intubação difícil contendo: máscara laríngea, cânula nasofaríngea, *fast tracking*, combitube, broncojet, guedel com vários tamanhos, caixas cirúrgicas para realização de cricostomias etc. (alguns destes estão no Figura 18-4). A intubação acordada com nasobroncoscópio deve ser levada em consideração nos casos já diagnosticados de intubação difícil.

Outros dados do exame físico são fundamentais, tais como:

- Exame do tórax com ausculta cardíaca e pulmonar.
- Exame da boca, dentição e orofaringe.
- Pulsos periféricos e pressão arterial nos quatro membros.
- Flexão do pescoço e abertura da boca.
- Articulação temporomandibular.

As vias aéreas são compartilhadas tanto pela equipe anestésica quanto pela equipe cirúrgica e a sua manutenção constitui um desafio maior para o êxito do procedimento. A perfeita e constante comunicação entre as duas equipes tornam o manuseio das vias aéreas um procedimento mais seguro.

O risco mais grave nos pacientes com SAOS é a perda do controle da via aérea após a indução da anestesia geral. Nos pacientes com SAOS, principalmente aqueles que estão associados a obesidade, há uma diminuição do volume pulmonar com diminuição da reserva de oxigênio. Estes pacientes podem não tolerar mesmo pequenos períodos de hipoventilação. Nos casos extremos, traqueostomia de emergência pode ser necessária na indução da anestesia. O recente uso de nasobroncoscopia de fibra óptica, em mãos experientes, tem facilitado o controle da via aérea.

Após a avaliação do paciente é importante classificá-lo segundo seu estado físico (Quadro 18-4), e nos pacientes cardiopatas a classificação de Goldman (Quadro 18-5) auxilia na avaliação e nas chances de possíveis complicações.

- *Classe I:* a probabilidade de não ou pouca complicação é de 99%, os riscos potenciais à vida são de 0,7% e de 0,2% para morte cardíaca. Em geral, os pacientes são liberados para o ato cirúrgico.
- *Classe II:* a probabilidade de não ou pouca complicação é de 93%, os riscos potenciais à vida são de 5% e de 2% para morte cardíaca. Geralmente, os pacientes são liberados para o ato cirúrgico.
- *Classe III:* a possibilidade de não ou pouca complicação é de 86%, os riscos potenciais à vida são de 11% e de 2% para morte cirúrgica. Aumentando significativamente a probabilidade de complicações cardíacas.

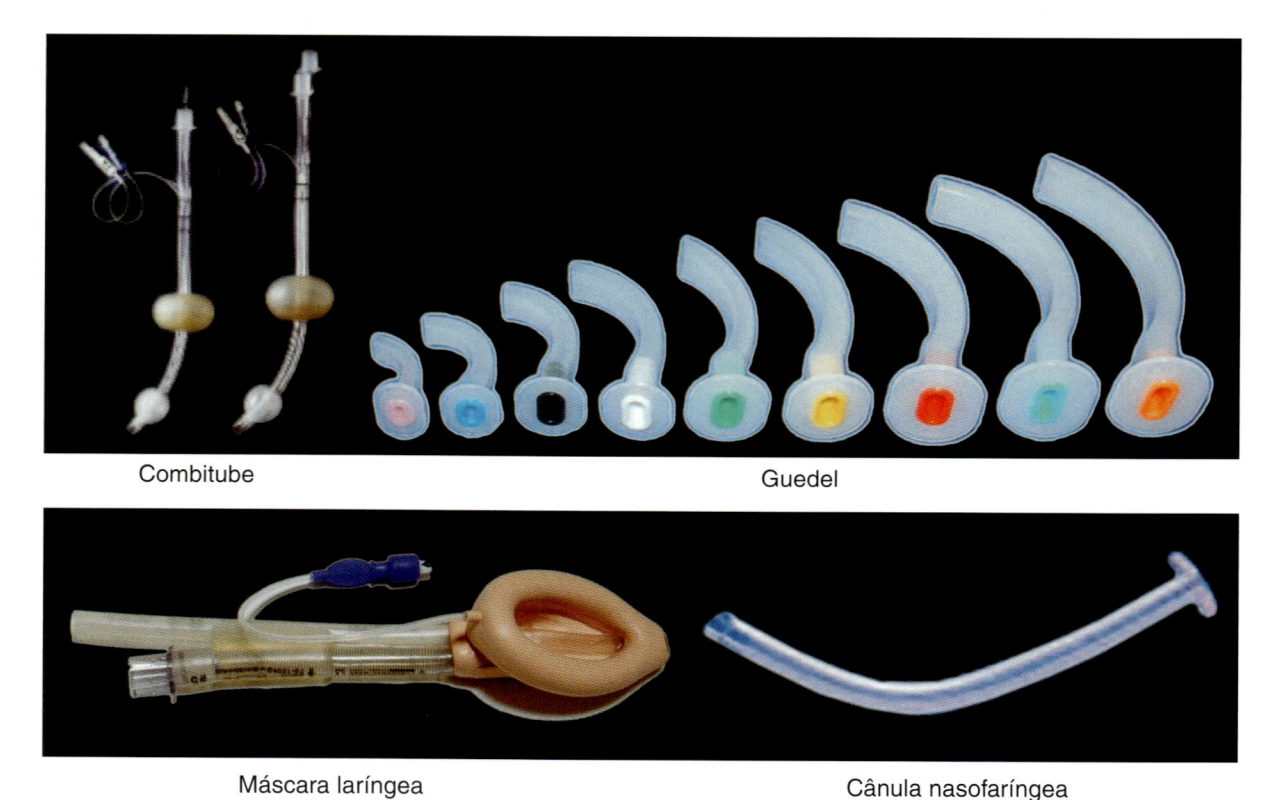

Fig. 18-4.
Exemplos de materiais disponíveis para intubação difícil.

ALGORITMO DA INTUBAÇÃO DIFÍCIL

```
                    Tentativa de intubação após indução de anestesia geral
                                            │
        ┌───────────────────────────────────┼───────────────────────────────────┐
        ▼                                   ▼                                   ▼
Tentativa inicial de intubação   A partir deste ponto considerar:    Tentativa inicial de intubação
       com sucesso                1. Chamar ajuda                              FALHA
                                  2. Retornar à ventilação espontânea
                                  3. Acordar o doente
                                            │
                ┌───────────────────────────┴──────────────────────────┐
                ▼                                                      ▼
     Ventilação sob máscara facial                         Ventilação sob máscara facial
              adequada                                              não adequada
                                                                         │
                                                                         ▼
                                                                  Máscara laríngea (ML)
                                                                         │
                                                          ┌──────────────┴──────────────┐
                                                          ▼                             ▼
                ┌────────────────────────────── ML adequada                      ML não adequada
                ▼
     Situação não emergente
         ventilo, não intubo
                │
                ▼
     Abordagens alternativas   ──►   Se ventilação        ──►      Situação de emergência
         para a intubação              sob máscara                    não ventilo, não intubo
                │                      facial ou ML                          │
                │                      se tornarem                           ▼
                │                      inadequadas                      Chamar ajuda
                │                                                            │
        ┌───────┴───────┐                                                    ▼
        ▼               ▼                                          Ventilação de emergência não invasiva
     SUCESSO       FALHA após                                                │
   na intubação  múltiplas tentativas                              ┌─────────┴────────┐
                                                                   ▼                  ▼
                                                              Ventilação            FALHA
                                                               adequada
        ┌──────────┬──────────────┬──────────┐                     │                  │
        ▼          ▼              ▼          ▼                                        ▼
  Acesso invasivo  Considerar viabilidade  Acordar              Acesso invasivo
    via aérea      de outras opções       o doente           emergente da v. aérea
```

Técnicas para ventilação não invasiva de emergência
Combitube
Estilete para "*jet* intratraqueal"
Broncoscópio rígido

Técnicas não invasivas para intubação difícil
Lâminas de laringoscópio alternativas (McCoy ou Miller)
Estiletes para intubação
Máscara laríngea Fastrach
Intubação por fibroscopia
Intubação "às cegas"

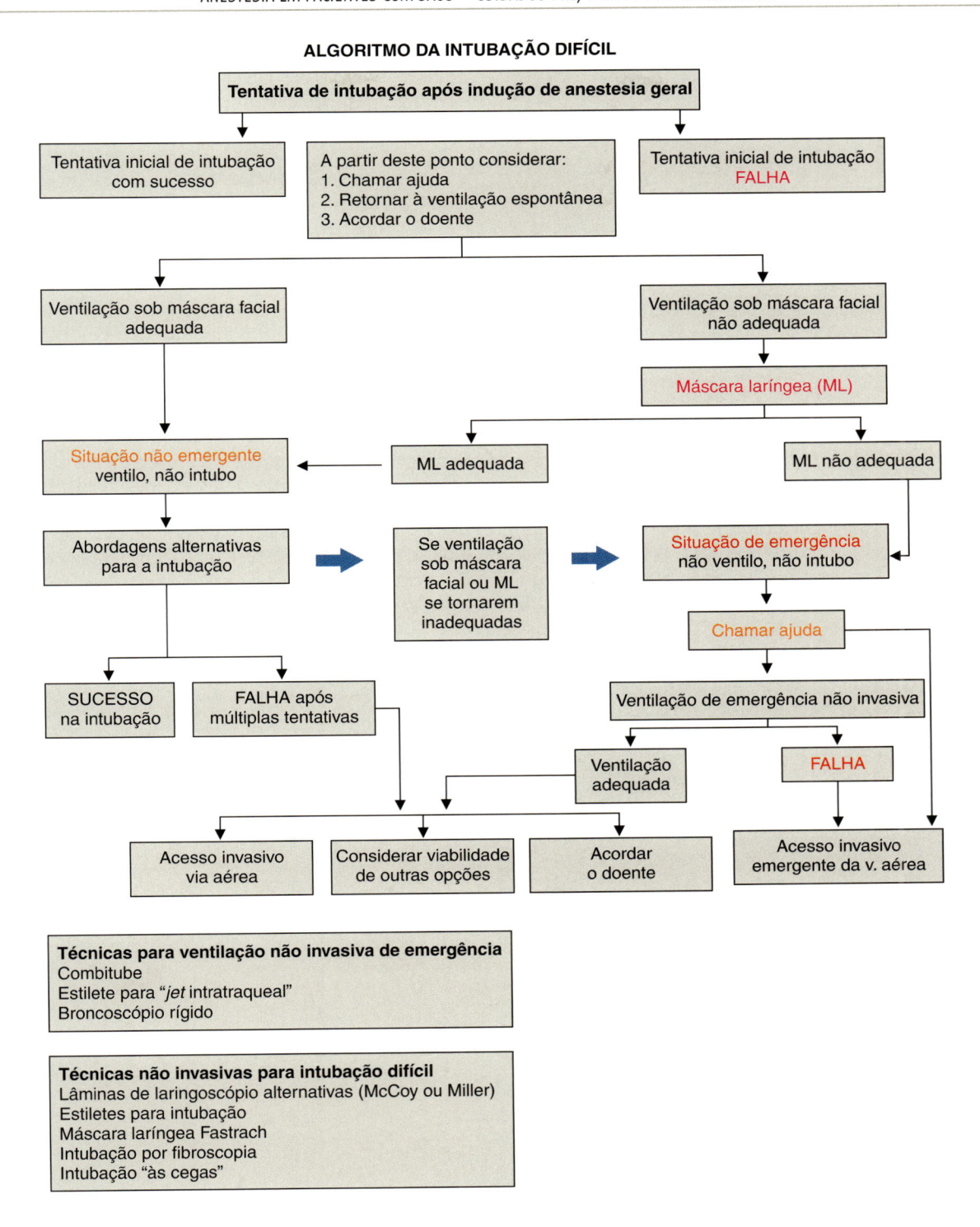

Atentar para eventual arritmia no ECG (cinco contrações ventriculares/minuto contribuem com sete pontos para a classificação de risco). Repetir o ECG após o controle da arritmia. Se possível, obtenha melhor função renal, se previamente afetada. Compense melhor o paciente, se tiver urgência venosa (estase jugular) ou arritmia. Reclassifique após a melhora clínica e eletrocardiográfica. Nesta classe, é sugerida a monitoração eletrocardiográfica e cardiológica do paciente na cirurgia.

• *Classe IV*: a probabilidade de não ou pouca complicação é de 22%, os riscos potenciais à vida de 22% e o risco de morte cardíaca de 56%. Aumentando significativamente a possibilidade de complicações cardíacas. Deve-se obter uma melhor condição do paciente conforme os procedimentos utilizados na classe III. Aqui é indicada a monitoração eletrocardiográfica e cardiológica do paciente. As cirurgias devem ser adiadas devido ao alto risco e na tentativa de uma melhor condição clínica, até a nova avaliação.

Quadro 18-4. Classificação do risco anestésico – Sociedade Americana de Anestesiologia (ASA), 1963	
ASA 1	Paciente sadio
ASA 2	Paciente com doença sistêmica leve controlada (diabetes, obesidade, hipertensão)
ASA 3	Paciente com doença sistêmica severa descompensada limitante, porém sem ameaça à vida
ASA 4	Paciente com doença incapacitante que ameaça constantemente a vida
ASA 5	Paciente moribundo com morte iminente (aneurisma roto, trauma de crânio)

MEDICAÇÃO PRÉ-ANESTÉSICA

Devido à possibilidade de obstrução respiratória do paciente com SAOS piorar com a medicação pré-anestésica podendo levar à hipóxia com graves consequências, seu uso deve ser criterioso e evitado, se possível. Quando imprescindível, a monitoração da saturação de oxigênio, a administração de oxigênio suplementar e o acesso aos antagonistas benzodiazepínicos tornam-se necessários.

Algumas medicações podem ser usadas dependendo do caso como antagonistas de receptores H_2 (cimetidina, ranitidina), inibidores da bomba de prótons (omeprazol), drogas gastrocinéticas (metoclopramida). Estas drogas têm como objetivo diminuir o risco de pneumonites aspirativas.

Em atos cirúrgicos com anestesia geral, a escolha dos agentes de indução e manutenção deve priorizar os de curta duração. Da mesma maneira, deve existir preocupação com a extubação, realizando-a quando o paciente estiver suficientemente acordado e com seu reflexo protetor de VAS presente.

MONITORAÇÃO

Atualmente a monitoração tem melhorado muito, e podemos acompanhar passo a passo todos os dados referentes ao paciente e também ao aparelho de anestesia. Acompanhamos pressão arterial sistólica, diastólica e média, frequência cardíaca, nível de oxigenação do sangue, pressão de vias aéreas, análise dos gases anestésicos e capnografia. Todos estes dados acabam por aumentar tanto a segurança quanto o controle do ato anestésico.

Quadro 18-5. Índice multifatorial de risco – Goldman (1977)	
Sistema de pontuação para os fatores de risco cardíaco	
Fator	**Pontos**
Terceira bulha	11
Estase das veias jugulares	11
Infarto do miocárdio (nos últimos 6 meses)	10
Contração ventricular prematura (mais que 5 por min)	7
Outros ritmos que não o sinusal	7
Idade acima de 70 anos	5
Cirurgia de emergência	4
Cirurgia interpeitoral	3
Cirurgia aórtica	3
Presença de estenose valvar aórtica	3
Comprometimento do estado geral A – PO_2 menor que 60 ou PCO_2 maior que 50 mmHg/L B – K^+ menor que 3,0 ou HCO_3 menor que 20 mEq/L C – Ureia maior que 50 ou creatinina maior que 3 mg/dL D – Enzimas hepáticas alteradas, sinais de doenças hepáticas crônicas ou outras causas não cardíacas de acometimento	3

Risco na cirurgia não cardíaca				
Classe	Pontos	Probabilidade de não ou pouca complicação	Riscos potenciais de vida	Risco de morte cardíaca
I	0-5	99	0,7	0,2
II	6-12	93	5,0	2,0
III	13-25	86	11,0	2,0
IV	26	22	22,0	56,0

O oxímetro digital de pulso é essencial para as cirurgias que envolvem pacientes com SAOS. Com ele conseguimos monitorar em tempo real a oxigenação do paciente, durante todo o tempo cirúrgico e principalmente após a extubação traqueal, que é o tempo em que ocorre o maior número de intercorrências.

O cardioscópio tem importância fundamental nas cirurgias para o paciente com SAOS. Nestas cirurgias há uma grande manipulação em áreas ricamente inervadas (pescoço) que pode gerar arritmias. Deve-se ficar atento nas repercussões hemodinâmicas que ocorrem após a infiltração de adrenalina, muito comum em cirurgias otorrinolaringológicas.

A capnografia tem grande importância principalmente quando é necessária a intubação com sondas orotraqueais finas de diâmetro 4 ou 4,5 mm. Muitas vezes há retenção de CO_2 e só com a monitoração do CO_2 expirado conseguimos corrigir adequadamente a ventilação para atingirmos normocapnia (Auler Jr. e Carvalho, 1992).

ANESTESIA

É fundamental o seguimento de um protocolo pelo anestesiologista que contemple o diagnóstico prévio ou a identificação dos fatores de risco para a doença, para a escolha do procedimento anestésico mais adequado e de cuidados pós-operatórios individualizados. Loadsman, 2001; Benumof, 2002; Metha, 2000 preconizam que o uso do CPAP deve ser estimulado durante os períodos pré-operatório e pós-operatório em pacientes com SAOS por ser efetivo em controlar as complicações relacionadas com a doença e, consequentemente, com a anestesia.

Dentre os objetivos para a anestesia de pacientes com SAOS devemos manter boa visibilidade cirúrgica, diminuição dos reflexos laríngeos, ausência de movimento nas cordas vocais, proteger a traqueia, assegurar boa ventilação e oxigenação, reduzir secreções e retorno rápido dos reflexos protetores de vias aéreas. A equipe médica deve sempre estar pronta para eventuais complicações na intubação.

Devemos realizar uma pré-oxigenação generosa sob máscara durante aproximadamente 5 minutos e administrar as drogas endovenosas para a indução. Mesmo para crianças, a indução venosa é a mais indicada porque a indução inalatória pode ser difícil e a obstrução das vias aéreas pode ocorrer precocemente (Gregório et al., 2008). Nader (1996) determina que a droga mais indicada para a indução venosa é o propofol. Nos pacientes com SAOS deve-se optar por drogas de metabolização rápida, e com isso despertar o paciente o mais precocemente possível, com menor efeito residual. Priorizar medicações que permitam ao anestesiologista aumentar a profundidade anestésica com rapidez e facilidade. Nos casos em que a intubação é avaliada como difícil (Mallampati acima de II), o uso de relaxantes musculares de ação curta como a succinilcolina é indicado. Caso haja falha na intubação podemos retornar rapidamente para ventilação espontânea, reverter as drogas e optar pela intubação acordado com o uso de nasobroncofibroscópio. Já em pacientes nos quais não se espera uma intubação difícil, opta-se por bloqueadores neuromusculares de ação intermediária como cisatracúrio, vecurônio, atracúrio. Estas drogas devem ser readministradas à medida que o procedimento se estende e revertidas pelos anticolinesterásicos ao final da cirurgia.

O uso de analgésicos opioides deve ser de preferência limitado aos de ação curta ou ultracurta. O alfentanil, ou o uso de remifentanil através de bombas de infusão, consegue otimizar a concentração plasmática da droga evitando seu uso excessivo e favorece a pouca ação residual no pós-operatório.

A manutenção da anestesia pode ser feita tanto pelo uso contínuo do propofol (anestesia venosa total), como podem ser usados anestésicos inalatórios. O sevoflurano é o anestésico inalatório ideal pela baixa lipossolubilidade levando a uma pequena difusão para o tecido adiposo com rápida reversão e rápido despertar. A cetamina pode ser útil pelo seu efeito broncodilatador e sua analgesia residual, porém deve ser usada com cautela por seu potencial arritmogênico. Muitas vezes o procedimento cirúrgico é longo e é preciso tomar cuidado com o correto posicionamento do paciente na mesa cirúrgica. Proteção ocular é mandatória, de preferência com pomadas lubrificantes oftálmicas. A hipotermia deve ser evitada tanto no intraoperatório quanto no pós-operatório, por ser prejudicial ao aumentar a demanda de oxigênio. Quando o paciente emerge da anestesia, as respostas adrenérgicas e metabólicas de regulação térmica são ativadas causando desconforto pós-operatório, tremores, aumento de sangramento, aumento da incidência de infecção e efeitos cardiovasculares. O uso de manta e colchão térmico e o aquecimento de fluidos intravenosos previne a hipotermia. A tipagem sanguínea e a reserva de hemoderivados deve ser solicitada nos procedimentos maiores nos quais a perda de sangue no intraoperatório é esperada.

Durante toda a cirurgia manter ventilação controlada, evitando pressões de vias aéreas elevadas, atingindo a normocapnia monitorada com o auxílio da capnografia.

A extubação deve ser feita com cautela quando o paciente tiver recobrado suas funções na junção neuromuscular e apresentar reflexos laríngeos. A manutenção de pressões inspiratórias de vias aéreas acima de 45 e a capacidade de manter a cabeça elevada nos auxiliam para uma extubação com mais segurança, segundo Pavlin (1989).

CONSIDERAÇÕES SOBRE O USO DE *LASER*

O uso do *laser* para o auxílio das cirurgias para o tratamento da SAOS está se tornando cada vez mais frequente e certas precauções precisam ser tomadas.

Medidas de proteção para os olhos com óculos especiais para os profissionais da sala de cirurgia e vedação dos olhos para o paciente são preconizadas. O paciente deve permanecer imóvel para evitar aplicação inadvertida de raios em áreas onde não há necessidade, com risco de lesões graves. O pior dano e mais temido é a combustão da cânula orotraqueal – material geralmente inflamável. Diversos tubos já foram testados, como PVC e metal, mas ambos apresentam vantagens e desvantagens. A sonda metálica é a mais utilizada no nosso meio, tem diâmetro interno variando de 4 a 6 mm e é bem dispendiosa. Consiste de um tubo de PVC envolto por uma fita espiralada de aço que vai da extremidade proximal (conexão) até a terminal, possuindo dois balonetes (distal e proximal) que devem ser insuflados com água destilada ou soro fisiológico. Portanto, apenas a extremidade distal (balonetes) permanece no interior da traqueia durante o procedimento e a extremidade proximal (conexão) que estará conectada ao aparelho de anestesia ficam passíveis de serem afetadas pelos feixes do *laser*.

Na impossibilidade de utilização das sondas próprias, por custo, tipo de patologia ou tamanho do paciente, pode-se fazer uma adaptação para substituir as sondas metálicas. Envolvem-se tubos comuns com papel alumínio, tomando cuidado para deixar toda a sonda coberta à exceção do balonete (deve ser preenchido com soro fisiológico ou água destilada), e da conexão. Essa medida, apesar de efetiva, diminui a segurança do procedimento.

Na ocorrência de incêndio nas vias aéreas, deve-se proceder (Manica, 1997):

- Parar a ventilação e desconectar a cânula de intubação traqueal, para evitar que o fogo aumente alimentado pelo O_2.
- Retirar a cânula endotraqueal e apagar o fogo se ainda estiver presente.
- Irrigar traqueia e orofaringe com água destilada ou soro fisiológico.
- Retirar resíduo de material queimado da traqueia e orofaringe.
- Após ter certeza do término do foco de incêndio reiniciar ventilação do paciente sob máscara.
- Reintubação e ventilação com O_2 a 100%.
- Encerrar o procedimento o mais rápido possível e levar o paciente para a unidade de terapia intensiva.
- Realizar broncoscopia.
- Umidificar gases inspirados e avaliar traqueostomia.
- Administrar corticoides e antibióticos.
- Monitorar por 24 horas com oximetria, gasometria e radiografia de tórax.

RECUPERAÇÃO PÓS-ANESTÉSICA

O período de recuperação pós-anestésica é o que oferece mais risco para os pacientes com SAOS. Efeito residual de anestésicos e de analgésicos piora a condição da apneia e a vigilância deve ser contínua. A ocorrência de roncos é um fenômeno comum em salas de recuperação, podendo dificultar a observação de apneia. Deve ser lembrada a gênese da SAOS no infarto do miocárdio silencioso, principalmente no pós-operatório, assim como aumento da incidência de disritmias cardíacas. Pacientes sabidamente com SAOS grave devem ser enviados à UTI ou salas de recuperação especializadas, para monitoração contínua da oxigenação, com oximetria de pulso, e permanecer sob a vigilância do anestesiologista. O paciente só deve ser extubado quando estiver completamente acordado, para diminuir o risco de recorrência da doença. Machado *et al.* (2006) indicam uso do CPAP logo após a extubação traqueal, já na recuperação pós-anestésica. A hipoxemia nesses pacientes não deve ser tratada com suplementação isolada de oxigênio, uma vez que essa conduta suprime o estímulo para o despertar, aumenta a retenção de dióxido de carbono e mascara eventos obstrutivos.

Os pacientes portadores de SAOS apresentam maior risco de complicações relacionadas com procedimentos anestésicos. Estão associadas a dificuldades de intubação traqueal, agravamento da obstrução da VAS e aumento do limiar para despertar pelos anestésicos ou ao uso de analgésicos, sobretudo aos opioides, por serem depressores respiratórios. Dependendo do procedimento realizado para o tratamento da SAOS, considera-se usar cânulas nasofaríngeas no pós-operatório imediato, porque facilitam a respiração e impedem a obstrução e o colabamento das vias aéreas superiores.

Analgesia pós-operatória deve ser feita com atenção especial devido ao pouco efeito residual dos opioides mais comumente utilizados (opioides de ação curta). A associação de dipirona, anti-inflamatórios não hormonais e opioides leves como tramadol ou nalburfina estão indicados. Quando possível, a infiltração local com anestésicos auxiliam na analgesia. O controle de náuseas e vômitos deve ser realizado ainda no ato operatório como prevenção. O próprio ato de vomitar aumenta a pressão de vias aéreas, a pressão venosa central, o sangramento e o desconforto do paciente. Drogas como decadron, metoclopamida, ondansentron são boas opções.

CONSIDERAÇÕES FINAIS

Os pacientes que serão submetidos à cirurgia para o tratamento da SAOS representam um desafio para o anestesiologista, seja devido às patologias associadas comuns nesses tipos de pacientes (obesidade, hipertensão arterial, coronariopatia), seja devido ao difícil manuseio das vias aéreas e a alta sensibilidade às drogas depressoras centrais, como os opioides. Cada um com suas características e dificuldades fazem com que o anestesista prepare sua anestesia individualizada, antecipando sempre a possibilidade das complicações mais frequentes. O desafio mesclado com o risco de insucesso nos leva a planejar minuciosamente a anestesia, remarcar cirurgias, trabalhar com equipes multidisciplinares para proporcionar as melhores condições de segurança ao paciente durante o ato cirúrgico.

REFERÊNCIAS BIBLIOGRÁFICAS

Alves Neto O, Tavares P. Síndrome da apneia obstrutiva do sono. A importância para o anestesiologista. *Rev Bras Anestesiol* 1998;48(4):309-19.

Auler J et al. Anestesiologia T. Sociedade de Anestesiologia do Estado de São Paulo, 2005.

Auler Jr JOC, Carvalho MJ. Monitorização respiratória. *Rev Bras Anestesiol* 1992;42(1):41-49.

Benumof JL. Obstructive sleep apnea in adult obese patients: implications for airway management. *Anesthesiology Clin N Am* 2002;20:789-811.

Cherniack NS. New mechanisms for the cardiovacular effects of sleep apnea. *Am J Med* 2000;109:592-94.

Cintra FD, Poyares D, Guilleminault C et al. Alterações cardiovasculares na síndrome da apneia obstrutiva do sono. *Arquivos Brasileiros de Cardiologia* 2006;86(6):50-59.

Comack RS, Lehane J. Difficult intubation in obstetrics. *Anesthesia* 1984;39:1105-11.

Costa SS, Cruz LM, Oliveira JA et al. *Otorrinolaringologia: princípios e prática*. 2 ed. Porto Alegre: Artmed, 2006. p. 203-12.

Cutler MJ, Hamdan AL, Hamdan MH et al. Sleep apnea: from nose to the heart. *J Am Board Farm Pract* 2002;15:128-41.

Gregório PB, Athanazio RA, Bitencourt AGV et al. Sintomas da síndrome de apneia-hipopneia obstrutiva do sono em crianças. *Bras Pneumol* 2008;34(6):356-61.

Guilleminault C, Connolly SJ, Winkle RA. Cardiac arrhythmia and conduction disturbances during sleep in 400 patients with sleep apnea syndrome. *Am J Cardiol* 1983;52:490-94.

He J, Kriger MZ, Zorick FJ et al. Mortality and apnea index in obstructive sleep apnea. *Chest* 1988;94:9-14.

Henry Olivi R. Sindrome de apnea hipoapnea obstructiva del sueño. *Rev Med Clin Condes* 2007;18(2):110-19.

Koehler U, Fus E, Grimm W et al. Heart block in patients with obstructive sleep apnoea: pathogenetic factors and effects of treatment. *Eur Respr J* 1998;11:434-39.

Lavie P, Herer P, Hoffstein V. Obstructive sleep apnea syndrome as a risk factor for hypertension: population study. *BMJ* 2000;320:479-82.

Loadsman JA, Hillman DR. Anaesthesia and sleep apnea. *Br J Anaesth* 2001;86:254-66.

Machado C, Yamashita AM, Togeiro SMGP et al. Anestesia e apneia obstrutiva do sono. *Rev Bras Anestesiol* 2006;56(6):669-78.

Mallampati SR, Gatt SP, Gugino LD. A clinical sign to predict difficult tracheal intubation, a prospective study. *Can Anaesth Soc J* 1985;32:429-34.

Manica J. *Anestesiologia: princípios e técnicas*. 2. ed. Porto Alegre: Artmed, 1997.

Masa JF, Rubio M, Findley L. Habitually sleepy drivers have a high frequency of automobile crashes associated with respiratory disorders during sleep. *Am J Resp Crit Care Med* 2000;162:1407-12.

Metha Y, Manikappa S, Juneja R. Obstructive sleep apnea syndrome: anesthetic implications in the cardiac surgical patient. *J Cardiothorac Vasc Anesth* 2000;14:449-53.

Nader N, Boushra MB. Anaesthetic management of patients with sleep apnoea syndrome. *Can J Anaesth* 1996;43(6):599-616.

Nieto FJ, Young TB, Lind BK. Association of sleep disordered breathing, sleep apnea, and hypertension in a large community based study. *JAMA* 2000;283:1829-36.

Pavlin EG, Holle RH, Schoene RB. Recovery of airway protection compared with ventilation in humans after paralysis with curare. *Anesthesiology* 1989;70:381-85.

Peppard PE, Young T, Palta M et al. Prospective study of the association between sleep-disordered breathing and hypertension. *N Engl J Med* 2000;342:1378-84.

Pestel GJ, Kurz A. Hypothermia: it's more than a toy. *Curr Opin Anesthesiol* 2005;18:151-56.

Pinto JA, D'Ávila JS. *Laser em otorrinolaringologia e cirurgia de cabeça e pescoço*. Aracajú, 2006.

Pinto JA. *Ronco e apneia do sono*. Rio de Janeiro: Revinter, 2000.

Rosenberg-Adamdsen S, Kehlet H, Dodds C et al. Postoperative sleep disturbances: mechanisms and clinical implications. *Br J Anaesth* 1996;76:552-59.

Silva GA, Giacon LAT. Síndrome das apneias/hipopneias obstrutivas do sono (SAHOS). *Medicina* (Ribeirão Preto) 2006;39(2):185-94.

Sleep-Related Breathing Disorders in Adults: recommendations for syndrome definition and measurement techniques in clinical research. *The report of an American Academy of Sleep Medicine Task Force* 1999;22:667-89.

Strobel RJ, Rosen RC. Obesity and weight loss in obstructive sleep apnea: a critical review. *Sleep* 1996;19:104-11.

The sixth report of the Joint National Committee on prevention, detection, evaluation and treatment of high blood pressure. *Arch Intern Med* 1997;157:2413-46.

Tratado de Otorrinolaringologia SBORL . São Paulo: Rocca, 2003.

Young T, Palta M, Dempsey J et al. The occurrence of sleep-disordered breathing among middle-aged adults. *N Engl J Med* 1993;328:1230-35.

CAPÍTULO 19

Considerações sobre diagnóstico e tratamento da obstrução nasal e a síndrome da apneia – hipopneia obstrutiva do sono

José Victor Maniglia
Fernando Drimel Molina
Renata Nakamura Mazzaro

INTRODUÇÃO

As anormalidades do nariz e da faringe têm sido apontadas como a causa ou agravantes do ronco e da síndrome da apneia obstrutiva do sono (SAOS). Desvios do septo do nariz, pólipos nasais, hipertrofia das conchas, neoplasias e a rinite dentre outras podem ser as causas principais da obstrução nasal.

Os dados epidemiológicos têm mostrado relação entre a história de obstrução nasal com roncos e a SAOS (Turkey, 2007).

Vários estudos têm demonstrado que o aumento da resistência nasal pode induzir a alteração respiratória durante o sono, portanto, alterando a sua qualidade (Kohler, 2007). Entretanto, os resultados encontrados também têm sido contraditórios (Egan, 2006).

Modelos anatômicos com medidas objetivas demonstram que o fluxo aereonasal segue uma curva parabólica direcionada superiormente através da narina, em direção superior à cavidade nasal, passando pelas conchas nasais e posteriormente à nasofaringe durante a inspiração (Cottle, 1955).

A área da válvula nasal é a parte mais estreita do espaço nasal e a maior fonte da resistência nasal em pacientes normais (Fig. 19-1).

A válvula nasal interna é composta de quatro estruturas: a cartilagem lateral superior superiormente, o septo nasal medialmente, a abertura piriforme inferiormente e a cabeça da concha inferior posteriormente. A parte mais estreita da área da válvula nasal interna é a região entre o septo e a borda caudal da cartilagem lateral superior, que é de 10 a 15 graus em caucasianos e pode ser mais ampla em descendentes africanos e asiáticos. Pacientes com ângulos menores de 10 graus são predispostos ao colapso da válvula nasal interna na inspiração. A válvula nasal externa é composta pelas narinas e vestíbulos nasais (Fig. 19-2).

O vestíbulo nasal posiciona-se logo internamente à narina externa e está localizado inferiormente à área da válvula nasal interna (Cole, 2003).

O septo do nariz está localizado medialmente ao longo com a columela e as paredes das alas são laterais ao vestíbulo. As vibrissas são localizadas no vestíbulo, sob a cruz lateral, e funcionam como filtro do ar inspirado e também servem para direcionar e diminuir o fluxo do ar posteriormente na cavidade nasal. As narinas são compostas pelas alas, triângulo de tecido mole, columela e assoalho nasal.

As válvulas nasais interna e externa funcionam juntas para transmitir a corrente de ar sem turbilhão, para a cavidade nasal, para umidificação.

A estrutura cartilaginosa do nariz serve para balancear a tendência de colapso, que ocorre durante a inspiração profunda, quando as narinas abrem e o diâmetro da válvula nasal interna aumenta, de acordo com o princípio de Bernoulli.

A musculatura nasal é constituída pelos músculos elevadores, (*procerus*, elevador do lábio superior e anômalo nasal), depressores (alar nasal e depressor do septo) e os constritores (nasal transverso e constritor nasal menor) e os dilatadores menores. Os músculos alares contraem e dilatam a área da válvula nasal interna para manter o espaço aberto (Goode, 1985).

Indivíduos com certas características anatômicas podem ser predispostos à obstrução nasal (teto cartilaginoso superior com válvula nasal mais estreita).

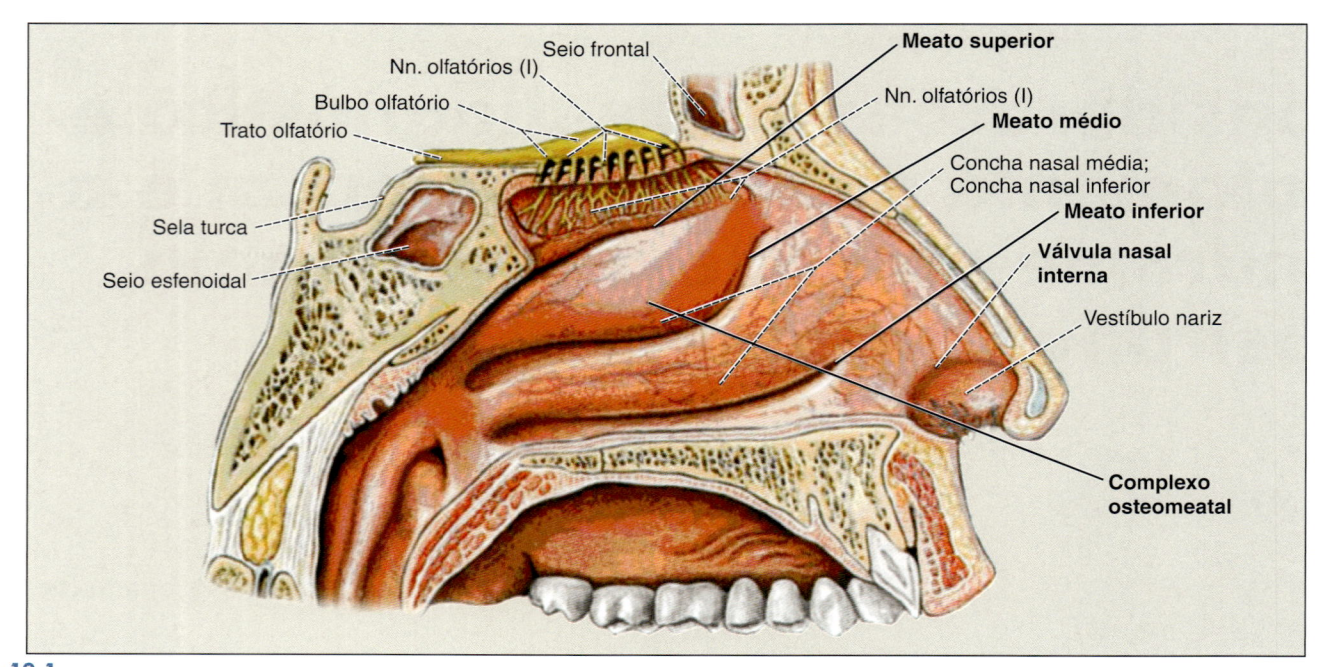

Fig. 19-1.
Corte sagital da válvula nasal interna e das conchas nasais.

O impacto da diminuição relativamente pequena na área seccional da válvula nasal interna pode ser importante, pois de acordo com a lei de Poiseuille, o índice do fluxo de ar é proporcional à quarta potência do raio do tubo, e aqueles indivíduos que possuem cartilagem lateral superior ou paredes laterais do nariz frágeis, podem ser predispostos ao colapso da válvula nasal interna durante a inspiração. Pacientes portadores de desvio do septo do nariz, insuficiente suporte da ala nasal, podem apresentar colapso da válvula nasal externa (Egan, 2006).

Ossos nasais curtos e cartilagem lateral superior longa, nariz estreito e com aumento da projeção, pinçamentos das alas, cartilagens laterais inferiores delgadas são alterações que podem requerer correções cirúrgicas (Constantian, 2000).

Vários relatos e séries de casos publicados mostraram associação entre a obstrução nasal e alterações respiratórias do sono, que, como sabemos hoje, coexistem. Obstrução nasal subjetiva e objetiva é um fator de risco para alterações respiratórias do sono. Aproximadamente 15% dos pacientes com alterações respiratórias do sono apresentam também obstrução nasal (Young, 1997), mas não há correlação entre a SAOS e medidas objetivas da resistência nasal, como por exemplo a rinometria acústica. Outros autores (Proctor, 1977; Olsen, 1981; Vijay, 1985; AASM, 1999; Craig, 1998) têm relatado que não há associação entre a gravidade das alterações respiratórias do sono e a gravidade da obstrução nasal.

Além do simples efeito da obstrução nasal no padrão da respiração durante o sono, o nariz é o maior condutor de ar para o tratamento da SAOS com terapia por CPAP. Portanto obstrução nasal pode interferir com o tratamento. Lafond e Series, 2001, e Zozula e Rosen, 2001, demonstraram que a obstrução nasal pode aumentar a pressão de CPAP necessária e diminuir a tolerância e a adesão ao tratamento em pacientes portadores de SAOS.

Zwillics *et al.*, 1979, induziram obstrução nasal utilizando uma cânula com balão em sete indivíduos normais e notaram aumento dos episódios de apneia obstrutiva e padrão do sono instável.

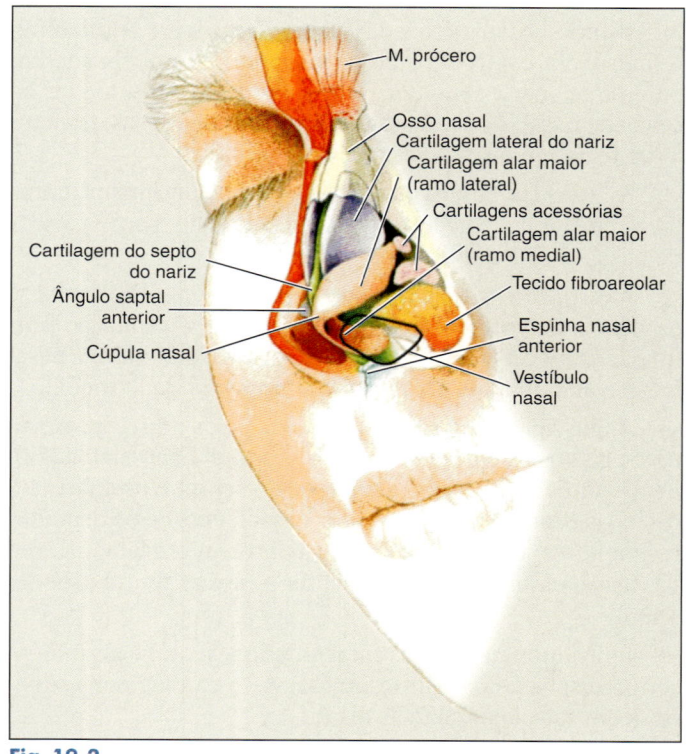

Fig. 19-2.
Diagrama demonstrando vestíbulo nasal.

Olsen *et al.*, 1981, sugerem que a alteração da anatomia nasal acarretando respiração bucal, aumenta a pressão negativa nas vias aéreas superiores e, portanto, acentua o efeito de Bernoulli. Entretanto, em seus estudos, conclui que a obstrução nasal isolada não induz a SAOS ou ao ronco na grande maioria dos indivíduos.

Três diferentes teorias são propostas para explicar a relação entre a obstrução nasal e as alterações respiratórias do sono (Egan, 2006).

1. **Aumento da resistência da via aérea:** durante a inspiração, a resistência nasal pode aumentar a resistência faríngea para causar colapso da via aérea superior. De acordo com o modelo proposto por Knowlton e Starling, 2001 (Fig. 19-3), que é baseado para explicar o fluxo de sangue através dos vasos, o fluxo máximo de ar é baseado em três fatores: pressão da corrente superior, resistência no segmento da corrente superior e pressão extraluminal. O aumento da resistência nasal e um aumento da resistência no segmento da corrente de ar superior é o que reduz o fluxo através do tubo colapsável (faringe). A velocidade máxima do ar através do nariz é proporcional à pressão ao redor do tubo, diminuído da pressão do segmento superior e inversamente proporcional à resistência do segmento da corrente superior. A resistência nasal funciona como um resistor da corrente de ar nasal no segmento superior, controlando a impedância das vias aéreas superior e inferior, para prolongar a expiração e a inspiração. Na expiração, ocorre um efeito benéfico de melhorar a complacência pulmonar, aumentando a troca de gases. Porém, na inspiração, a resistência nasal pode aumentar a resistência faríngea e promover o colapso da via aérea superior. A sua contribuição ao descrever o fluxo através de um tubo com possibilidade de colapso, foi incorporar a pressão extraluminal deste segmento. Considerando a possibilidade de colapso do tubo, mostraram que se a pressão extraluminal for maior que a pressão do segmento de corrente inferior, o fluxo foi relacionado não com a diferença de pressão através de todo o tubo, mas com a pressão do fluxo interno diminuída da pressão extraluminal.

2. **Respiração oral instável:** na vigência de obstrução, o paciente abre a boca que causa estreitamento do espaço faríngeo, por movimentar a mandíbula posterior e inferiormente, deslocando a língua nestas direções. Esta manobra diminui o comprimento e a tensão da musculatura ao redor da via aérea, aumentando a complacência da faringe (McNicholas, 1993). A abertura da boca de 1,5 cm mobiliza o ângulo da mandíbula posteriormente em 1 cm. O ato de abrir a boca, independente da via respiratória, é tido como motivo de aumento da complacência das vias aéreas, por redução da contratilidade da musculatura faríngea (Basner, 1989).

3. **Diminuição dos reflexos nasais:** a respiração nasal estimula a ventilação, demonstrado por estudo da função de reguladores neurais que, quando inibidos com o uso de drogas anestésicas tópicas, aumentam a resistência nasal e faríngea, provocando as alterações respiratórias do sono.

White *et al.*, 1985, descreveram receptores localizados na nasofaringe que participam do controle do tônus dos músculos dilatadores da vias aéreas superiores, que são estimulados pelo fluxo aéreo nasal. Estes autores realizaram estudo com dez indivíduos, nos quais esta região foi anestesiada com lidocaína a 4%, fato que levou a aumento do índice de distúrbio respiratório destes pacientes, demonstrando a importância destes receptores na complacência das vias aéreas superiores.

FISIOPATOLOGIA DA SAOS

Hoje, sabe-se que a fisiopatologia da SAOS depende da interação de três fatores: da atividade dos músculos dilatadores das vias aéreas superiores, da pressão negativa gerada nas vias aéreas durante a inspiração e de alterações anatômicas das vias aéreas (Scarf, 1998).

Basner *et al.*, 1989, realizaram estudo eletroneuromiográfico da musculatura faríngea de indivíduos saudáveis e

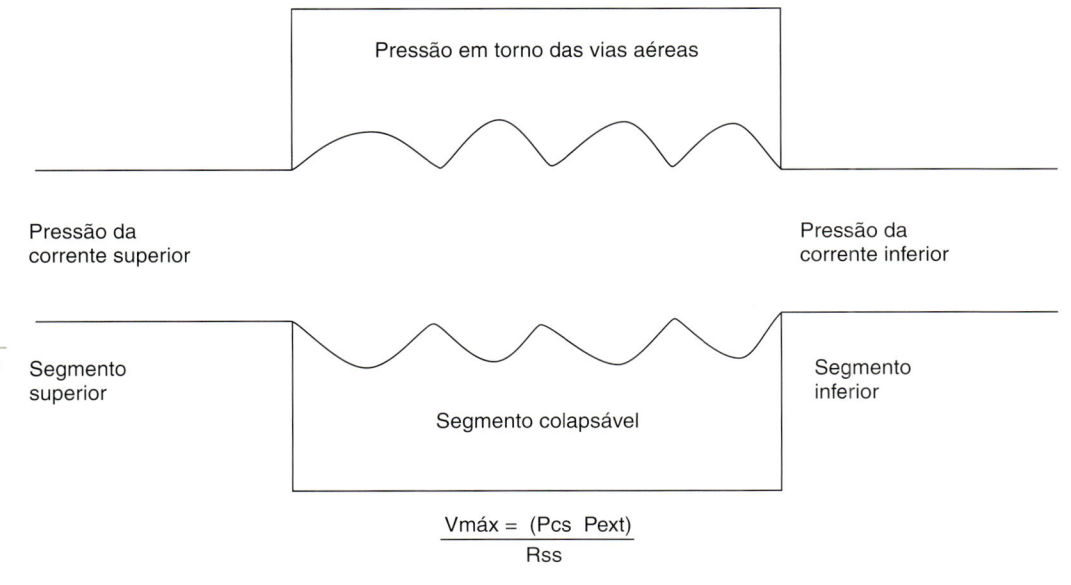

Fig. 19-3.
Resistor de Starling – a velocidade máxima (Vmáx) do ar através do nariz é proporcional à pressão da corrente superior (Pcs), diminuída da pressão externa do tubo (Pext) e inversamente proporcional à resistência do segmento da corrente superior (Rss).

$$V_{máx} = \frac{(Pcs - Pext)}{Rss}$$

concluíram que existe uma redução da tonicidade dos músculos dilatadores da faringe durante a respiração bucal.

As bases biológicas de como a obstrução nasal causa alteração respiratória durante o sono está na associação da respiração nasal, resistência à passagem do ar e da diferença entre a pressão atmosférica e a intratorácica (Young, 1997).

O colapso das vias aéreas superiores ocorre quando a pressão intratorácica negativa gerada pelos músculos inspiratórios traciona os tecidos moles obstruindo as vias aéreas (Proctor, 1977).

Esta situação é mais acentuada na presença da obstrução nasal. Segundo Proctor, 1977, a obstrução nasal corresponde por cerca de 50% da resistência das vias aéreas.

Embora o sítio primário de colapso nos pacientes com SAOS seja a orofaringe e a hipofaringe, numerosos estudos experimentais têm demonstrado uma significativa associação entre a obstrução nasal e a SAOS (Kiely, 2004; Friedman, 2000; Series, 1992) (Fig. 19-4).

Efeitos da obstrução nasal estão sintetizados na Figura 19-5.

Vários autores têm relatado o impacto da correção da obstrução nasal no tratamento da SAOS, com resultados distintos entre as amostras estudadas, como ilustrada no Quadro 19-1 (White, 1985; Scharf, 1998; Kiely, 2004).

EFEITOS DO TRATAMENTO

O tratamento da obstrução nasal tem três objetivos principais: 1. ele pode corrigir a obstrução nasal; 2. diminuir a sua severidade, eliminando as alterações respiratórias do sono; 3. ou pode facilitar o seu tratamento por permitir o nariz ser usado mais facilmente como um condutor na terapia com pressão positiva de ar (CPAP), por diminuir a magnitude da pressão positiva do ar necessária para tratar a SAOS (Schonhofer, 2003).

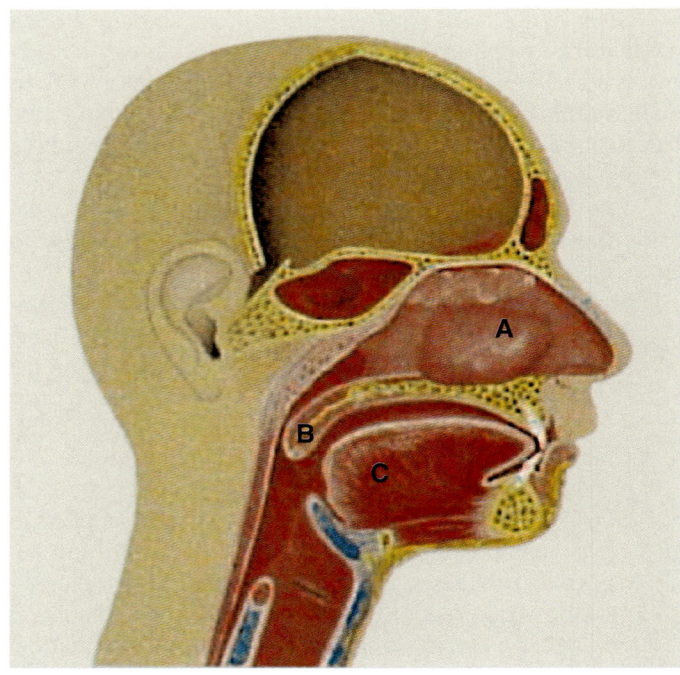

Fig. 19-4.
Principais sítios de obstrução.

Devido às múltiplas causas de obstrução nasal, a combinação da história clínica, do exame físico e do diagnóstico preciso é fundamental para selecionar a forma de tratamento clínico ou cirúrgico. O tratamento isolado da obstrução nasal não trata com sucesso a SAOS, para a maioria dos pacientes. Verse e Pirsig, 2003, realizaram revisão da literatura e encontraram resolução da SAOS em 9% dos pacientes com tratamento clínico e em 18% dos submetidos a tratamento cirúrgico.

Quadro 19-1. Cirurgia nasal e o impacto na SAOS

Autor/ano	Procedimento cirúrgico	Observação	Conclusão
Dayal e Phillipson, 1985	Cirurgia da válvula nasal (N = 6)	Melhora do ronco e do IAH em todos pacientes	O papel da cirurgia da válvula nasal necessita ser mais bem avaliado na SAOS leve
Fairbanks, 1985	Correção do septo e das conchas nasais para obstrução nasal crônica (M = 113)	42% do grupo eram roncadores no pré-operatório. Destes, 77% deixaram de roncar	Obstrução nasal contribuiu para o ronco. Sua correção cirúrgica traz melhora destes
Séries et al., 1992	Septoplastia, turbinectomia, polipectomia. 20 pacientes portadores de SAOS	Redução da resistência nasal no pós-operatório, nenhuma diferença no pós-operatório nas apneias e na saturação de O_2. Queda IAH em quatro pacientes com cefalometria normal	A cirurgia nasal tem eficácia limitada no tratamento da SAOS; o papel da cefalometria no pré-operatório é determinante
Séries et al., 1993	Septoplastia, turbinectomia, polipectomia em 14 pacientes com SAOS comparando cefalometria normal com alterada	Redução da resistência nasal em ambos os grupos. IAH < 5 em pacientes com cefalometria normal. Sem mudanças no grupo com cefalometria alterada	A cefalometria pode identificar o paciente com obstrução nasal e SAOS leve que se beneficiaria da cirurgia do nariz
Friedman et al., 2000	Correção exclusiva da obstrução nasal em pacientes com SAOS	IAH sem melhora 34% dos pacientes referiram melhora do ronco	O tratamento exclusivo do nariz não reduz o IAH

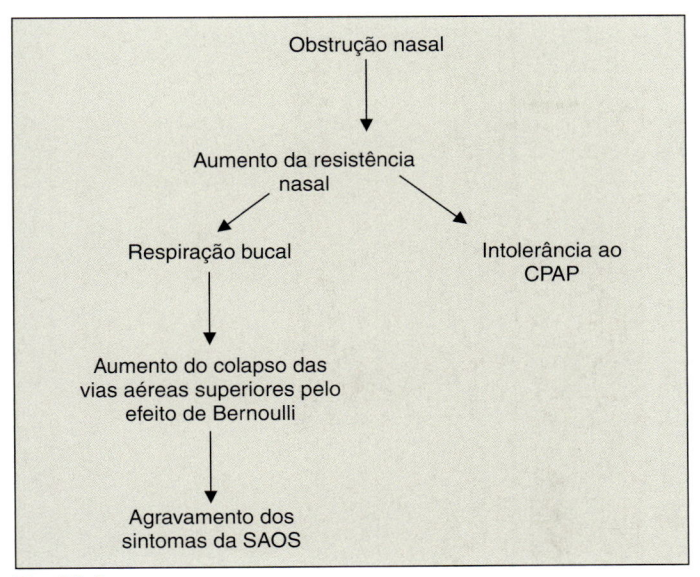

Fig. 19-5.
Efeitos da obstrução nasal na patogênese da SAOS.

Kiely, 2004, demonstrou que o uso de corticosteroides nasais pode melhorar os índices de apneia/hipopneia.

CONCLUSÃO

Os dados epidemiológicos demonstram que a obstrução nasal tem papel importante na patogênese da SAOS. Contudo, o tratamento exclusivo do nariz não demonstrou resultados significantes no controle da doença. O mesmo deve ser feito em conjunto com o tratamento dos demais sítios de obstrução das vias aéreas superiores ou previamente ao uso do CPAP quando indicado. A nossa experiência permite recomendar a realização dos procedimentos cirúrgicos em um único tempo, devendo ser associados à cirurgia nasal, aquelas realizadas na faringe, na base da língua e os avanços maxilomandibulares.

REFERÊNCIAS BIBLIOGRÁFICAS

AASM Task Force. Sleep-related breathing disorders in adults: recommendations for syndrome definition and measurement techniques in clinical research. *Sleep* 1999;22:667-89.

Basner RC, Simon PM, Schwartzstein RM. Breathing route influences upper airway muscle activity in awake normal adults. *Appl Physiol* 1989;66:1766-71.

Cole P. The four components of the nasal valves. *Am J Rhinol* 2003;17:107-10.

Constantian MB. Four common anatomic variants that predispose to unfavorable rhinoplasty results: a study based on 150 consecutive secondary rhinoplasties. *Plast Reconstr Surg* 2000;105:316-31.

Cottle MH. The structure and function of the nasal vestibule. *AMA Arch Otolaryngol* 1955;62:173-81.

Craig TJ, Teets S, Lehman EB *et al*. Nasal congestion secondary to allergic rhinitis as a cause of sleep disturbance and daytime fatigue and the response to topical nasal corticosteroids. *J Allergy Clin Immunol* 1998;101(5):633-37.

Dayal V, Phillipson E. Nasal surgery in the management of sleep apnea. *Ann Otorhinolaryngol* 1985;94:550-54.

Egan KK, Kezirian EJ, Kim DW. Nasal obstruction and sleep-disordered breathing. *Operative Techniques in Otolaryngology* 2006;17(4):268-72.

Fairbanks D. Effect of nasal surgery on snoring. *South Med J* 1985;78:268-70.

Friedman M, Tanyeri H, Lim JW. Effect of improved nasal breathing on obstructive sleep apnea. *Otolaryngol Head Neck Surg* 2000;122:71-74.

Goode RL. Surgery of the incompetent nasal valve. *Laryngoscope* 1985;95:546-55.

Kiely JL, Nolan P, McNicholas WT. Intranasal corticosteroid therapy for obstructive sleep apnoea in patients with co-existing rhinitis. *Thorax* 2004;59:50-55.

Knowlton FP, Starling EH. The influence of variations in temperature and blood pressure on the performance of the isolated mammalian heart. *J Physiol* 2001;44:206-19.

Lafond C, Series F. Influence of nasal obstruction on auto-CPAP behaviour during sleep in sleep apnoea/hypopnoea syndrome. *Thorax* 2001;53:780-83.

McNicholas WT, Coffey M, Boyle T. Effects of nasal air flow on breathing during sleep in normal humans. *Am Rev Respir Dis* 1993;147:620-23.

Kohler M, Bloch KE, Stradling JR. The role of the nose in the pathogenesis of obstructive sleep apnoea and snoring. *European Respiratory Journal* 2007 Mar.;30(6):1208-15.

Olsen KD, Kern EB, Westbrook PR. Sleep and breathing disturbance secondary to nasal obstruction. *Otolaryngol Head Neck Surg* 1981;89:804-10.

Proctor DF. The upper airways. Nasal physiology and defense of the lungs. *Am Rev Respir Dis* 1977;115:97-129.

Scharf MB, Cohen AP. Diagnostic and treatment implications of nasal obstruction in snoring and obstructive sleep apnea. *Ann Allergy Asthma Immunol* 1998;81:279-87.

Schonhofer B, Kerl J, Suchi S *et al*. Effect of nasal valve dilation on effective CPAP level in obstructive sleep apnea. *Respir Med* 2003;97:1001-05.

Series F, St Pierre S, Carrier G. Effects of surgical correction of nasal obstruction in the treatment of obstructive sleep apnea. *Am Rev Respir Dis* 1992;146:1261-65.

Series F, St Pierre S, Carrier G. Surgical correction of nasal obstruction in the treatment of mild sleep apnoea: importance of cephalometry in predicting outcome. *Thorax* 1993;48:360-63.

Turkey E. Effects of nasal pathologies on obstructive sleep apnea. *Acta Medica (Hradec Králové)* 2007;50(3):167-70.

Verse T, Pirsig W. Impact of impaired nasal breathing on sleep disordered breathing. *Sleep Breath* 2003;7:63-76.

Vijay SD, Phillipson EA. Nasal surgery in the management of sleep apnea. *Ann Otol Rhinol Laryngol* 1985;94:550-54.

White D, Cadieux R, Lomard R *et al*. The effects of nasal anesthesia on breathing during sleep. *Am Rev Respir Dis* 1985;132:972-75.

Young T, Finn L, Kim H. Nasal obstruction as a risk for sleep-disordered breathing. The University of Wisconsin Sleep and Respiratory Research Group. *J Allergy Clin Immunol* 1997;99:S757-62.

Zozula R, Rosen R. Compliance with continuous positive airway pressure therapy: assessing and improving treatment outcomes. *Curr Opin Pulm Med* 2001;7:391-98.

Zwillich CW, Zimmerman J, Weil JV. Effects of nasal obstruction on sleep in normal men. *Clin Res* 1979;27:405.

CAPÍTULO 20

Uvulopalatofaringoplastia

José Antonio Pinto
Mario Luiz Augustus da Silva Freitas

INTRODUÇÃO

O primeiro tratamento proposto para os distúrbios respiratórios do sono foi a traqueostomia, que através de um *bypass* da obstrução resulta em 100% de melhora (Kuhlo, 1969). Nesta mesma década, procedimentos visando alargar o espaço aéreo retropalatal foram surgindo através de excisão e remodelação dos pilares tonsilares posterior e anterior, úvula e porção posterior do palato mole.

Ikematsu (1964), no Japão, apresentou os primeiros resultados com a palatofaringoplastia com uvulectomia parcial. Retirava a mucosa lateral dos pilares posteriores, dissecava e extirpava parte da mucosa e submucosa da raiz da úvula com a intenção de avançá-la, removendo seu extremo caudal. Removia retalho mucoso e submucoso do palato cerca de 1 cm superior à úvula, suturando as bordas com o intuito de anteriorizá-la e cobrir as áreas cruentas. Em 152 pacientes operados, refere 81,6% de melhora do ronco.

Quesada e Perelló (1974) introduziram na Espanha a técnica da redução parcial do palato (RPP), visando não só o tratamento do ronco como da apneia obstrutiva do sono. Através de incisão arciforme, dissecam todo o palato mole 1 cm abaixo da união entre palato mole e duro, removendo mucosa, tecido adiposo e conjuntivo subjacente, juntamente com a úvula. A zona cruenta muscular é recoberta e suturada com a eversão da mucosa da nasofaringe.

Somente em 1981, Fujita, nos Estados Unidos, descreveu a uvulopalatofaringoplastia, amplamente difundida. Realizada sob anestesia geral, seus passos cirúrgicos são os seguintes:

1. Apreensão da úvula em seu terço distal com fio de seda, com avaliação do tecido redundante do pilar posterior e estimativa do tecido excessivo a ser retirado (Fig. 20-1A, B).
2. Incisão da mucosa, na porção oral do palato (Fig. 20-1C), cerca de 1 a 2 cm da borda inferior do palato (Fig. 20-1D). A mucosa e a submucosa são dissecadas até a sua porção posterior, ainda preservando a úvula (Fig. 20-1E, F). Quando as tonsilas estão presentes, elas são removidas previamente.
3. Faz-se a retirada do tecido redundante com preservação da musculatura do arco palatino. A hemostasia é realizada com eletrocautério (Fig. 20-1G).
4. O músculo palatofaríngeo, a porção posterior (rinofaringe) e a porção anterior (oral) do palato são aproximados para a sutura com polivicryl 3-0 (Fig. 20-1H).

Pontos separados e ancorados são passados através da mucosa e submucosa, da face oral e faríngea, sendo fundamental a invaginação da musculatura (Fig. 20-1I, J).

Preferimos manter a linha de incisão na parte posterior, a cerca de 0,5 cm, em desacordo com a linha anterior, para que possamos tracionar a mucosa de trás para frente, facilitando a sutura e a cobertura da área cruenta.

5. A úvula é amputada na sua base, sendo clampeada previamente logo acima da área a ser incisada, evitando sangramentos (Fig. 20-1K). Completa-se a cirurgia com a sutura do arco palatino (Fig. 20-1L).

O trabalho de Fujita gerou grande entusiasmo entre os otorrinolaringologistas, e diversas variantes técnicas surgiram. Simmons (1983) apresenta uma variante da técnica semelhante à de Fujita, na qual a ressecção da úvula é feita por completo com uma remoção maior do palato, alinhando-se a mucosa da porção posterior com a anterior. As incisões laterais dos pilares são feitas em desacordo, mantendo-se o pilar posterior 0,5 a 1 cm maior. Isto facilita a sutura borda a borda das mucosas, tracionando a parede posterior e evitando o arqueamento da cicatriz.

Morán (1985), Chouard (1986), Dickinson (1987) e Fairbanks (1987) apresentam modificações das técnicas de Ikematsu e Fujita, dentre quais a técnica de Fairbanks apresenta os seguintes aspectos:

1. Maximizar a lateralização dos pilares posteriores, incluindo a musculatura submucosa, para aumentar as dimensões laterais da orofaringe.
2. Interromper parte da ação esfinctérica da musculatura palatonasofaríngea, o que aumentará a permeabilidade da via nasofaríngea.
3. Maximizar o encurtamento do palato mole nas partes laterais, poupando a musculatura da linha média, o que resulta numa aparência retangular do palato, prevenindo a retração e a estenose da nasofaringe, e mantém a mobilidade e a função esfinctérica palatal.

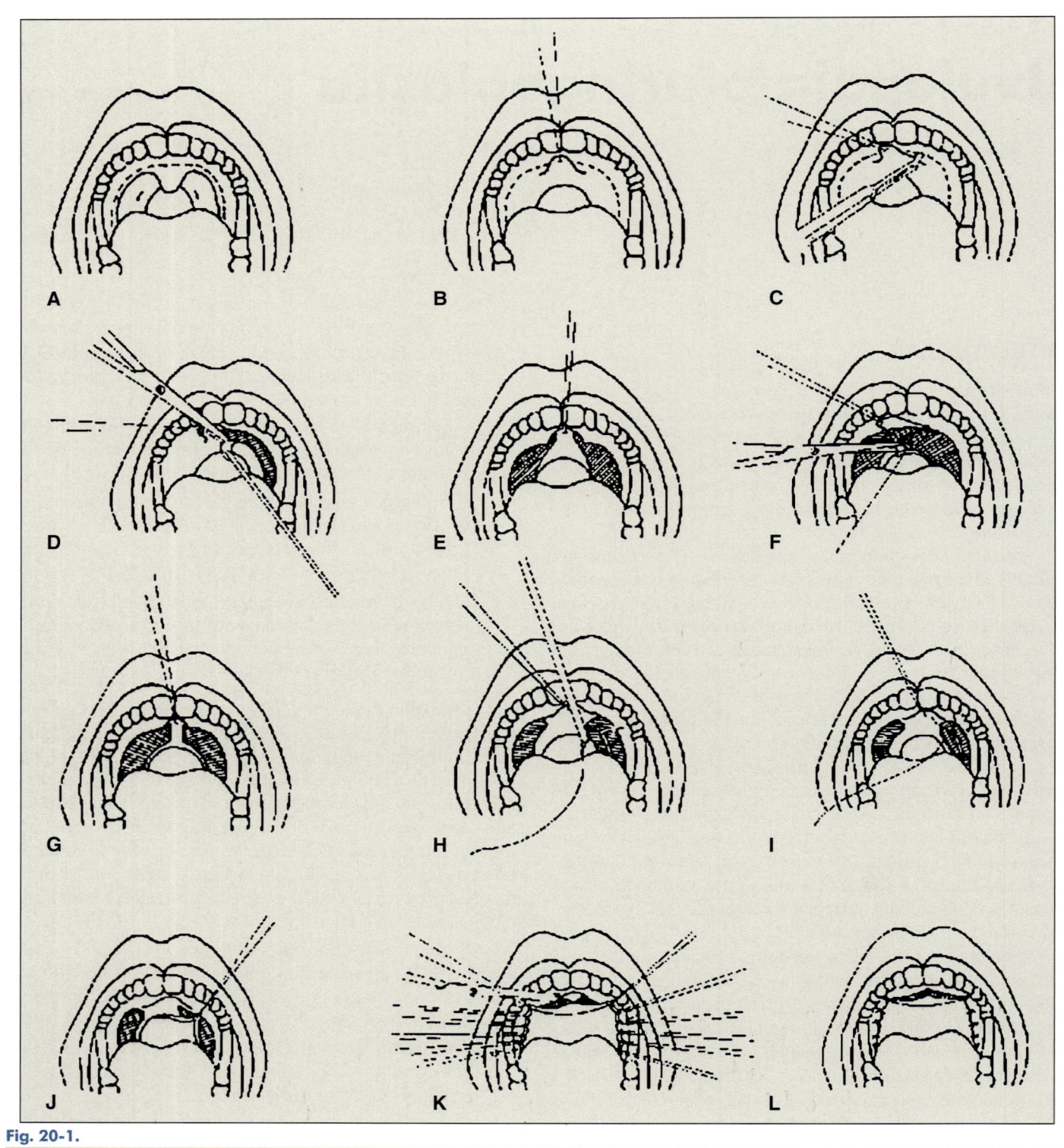

Fig. 20-1.
Técnica de Fujita – passos cirúrgicos.

TÉCNICA DE FAIRBANKS

Sob anestesia geral, intubação preferencialmente pelo nariz, em posição de Rosen, é feita infiltração de lidocaína a 1%, com vasoconstritor na área a ser operada, para diminuir o sangramento.

Faz-se o clampeamento da mucosa lateral da úvula e realiza-se incisão oblíqua bilateral, assim como de algumas fibras inferiores da musculatura do esfíncter nasofaríngeo (Fig. 20-2). Estas incisões aumentam a mobilidade dos pilares e previnem a contração cicatricial do palato.

A incisão do palato (Fig. 20-3) é realizada como se fossem linhas de um retângulo. Inicia-se na base da língua, junto ao polo inferior da loja tonsilar, subindo até cerca de 1,0 cm além do polo superior, procurando confeccionar um ângulo de 90° com a incisão superior, que se estende horizontalmente até o outro ângulo idêntico contralateral. O nível ideal para a incisão palatal horizontal corresponde ao chamado *dimple point,* descrito por Dickinson (1987), entre 1 e 2 cm abaixo da espinha nasal posterior, que é o ponto em que, apoiando com o dedo indicador, levamos o palato mole a contatar com a parede posterior da faringe.

Retira-se toda a mucosa e submucosa, com glândulas e tecido gorduroso, da camada muscular, diminuindo-se a espessura do palato. A úvula é amputada no nível da margem caudal da musculatura do palato (Fig. 20-4).

O pilar posterior é avançado e suturado (Fig. 20-5) em direção ao canto superior da incisão (látero-cefálico). A sutura passa através da mucosa e plano superficial da musculatura, visando melhor hemostasia, maximizar a lateralização dos pilares posteriores (ampliação da dimensão lateral da orofaringe) e cobrir a área cruenta (Fig. 20-6).

Esta manobra também favorece a diminuição do tecido redundante da parede posterior da orofaringe; se isto não for observado durante a cirurgia, é indicativo que mais tecido dos pilares pode ser ressecado. Sutura descontínua a partir do primeiro ponto até a porção inferior da incisão, base da língua, é realizada com Vicryl 3-0, mantendo-se uma pequena abertura na porção mais inferior para facilitar a drenagem espontânea.

O fechamento do palato é realizado com o avançamento da mucosa da porção posterior (nasal) até a face anterior (oral), procurando tracionar e aparar qualquer tecido redundante ainda existente (Figs. 20-7 e 20-8).

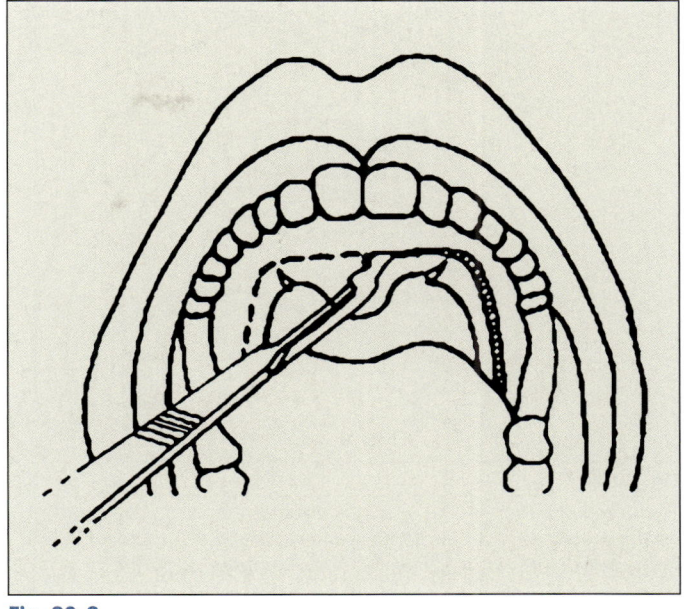

Fig. 20-3.
Técnica de Fairbanks – Incisão da mucosa do palato, desde a base da língua, subindo em direção ao sulco entre o pilar anterior e a mandíbula, formando-se ângulo de 90° com a incisão do palato.

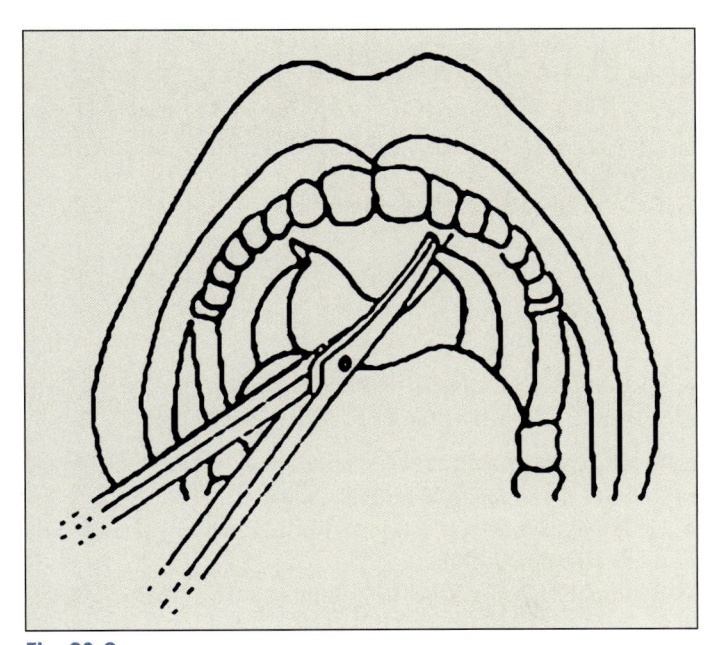

Fig. 20-2.
Técnica de Fairbanks – Incisão dos pilares paralela à úvula e oblíqua.

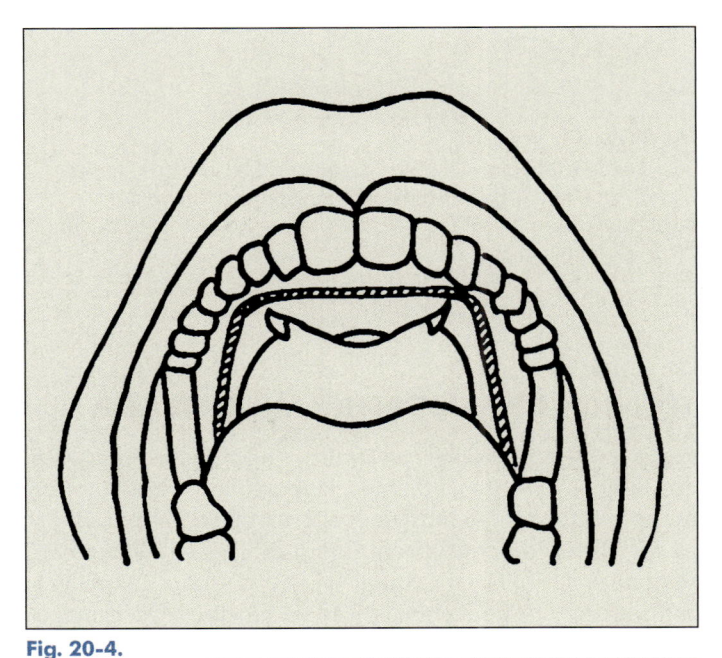

Fig. 20-4.
Técnica de Fairbanks – Dissecção de mucosa, tecido gorduroso e fibroses, com preservação da musculatura. Amputação da úvula.

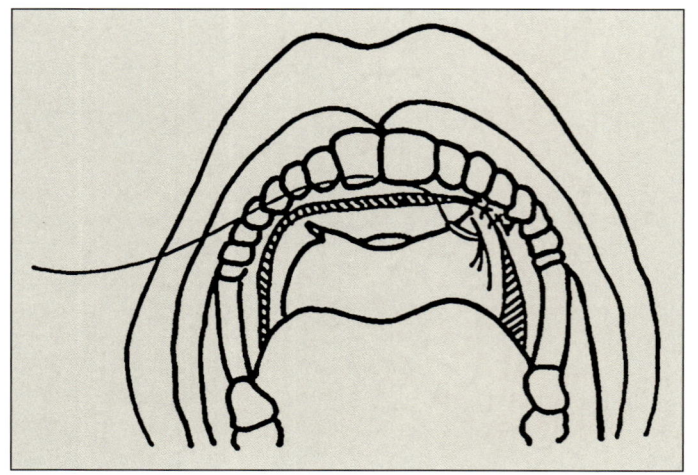

Fig. 20-5.
Técnica de Fairbanks – O pilar posterior é tracionado e suturado, esta manobra permite aumentar a lateralização dos pilares e a correção da redundância dos tecidos da parede posterior da orofaringe.

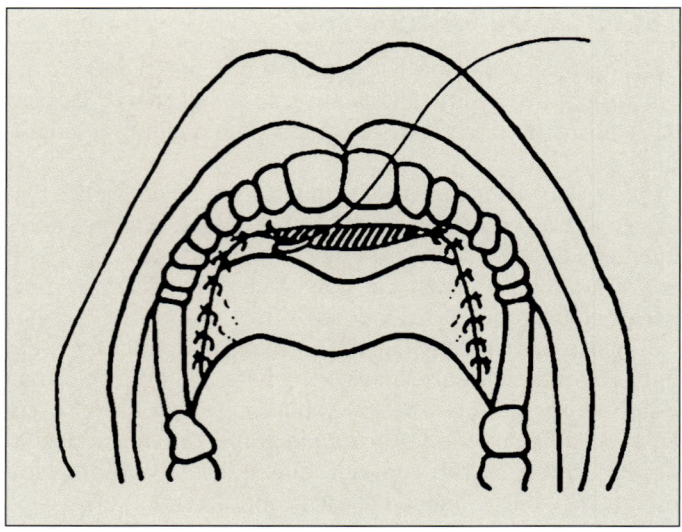

Fig. 20-7.
Técnica de Fairbanks – A porção nasal do palato é tracionada e suturada.

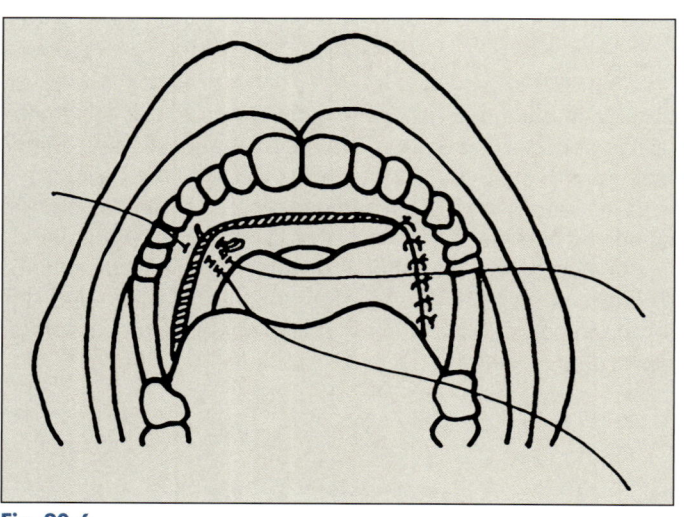

Fig. 20-6.
Técnica de Fairbanks – A sutura passa através da mucosa e dos planos superficiais da musculatura, prevenindo hematomas, levando à máxima lateralização dos pilares posteriores e cobertura da área cruenta.

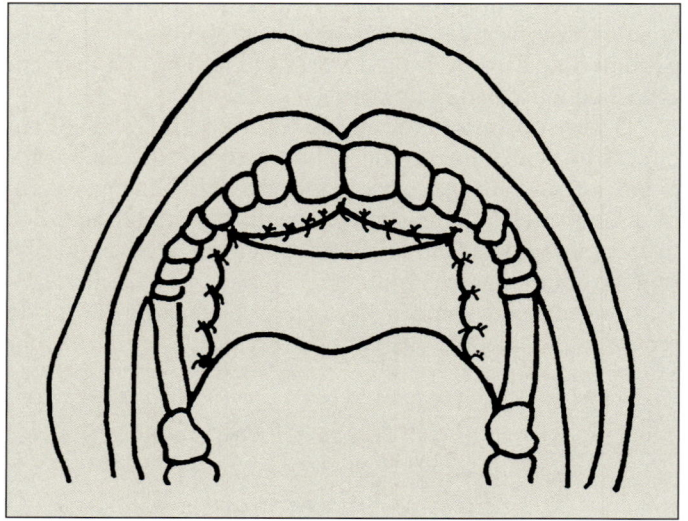

Fig. 20-8.
Técnica de Fairbanks – Aspecto final.

TÉCNICA DE FAIRBANKS MODIFICADA

Realizamos modificações na técnica de Fairbanks, pois além dos tempos descritos, atuamos na musculatura do pilar posterior, seccionando o músculo palatofaríngeo, perpendicular às suas fibras e paralelamente ao palato. Tal procedimento permite uma maior amplitude na lateralização dos pilares, suturas sem tensão e manutenção da função de fechamento velofaríngeo. A abordagem à parede lateral da faringe com maior preservação da linha média vem apresentando melhores resultados (Figs. 20-9 a 20-19).

Variantes técnicas da UPFP têm sido descritas na literatura, como:

- Retalho uvulopalatal reversível (Powell, 1996).
- Retalho uvulopalatal (Huntley, 2000).
- Uvulopalatofaringoplastia modificada com preservação da úvula (Demin, 2000).
- Uvulopalatofaringoplastia submucosa (Friedman, 2000).
- Zetapalatofaringoplastia (Friedman, 2004).

Outras técnicas específicas mais avançadas serão descritas em capítulos especiais.

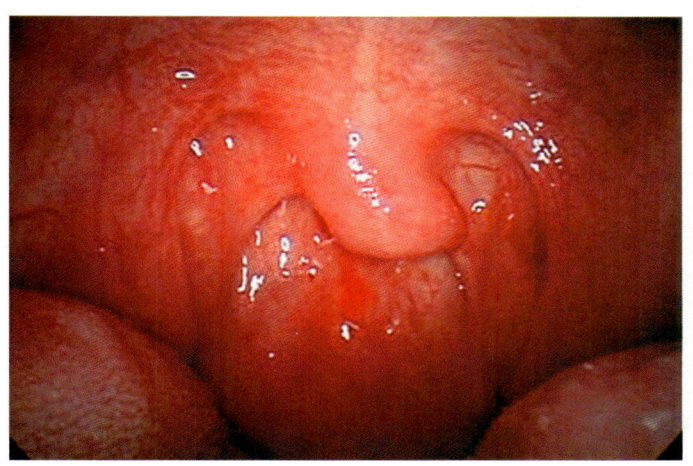

Fig. 20-9.
Técnica de Fairbanks modificada. Exposição do palato – pré-operatório.

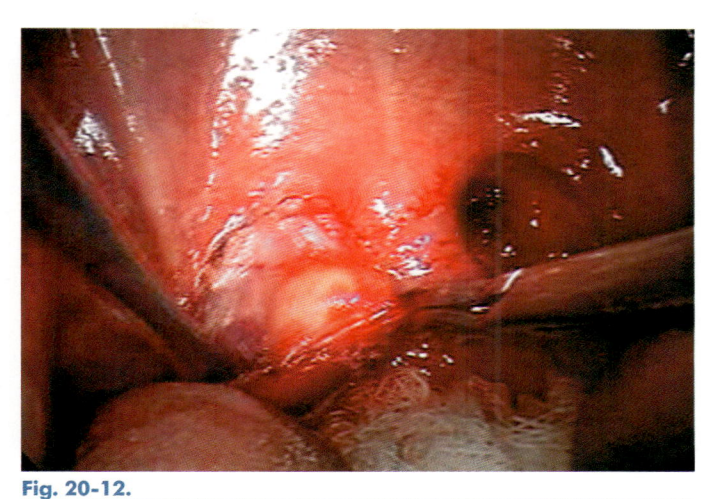

Fig. 20-12.
Técnica de Fairbanks modificada. Tonsilectomia.

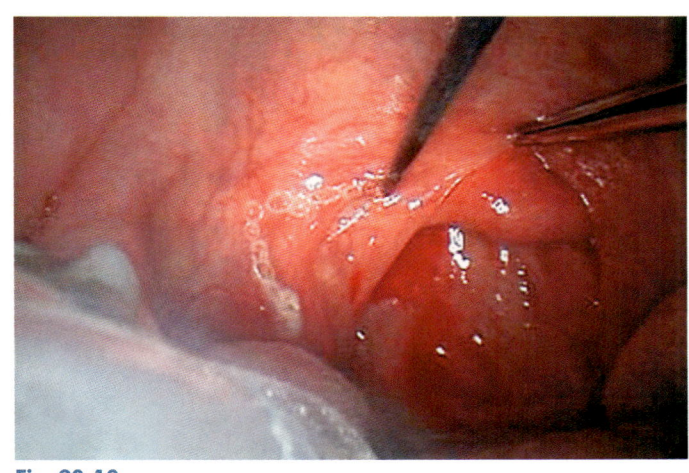

Fig. 20-10.
Técnica de Fairbanks modificada. Marcação de área triangular da mucosa palatal a ser removida.

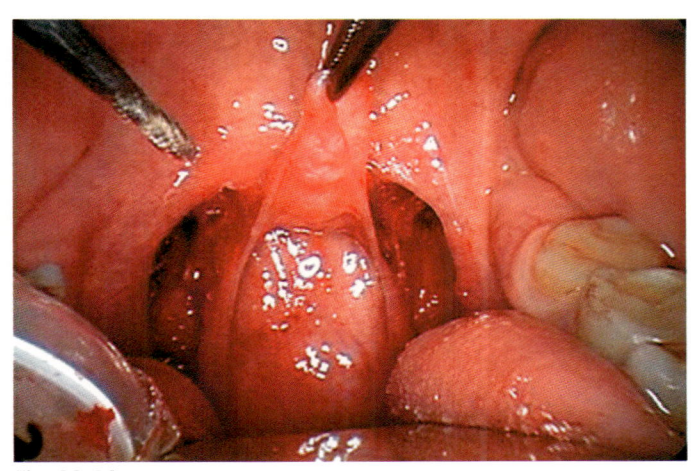

Fig. 20-13.
Técnica de Fairbanks modificada. Exposição dos pilares posteriores com tração da úvula.

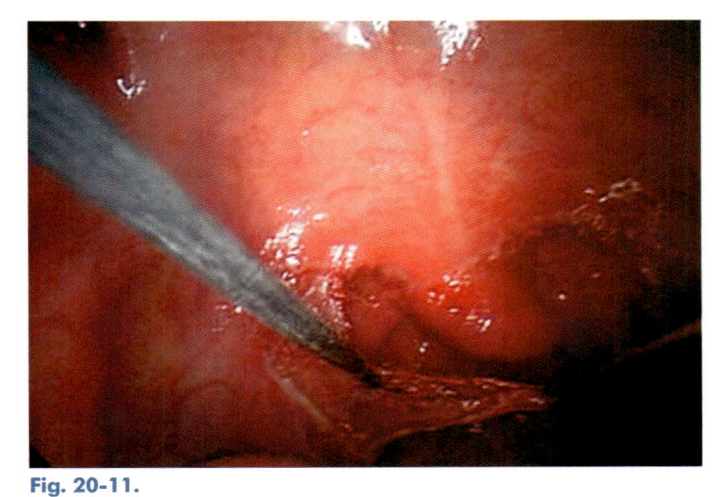

Fig. 20-11.
Técnica de Fairbanks modificada. Dissecção da mucosa e preparo para extração tonsilar.

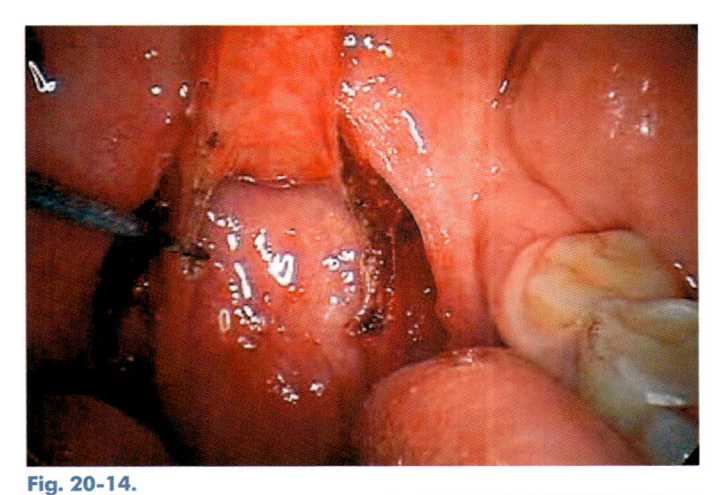

Fig. 20-14.
Técnica de Fairbanks modificada. Secção dos pilares posteriores e músculo palatofaríngeo.

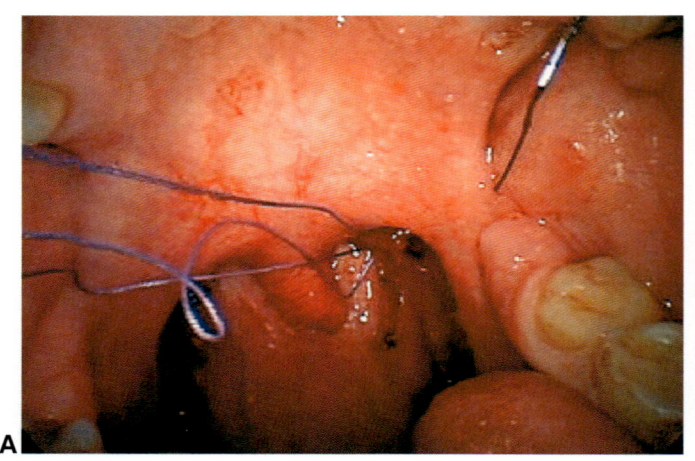

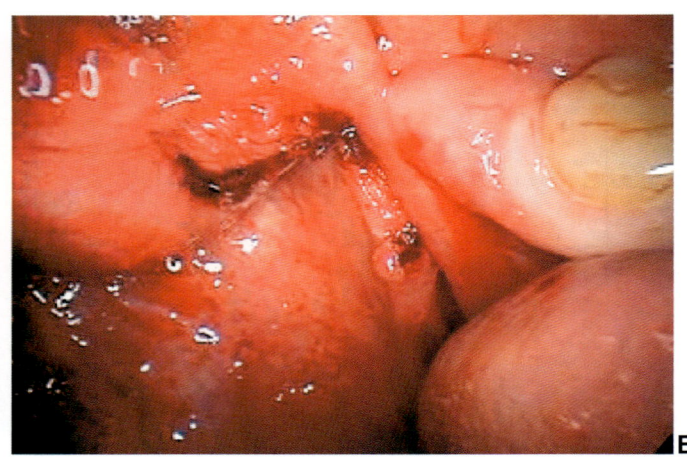

Fig. 20-15.
(A e B) Técnica de Fairbanks modificada. Sutura com lateralização dos pilares.

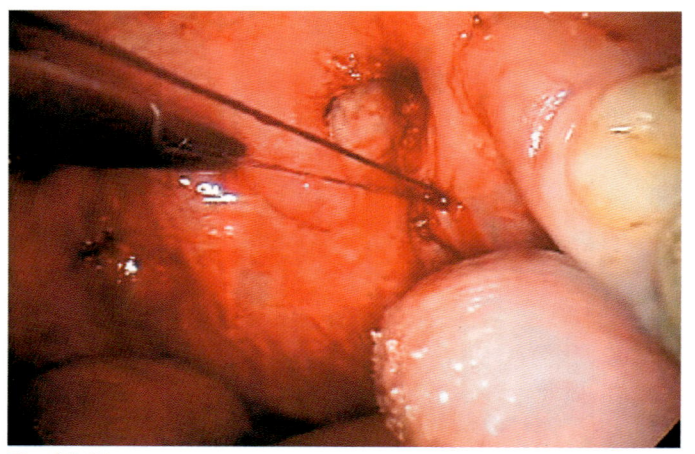

Fig. 20-16.
Técnica de Fairbanks modificada. Sutura e fechamento da loja tonsilar.

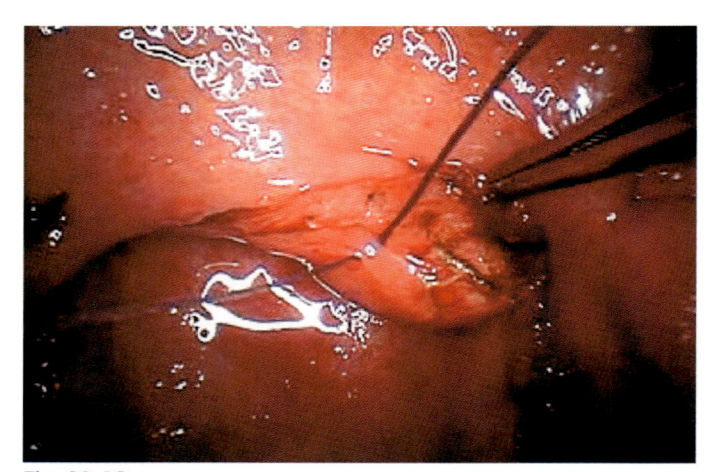

Fig. 20-18.
Técnica de Fairbanks modificada. Sutura da úvula.

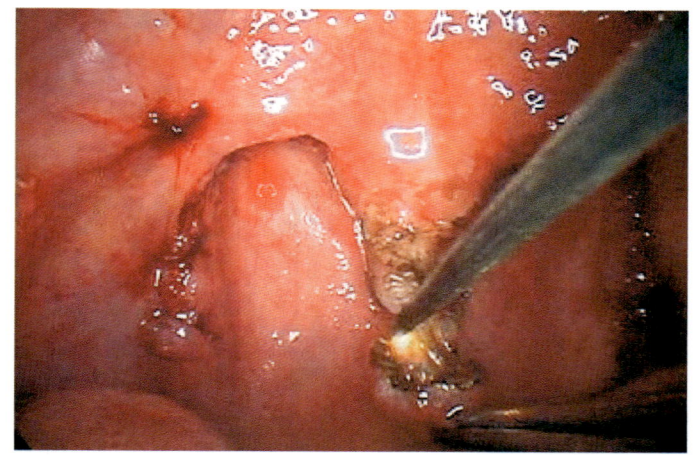

Fig. 20-17.
Técnica de Fairbanks modificada. Retirada parcial da úvula.

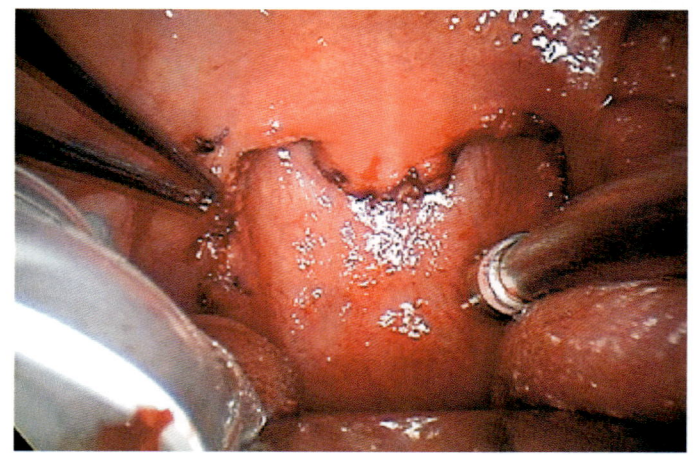

Fig. 20-19.
Técnica de Fairbanks modificada. Aspecto final.

CUIDADOS NO PRÉ E PÓS-OPERATÓRIO

Pré-operatório

- Não administrar narcóticos ou sedativos antes da cirurgia.
- Dexametasona 10 mg EV 30-60' antes da cirurgia.
- Inibidor de bomba de prótons (IBP) EV, 30-60' antes da cirurgia.
- Tratar comorbidades (HAS, coronariopatia, diabetes).

Pós-operatório

- Antibioticoterapia de largo espectro mantida por, no mínimo, 7 dias.
- Corticoterapia que, dependendo do edema e da dor pós-operatória, pode ser mantida por mais 5 dias.
- Anti-inflamatórios não hormonais (ibuprofeno, cetoprofeno).
- Analgésicos comuns (paracetamol, dipirona).
- Agentes não opiáceos centrais (tramadol) ou codeína (dor forte).
- Antieméticos (metoclopramida inj.).
- Colutórios orais com antissépticos e anestésicos (benzocaína).
- Vasoconstritor nasal (oximetazolina).
- Elevar cabeceira do leito 30-45°.
- A dieta deve ser líquida por no mínimo 7 dias (7 a 14 dias), excluindo alimentos cítricos, café, álcool, condimentos, alimentos quentes e gelados.

O uso de CPAP no pós-operatório imediato pode ser necessário.

COMPLICAÇÕES

As complicações da UPFP estão relacionadas, na maioria das vezes, a técnicas e procedimentos inadequados. Podemos dividir as complicações em pré e intraoperatória, pós-operatória imediata e pós-operatória tardia (Katsantonis, 1994).

As complicações pré e intraoperatórias (Quadro 20-1) são relacionadas, principalmente, com a potencial ocorrência de apneias. Complicações relacionadas com as vias aéreas representam cerca de 75% das complicações intraoperatórias da UPFP (Fairbanks, 1994). As causas de obstrução das vias aéreas são: flacidez e colapso das vias aéreas devido ao uso de narcóticos no pré ou intraoperatório, dificuldades à intubação e edema ou hemorragias pós-operatórias.

A sedação pré-operatória pode agravar o quadro de apneias devido ao maior relaxamento da musculatura das vias aéreas. Nestes casos, é indicado o uso de relaxantes e anestésicos de fácil reversão. O uso de narcóticos intraoperatórios (Fentanyl) demonstrou ser o fator de maior risco de apneia pós-extubação (Fairbanks, 1994).

A dificuldade de intubação, ou até mesmo o insucesso, não é rara em portadores de SAOS e está relacionada com anormalidades anatômicas.

São fatores importantes na avaliação pré-anestésica: posicionamento do osso hioide, pescoço curto com circunferência cervical alargada, depósito de tecido adiposo na região cervical, volume da base da língua, limitações de abertura da boca por alterações da ATM. O anestesista deve estar familiarizado com técnicas alternativas de intubação (retrógrada, endoscópica, nasal), bem como deve haver prontidão de toda a equipe para a realização de eventual traqueotomia de urgência.

Edema no pós-operatório imediato pode ocorrer e resultar em piora do quadro de apneia (Powell, 1988), tornando necessária a instalação de CPAP.

Das complicações imediatas à UPFP (Quadro 20-2), a insuficiência velopalatina é a mais comum, estando presente em 20% dos pacientes (Katsantonis, 1994). Na grande maioria resolve-se em algumas semanas até 2 meses e, se persistir após este período, provavelmente foi ressecado muito tecido do palato e a correção pode ser necessária.

A deiscência da sutura da parede lateral da faringe pode ocorrer, o que na maioria das vezes não é complicação importante, pois a cicatrização acaba ocorrendo por segunda intenção. No entanto, pode trazer prejuízo ao resultado cirúrgico, pois a sutura tem também, por função, tracionar a parede posterior da faringe. A deiscência pode ser evitada realizando-se sutura cuidadosa e sem tensão excessiva.

A infecção pós-operatória pode aumentar a dor no pós-operatório, pela formação de microabscessos nas regiões das suturas, razão para o uso da antibioticoterapia de rotina.

A dor excessiva e prolongada representa também uma complicação. A utilização de analgésicos potentes, de ação central, pode potencializar e agravar o quadro de apneia, por isso deve ser monitorada. O aparecimento da dor ocorre tão logo cesse o efeito das drogas anestésicas, sendo moderada nos primeiros 3 dias, intensificando-se a partir do 4° dia pós-operatório. A partir do 10° dia, a queixa dolorosa tende a diminuir significativamente. A dor limita a ingestão de alimentos e líquidos, levando a desidratação leve com ressecamento das mucosas, piorando a dor e a deglutição.

Quadro 20-1. Complicações pré e intraoperatórias da UPFP

- Apneias
- Narcóticos
- Dificuldades ou insucesso à intubação
- Edema das vias aéreas
- Hemorragias pós-operatórias

Quadro 20-2. Complicações imediatas da UPFP

- Incompetência velofaríngea
- Deiscência das suturas
- Infecções
- Odinofagia
- Hemorragias

A orientação adequada ao paciente quanto à evolução do quadro doloroso, a manutenção da dieta líquida e o uso de analgésicos tópicos e sistêmicos contribuem para facilitar a evolução favorável da dor no pós-operatório.

As complicações tardias à UPFP estão relacionadas no Quadro 20-3.

A maioria destas complicações está relacionada com contratura e ausência da úvula (Finkelstein, 1992); diminui com o tempo, porém pode persistir em alguns pacientes.

Sensação de boca seca, dificuldade em gargarejar, sensação de corpo estranho na porção posterior (nasal) do palato, retenção de alimentos ou secreções na rinofaringe são queixas comuns e se relacionam com a amputação da úvula.

A ausência da úvula é também um dos fatores responsáveis pela dificuldade na formação de fonemas fricativos, utilizados com frequência em determinadas línguas (alemão, francês, grego, russo etc.). Alterações permanentes da voz são infrequentes.

Distúrbio do paladar pode ocorrer e pode estar relacionado com o uso prolongado do abridor de boca comprimindo terminações nervosas da base da língua. Pode ser evitada diminuindo-se de tempo em tempo a pressão do abridor de boca sobre a língua.

A incidência de insuficiência velopalatina (faríngea) é extremamente baixa na literatura e está relacionada com o excesso de tecido retirado durante a cirurgia. As retrações cicatriciais podem ser significativas, o que nos parece mais um fator predisponente na etiologia da insuficiência. A técnica de Fairbanks mostrou ser mais eficaz com relação à insuficiência velofaríngea (IVF) porque previne a retração lateral da cicatriz e o arqueamento do palato.

A infiltração com pasta de teflon no espaço submucoso da parede posterior da rinofaringe tem mostrado ser eficaz no tratamento da IVF (Furlow, 1982).

A faringoplastia com rotação de retalho da mucosa da parede posterior da orofaringe pode ser utilizada na correção da IVF. Retalho retangular de mucosa de base superior, com cerca de 3 cm de comprimento por 2 cm de largura, é descolado da parede posterior da orofaringe. Em seguida, faz-se a rotação do retalho, suturando-o à borda inferior do palato mole, posicionado na porção central do palato, mantendo aberturas laterais. Os resultados não são satisfatórios devido à intensa retração cicatricial do retalho no pós-operatório tardio. A gravidade das apneias deve ser considerada na correção da IVF, pois a maioria dos procedimentos tende a piorar o quadro.

A estenose nasofaríngea é a complicação mais grave pós-UPFP, pela dificuldade de correção e pelo extremo comprometimento da função palatina. Em geral, está relacionada com a inabilidade do cirurgião e o desconhecimento técnico. Os fatores predisponentes à estenose por UPFP estão mencionados no Quadro 20-4.

Katsantonis (1994) classifica as estenoses em leve, moderada e grave.

Nas estenoses leves, ocorre aderência entre as paredes laterais do palato e a parede posterior da orofaringe, que na sua maioria é assintomática. Nas estenoses de grau moderado, permanece somente uma pequena abertura na porção central da faringe, o que acaba produzindo obstrução nasal parcial. A estenose grave apresenta aderência de todo o palato na parede posterior da rinofaringe.

A correção cirúrgica das estenoses é sempre um desafio. Numerosas técnicas são relatadas, com resultados relativos. A confecção de retalhos de palato e faringe, colocação de enxertos e zetaplastia são as alternativas mais usadas. Katsantonis relata bons resultados com a técnica de Mackenty modificada, em que realiza a confecção de dois retalhos de mucosa de palato e da faringe que são rodados para a face dorsal do palato. Pinto (2005) demonstra bons resultados no tratamento da estenose de rinofaringe utilizando a técnica da zetaplastia com *stent* de silicone.

DISCUSSÃO

A UPFP continua sendo o procedimento cirúrgico mais comumente utilizado para tratamento de ronco e apneia obstrutiva do sono. Desde a padronização da UPFP realizada por Fujita, diversas variantes técnicas foram introduzidas, objetivando corrigir a obstrução no nível do palato e das tonsilas.

Sher (1996), em meta-análise sobre os resultados da UPFP em revisão de 29 anos, encontrou uma taxa de sucesso de 40%, sendo que na maioria destes trabalhos as indicações eram aleatórias, sem estadiamento adequado, com procedimentos palatais isolados, sem considerar os múltiplos níveis das obstruções. Morrison (1993) refere obstrução retropalatal em somente 18% dos pacientes. Abdullah (2007) encontrou 87% de seus pacientes com obstruções em múltiplos níveis.

A eficácia da UPFP pode diminuir com o tempo. Larsson (1994), em 50 pacientes não selecionados, teve 60% de sucesso nos primeiros 6 meses pós-operatórios, com redução do IDR de 50%, declinando pela metade em 46 meses subsequen-

---

Quadro 20-3. Complicações tardias da UPFP

- Boca seca
- Sensação de corpo estranho
- Secreções ou alimentos na rinofaringe
- Inabilidade para gargarejar
- Alterações do paladar e parestesia na língua
- Alterações da fala e da voz
- Insuficiência velofaríngea
- Estenose nasofaríngea

Quadro 20-4. Fatores predisponentes à estenose nasofaríngea pós-UPFP

- Infecção
- Uso excessivo de eletrocautério
- Necrose
- Laceração excessiva da mucosa
- Ressecção exagerada dos pilares posteriores

tes. Janson (1997) refere 64% de sucesso em 6 meses com queda para 48% entre 48 a 96 meses pós-operatórios. O ganho de peso foi considerado um dos fatores de insucesso.

A gravidade da SAOS não está relacionada com a taxa de sucesso. Pacientes com apneia leve não têm melhor chance de sucesso que pacientes com apneia grave (Friedman, 2004). Senior (2000) demonstrou que a UPFP realizada em pacientes não selecionados com apneia leve (IAH < 15) não apresentou sucesso em 60% dos casos, agravando inclusive a doença.

As falhas nos resultados cirúrgicos da UPFP estão relacionadas com os múltiplos níveis de obstrução das VAS e que não foram corrigidos pelo procedimento.

A determinação dos níveis de obstrução tem sido tentada através de diversos métodos, dos quais o mais comumente utilizado é a manobra de Mueller, cuja predicabilidade é fator de discussão e controvérsias.

Friedman (1999) apresentou seu método de estadiamento baseado na posição da língua e do palato, de acordo com as observações de Mallampati (1985), utilizado como indicador da dificuldade de intubação endotraqueal em técnicas anestésicas (Fig. 20-20). Diferente de Mallampati, Friedman avalia a posição da língua em sua localização natural dentro da boca e descreve cinco posições da língua com relação a tonsilas, pilares, úvula, palato mole e palato duro (Fig. 20-21). Considera que, com estes dados, o médico pode predizer a presença da SAOS e de obstrução no nível da hipofaringe. Em estudos prévios, Friedman (2003, 2004) demonstrou poder separar pacientes que se beneficiam da UPFP daqueles que requerem intervenções em múltiplos níveis.

Associando a posição da língua ao tamanho das tonsilas palatinas e ao índice de massa corporal (IMC), Friedman criou um sistema de estadiamento com o objetivo de predizer os resultados da UPFP com base nas alterações anatômicas encontradas (Quadro 20-5).

Friedman encontrou 80,6% de sucesso com a UPFP em pacientes em estádio I, 37,9% em pacientes em estádio II e somente 8% em estádio III.

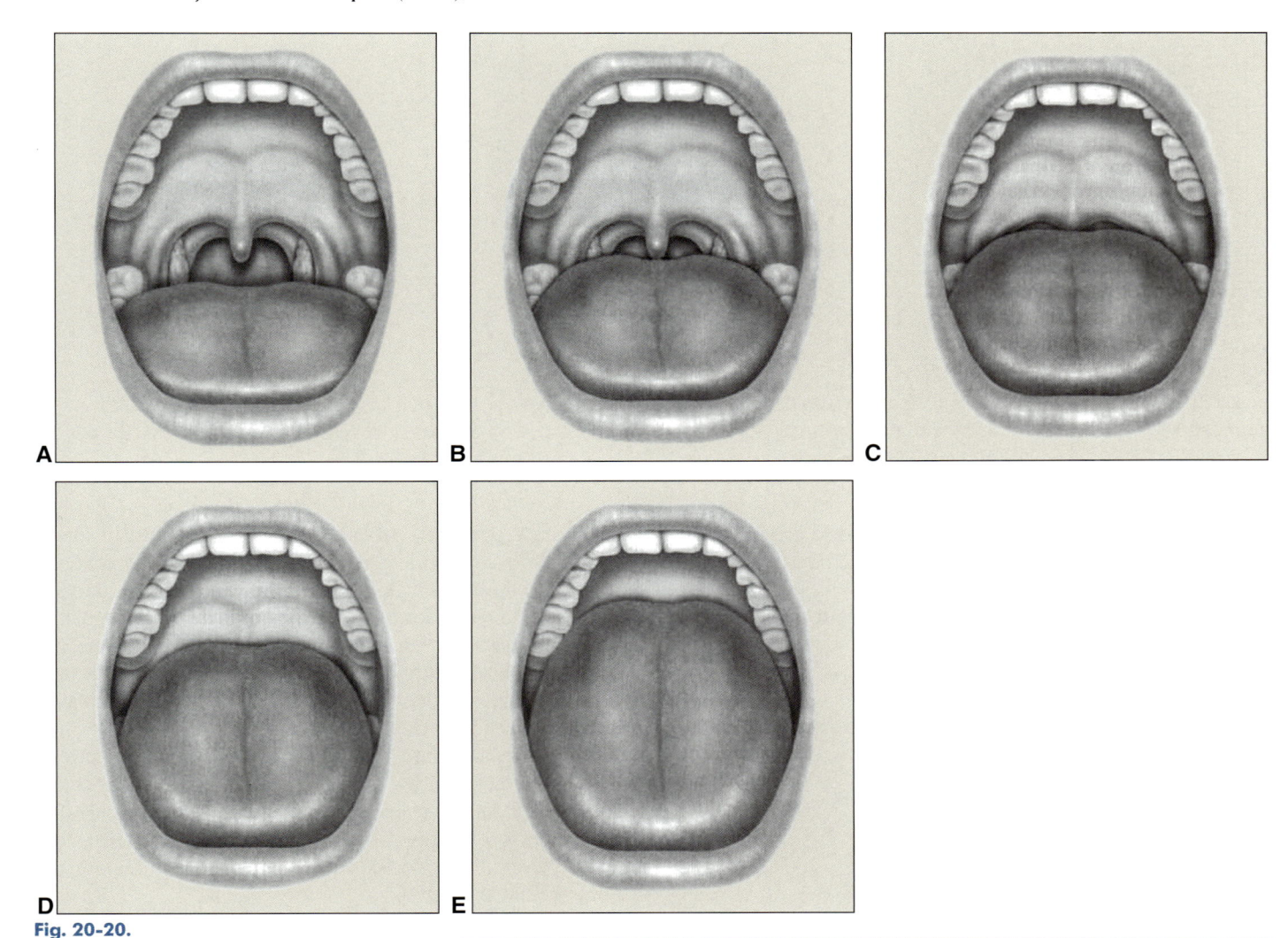

Fig. 20-20.

Escala de Friedman – Mallampati modificado. (**A**) Friedman I permite a visualização de toda a úvula, dos pilares e tonsilas. (**B**) Friedman IIa permite a visualização de maior parte da úvula, mas pilares e tonsilas estão ausentes. (**C**) Friedman IIb permite visualização de todo o palato mole até a base da úvula. (**D**) Friedman III permite a visualização de parte do palato mole, mas as estruturas distais estão ausentes. (**E**) Friedman IV permite a visualização do palato duro, apenas.

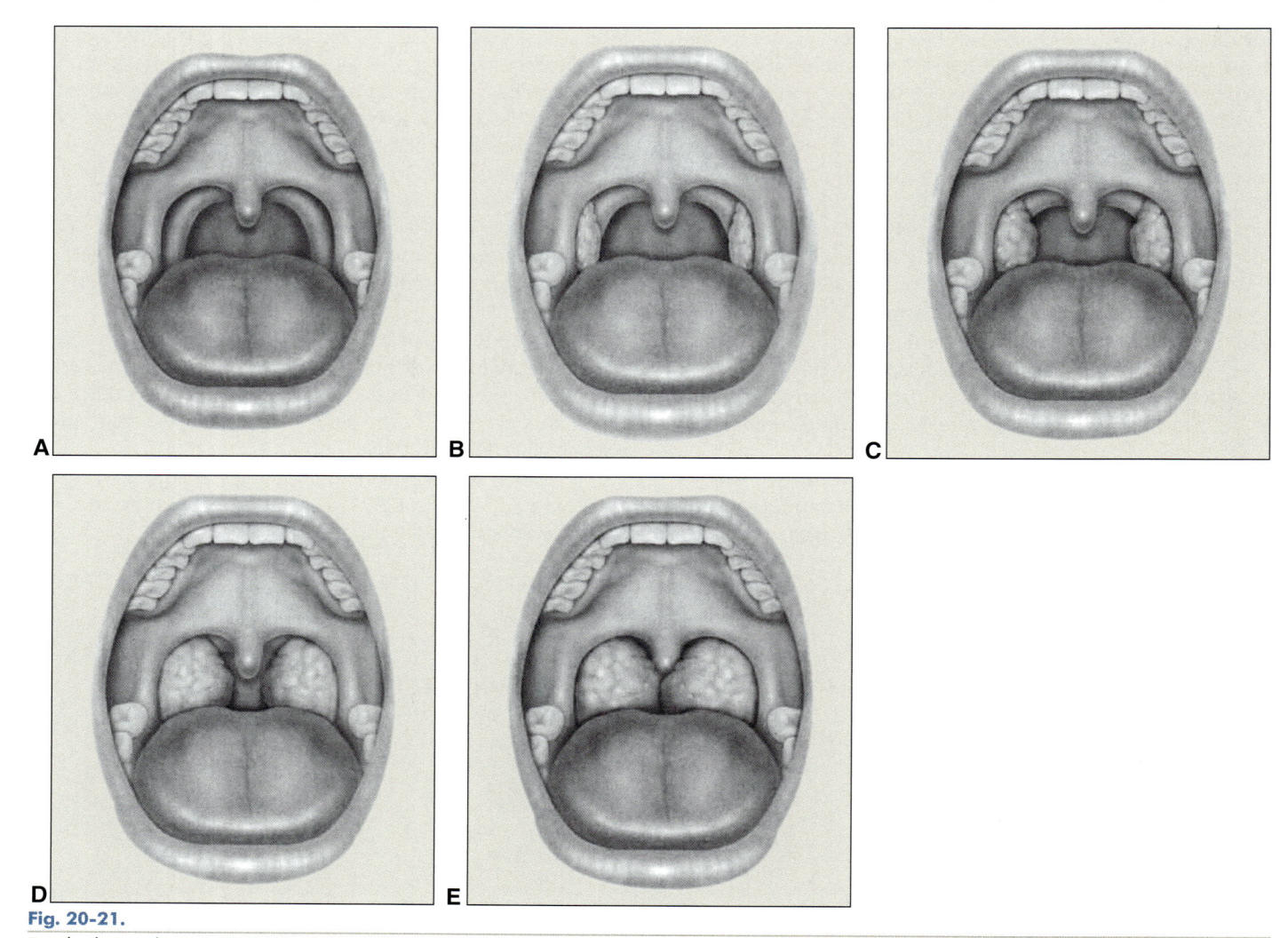

Fig. 20-21.
Escala de Friedman – Estágios relacionados com o volume das tonsilas palatinas. (**A**) Grau 0: ausência de tonsilas. (**B**) Grau 1: tonsilas inseridas nos pilares. (**C**) Grau 2: tonsilas se estendem além dos pilares. (**D**) Grau 3: tonsilas se estendem e ultrapassam os pilares. (**E**) Grau 4: tonsilas se estendem para a linha média.

Zonato *et al.* (2005) observaram uma baixa incidência de paciente em estádio I (2,6%), preponderando os pacientes em estádio III (56%).

O estadiamento de Friedman representa uma maneira bastante simples e objetiva de avaliarmos o envolvimento da hipofaringe, porém na indicação dos procedimentos palatais, outros dados anatômicos e funcionais devem ser considerados, como a implantação, a espessura, a posição, a flacidez dos pilares, a redundância de tecidos moles do palato, palato em *web*, a distância entre os pilares anterior e posterior, o tamanho e a espessura da úvula, o colapso das paredes laterais da faringe, dados que devem ser individualizados de acordo com cada paciente e suas queixas.

As cirurgias palatais devem ser dirigidas à correção da obstrução volumétrica e ao colapso faríngeo. Novas técnicas cirúrgicas, além das tradicionais, estão hoje sendo utilizadas intervindo sobre a musculatura faríngea, visando efeitos funcionais, modificando tecidos e alterando a estrutura para melhorar a função das VAS.

Estudos clínicos deverão demonstrar a viabilidade destas novas técnicas.

A UPFP isolada hoje é um procedimento de indicação menos frequente, estando combinada a outros procedimentos reconstrutivos das VAS.

Quadro 20-5. Estagiamento Friedman

	Posição do palato	Tamanho das tonsilas	Índice de massa corporal – IMC
Estádio I	1	3, 4	< 40
	2a, 2b	3, 4	< 40
Estádio II	1, 2a, 2b	0, 1, 2	< 40
	3, 4	3, 4	< 40
Estádio III	3	0, 1, 2	< 40
	4	0, 1, 2	< 40

REFERÊNCIAS BIBLIOGRÁFICAS

Abdullah VJ, and van Hasselt CA. Video sleep nasoendoscopy. In: Terris DJ, Goode RL (Eds.). *Surgical management of sleep apnea and snoring*. New York: Informa Healthcare USA, Inc., 2007. p. 143-154.

Chouard CH, Valty H, Meyer B et al. La rhoncopatie chronique ou ronflement – Aspects cliniques et indications thérapeutiques. *Ann Otolaryngol Paris* 1986;103:319-27.

Demin H, Jingyng Y and Jun W. Modified uvulopalatopharyngoplasty with úvula preservation. In: Friedman M (Ed.). *Sleep apnea and snoring – Surgical and Non-Surgical Therapy*. USA: Elsevier Inc., 2009. p. 211-16.

Dickinson RI, Blokmanis A. Treatment of obstructive sleep apnea by uvulopalatopharyngoplasty. *Laryngoscope* 1987;97:1054-59.

Fairbanks D, Fujita S. Uvulopalatopharyngoplasty: variations. In: Fairbanks D, Fujita S. *Snoring and obstructive sleep apnea*. 2nd ed. Raven Press, 1994.

Fairbanks DNF. Method of Fairbanks. In: Fairbanks DND, Fujita S, Ikematsu T et al. (Eds.). Snoring and obstructive sleep apnea. New York: Raven Press, 1987. p. 160-67.

Finkeltein MD, Meshorer A, Talmi WP et al. The riddle of the uvula. *Otolaryngol Head Neck Surg* 1992;107(3):444–50.

Friedman M, Ibrahim H, Joseph NJ. Staging of obstructive sleep apnea/hypopnea syndrome: a guide to appropriate treatment. *Laryngoscope* 2004;114:454-59.

Friedman M, Ibrahim H, Lee G et al. Combined uvulopalatopharyngoplasty and radiofrequency tongue base reduction for treatment of obstructive sleep apnea/hypopnea syndrome. *Otolaryngol Head Neck Surg* 2003;129:611-21.

Friedman M, Landsberg R, Tanyeri H. Submucosal uvulopalatopharyngoplasty. *Oper Tech Otolaryngol Head Neck Surg* 2000;11:26-29.

Friedman M, Tanyeri H, La Rosa M et al. Clinical predictors of obstructive sleep apnea. *Laryngoscope* 1999;109:1901-07.

Fujita S, Conway W, Zorick F et al. Surgical corrections of anatomic abnormalities in obstructive sleep apnea syndrome: uvulupalatopharyngoplasty. *Otoryngol Head Neck Surg* 1981;89:923-34.

Furlow Jr. LT, Williams WN, Eisenbach CR II et al. A long term study on treating velopharyngeal insufficiency by teflon injection. *Cleft palate J* 1982;19:47–56.

Huntley T. The uvulopalatal flap. *Op Tech Otolaryngol Head Neck Surg* 2000;11(1):30-35.

Ikematsu T. Study of snoring, 4th report. Therapy. *J Jpn Otol Rhinol Laryngol* 1964;64:434-35.

Janson C, Gislason T, Bengtsson H et al. Long term follow-up of patients with obstructive sleep apnea treated with uvulopalatopharyngoplasty. *Arch Otolaryngol Head Neck Surg* 1997;123:257-62.

Katsantonis G. Limitations, pitfalls, and Risk Management in Uvulopalatopharyngoplasty. In: Fairbanks D, Fujita S et al. *Snoring and obstructive sleep apnea*. 2nd ed. Raven Press, 1994.

Kuhlo W, Doll E, Franck MD. Erfolgreiche behandlung eines Pickwick-syndroms durch eine dauertrachealkanule. *Dtsch Med Wochenschr* 1969;94:1286-90.

Larsson LH, Carlsson-Nordlander B, Svanborg E. Four-year follow-up after uvulopalatopharyngoplasty in 50 unselected patients with obstructive sleep apnea syndrome. *Laryngoscope* 1994;104:1362-68.

Mallampati SR, Gatti SP, Gugino LD et al. A clinical sign to predict difficult tracheal intubation: a prospective study. *Can Anaesth Soc J* 1985;32:429-34.

Moran WB. Method of Moran. In: Fairbanks DNF, Fujita S, Ikematsu T (Eds.). *Snoring and obstructive sleep apnea*. New York: Raven Press, 1987. p. 156-60.

Morrison DL, Launois SH, Isono S et al. Pharyngeal narrowing and closing pressures in patients with obstructive sleep apnea. *Am Rev Resp Dis* 1993;148:606-11.

Pinto JA, Nóbrega MO, Silva RH et al. A técnica de palatoplastia no tratamento da estenose de rinofaringe. *Rev Bras Otorrinol* 2005;71 Suppl(5):32-37.

Powell N, Riley R, Guilleminault C et al. A reversible uvulopalatal flap for snoring and sleep apnea syndrome. *Sleep* 1996;19:593-99.

Powell NB, Riley RW, Guilleminault C et al. Obstructive sleep apnea, continuous positive airway pressure and surgery. *Otolaryngol Head Neck Surg* 1988;99:362-69.

Quesada P, Pedro-Botet J, Fuentes E et al. Resección parcial del paladar blando como tratamiento del síndrome de hipersomnia y respiración periódica de los obesos. *ORL Dips* 1977;5:81-88.

Senior BA, Rosenthal L, Lumley A et al. Efficacy of uvulopalatopharyngoplasty in unselected patients with mild obstructive sleep apnea. *Otolaryngology. Head and Neck Surgery* 2000;123:179-82.

Sher AE, Schechtman KB, Piccirillo JF. The efficacy of surgical modifications of the upper airway in adults with obstructive sleep apnea syndrome. *Sleep* 1996;19:156–77.

Simmons FB, Guilleminault C, Silvestri R. Snoring, and some obstructive sleep apnea, can be cured by oropharyngeal surgery. *Arch Otolaryngol* 1983 Aug.;109(8):503–07.

Zonato AI, Martinho FL, Bittencourt LR et al. Head and neck physical examination: comparison between nonapneic and obstructive sleep apnea patients. *Laryngoscope* 2005;115(6):1030-34.

CAPÍTULO 21

Uvulopalatoplastia assistida por laser (LAUP – laser-assisted uvulopalatoplasty)

José Antonio Pinto

INTRODUÇÃO

A uvulopalatoplastia assistida por *laser* (LAUP – *laser-assisted uvulopalatoplasty*) é um procedimento cirúrgico que envolve a redução e o recontorno dos tecidos da úvula e do palato mole, usando o *laser* de dióxido de carbono (CO_2), visando à redução vibratória da orofaringe. Introduzida por Kamani, na França, em 1986, para o tratamento do ronco através da vaporização com *laser* de CO_2 da úvula e da margem livre do palato, tornou-se método amplamente difundido, principalmente na década de 1990, por poder ser utilizada em ambulatório e sob anestesia local. Em seus primeiros procedimentos, Kamani demonstra 77% de bons resultados em pacientes roncadores não apneicos.

AVALIAÇÃO PRÉ-OPERATÓRIA

Uma história clínica detalhada envolvendo questionário do sono e hábitos de vida é necessária. Um completo exame ORL e de cabeça e pescoço deve incluir medidas do pescoço, abdome, IMC e nasofibrolaringoscopia com manobra de Mueller a fim de detectar com a maior precisão possível os níveis de obstrução das VAS. A polissonografia de noite inteira é mandatória.

SELEÇÃO DE PACIENTE

A LAUP pode ser indicada para paciente com ronco sem apneia, sem hipertrofia tonsilar, não obesos e que não apresentem alterações em outros sítios anatômicos (Diagnóstico e tratamento da SAOS – Guia prático, 2008). Apesar de alguns estudos mostrarem benefícios na SAOS moderada e grave, os resultados a longo prazo são controversos. A melhor indicação é quando a obstrução está em nível de palato, não espessa, úvula longa e delgada, pilares posteriores não hipertrofiados, Friedman-Mallampati I ou II (Fig. 21-1). Ressecções em palatos tipo *web* acentuados levam a risco de estenose pela cicatrização em *zipper*. Krespi (2000) realiza a LAUP estendida, na qual, além da redução e do recontorno do palato e da úvula, faz também a ablação subtotal das tonsilas palatinas.

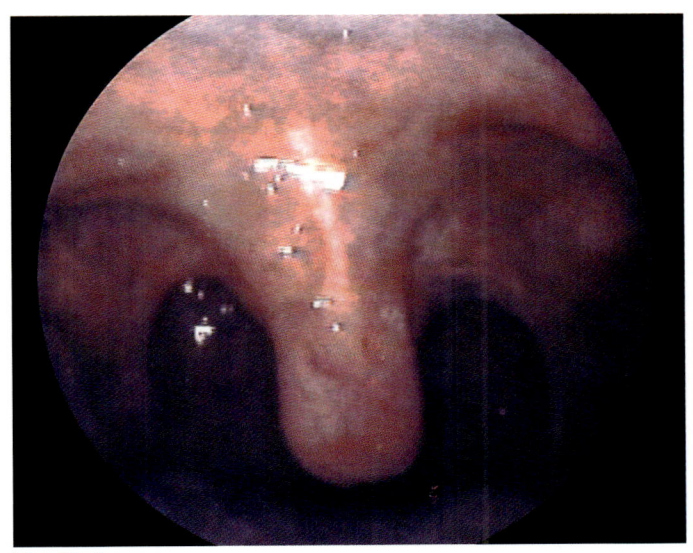

Fig. 21-1.
Paciente ideal para LAUP.

Sendo realizada sob anestesia local, a LAUP não é recomendada para pacientes com reflexo nauseoso intenso ou com abertura bucal limitada. Nestas circunstâncias, a anestesia geral é indicada.

TÉCNICAS CIRÚRGICAS

Com o paciente sentado e em jejum de pelo menos 4 horas, é feita anestesia tópica da orofaringe com *spray* de xilocaína a 2% (Fig. 21-2). Em pacientes mais ansiosos, uma dose oral de benzodiazepínico (Valium) pode ser usada 30 minutos antes do procedimento. A anestesia local é feita com infiltração de xilocaína a 2% na base da úvula, no pilar posterior e véu palatino, em torno de 3 a 4 cm^3 no total (Fig. 21-3). Quantidades maiores de anestésico podem distorcer a forma do palato e

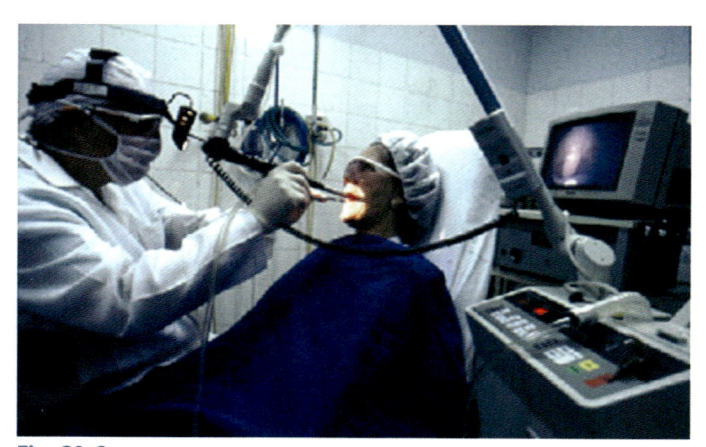

Fig. 21-2.
Paciente ideal para LAUP.

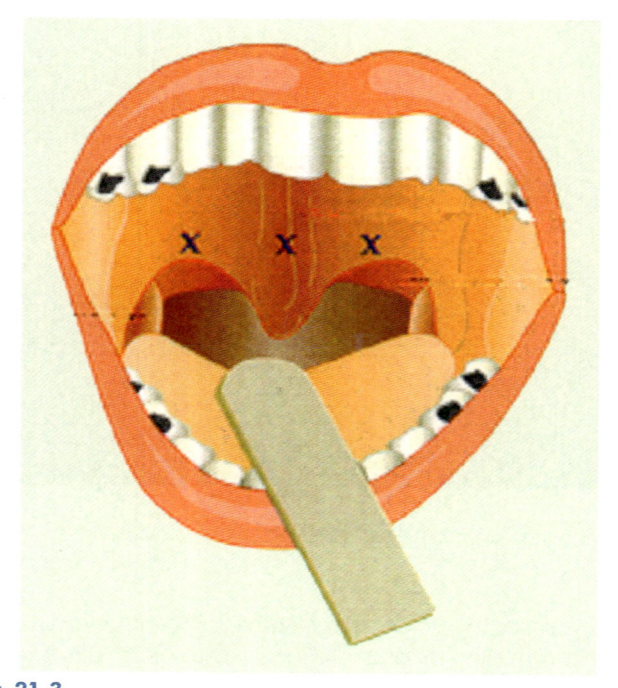

Fig. 21-3.
Pontos de anestesia local.

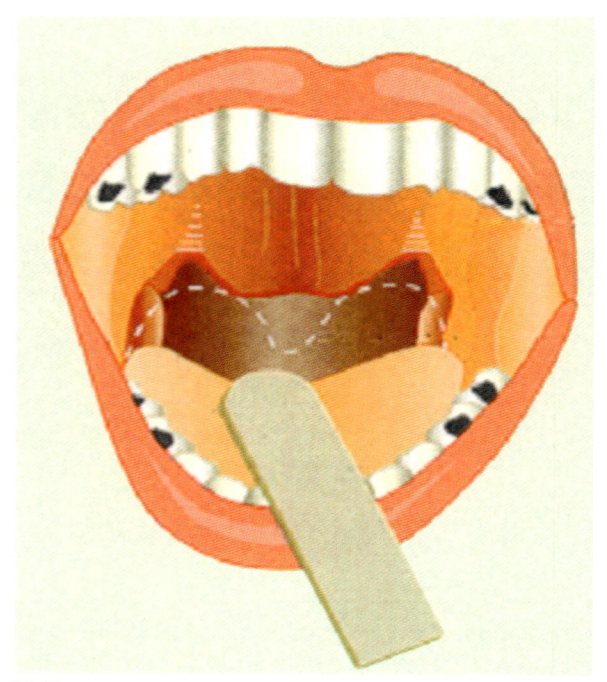

Fig. 21-4.
Criação das fendas laterais e redução da úvula.

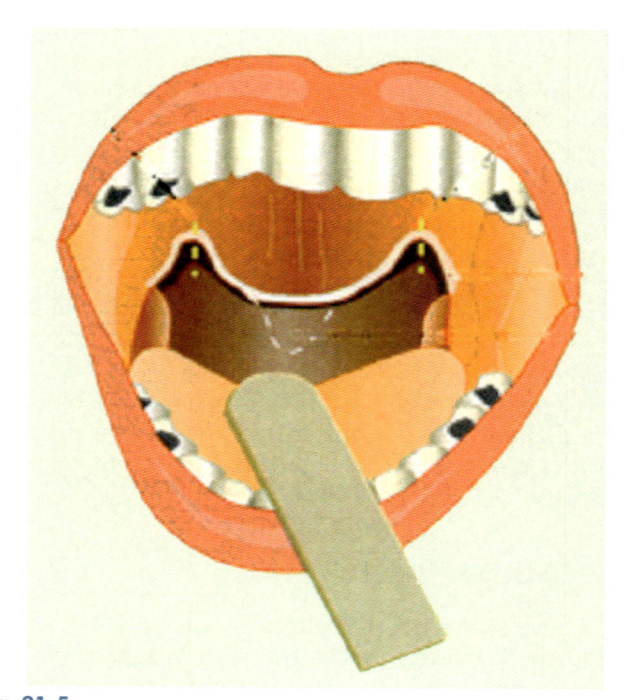

Fig. 21-5.
Desenho esquemático do resultado final.

comprometer a precisão do contorno, além de diminuir a ação do *laser*. Usamos preferencialmente o *laser* de CO_2, mas outros *lasers*, como o diodo ou mesmo o eletrocautério (CAPSO – *cautery-assisted palatal stiffening operation*) podem ser usados (MAIR, 2000).

Utilizamos o *laser* de CO_2 (modelo Sharplan 30) com Acuspot 710 e Swiftlase, com potência variável de 15 a 20 watts, em modo contínuo. A peça manual tem um *backstop* que protege a parede posterior da faringe. A equipe médica e o paciente devem usar óculos de proteção à reflexão dos raios *laser*.

Iniciamos a vaporização criando fendas laterais de cada lado da úvula, numa extensão que depende da anatomia do paciente, em geral, 1,5 cm de altura, preservando a musculatura (Figs. 21-4 e 21-5). A seguir, a úvula é reduzida de baixo para cima, de uma maneira "em boca de peixe", removendo-se o seu núcleo e preservando sua base, usando o *flash-scanner* Swiftlase, que produz rotação dos raios *laser*, criando um *spot* de 3 mm de tamanho, com menor carbonização e maior rapidez de ablação. Úvulas muito longas podem ser

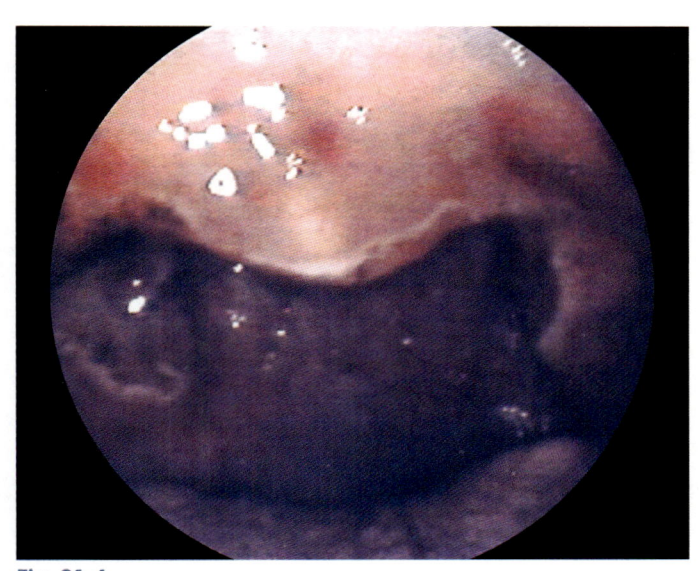

Fig. 21-6.
Aspecto imediato pós-LAUP.

amputadas em sua metade e o tecido redundante da borda livre do palato mole é também vaporizado (Figs. 21-6 e 21-7).

O *laser* é preciso na redução tecidual e na confecção de um contorno simétrico. Devem-se evitar cicatrizes circunferenciais ou superfícies contínuas cruentas, que poderão levar a retração e estenose.

Inicialmente, a LAUP era realizada em sessões, em média três, com intervalos de 6 a 8 semanas. Atualmente, devido à dor pós-operatória, temos feito o procedimento em uma só vez, porém, pode ser necessário um segundo tempo.

Woolford e Farrington (1994) introduziram a chamada técnica britânica, na qual vaporizam a mucosa da região uvular anterior e do palato mole até próximo ao palato duro, deixando uma superfície cruenta que cicatriza e enrijece o véu.

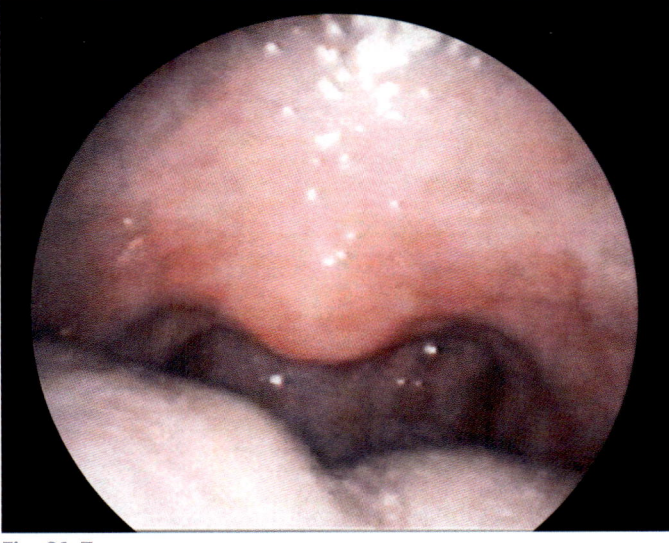

Fig. 21-7.
Aspecto tardio pós-LAUP.

Remacle (1999) associa a técnica britânica à francesa (Kamami).

CUIDADOS PÓS-OPERATÓRIOS

- Recomenda-se dieta leve, evitando-se frutas cítricas e alimentos condimentados.
- Hidratação, umidificação e inalação de vapor.
- Analgésicos sistêmicos (dipirona, acetaminofen, cetoprofeno inj.).
- Gargarejos com água fria e peróxido de hidrogênio.
- Pastilhas ou *sprays* anestésicos antes das refeições.
- Antibióticos por 7 dias (cefalexina 500 mg 6/6 h).
- Corticosteroides (Decadron inj. 4 mg), se tiver dor intensa.
- Sucralfato (Sucrafilm, Sigma Pharma), droga usada como citoprotetor da mucosa gástrica, tem sido usada para reduzir a dor após LAUP (Kyrmizakis, 2001). O sucralfato adere-se às proteínas no local da lesão mucosa e forma uma barreira adesiva viscosa, resultando em um efeito citoprotetor. Recomenda-se 5 mL de sucralfato (1 g/5 mL) gargarejada por 5' a cada 6 h.
- Evite atividade física extenuante.

COMPLICAÇÕES

Apesar de ser um procedimento seguro, a LAUP pode apresentar complicações menores e transientes. Estas incluem: hemorragia, sensação de corpo estranho, infecção, insuficiência velofaríngea, alterações do gosto e estenose nasofaríngea. Walker (1996) refere uma média global de 3,5% de complicações. Pinto (2002) observou, em 178 LAUP, dez hemorragias (5,6%), controladas em consultório com eletrocoagulação e gargarejos com água gelada e peróxido de hidrogênio. Tratou dois casos de estenose de rinofaringe por LAUP, oriundos de outros serviços, através da técnica de zetaplastia com o uso de stent por 30 dias (Pinto *et al.*, 2005).

Infecção local é rara, menos de 1%, a maioria de origem fúngica.

RESULTADOS

Kamami (1990) relatou, em seus primeiros resultados, 77% de melhora completa ou quase completa do ronco, com 23% ainda manifestando ronco não perturbador. Diversas publicações apresentaram melhoras variando de 60 a 93%, em curto prazo, baseadas principalmente na avaliação do cônjuge. Pinto (1996) refere melhora completa do ronco em 20%, 76% de melhora parcial (51% ronco leve, 25% ronco moderado) e 4% sem melhora, num total de 131 pacientes. Armstrong (1999) demonstra uma melhora significativa na qualidade de vida dos pacientes e cônjuges em roncadores submetidos a LAUP. Prasad (2003) relata que 72% dos cônjuges estavam satisfeitos com o procedimento. Terris (2002) e Blumen (2002) compararam a radiofrequência à LAUP, considerando-as efetivas na redução do ronco, sendo que Terris refere melhores resultados com a LAUP (86%) comparada com a radiofrequência (60%).

Poucos estudos avaliam os resultados da LAUP a longo prazo. Mickelson e Ahuja (1999) referem uma melhora completa ou quase-completa em 90% de seus pacientes em 6 a 12 semanas que, quando avaliados 2 anos após, caiu para 62%.

A LAUP no tratamento da apneia obstrutiva permanece controversa, apesar de alguns estudos mostrarem efetividade. Mickelson e Ahuja (1999), num estudo de 36 pacientes com SAOS submetidos a LAUP, mostraram redução do índice de apneia (IA) de 14,4 para 5,8 e o índice de distúrbio respiratório (IDR) de 28,1 para 17,9. Ryan e Love (2000), porém, encontraram somente 27% de resposta à LAUP em 44 pacientes com SAOS leve e moderada. Finkelstein (2002), em estudo de 26 pacientes, refere piora de 31% nos IDR pós-LAUP. O mesmo considera que a progressiva fibrose palatal, estreitando a velofaringe, agrava a obstrução em alguns pacientes e, consequentemente, piora sua apneia.

CONCLUSÃO

A uvulopalatofaringoplastia assistida a *laser* (LAUP) é uma técnica que tem se mostrado efetiva no tratamento do ronco primário. Sua indicação para tratamento da apneia obstrutiva do sono é controversa e deve ser avaliada com muito critério.

É fundamental a seleção de pacientes não obesos, com obstrução em nível velar, submetidos a técnicas cirúrgicas cuidadosas, prevenindo-se a fibrose excessiva e a consequente estenose.

A dor pós-operatória e a necessidade de procedimentos repetidos são fatores limitantes da técnica.

REFERÊNCIAS BIBLIOGRÁFICAS

Armstrong MW, Wallace CL, Marais J. The effect of surgery upon the quality of life in snoring patients and their partners: a between-subjects case-controlled trial. *Clin Otolaryngol Allied Sci* 1999;24:510-22.

Blumen MB, Dahan S, Wagner I et al. Radiofrequency versus LAUP for the treatment of snoring. *Otolaryngol Head Neck Surg* 2002;126:67-73.

Finkelstein Y, Stein G, Ophir D et al. Laser-assisted uvulopalatoplasty for the management of obstructive sleep apnea. *Arch Otolaryngol Head Neck Surg* 2002;128:429-34.

Kamami YV. Laser CO_2 for snoring – Preliminary results. *Acta Otorhinolaryngol Bel* 1990;44:451-56.

Kamami YV. Outpatient treatment of snoring with CO_2 laser: laser-assisted UPPP. *J Otolaryngol* 1994;23:391-94.

Krespi YP. LAUP no tratamento do ronco. In: Pinto JA (Ed.). *Ronco e apneia do sono*. Rio de Janeiro: Revinter, 2000. p. 117-34.

Kyrmizakis DE, Papadakis CE, Bizakis JG et al. Sucralfate alleviating post-laser-assisted uvulopalatoplasty pain. *Am J Otolaryngol* 2001;22:55-58.

Mair EA, Day RH. Cautery-assisted palatal stiffening operation. *Otolaryngol Head Neck Surg* 2000;122(4):547-56.

Mickelson AS, Ahuja A. Short-term objective and long-term subjective results of laser-assisted uvulopalatoplasty for obstructive sleep apnea. *Laryngoscope* 1999;109:362-67.

Pinto JA, Colombini NEP, Faller G. *Complicações em cirurgias da SAOS*. Rhinology 2002. São Paulo: Komedi, 2002. p. 121-31.

Pinto JA, Fomin DS. Ronco e apneia obstrutiva do sono. Tratamento com laser de CO_2: resultados preliminares. *Rev Bras Otorrinolaringol* 1996;62(6):463-67.

Pinto JA, Nóbrega MO, Silva RH et al. A técnica da palatoplastia no tratamento da estenose de rinofaringe. *Rev Bras Otorrinol* 2005;71 Suppl(5):32-37.

Prasad KR, Premraj K, Kent SE et al. Surgery for snoring: are partners satisfied in the long run? *Clin Otolaryngol Allied Sci* 2003;28:497-502.

Remacle M, Betsch C, Lawson G et al. A new technique for laser-assisted uvulopalatoplasty: decision-tree analysis and results. *Laryngoscope* 1999;109:763-68.

Ryan CF, Love LL. Unpredictable results of laser-assisted uvulopalatoplasty in the treatment of obstructive sleep apnea. *Thorax* 2000;55:399-404.

Terris DJ, Coker JF, Thomas AJ et al. Preliminary findings from a prospective, randomized trial of two palatal operations for sleep-disordered breathing. *Otolaryngol Head Neck Surg* 2002;127:315-23.

Vários autores. *Diagnóstico e tratamento da síndrome da apneia obstrutiva do sono (SAOS): guia prático*. São Paulo: Livraria Médica Paulista Editora, 2008.

Walker RP, Gopalsami C. Laser-assisted uvulopalatoplasty: postoperative complications. *Laryngoscope* 1996;106:834-38.

Woolford T, Farrington T. Laser-assisted uvulopalatoplasty – The British method. *Oper Tech Otolaryngol Head Neck Surg* 1994;5:292-93.

CAPÍTULO 22

Faringoplastia lateral

Michel Burihan Cahali

DEFINIÇÃO

A faringoplastia lateral é a técnica de reconstrução da via aérea superior através da miotomia bilateral dos constritores superiores da faringe desde a área retropalatal até a área retrolingual, com ancoragem lateral dos retalhos musculares. Utilizamos esta cirurgia no tratamento do ronco primário e da síndrome da apneia obstrutiva do sono (SAOS).

BASES FISIOPATOLÓGICAS

A faringe dos pacientes com SAOS é funcionalmente mais colapsante diante do fluxo aéreo que nos indivíduos sem a síndrome (Schwab et al., 1993). Mesmo paralisando toda a atividade muscular, durante uma anestesia geral, a faringe desses pacientes permanece, passivamente, mais colapsante (Isono et al., 1996). É esta propriedade que caracteriza a doença, já que é na faringe que ocorrem os eventos obstrutivos durante o sono (Remmers et al., 1978; Guilleminault et al., 1978).

O constritor faríngeo é sempre um constritor da via aérea: quando contraído, ele participa da deglutição e estreita a via aérea e, quando relaxado, ele é sugado em direção à luz faríngea durante a inspiração e, novamente, estreita a via aérea.

Há um considerável acúmulo de evidências do envolvimento da parede lateral muscular da faringe na SAOS. Nestes pacientes, a parede lateral é excessivamente colapsante durante a respiração (Schwab et al., 1993) e encontra-se espessada (Schwab et al., 1995), além de ser o local mais significativo de atuação do CPAP (Schwab et al., 1996). Há alguns anos, Terris et al. (2000) afirmaram que não existia nenhuma cirurgia específica que fosse efetiva para tratar o colapso lateral nestes pacientes e Li et al. (2002) reconhecem que o avanço maxilomandibular, uma cirurgia sobre o esqueleto facial com bons resultados no tratamento da SAOS, concentra sua força tensional principalmente na parede lateral da faringe e não na base da língua.

O constritor superior da faringe, um músculo par, é o músculo que envolve mais extensamente toda a região colapsante da faringe, desde a área retropalatal até a área retrolingual, sendo o único músculo com fibras orientadas concentricamente ao tubo faríngeo. Ele forma a camada profunda da parede faríngea, que é a mais espessa e situa-se profundamente aos pilares tonsilares. A faringoplastia lateral (Cahali, 2003 e Cahali et al., 2004) consiste em transformar o constritor superior em um retalho dilatador.

Como entendemos que o ronco primário, socialmente incômodo, e a SAOS, em diferentes intensidades, compõem diferentes espectros da mesma doença, com a mesma origem fisiopatológica, e que esta doença é progressiva, acreditamos que a escolha do tratamento cirúrgico independa da gravidade da doença. Na seleção dos casos, procuramos identificar a possibilidade de reconstruir a faringe e avaliar o grau de dificuldade desta reconstrução, que dependem da anatomia do doente e da experiência do cirurgião com a técnica.

AVALIAÇÃO PRÉ-OPERATÓRIA

A anatomia mais favorável para a faringoplastia lateral é aquela que implica em menor dificuldade para a sua realização. São os casos em que vemos os pilares tonsilares posteriores volumosos em sua porção vertical, bem identificáveis (músculos palatofaríngeos), com um palato mole não posteriorizado (o qual não toca a parede posterior da faringe), com uma faringe facilmente visível à oroscopia (Mallampati modificado tipo 1 ou 2) e com as tonsilas palatinas presentes. Além disto, à endoscopia da faringe é favorável observar a laringe em posição cranial, não posteriorizada, com a glote facilmente visível. Todas estas condições representam maior facilidade no acesso e na manipulação de todo o constritor superior da faringe. Naturalmente, a maioria dos pacientes não tem todas estas condições presentes, sendo necessária uma avaliação individualizada do grau de dificuldade antes de recomendar o tratamento.

A faringoplastia lateral pode ser feita em pacientes já tonsilectomizados ou já submetidos à uvulopalatofaringoplastia. Entretanto, a fibrose presente na parede lateral nestes casos prejudica a exposição do constritor, sendo necessária mais experiência do cirurgião com a técnica antes de operar estes casos.

Devem ser excluídos do tratamento os casos com obesidade mórbida e aqueles com acentuadas deformidades craniofaciais (que tem indicação de reconstrução esquelética). Pacientes com quadros psiquiátricos ou neurológicos crônicos, com necessidade de tratamento medicamentoso, particularmente os usuários de benzodiazepínicos, são maus candidatos à cirurgia devido à instabilidade provocada pelas drogas em toda a musculatura da via aérea superior.

Até o momento, realizamos a cirurgia somente em pacientes adultos.

PROCEDIMENTO

A cirurgia é realizada sob anestesia geral. O uso de benzodiazepínicos no período perioperatório é rigorosamente proibido. Administramos corticosteroides durante a cirurgia. O paciente é extubado somente quando bem acordado, sendo mantido em decúbito elevado de no mínimo 45 graus na recuperação pós-anestésica.

Iniciamos a cirurgia pela tonsilectomia (Fig. 22-1). Em seguida, removemos um triângulo de mucosa e algumas fibras musculares (palatoglosso) da junção palatofaríngea, para ampliar a exposição do constritor superior na região do polo tonsilar superior (Fig. 22-2). Esta área será posteriormente recoberta pela aproximação do pilar tonsilar posterior.

Uma vez exposto amplamente, nós divulsionamos, descolamos e elevamos o constritor da sua fáscia bucofaríngea (Fig. 22-3), para depois cauterizar suas fibras com o bisturi bipolar e seccioná-lo na direção craniocaudal. Fazemos isto desde a porção mais cranial do constritor, acima da altura de implantação da úvula (para tratar a flacidez retropalatal), até sua porção glossofaríngea, caudalmente ao polo tonsilar inferior. Nesta região inferior, criamos um pequeno túnel entre a mucosa e o constritor, para preservar a mucosa retrolingual e seccionar a implantação lingual do constritor.

Toda dissecção do constritor é feita medialmente, próximo ao músculo palatofaríngeo, preservando-se a fáscia bucofaríngea e sempre com o cautério bipolar, para evitar lesões no sistema vascular ou nervoso. Sangramentos intraoperatórios são raros e decorrem da lateralização da dissecção do constritor. O plano correto de dissecção, próximo ao pilar posterior, é quase avascular. É necessário preservar-se, também, o músculo estilofaríngeo e o constritor médio, presentes na altura retrolingual, para garantir mais sustentação à parede lateral e uma melhor recuperação da deglutição.

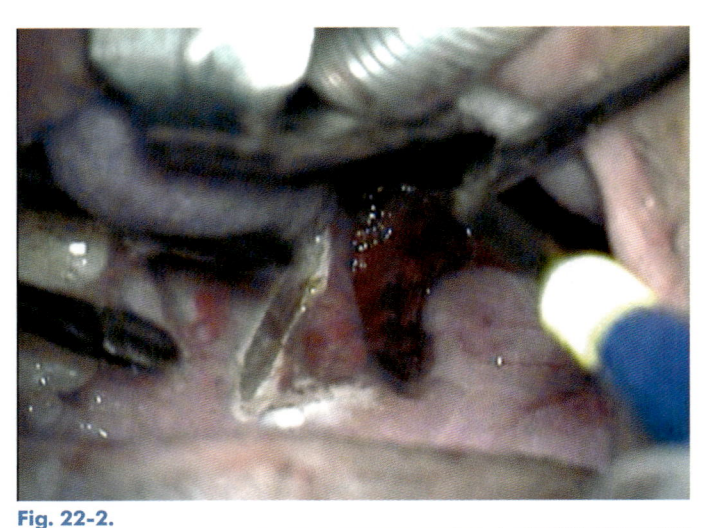

Após a secção do constritor, este se encontra dividido em dois. A parte lateral é suturada no pilar anterior com pontos separados. A porção do túnel retrolingual não é suturada. Esta linha de sutura reposiciona o constritor e garante a hemostasia local. Ao final, observamos o espaço perifaríngeo exposto e sem tensão muscular constritora e uma parede lateral sustentada (Fig. 22-4). Este espaço é, então, fechado pela aproximação e pela sutura do pilar posterior no anterior. A parte medial do constritor seccionado não é suturada neste reposicionamento, ficando livre abaixo do pilar posterior. É fundamental que a sutura dos pilares seja feita sem tensão, para permitir uma melhor expansão faríngea que ocorrerá no pós-operatório em direção lateral (Figs. 22-5 a 22-8). Todos os passos são repetidos do lado oposto. A úvula é totalmente preservada.

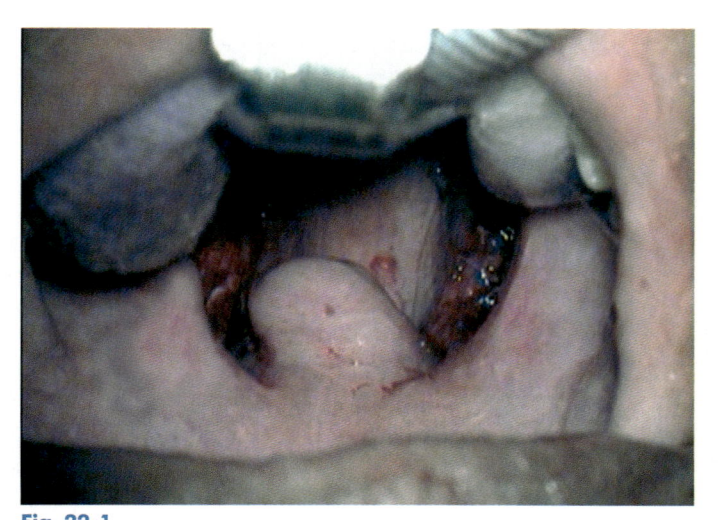

Fig. 22-2.
Marcação do ângulo palatofaríngeo a ser removido para exposição do constritor.

Fig. 22-1.
Aspecto após a tonsilectomia.

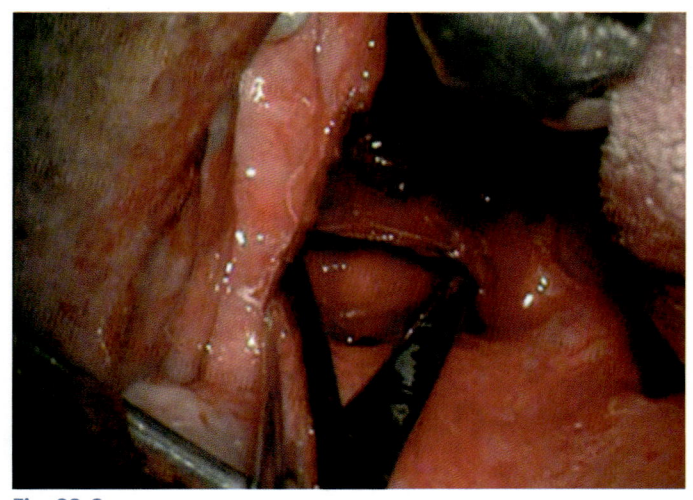

Fig. 22-3.
Descolamento do constritor superior (lado esquerdo).

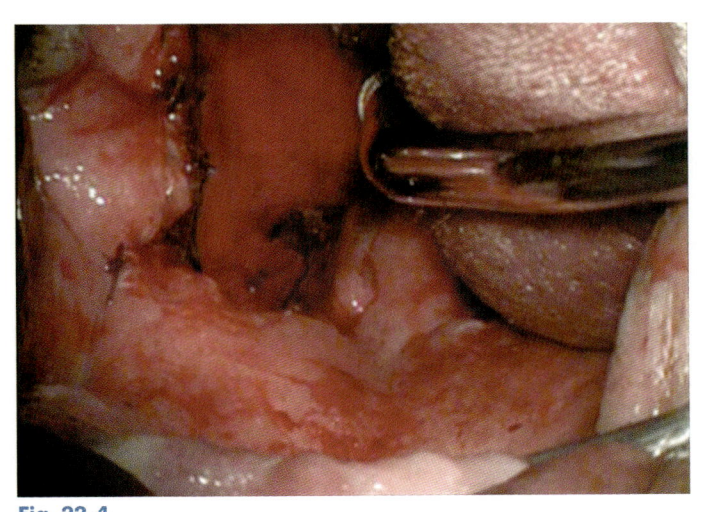

Fig. 22-4.
Espaço perifaríngeo esquerdo após a sutura lateral do constritor superior.

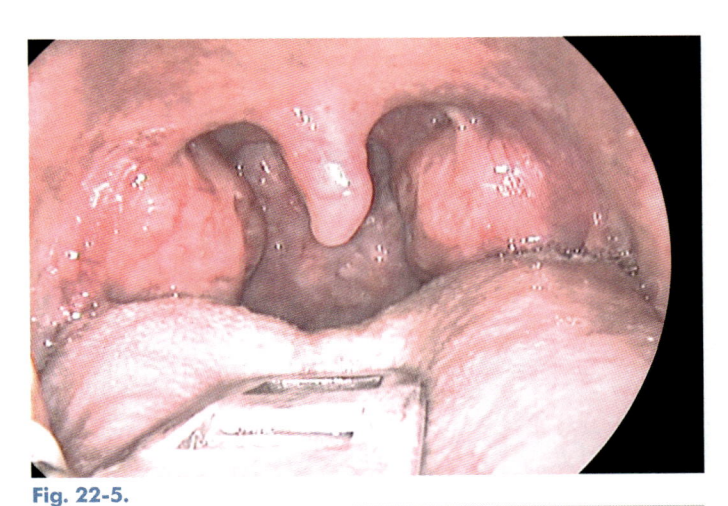

Fig. 22-5.
Oroscopia pré-operatória.

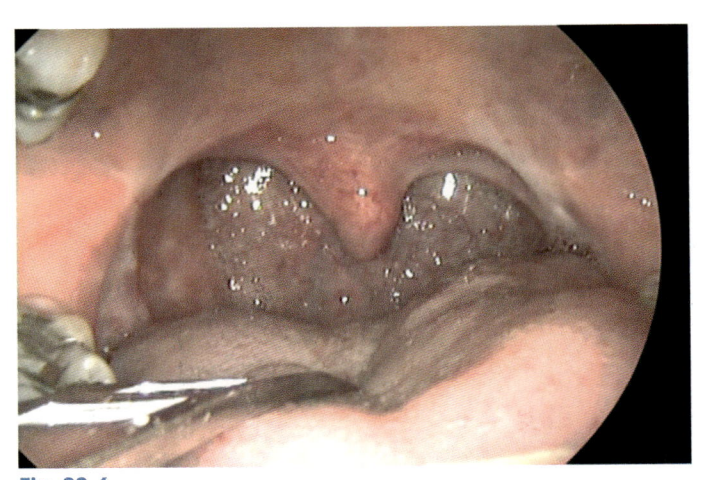

Fig. 22-6.
Oroscopia pós-operatória.

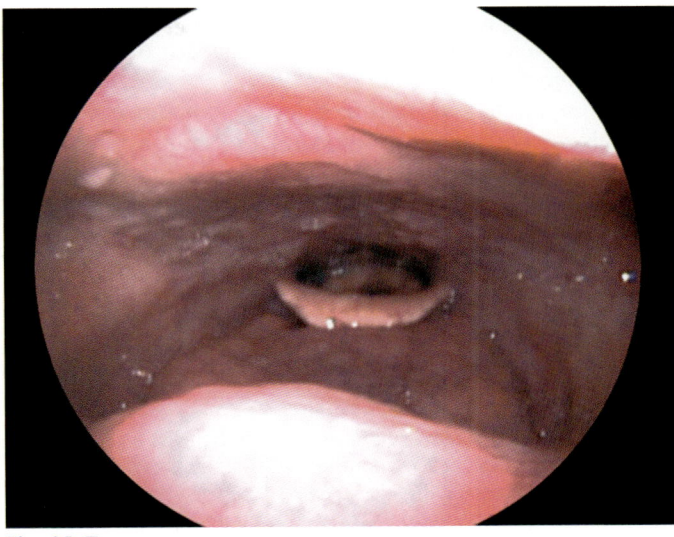

Fig. 22-7.
Endoscopia faríngea pré-operatória.

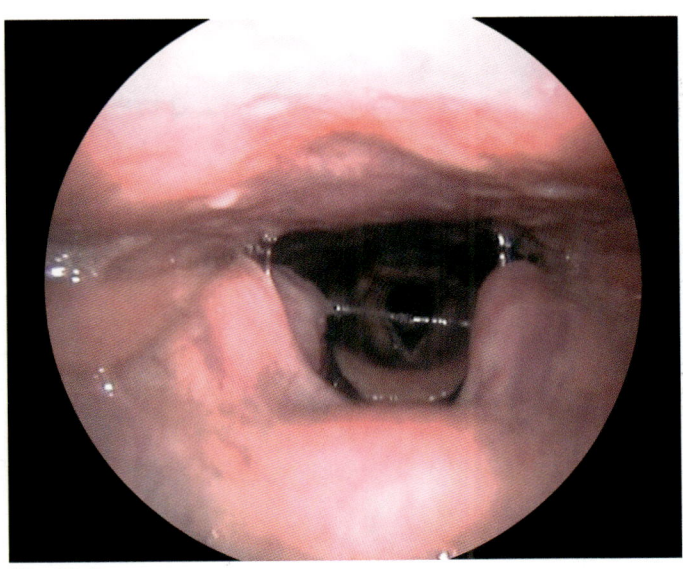

Fig. 22-8.
Endoscopia faríngea pó-operatória.

CUIDADOS PÓS-OPERATÓRIOS

O uso de benzodiazepínicos e as extubações precoces são as causas mais comuns de desconforto respiratório no pós-operatório imediato. Por isto, é recomendável usar uma via aérea faríngea artificial, como a cânula nasofaríngea, particularmente nos casos de SAOS grave.

Sangramentos pós-operatórios decorrem de problemas na sutura do retalho lateral do constritor no pilar anterior: esta é a sutura que promove a hemostasia até a total epitelização da faringe e não deve ser feita com fios rapidamente absorvíveis.

Os pacientes recebem alta hospitalar depois de adequada ingesta oral de líquidos ou pastosos. Além de antibióticos por 5 dias e analgésicos conforme a necessidade, orientamos o uso de lavagem nasal na primeira semana (melhora o incômodo devido à retenção salivar) e bloqueador de bomba de prótons por 2 meses.

Incompetência velofaríngea leve é comum e costuma resolver em poucos dias, tendo relação com a tensão nas suturas dos pilares. A melhora na deglutição é progressiva e, em menos de 2 semanas o paciente já consegue comer qualquer alimento, com ajuda de líquidos para os mais secos. A preservação dos músculos estilofaríngeo e constritor médio acelera bastante esta evolução.

REFERÊNCIAS BIBLIOGRÁFICAS

Cahali MB, Formigoni GGS, Gebrim EMMS *et al.* Lateral pharyngoplasty versus uvulopalatopharyngoplasty: a clinical, polysomnographic and computed tomography measurement comparison. *Sleep* 2004;27:942-50.

Cahali MB. Lateral pharyngoplasty: a new treatment for obstructive sleep apnea-hypopnea syndrome. *Laryngoscope* 2003;113:1961-68.

Guilleminault C, Hill MW, Simmons FB. Obstructive sleep apnea: electromyographic and fiberoptic studies. *Exp Neurol* 1978;62:48-67.

Isono S, Remmers JE, Tanaka A *et al.* Static properties of the passive pharynx in sleep apnea. *Sleep* 1996;19(Suppl):S175-77.

Li KK, Guilleminault C, Riley RW *et al.* Obstructive sleep apnea and maxillomandibular advancement: an assessment of airway changes using radiographic and nasopharyngoscopic examinations. *J Oral Maxillofac Surg* 2002;60:526-30.

Remmers JE, De Groot WJ, Sauerland EK *et al.* Pathogenesis of upper airway occlusion during sleep. *J Appl Physiol* 1978;44:931-38.

Schwab RJ, Gefter WB, Hoffman EA *et al.* Dynamic upper airway imaging during awake respiration in normal subjects and patients with sleep disordered breathing. *Am Rev Respir Dis* 1993;148:1385-400.

Schwab RJ, Gupta KB, Gefter WB *et al.* Upper airway and soft tissue anatomy in normal subjects and patients with sleep-disordered breathing: significance of the lateral pharyngeal walls. *Am J Respir Crit Care Med* 1995;152:1673-89.

Schwab RJ, Pack AI, Gupta KB *et al.* Upper airway and soft tissue structural changes induced by CPAP in normal subjects. *Am J Respir Crit Care Med* 1996;154:1106-16.

Terris DJ, Hanasono MM, Liu YC. Reliability of the Muller maneuver and its association with sleep-disordered breathing. *Laryngoscope* 2000;110:1819-23.

CAPÍTULO 23

Zetapalatofaringoplastia (zpfp)

Mauro Becker Martins Vieira

INTRODUÇÃO

A zetapalatofaringoplastia foi idealizada para ser uma opção de tratamento cirúrgico dos pacientes com desordens respiratórias relacionadas com o sono. Estas desordens apresentam um espectro amplo de manifestações que vão desde o roncador habitual até a síndrome da apneia obstrutiva do sono severa, tendo como quadros intermediários a síndrome da resistência da via aérea superior (SRVAS) e a apneia leve e moderada. A apneia constitui um quadro preocupante e está associada a aumento de morbidade e mortalidade. Mesmo naqueles casos em que não há apneia importante, as desordens respiratórias noturnas estão associadas à sonolência diurna excessiva, dificuldade de concentração e ronco socialmente perturbadores com consequente piora da qualidade de vida dos pacientes (Newman, 1996).

Várias modalidades de tratamento têm sido propostas para corrigir o problema. A primeira questão que precisa ser definida é quando e por que indicar a zetapalatofaringoplastia em lugar das outras opções terapêuticas.

Como em qualquer doença, os fatores determinantes da opção terapêutica a ser escolhida podem ser divididos em três grupos: fatores da doença, fatores inerentes ao paciente e fatores relacionados com o meio em que será realizado o tratamento.

Com relação às desordens respiratórias relacionadas com o sono, os fatores da doença mais importantes a serem avaliados são a severidade da doença e os locais de obstrução na via respiratória. A polissonografia tem sido o exame mais utilizado para avaliar a severidade do processo e dentre os parâmetros utilizados destacam-se o índice de apneia, o índice de apneia e hipopneia, o índice de distúrbio respiratório, a dessaturação noturna de oxigênio, a ausência ou a diminuição das fases profundas do sono (fases 3 e 4). Também devem ser avaliados o grau de sonolência diurna, a ausência de sono reparador e o distúrbio social provocado pelo ronco. Esta infinidade de dados tornam a avaliação complexa e existem divergências quanto aos parâmetros a serem melhorados e em qual intensidade para se considerar um tratamento satisfatório. Apesar destas dificuldades, o grau de severidade da doença é crucial em nossa decisão terapêutica.

Com relação à avaliação dos possíveis locais de obstrução da via respiratória, é essencial um exame otorrinolaringológico bem feito e frequentemente uma fibronasofaringolaringoscopia flexível, em que são avaliadas as cavidades nasais, nasofaringe, orofaringe, hipofaringe e laringe. Também não podemos esquecer de pesquisar anomalias craniofaciais, alterações da traqueia e do pescoço. A importância desta avaliação não fica restrita aos casos em que se está proposto um tratamento cirúrgico, mas também em casos de tratamento não cirúrgico para evitar situações desagradáveis como a adaptação de CPAP em pacientes com tumores obstrutivos, polipose nasossinusal, estenoses cicatriciais entre outras.

Dentre os fatores relacionados com o paciente que influenciam na escolha do tratamento, destacam-se idade, sexo, condições socioculturais e econômicas, rotina de vida e a presença de patologias associadas como obesidade, hipertensão arterial, cardiopatia e *diabetes mellitus*. Mas o fator mais importante é a preferência do paciente, depois de devidamente informado, sobre as diversas opções e as vantagens e desvantagens de cada uma das opções terapêuticas.

Não devemos esquecer dos fatores relacionados com o meio em que o paciente vai ser tratado, em especial se há acesso às diversas modalidades de tratamento, se o paciente tem condições de ter um seguimento periódico e a experiência dos serviços com as diversas modalidades terapêuticas.

Portanto não existe um tratamento que vai resolver todos os casos e o planejamento terapêutico das desordens respiratórias relacionadas com o sono deve ser individualizado.

TRATAMENTO DAS DESORDENS RESPIRATÓRIAS RELACIONADAS COM O SONO (DRRS)

Algumas medidas gerais devem ser tomadas em todos os casos, como evitar bebidas alcoólicas, fumo e sedativos antes de dormir, dormir em decúbito lateral e evitar o decúbito ventral; ter uma hora-padrão para dormir e acordar e praticar exercícios regulares. Devem ser pesquisadas e tratadas doenças agravantes, como hipotireoidismo, acromegalia, alergia, refluxo e obesidade. Também devem ser controladas as doenças frequentemente associadas, como hipertensão arterial e arritmias. Estas condutas, embora muito importantes, frequentemente não são suficientes para corrigir o distúrbio, sendo necessários outros tratamentos.

Dentre as opções não cirúrgicas, são relatados o uso de dilatadores nasais e vários tipos de aparelhos intraorais (Ferguson, 2006). Entretanto, o tratamento mais usado atualmente para os DRRS é o uso de pressão aérea positiva contínua por máscara (CPAP). Isto se deve a uma série de vantagens, como a eficiência elevada em corrigir as alterações fisiopatológicas demonstradas pela polissonografia, a baixa morbidade associada ao método, evitar cirurgias em pacientes que muitas vezes apresentam alto risco do ponto de vista cardiorrespiratório, evitar o desconforto pós-operatório e ser uma técnica reversível. Surge o questionamento sobre a validade de se proporem técnicas cirúrgicas quando já dispomos desta opção com tantas virtudes.

Mas como qualquer tratamento, o CPAP apresenta algumas desvantagens importantes. Muitos pacientes apresentam intolerância ao uso do aparelho ou dificuldades de adaptação. Existe o custo associado a aquisição e manutenção, que muitas vezes inviabiliza a utilização do mesmo em camadas mais carentes da população. Também a eficácia a longo prazo tem sido questionada, já que muitos pacientes passam a não utilizar o aparelho de forma regular, comprometendo o resultado do tratamento (Weaver, 2004). O paciente permanece exposto a morbimortalidade associada a DRRS. Queixa de secura das vias aéreas não é incomum e existe dificuldade de adaptação em paciente com obstrução nasal. O aparelho também constitui um obstáculo social, podendo tornar-se constrangedor frente a companheiro ou companheira, ou durante viagens. Embora raro, casos de falhas do tratamento podem ocorrer apesar do uso adequado.

Portanto, o CPAP, apesar de ser uma importante opção terapêutica e talvez a principal para o tratamento das DRRS, não é a única e nem sempre a mais apropriada.

Várias técnicas cirúrgicas têm sido idealizadas e propostas no tratamento das DRRS com resultados variados (Utley, 1997; Larson, 1994). O planejamento cirúrgico depende principalmente da identificação do local potencial de obstrução da via respiratória (Launois, 1993) e da intensidade dos distúrbios fisiológicos. Os procedimentos podem ser realizados a nível de cavidade nasal, palato, base de língua (Dundar, 1996), laringe, esqueleto facial (Riley, 1990) e traqueia. O palato tem sido responsabilizado pelo distúrbio na maioria dos pacientes, o que o torna o alvo principal dos cirurgiões (Fujita, 1981).

A uvulopalatofaringoplastia (UPFP), introduzida em 1964 (Ikematsu, 1964), continua a ser o procedimento cirúrgico mais comumente realizado para apneia obstrutiva do sono (AOS) e ronco socialmente perturbador. A operação provou ser extremamente bem-sucedida para o roncador habitual e efetiva para AOS em casos cuidadosamente selecionados (Katsantonis, 1994; Friedman, 2004). Devido aos resultados satisfatórios e à baixa morbidade (Kezirian, 2003), a técnica foi rapidamente difundida e amplamente utilizada. Entretanto, apresenta algumas desvantagens importantes. Os resultados relatados têm sido variados quanto à correção do distúrbio respiratório do sono, principalmente em casos mais severos, com alterações do esqueleto facial e obstrução em vários níveis (Riley, 1993). Há necessidade de realizar o procedimento cirúrgico com anestesia geral e o desconforto pós-operatório é significativo, com duração de 7 a 10 dias. Existe o risco de complicações que podem ocasionar disfunções significativas e mesmo consequências catastróficas.

Entre as complicações tardias que podem ocorrer após a UPFP, a mais frequente é o desconforto faríngeo que tem sido associado à ausência da úvula. Outras complicações, felizmente menos comuns, mas temíveis, são a insuficiência velopalatina crônica e a estenose nasofaríngea. São de difícil correção e deve ser dada ênfase em sua prevenção. A insuficiência velopalatina pode ocorrer temporariamente no pós-operatório recente devido à dor provocada pela retração do palato. Quando permanente, tem sido associada à ressecção mais agressiva na linha média do palato, criando um aspecto ogival do mesmo. A estenose nasofaríngea tem sido associada ao processo cicatricial mais intenso nas partes laterais da ressecção provocada por ressecção do pilar posterior (Fairbanks, 1990). É extremamente difícil de ser corrigida (Ghorayeb, 1988). Outra complicação é a persistência ou recorrência dos sintomas que podem estar associados não só à indicação inadequada ou à obstrução em outros níveis ou ao aumento ponderal pós-operatório, mas também em decorrência de deficiência da técnica em ampliar adequadamente a passagem da nasofaringe para a orofaringe. Alguns autores têm relatado dificuldade de adaptação do CPAP após a realização de UPFP devido ao formato ogival resultante do palato com deficiência na linha média (Han, 2005).

Como resultado destes aspectos negativos, o tratamento cirúrgico a nível de palato mole tem sido modificado e a evolução atual pode ser dividida em três grupos. O primeiro grupo constitui-se de procedimentos propostos para serem realizados sob anestesia local, no intuito de simplificar o tratamento, diminuir os custos e desconfortos e evitar os riscos da anestesia geral. Exemplos são a uvulopalatoplastia assistida a *laser* (LAUP) (Kamami, 1994) e procedimentos com radiofrequência. O segundo grupo constitui a associação com procedimentos em outros níveis (cirurgias nasais, avanço de genioglosso, elevação de hioide, tireo-hioideopexia, ablação ou elevação da base da língua etc.) para melhorar os resultados funcionais do tratamento cirúrgico (Riley, 1994; Johnson, 1994; Jacobowitz, 2006; Vicente, 2006; Omur, 2005; Friedman, 2003). O último grupo são as modificações da técnica da UPFP convencional. Praticamente todo o cirurgião que realiza esta cirurgia com certa frequência acaba introduzindo aspectos pessoais à técnica e são muitas as modificações descritas na literatura (Woodson, 1997; Roosli, 2006; Woodson, 2005; Cahali, 2004).

A zetaplastia constitui-se em artifício técnico muito utilizado em cirurgia da pele para a prevenção e a correção de fibrose e retrações cicatriciais. Aplicando este conceito na cirurgia do palato, modificamos a UPFP de maneira a propiciar o maior aumento da via aérea com mínima ressecção tecidual (Vieira, 2001; Vieira, 2003). Diminuímos assim o risco de complicações temíveis como insuficiência velopalatina e estenose nasofaríngea, ao mesmo tempo que otimizamos os resultados funcionais. O formato do palato resultante é mais natural, evitando defeito em ogiva e criando uma neoúvula. No lugar de realizar uma palatectomia parcial, passamos a realizar uma verdadeira palatoplastia.

TÉCNICA CIRÚRGICA

O procedimento é realizado sob anestesia geral, com a cabeça estendida e exposição obtida com a utilização de abridor de boca. Inicia-se com tonsilectomia bilateral, conservando o máximo possível de mucosa dos pilares anteriores e posteriores (Fig. 23-1). A hemostasia rigorosa do leito da tonsila é obtida com a utilização de cautério bipolar. Uma sutura de tração é colocada na úvula. É realizada uma incisão no palato mole no sentido látero-superior a partir do ponto superior da loja tonsilar estendendo até o aspecto lateral da junção do palato mole com o palato duro. O retalho triangular de mucosa criado de base súpero-lateral é descolado e rebatido (Fig. 23-2). Uma segunda incisão é realizada na parte média do pilar tonsilar posterior e direcionada súpero-medialmente. O retalho triangular criado de base súpero-medial é descolado (Fig. 23-3). Os mesmos procedimentos são repetidos no lado oposto. A ponta do retalho de base súpero-medial é tracionada e suturada na extremidade superior da incisão do palato mole. A ponta do retalho de base súpero-lateral é tracionada e suturada na extremidade superior da incisão no pilar tonsilar posterior. Suturas intermediárias são então realizadas, unindo os dois retalhos e completando a zetaplastia (Fig. 23-4). O pilar anterior é suturado ao posterior, deixando apenas uma área cruenta na parte inferior da loja tonsilar. As suturas são realizadas de maneira similar no lado oposto. É realizada uma uvulectomia subtotal, ressecando mais tecido muscular que mucosa (Fig. 23-5). A incisão da úvula é fechada em sentido longitudinal, recriando uma neoúvula (Fig. 23-6).

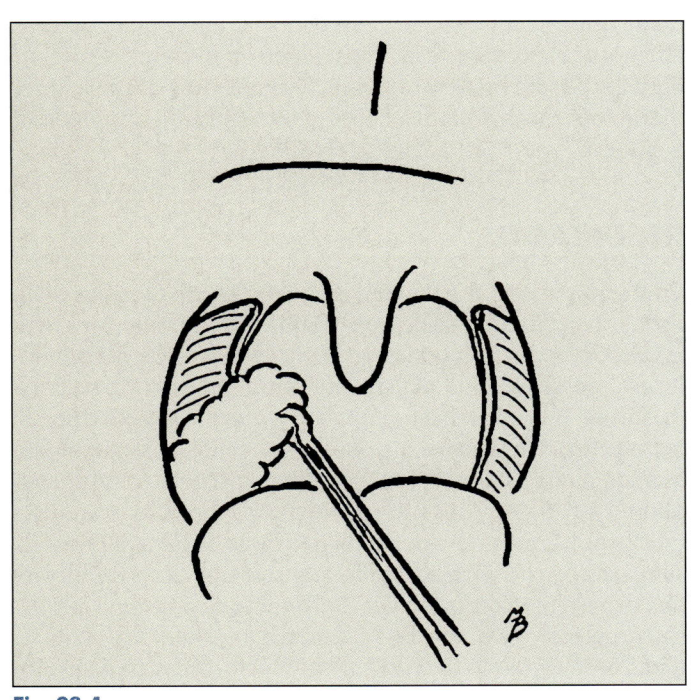

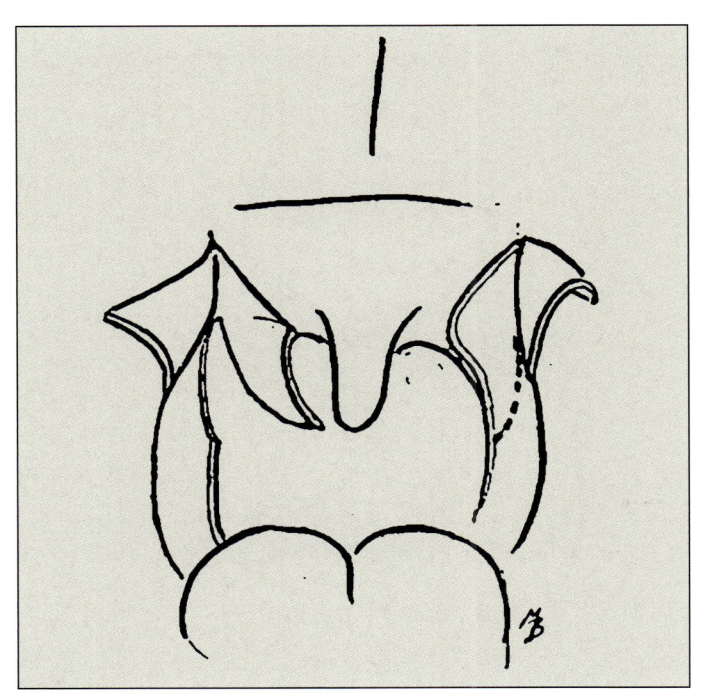

Fig. 23-1.
Tonsilectomia bilateral conservando o máximo possível de mucosa dos pilares anteriores e posteriores.

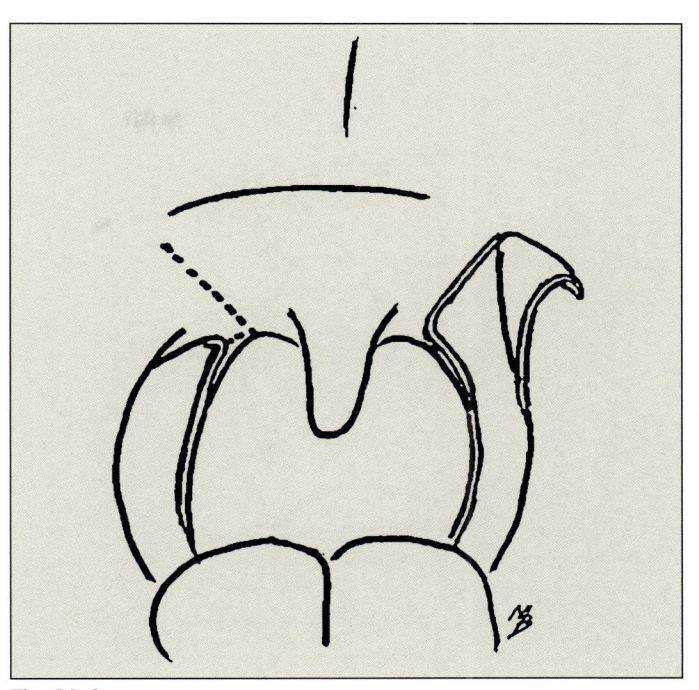

Fig. 23-2.
Incisão no palato mole no sentido látero-superior a partir do ponto superior da loja tonsilar. O retalho triangular criado de base súpero-lateral é descolado e rebatido.

Fig. 23-3.
Segunda incisão realizada na parte média do pilar tonsilar posterior e direcionada súpero-medialmente. O retalho triangular criado de base súpero-medial é descolado.

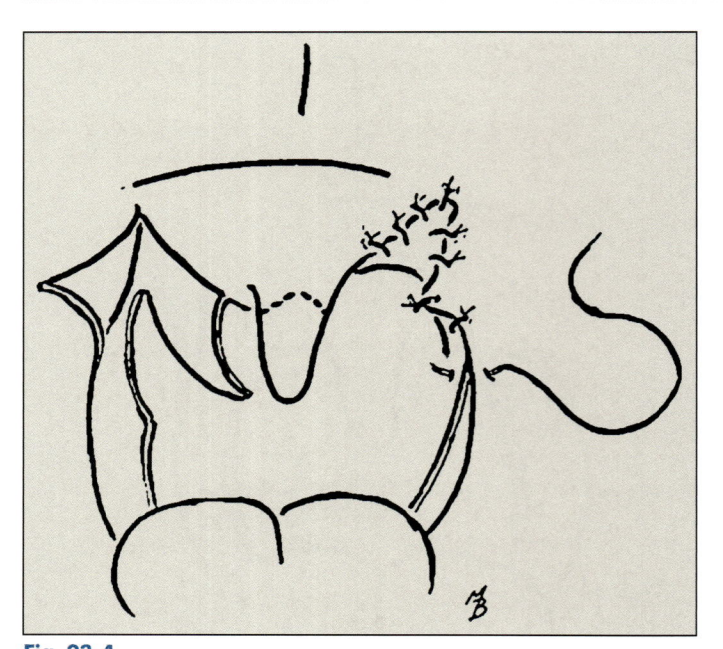

Fig. 23-4.
Suturas realizadas unindo-se os dois retalhos e completando a zetaplastia.

CUIDADOS PRÉ E PÓS-OPERATÓRIOS

Devido à associação frequente com doença do refluxo e o potencial efeito deletério da secreção ácida no processo cicatricial e no aumento do quadro álgico, temos utilizado omeprazol 20 mg duas vezes ao dia, iniciado pelo menos uma semana antes da cirurgia e mantido por 20 dias. O uso de analgésico, especificamente a dipirona, é iniciado no pré-operatório e mantido por 5 dias em doses regulares. Outros analgésicos são associados se necessários. A antibioticoprofilaxia com clindamicina é iniciada no pré-operatório e mantida por 24 horas. Se não houver contraindicação clínica, como diabetes ou hipertensão arterial, o corticosteroide é iniciado no pós-operatório imediato e mantido por 4 dias. O paciente é orientado no pós-operatório a fazer gargarejos com um comprimido de ácido acetilsalicílico, dissolvido em um copo de água. A alta hospitalar depende da capacidade do paciente de ingerir líquidos por via oral em quantidade suficiente para se manter hidratado. Normalmente acontece na manhã do dia seguinte à cirurgia.

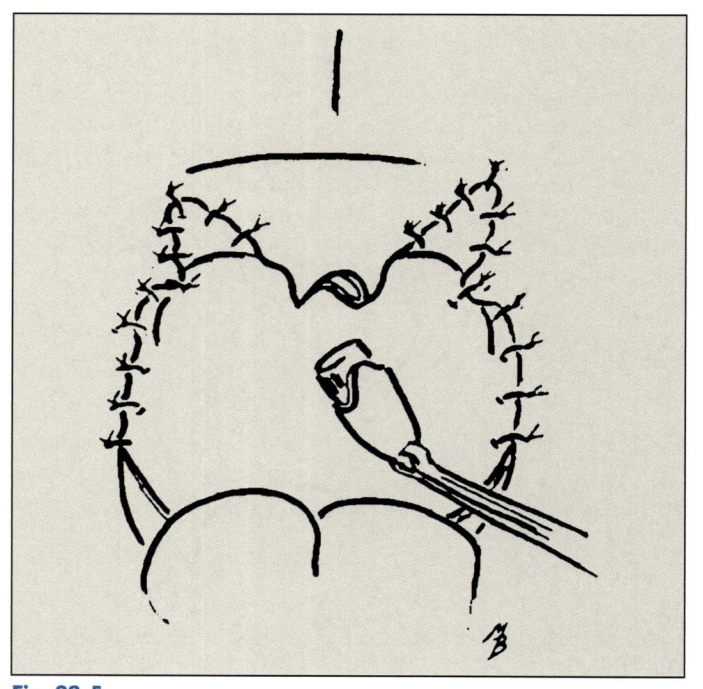

Fig. 23-5.
Uvulectomia subtotal, ressecando mais tecido muscular do que mucosa.

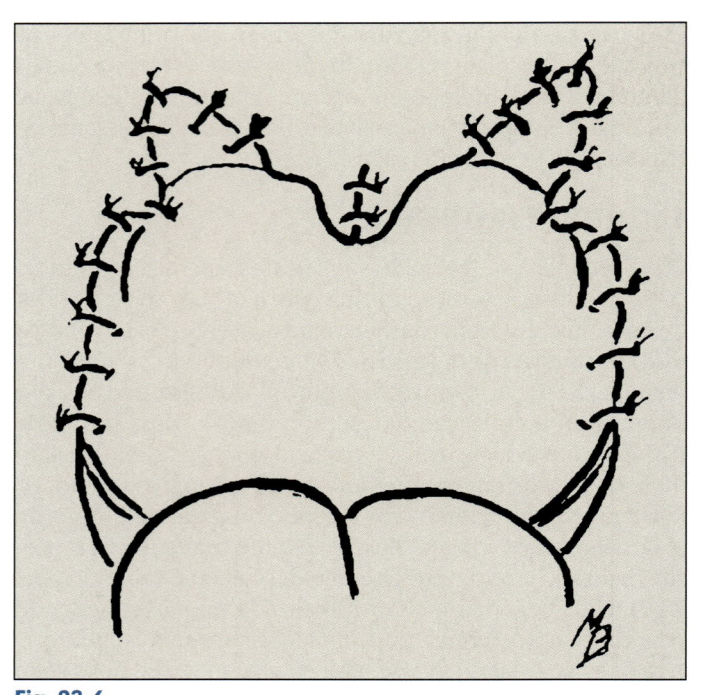

Fig. 23-6.
A incisão da úvula é fechada em sentido longitudinal, recriando uma neoúvula.

RESULTADOS

Com uma experiência de mais de uma centena de casos realizados, a técnica tem-se demonstrado bastante superior à uvulopalatofaringoplastia clássica. O pós-operatório é menos doloroso, possivelmente pela menor tensão que ocorre na linha de sutura. A insuficiência velopalatina quando ocorre é pouca e transitória, restrita aos primeiros dias de pós-operatório quando ainda está presente o quadro álgico. Não ocorreu nenhum caso de estenose nasofaríngea. Chamamos a atenção que pode ocorrer um edema na neoúvula durante a primeira semana pós-cirúrgica podendo assustar um observador menos experiente com a técnica. Entretanto ocorre uma regressão progressiva e o aspecto final do palato é bem mais natural (Fig. 23-7), evitando defeito em ogiva característico da uvulopalatofaringoplastia clássica.

A avaliação de resultados funcionais do tratamento das DRRS apresenta uma série de dificuldades como a perda de

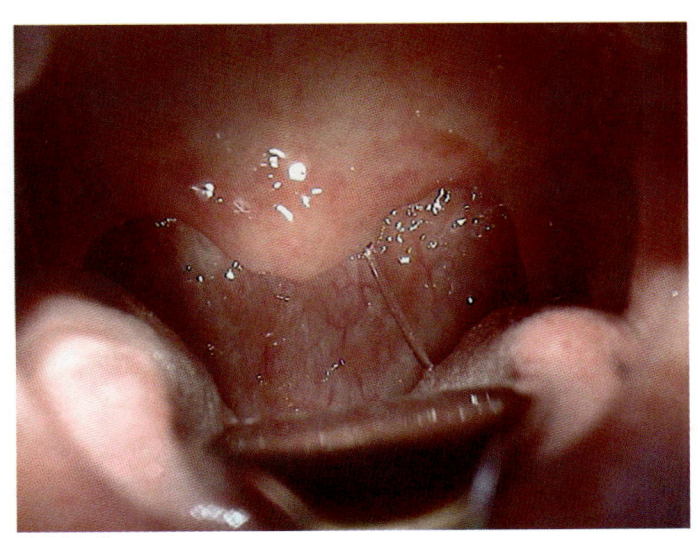

Fig. 23-7.
Aspecto pós-operatório tardio da zetapalatofaringoplastia, preservando o formato natural do palato mole.

seguimento a longo prazo, a não realização de polissonografia de controle, a diversidade de patologias tratadas, o uso pela literatura de critérios variados para definir resultado positivo do procedimento e a associação frequente com outros procedimentos. Em nossa casuística, 70% dos pacientes realizaram outro procedimento associado a ZPFP. O mais frequentemente realizado foi a septoplastia em 55% dos casos. Este dado mostra uma tendência atual de correção simultânea de diferentes níveis de obstrução, mas que dificulta a avaliação do resultado de uma técnica de maneira isolada. Apesar disto, a impressão foi de um impacto positivo nos resultados funcionais comparando com a UPFP clássica.

Não ocorreram dificuldades de adaptação do CPAP naqueles casos em que persistiam as alterações funcionais significativas e nos que o mesmo foi indicado.

CONCLUSÃO

O tratamento das desordens respiratórias relacionadas com o sono está em franca e dinâmica evolução. A zetapalatofaringoplastia constitui um passo positivo nesta evolução que nos tem ajudado no difícil tratamento destas desordens. Constitui-se na associação natural de dois procedimentos estabelecidos, a uvulopalatofaringoplastia e a zetaplastia. Proporciona um processo cicatricial mais previsível e simultaneamente maximiza os resultados funcionais e minimiza os riscos de complicações. Os resultados de nossa experiência têm sido animadores, constituindo-se no procedimento de escolha para o tratamento de distúrbios respiratórios do sono com obstrução no nível do palato.

REFERÊNCIAS BIBLIOGRÁFICAS

Cahali MB, Formigoni GG, Gebrim EM et al. Lateral pharyngoplasty versus uvulopalatopharyngoplasty: a clinical, polysomnographic and computed tomography measurement comparison. *Laryngorhinootologie* 2004 Aug.;83(8):516-22.

Dündar A, Ozunlu A, Sahan M et al. Lingual tonsil hypertrophy producing obstructive sleep apnea. *Laryngoscope* 1996;106:1167-69.

Fairbanks DNF. Uvulopalatopharyngoplasty complications an avoidance strategies. *Otolaryngol Head Neck Surg* 1990;102:239-45.

Ferguson KA, Cartwright R, Rogers R et al. Oral appliances for snoring and obstructive sleep apnea: a review. *Sleep Breath* 2006 Mar.;10(1):37-42.

Friedman M, Ibrahim H, Joseph NJ. Staging of obstructive sleep apnea/hypopnea syndrome: a guide to appropriate treatment. *Laryngoscope* 2004 Mar.;114(3):450-53.

Friedman M, Ibrahim H, Lee G et al. Combined uvulopalatopharyngoplasty and radiofrequency tongue base reduction for treatment of obstructive sleep apnea/hypopnea syndrome. *Laryngoscope* 2003 Dec.;113(12):2169-73.

Fujita S, Conway W, Zurick F et al. Surgical correction of anatomic abnormalities in obstructive sleep apnea syndrome: uvulopalatopharyngoplasty. *Otolaryngol head Neck Surg* 1981;89:923-34.

Ghorayeb BY. Cicatrical velopharyngeal stenosis. *Arch Otolaryngol Head Neck Surg* 1988;114:192-94.

Han F, Song W, Li J et al. Influence of UPPP surgery on tolerance to subsequent continuous positive airway pressure in patients with OSAHS. *Otolaryngol Head Neck Surg* 2005 Aug.;133(2):218-23.

Ikematsu T. Study of snoring, fourth report: therapy. *J Jap Otorhinolaryngol* 1964;64:434-35.

Jacobowitz O. Palatal and tongue base surgery for surgical treatment of obstructive sleep apnea: a prospective study. *Laryngoscope* 2006 July;116(7):1223-27.

Johnson NT et al. Uvulopalatopharyngoplasty and inferior sagittal mandibular osteotomy with genioglossus advancement for treatment of obstructive sleep apnea. *Chest* 1994;105(1):278-84.

Kamami YV. Outpatient treatment of sleep apnea syndrome with CO_2 laser: laser assited UPPP. *Journal Otolaryngology* 1994;23(6):395-98.

Katsantonis GP. Limitations, pitfalls and risk management in uvulopalatopharyngoplasty. In: Fairbanks DNF. *Snoring and obstructive sleep apneia*. 2nd ed. New York: Raven Press, 1994. p. 147-62.

Kezirian EJ, Weaver EM, Yueh B et al. Incidence of serious complications after uvulopalatopharyngoplasty. *Otolaryngol Head Neck Surg* 2003 Dec.;129(6):611-21.

Larson LH, Carlsson-Nordlander B, Svanborg E. Four-year follow-up after uvulopalatopharyngoplasty in 50 unselected patients with obstructive sleep apnea syndrome. *Laryngoscope* 1994;104:1362-68.

Launois SH, Feroah WN, Campbell FG et al. Site of pharyngeal narrowing predicts outcome of surgery of obstrutive sleep apnea. *Am Rev of Respir Dis* 1993;147:182-89.

Newman JP, Moore M, Utley D et al. Recognition and surgical management of the upper airway resistance syndrome. *Laryngoscope* 1996;106:1089-93.

Omur M, Ozturan D, Elez F et al. Tongue base suspension combined with UPPP in severe OSA patients. *Otolaryngol Head Neck Surg* 2005 Aug.;133(2):211-17.

Riley RW, Powell NB, Guilleminault C. Maxillofacial surgery and nasal CPAP: a comparison of treatment for obstructive sleep apnea syndrome. *Chest* 1990;98(6):1421-25.

Riley RW, Powell NB, Guilleminault C. Obstructive sleep apnea and the hyoid: a revised surgical procedure. *Otolaryngol Head Neck Surg* 1994;111(6):717-21.

Riley RW, Powell NB, Guilleminault C et al. Obstructive sleep apnea syncrome: a review of 306 consecutively treated surgical patients. *Otolaryngology Head Neck Surg* 1993;108(2):117-25.

Roosli C, Schneider S, Hausler R. Long-term results and complications following uvulopalatopharyngoplasty in 116 consecutive patients. *Sleep* 2006 Feb. 1;29(2):244-62.

Utley DS, Shin EJ, Clerk AA et al. A cost-effective and rational surgical approach to patients with snoring, upper airway resistance syndrome, or obstructive sleep apnea syndrome. *Laryngoscope* 1997;107:726-34.

Vicente E, Marin JM, Carrizo et al. Tongue-base suspension in conjunction with uvulopalatopharyngoplasty for treatment of severe obstructive sleep apnea: long-term follow-up results. *Eur Arch Otorhinolaryngol.* 2006 Aug.;263(8):754-58.

Vieira MBM. *Zetapalatopharyngoplasty (ZPPP): new surgical tecnique for snoring and sleep apnea treatment*. International Congress Series 1240 Zohny AG, Ruben RJ. Oxford, England: Elsevier BV, 2003.

Vieira MBM. Zetapalatofaringoplastia (ZPFP): nova técnica cirúrgica no tratamento do ronco e apneia noturna. *Rev Bras Otorrinolaringologia* 2001;67(1):56-60.

Weaver EM, Maynard C, Yueh B. Survival of veterans with sleep apnea: continuous positive airway pressure versus surgery. *Laryngoscope* 2004 Mar.;114(3):454-59.

Woodson BT. Retropalatal airway characteristics in uvulopalatopharyngoplasty compared with transpalatal advancement pharyngoplasty. *Laryngoscope* 1997;107:735-40.

Woodson BT, Robinson S, Lim HJ. Transpalatal advancement pharyngoplasty outcomes compared with uvulopalatopharygoplasty. *Laryngoscope* 2005 Apr.;115(4):740-45.

CAPÍTULO 24

Faringoplastia com avançamento transpalatal

B. Tucker Woodson

INTRODUÇÃO

O objetivo principal do tratamento cirúrgico da síndrome da apneia obstrutiva do sono (SAOS) é melhorar os sintomas, além de reduzir a morbimortalidade relacionada com a doença. Tal objetivo é atingido através da alteração do tamanho, da complacência e da forma da via aérea. Esse procedimento elimina não apenas as apneias e hipopneias que tradicionalmente definem a SAOS, mas também normaliza o colapso, o fluxo aéreo limitado e a obstrução aérea durante o sono. Infelizmente, como atingir tais resultados é muitas vezes um mistério. Como cirurgiões, nós ainda entendemos pouco sobre os principais aspectos entre sucesso *versus* insucesso das cirurgias.

O espaço aéreo retropalatal é a principal área de obstrução na apneia do sono e uma fonte frequente de ronco. O tratamento efetivo dessa região consiste em etapa importante na resolução da SAOS. A uvulopalatofaringoplastia (UPFP) foi descrita a princípio por Fujita, 1981, e continua sendo a cirurgia mais comum no tratamento da apneia no adulto. Infelizmente, falhas na realização da técnica da UPFP podem ocorrer. As falhas ocorrem com relação ao diagnóstico (escolha inadequada dos pacientes), à técnica cirúrgica (técnica errada que pode não alterar adequadamente a anatomia faríngea do paciente) (Shepard, 1990; Skatvedt, 1992; Katsantonis, 1993) e à aplicação (devida a fatores externos, como a técnica cirúrgica pobre, infecção e outras causas) (Ikematsu, 1987; Sher, 1996). Para corrigir as falhas de cirurgia palatal devidas à técnica cirúrgica de correção da obstrução aérea de orofaringe, uma abordagem diferente é necessária.

Faringoplastia com avançamento transpalatal altera o espaço aéreo retropalatal através do avanço anterior palatal. O palato duro é incisado e um retalho palatal é criado. Não há necessidade de ressecção de palato mole. Entretanto, avançamento palatal pode ser associado a outros procedimentos palatais, conforme a anatomia e a estrutura faríngeas do paciente. Conceitualmente, o procedimento é semelhante ao avançamento maxilar, no qual o palato é tracionado ântero-superiormente (Zohar, 1994; Ryan, 2000; Blumen, 2002; Riley, 1993; Li, 2001).

O procedimento realizado isoladamente ou associado a outras cirurgias que abordam tecidos moles é indicado para pacientes com apneia do sono que apresentam estreitamento aéreo retropalatal. Isso é válido principalmente quando há estreitamento do istmo faríngeo proximal à área de excisão palatal pela técnica da UPFP tradicional. O avançamento transpalatal é também útil em obstruções de rinofaringe (como na hipertrofia adenoideana) que não podem ser acessadas através da técnica tradicional devido às dificuldades anatômicas da SAOS.

TÉCNICA CIRÚRGICA

Avaliação

No pré-operatório, a endoscopia nasofaríngea é, frequentemente, o primeiro exame para avaliar via aérea superior e é realizada tanto com o paciente sentado quanto deitado. Os aspectos analisados são o tamanho e o formato da via aérea, as áreas de colapso e a deglutição. Durante a endoscopia, o tamanho e o formato do istmo faríngeo proximal são observados atentamente. Estreitamento do espaço aéreo proximal ao local em que se costuma realizar a incisão da UPFP é indicação de faringoplastia com avançamento transpalatal primário. O formato do istmo faríngeo indica se o estreitamento é por compressão anteroposterior (transversal) ou por colapso de paredes laterais (sagital). A localização do músculo elevador do véu palatino e do esfíncter palatofaríngeo é feita através da visualização da prega anterior do *torus* tubário (*torus levatorious*) que possibilita a localização do músculo elevador do véu palatino no palato mole. Um espaço aéreo estreito anteroposteriormente nesse nível indica estreitamento retromaxilar. Essa anormalidade anatômica não pode ser tratada pela palatofaringoplastia tradicional sem abordagem agressiva do músculo elevador do véu palatino.

Os espaços aéreos retropalatal e retrolingual estão frequentemente alterados em adultos com apneia do sono. Tamanho e forma normais da via aérea superior devem ser conhecidos, bem como a identificação de estenose e cicatriz no segmento retropalatal após cirurgias palatal ou de tonsilas.

Avalia-se a deglutição quando se realiza endoscopia com atenção especial à movimentação da parede lateral. Movimento inadequado da parede lateral pode aumentar o risco de disfagia após qualquer cirurgia palatal. Pacientes com alto risco de distúrbio de deglutição (exame endoscópico anormal, disfagia, insuficiência velofaríngea, presbiesôfago, refluxo severo e cirurgia de coluna cervical anterior) devem ser submetidos a avaliações elementares da deglutição. Felizmente, pacientes que já tinham sido submetidos à UPFP prévia e avançamentos palatal e maxilar não costumam estar associados à piora da disfagia.

Avaliação do espaço aéreo oropalatal também é necessária. Como o palato com relação à base da língua é tracionado anteriormente, um espaço oropalatal pequeno pode piorar. Nesse caso, há necessidade de procedimento complementar, mesmo se o espaço aéreo faríngeo retrolingual não é muito alterado. A região oropalatal é analisada, inicialmente, durante o exame físico. Uma classificação Malampatti modificado tipo 1 ou 2 indica um espaço aéreo oropalatal excelente, enquanto um tipo 3 ou 4 representa um espaço reduzido. Esses pacientes com via aérea oropalatal estreita que são respiradores orais primários necessitam de abordagem dessa área previamente à cirurgia palatal.

São contraindicações a esse procedimento fenda palatina parcial ou completa, distúrbio da deglutição com pouca mobilidade de parede lateral, *torus* palatino extenso (requer ressecção prévia ao avançamento), insuficiência velofaríngea, respiradores orais obrigatórios (pode piorar respiração oral), aqueles que apresentam engasgos severos ou pacientes que não tolerariam recuperar-se de uma complicação. Avançamento maxilar com osteotomia Lefort pode, raramente, lesar as veias palatinas maiores, comprometendo o suprimento sanguíneo da maxila. Cirurgias palatais e tonsilares também podem alterar o fluxo sanguíneo colateral para a maxila e, mesmo sendo um evento raro, aumentar o risco de necrose avascular. Os pacientes com indicação de serem submetidos à cirurgia maxilofacial devem ser informados sobre esses riscos. Radiação prévia, ablação tissular (como em escleroterapia ou radiofrequência) e pacientes com doenças que acometem microvasculatura (diabetes ou tabagistas) podem ter risco aumentado de má cicatrização. Os cirurgiões devem também ter recursos adequados para a correção de fístula oronasal.

Procedimento cirúrgico

O procedimento pode ser dividido, conceitualmente, em etapas: (1) incisão, (2) elevação do retalho, (3) osteotomia palatal, (4) tendinólise, (5) avançamento palatal, (6) sutura, e, se necessário, (7) palatofaringoplastia ou tonsilectomia distais.

O procedimento é realizado sob anestesia geral com intubação orotraqueal. O paciente permanece em decúbito dorsal (na posição de Rose, se tonsilectomia também for realizada), e exposição do campo cirúrgico é obtida com o abridor de boca tipo Dingman (Pilling Instrument Co., Philadelphia, PA). O abridor de boca Dingman facilita a realização das várias suturas durante o procedimento, mas não é necessário para a exposição, sendo possível ser usado um abridor de boca convencional. Antibióticos são prescritos no pré-operatório (como 1 a 2 g de cefazolina e 500 mg de metronidazol) além de 10 mg de dexametasona. Para hemostasia, infiltra-se lidocaína a 10% com adrenalina 1:100.000 na saída do forame palatino maior, nos locais das incisões, na junção entre os palatos duro e mole, e na aponeurose do tensor lateral medial ao hâmulo pterigóideo. Cotonoides embebidos em oximetazolina são colocadas no assoalho da fossa nasal para redução do sangramento da mucosa nasal quando realizado broqueamento e sutura.

Incisão e elevação do retalho

A incisão palatal é realizada no meio do palato duro, posterior ao alvéolo. A extensão anterior do retalho deve chegar a, aproximadamente, 5 mm anterior à osteotomia. O ponto de referência-chave do retalho posterior é a junção entre a fina mucosa palatal e a espessa camada fibroadiposa e muscular (Fig. 24-1). Esse ponto está, normalmente, a alguns milímetros anterior à linha horizontal que conecta o forame palatino maior. A incisão segue medialmente ao forame palatino maior e é, no nível da junção entre palatos duro e mole, desviada lateralmente para a área do hâmulo pterigóideo. Essa incisão assemelha-se a um "arco em ômega" curvilíneo. Uma incisão vertical é iniciada na linha média no ápice do retalho posterior e é realizada verticalmente à linha média do palato duro em direção ao alvéolo ("T" invertido). O resultado dessas incisões é a criação de três retalhos (dois com base lateral e outro posterior). Os retalhos laterais permitem melhor exposição lateral e anterior do palato duro e reduzem a necessidade de

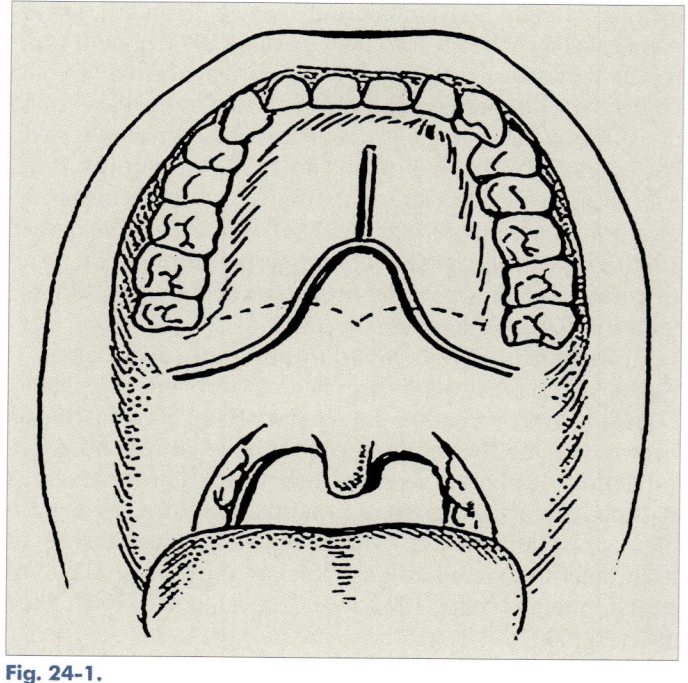

Fig. 24-1.
Incisão em ômega em palato duro.

um retalho maior na linha média, que tem maior risco de necrose.

Os retalhos laterais são elevados para expor o palato duro proximal (Fig. 24-2). O retalho mucoperiosteal de linha média é elevado para a junção entre os palatos duro e mole. Durante a elevação, a mucosa central é fina e cuidado deve ser tomado para não a lacerar. O retalho é mais espesso lateral e posteriormente. O tecido fibroadiposo é mais espesso medial e posteriormente ao forame palatino maior e deve ser cuidadosamente dissecado para serem evitadas lesões de veias palatinas maiores (indica-se o uso de uma cureta pequena de mastoide, que tenha tanto uma superfície curva delicada como uma extremidade pontiaguda). As veias e os nervos palatinos menores podem ser seccionados com a elevação do retalho. O sangramento normalmente é mínimo se o tempo adequado de hemostasia for respeitado e a sensibilidade do palato retornar no pós-operatório. Elevação do retalho pela borda dos palatos mole e duro para expor o palato mole é evitada. Toma-se o cuidado de preservar o tendão e periósteo que conectam o palato mole à extremidade posterior do palato duro. A elevação do retalho deve ser superficial à aponeurose do tensor.

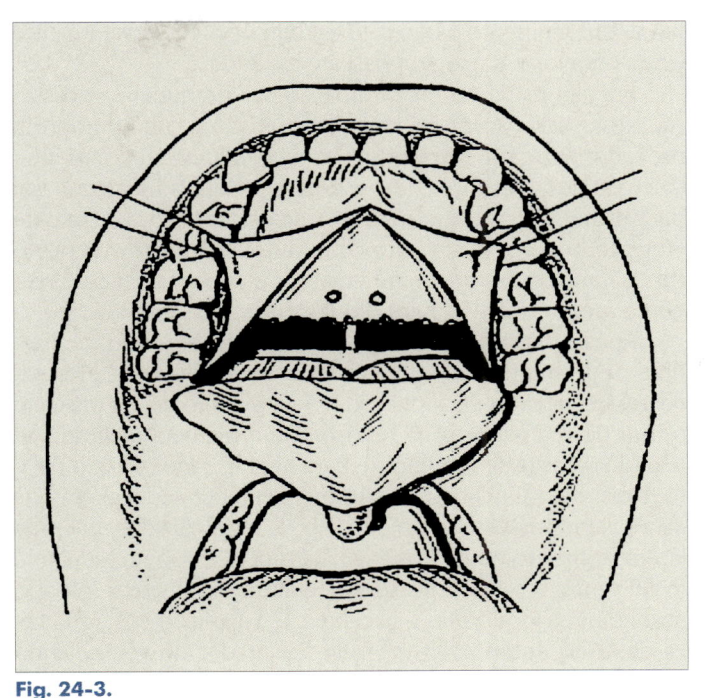

Osteotomia, mobilização, tendinólise, avançamento e sutura (Fig. 24-3)

Dois métodos têm sido usados para separar palato duro do mole através de osteotomia. O método atual cria um segmento osteotomizado pequeno que mantém o periósteo e os ligamentos aderidos aos palatos duro e mole. Essa osteotomia é um pouco mais demorada, mas resulta em um fechamento mais resistente. Métodos mais antigos, em que simplesmente cortava-se o tecido mole do osso da junção posterior do palato duro usando eletrocautério requeriam quatro ou seis suturas e eram mais traumáticas para os tecidos moles. O índice de fístula oronasal após essas técnicas antigas era de 10% ou mais. O "método da osteotomia" mantém 1 ou 2 milímetros de osso na extremidade posterior com periósteo e fibras de ligamentos aderidos. O fechamento do leito cirúrgico é possível apenas com duas suturas.

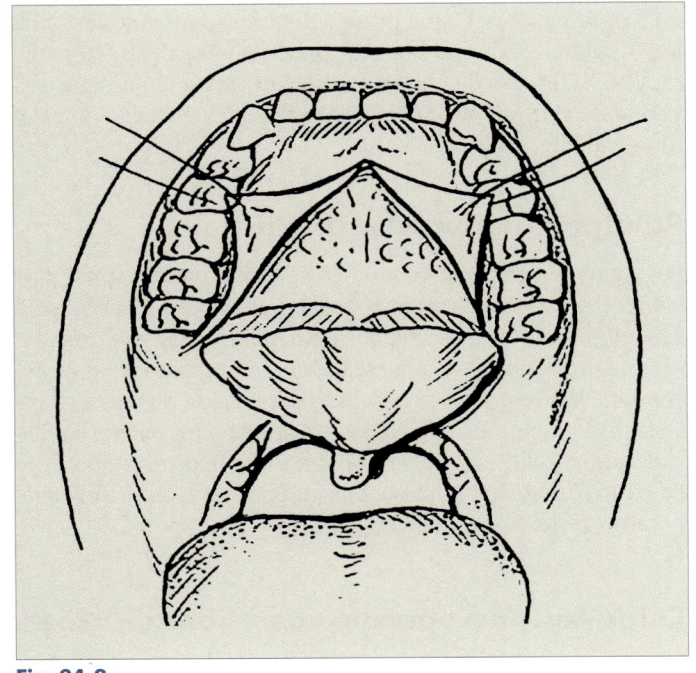

Realiza-se uma osteotomia transversa 1 a 2 mm anterior ao palato mole usando-se uma serra sagital ou uma broca. As osteotomias laterais são realizadas próximas aos alvéolos e o mais lateral possível. Uma osteotomia dorsal realizada com broca ou tesoura forte separa o segmento do septo. As osteotomias lateral e dorsal são feitas com uma broca pequena e rotatória, serra sagital pequena ou com uma tesoura forte. A aponeurose do tensor é mantida aderida ao osso.

Após a osteotomia distal, é realizada a ressecção de 0,5 a 1 cm da margem posterior do palato duro (osso palatino) para haver espaço para mover o palato mole anteriormente. Remoção de osso é feita com broca para retirada de osso residual e exposição de septo nasal posterior. A mucosa do assoalho nasal é mantida intacta nesse momento para permitir a elevação mais fácil da mucosa nasal do assoalho da fossa nasal. Essa elevação permite que a sutura transpalatal seja submucosa. Se não for submucosa, há um risco pequeno de formação de granuloma nasal no pós-operatório. Os orifícios palatais feitos com o auxílio de broca são feitos em um ângulo de 45° com relação ao palato, da superfície oral do palato até a cavidade

Fig. 24-3.
Orifícios realizados da cavidade oral para o nariz com broca, anteriores ao osso removido (hachurado).

Fig. 24-2.
Retalhos laterais elevados.

nasal. Um segmento ósseo de 3 a 4 mm deve ser deixado entre esses orifícios e a margem óssea é excisada.

Em alguns pacientes, intubação nasotraqueal é necessária. Nesse caso, como há risco de danificar o tubo durante o procedimento, um retrator maleável é colocado no assoalho da fossa nasal, entre o tubo endotraqueal e a mucosa nasal para proteção e realização dos orifícios com broca. O uso de eletrocautério deve ser feito com cautela para evitar dano ao tubo. Também se recomenda manter a concentração de oxigênio menor que 40% para reduzir o risco de combustão.

Após a remoção do osso, o palato mole deve ser mobilizado para permitir o avançamento palatal. Mobilidade é prevenida pela resistência da aponeurose palatina (tendão do músculo tensor do véu palatino). O tendão está firmemente aderido ao hâmulo. Realiza-se tendinólise para liberar e mobilizar o palato. Incisa-se o tendão do tensor medialmente ao local em que está inserido lateralmente ao osso. A tendinólise é realizada lateral ao palato mole, mas medial à sua inserção no hâmulo e inclui tanto o tendão do tensor quanto as mucosas nasal e nasofaríngea localizadas adjacentes. Em alguns casos, uma faixa da fáscia anterior do músculo levantador do véu palatino também se insere na aponeurose palatina, havendo necessidade de sua incisão. Enquanto se corta o tendão, a visualização da nasofaringe é importante para identificar as paredes laterais da nasofaringe e a tuba auditiva e para evitar dissecção inadvertida e trauma da parede lateral da nasofaringe. As incisões são feitas, a princípio, anteriormente. A mucosa nasal ainda aderida é incisada com eletrocautério. Isso é anterior e lateralmente à osteotomia. Lateralmente, há, normalmente, uma camada fina de tecido fibroadiposo na superfície ventral do tendão. À medida que a dissecção prossegue através dessa camada, as fibras brancas do tendão do tensor aparecem. Como há grande proximidade com a mucosa nasofaríngea, há necessidade de incisão na mucosa nasal. Na verdade, a tendinólise é mais bem realizada tanto pela superfície oral (ventral) quanto pela nasofaríngea (dorsal). O tendão do tensor é identificado e cortado através de eletrocautério.

Duas suturas são feitas através dos orifícios feitos pela broca (à direita e à esquerda) dentro da nasofaringe e ao redor da osteotomia (Fig. 24-4). Tecido mole adjacente à osteotomia também é incluído na sutura para a prevenção de escape durante a sutura. Duas suturas laterais separadas (direita e esquerda) são passadas através do mesmo orifício e são, então, fixadas lateralmente ao tendão. Essa é a parte do tendão que estava, previamente, inserida ao hâmulo. É importante identificar e posicionar as suturas no tendão (aponeurose) e não apenas no tecido fibroadiposo. A mucosa e o tecido fibroadiposo não suportariam as forças do leito cirúrgico suturado, havendo maior possibilidade de fistulização. Apertam-se as suturas enquanto um assistente traciona o palato anteriormente.

Após a realização das suturas e o avanço do palato, há excesso de tecido mole na incisão. O retalho palatal posterior é muito mais espesso que a mucosa palatal anterior. Apesar de haver excesso de tecido mole, não há excesso de mucosa. Para obter-se um fechamento sem tensão, fato essencial para uma cicatrização adequada, tecido fibroadiposo redundante deve ser removido de forma atraumática. O retalho posterior

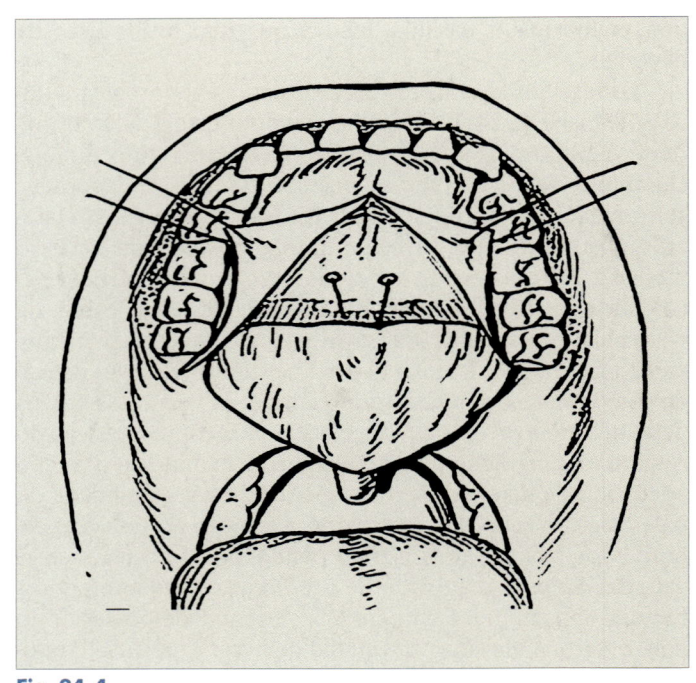

Fig. 24-4.
Suturas feitas através dos orifícios, sendo avançados os fragmentos ósseos com os tendões e ligamentos aderidos a eles.

é reduzido na espessura, evitando-se o uso excessivo de eletrocautério, que pode causar redução de suporte sanguíneo. Quando a espessura palatal é reduzida, a sutura é possível. Mucosa extra é preservada para o fechamento. O retalho da linha média é tracionado anteriormente como um avançamento em "V" ou "Y". Como a mucosa central é fina e o retalho posterior é espesso, é necessária a elevação posterior da mucosa palatal para fechar o leito cirúrgico. Se o *flap* mediano é muito espesso, uma porção pequena de tecido fibroadiposo palatal pode ser cortada para reduzir a espessura do retalho. O retalho da linha média é suturado com fio absorvível e essa sutura é tecnicamente mais difícil em caso de palato ogival (Fig. 24-5).

Palatofaringoplastia distal

Em pacientes com palato e úvula com anatomia normal, não há necessidade de cirurgia abordando úvula ou palato distal. Pacientes com palato, mucosa do pilar, úvula ou tonsilas redundantes, cirurgia conservadora para tensionar ou remover esse tecido pode ser necessária associada ou não à tonsilectomia. Em muitos pacientes, o avançamento palatal é realizado após UPFP. Estenose faríngea pode ocorrer e liberação da cicatriz pode ser feita com faringoplastia lateral conservadora ou zetaplastia.

Cuidados pós-operatórios e complicações

Dieta leve é preconizada no primeiro dia. Evita-se o uso de prótese dentária superior por pelo menos 4 semanas, até a

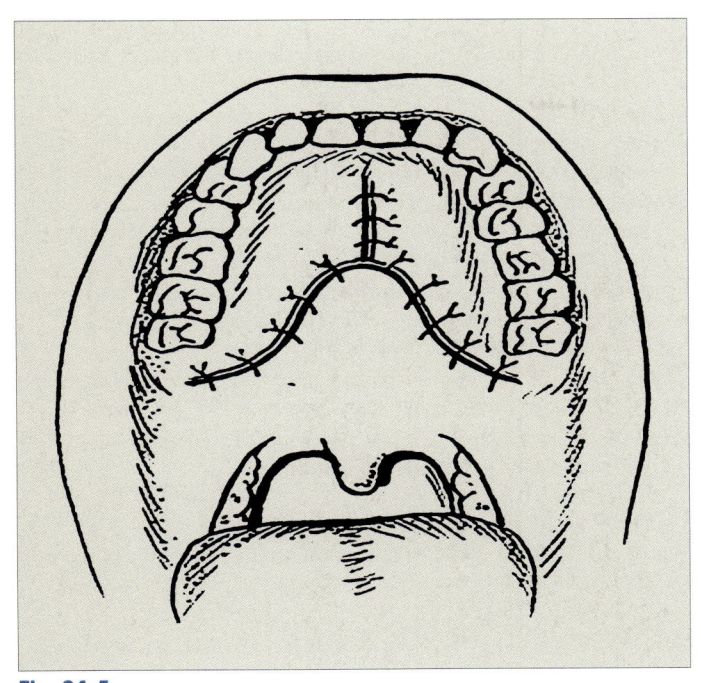

Fig. 24-5.
Mucosa aproximada por suturas descontínuas.

cicatrização completa. Caso haja deiscência, deve-se cobrir todo ou mesmo parcialmente o defeito com *splint*. A fístula é fechada quando se usa o *splint*. Tentativas de cicatrização por segunda intenção sem *splint* não têm sucesso. *Splints* devem ser facilmente confeccionados (dentista, laboratório dentário, outros) e devem ser confortáveis, sendo usados até a completa cicatrização. Suturas temporárias realizadas no consultório sob anestesia local podem durar alguns dias, aliviam a tensão e aceleram a cicatrização. Elas podem ser posicionadas nos orifícios transpalatais e no palato mole no consultório podendo ser substituídas conforme necessidade.

Antibióticos de amplo espectro são indicados no perioperatório, por 3 a 7 dias. Corticosteroides são administrados no perioperatório para controle da dor, no pós-operatório para redução das náuseas e edema por 1 a 3 dias. Para evitar compressão do retalho palatal, prótese dentária deve ser evitada por 4 a 6 semanas. Como há alteração do formato do palato com o avançamento, próteses dentárias precisam ser reajustadas, modificadas e recolocadas. Dieta leve por 2 semanas reduz a tensão da deglutição. Controle rigoroso com relação ao surgimento de fístula oronasal permite intervenção precoce e uso de *splint* palatal.

Insuficiência velofaríngea (IVF) é rara no pós-operatório. Houve um caso após UPFP agressiva, sendo tratado através de soltura parcial de sutura. Assim como na UPFP, podem ocorrer sintomas transitórios no pós-operatório imediato, como refluxo nasofaríngeo leve ou disfagia. Mudanças no volume e na forma da faringe podem alterar o gatilho da deglutição ou podem reduzir a pressão do bolo alimentar e contribuir para o retardo do *clearance* faríngeo. Pode ocorrer necrose do retalho palatal e fístula oronasal.

RESULTADOS E COMPLICAÇÕES

Experiência prévia demonstrou reduções significativas do índice de apneia × hipopneia (IAH) e do índice de apneia (IA) (Woodson, 1993, 1997, 1999). Um índice de sucesso de 67% com um índice de distúrbio respiratório (IDR) menor que 20 eventos por hora ocorreu em pacientes que foram submetidos a avançamento transpalatal. O IDR no grupo tratado diminuiu de 52,8 para 12,3 eventos por hora. Sete dos 11 pacientes (64%) tiveram o IDR reduzido para menos que 20 eventos por hora. Houve aumento do espaço retropalatal e redução da complacência. Avaliação fotográfica evidenciou aumento das dimensões anteroposteriores velofaríngeas e dos pilares faríngeos laterais (Caballero, 1998).

Estudos recentes controlados compararam a coorte de pacientes submetidos a avançamento palatal a um grupo histórico de pacientes submetidos à UPFP, sendo todos o estágio 3 de Friedman (Friedman, 2002; Woodson, 2005). Esse grupo tem um índice de sucesso previsto em 8% após UPFP isolada. O grupo submetido a avançamento palatal apresentou melhora significativamente maior que o pós-UPFP. Controlando o índice de massa corporal, cirurgia de base de língua, idade e IAH pré-operatório, o *odds ratio* do sucesso após avançamento palatal com relação à UPFP foi de 5,77 (intervalo de confiança de 95% entre 1,80 a 17,98).

A formação de tecido cicatricial é menor após o avançamento palatal, e as mudanças agudas com relação ao ronco são menores do que na UPFP ou na LAUP *(Laser Assisted Palatopharyngoplasty)* (Morrison, 1993; Skatvedt, 1996; Aboussouan, 1995). Em muitos casos, quando a apneia e o fluxo aéreo limitado são solucionados, os roncos melhoram drasticamente. Caso o ronco persista, é tratado com sucesso através de procedimentos complementares, como radiofrequência ou implantes.

CONCLUSÕES

Faringoplastia com avançamento transpalatal consiste em uma alternativa em potencial para UPFP agressiva, com o objetivo de aumentar o espaço aéreo orofaríngeo superior e melhorar a função respiratória. Com esse procedimento, o palato mole é mobilizado, não ressecado, e ocorre aumento dos espaços aéreos faríngeos superior e lateral. Como o avançamento palatal altera apenas uma parte da via aérea superior, o tratamento complementar ainda pode ser necessário.

REFERÊNCIAS BIBLIOGRÁFICAS

Aboussouan LS, Bolish JA, Wood BG et al. Dynamic pharyngoscopy in predicting outcome of uvulopalatopharyngoplasty for moderate and severe obstructive sleep apnea. *Chest* 1995;107:946-41.

Blumen MB, Dahan S, Wagner I et al. Radiofrequency versus LAUP for the treatment of snoring. *Otolaryngol Head Neck Surg* 2002;126:67-73.

Caballero P, Alvarez-Sala R, Garcia-Rio F. CT in the evaluation of the upper airway in healthy subjects and in patients with obstructive sleep apnea syndrome. *Chest* 1998;113:111-16.

Friedman M, Ibrahim H, Bass L. Clinical staging for sleep-disordered breathing. *Otolaryngol Head Neck Surg* 2002;127:13-21.

Fujita S, Conway W, Zorick F et al. Surgical correction of anatomic abnormalities of obstructive sleep apnea syndrome: uvulopalatopharyngoplasty. *Otolaryngol Head Neck Surg* 1981;89:923-34.

Ikematsu T. Palatopharyngoplasty and partial uvulectomy method of Ikematsu: a 30-year clinical study of snoring. In: Fairbanks DNL, Fujita S, Ikematsu T (Eds.). *Snoring and sleep apnea*. New York: Rivlin Press, 1987. p. 130-34.

Katsantonis GP, Moss K, Miyazaki S et al. Determining the site of airway collapse in obstructive sleep apnea with airway pressure monitoring. *Laryngoscope* 1993;103:1126-31.

Li KK, Troell RJ, Riley RW et al. Uvulopalatopharyngoplasty, maxillomandibular advancement, and the velopharynx. *Laryngoscope* 2001;111:1075-78.

Morrison DL, Launois SH, Isono S et al. Pharyngeal narrowing and closing pressures in patients with obstructive sleep apnea. *Am Rev Respir Dis* 1993;148:606-11.

Riley RW, Powell NB, Guilleminault C. Obstructive sleep apnea syndrome: a review of 306 consecutively treated surgical patients. *Otolaryngol Head Neck Surg* 1993;108:117-25.

Ryan CF, Love LL. Unpredictable results of laser assisted uvulopalatoplasty in the treatment of obstructive sleep apnoea. *Thorax* 2000;55:399-404.

Shepard JW, Thawley SE. Localization of upper airway collapse during sleep in patients with obstructive sleep apnea. *Am Rev Respir Dis* 1990;141:1350-55.

Sher AE, Schechtman KB, Piccirillo JF. The efficacy of surgical modifications for the upper airway in adults with obstructive sleep apnea syndrome. *Sleep* 1996;19:156-77.

Skatvedt O, Akre H, Godtlibsen OB. Continuous pressure measurements in the evaluation of patients for laser assisted uvulopalatoplasty. *Eur Arch Otorhinolaryngol* 1996;253:390-94.

Skatvedt O. Continuous pressure measurements in the pharynx and esophagus during sleep in patients with obstructive sleep apnea syndrome. *Laryngoscope* 1992;102:1275-80.

Woodson BT, Wooten MR. Manometric and endoscopic localization of airway obstruction after uvulopalatopharyngoplasty. *Otolaryngol Head Neck Surg* 1994;111:38-43.

Woodson BT, Toohill RJ. Transpalatal advancement pharyngoplasty for obstructive sleep apnea. *Laryngoscope* 1993;103:269-76.

Woodson BT, Robinson S, Lim HJ. Transpalatal advancement pharyngoplasty outcomes compared to uvulopalatopharygoplasty. *Otolaryngol Head Neck Surg* 2005;133:211-17.

Woodson BT. Retropalatal airway characteristics in UPPP compared to transpalatal advancement pharyngoplasty. *Laryngoscope* 1997;107:735-40.

Woodson BT. Acute effects of palatopharyngoplasty on airway collapsibility. *Otolaryngol Head Neck Surg* 1999;121:82-86.

Zohar Y, Finkelstein Y, Strauss M et al. Surgical treatment of obstructive sleep apnea: comparison of techniques. *Arch Otolaryngol Head Neck Surg* 1993;119:1023-29.

CAPÍTULO 25

Faringoesfincterplastia expansiva para apneia obstrutiva do sono

B. Tucker Woodson, MD, FACS

A faringoesfincterplastia expansiva é uma técnica reconstrutiva da uvulopalatofaringoplastia (UPFP). O conceito desse procedimento é o oposto à faringoesfincterplastia usada para o tratamento da incompetência velofaríngea. Nesse último, o músculo palatofaríngeo é elevado da parede lateral e seu pedículo inferior, rodado medialmente para diminuir a abertura velofaríngea. Na faringoesfincterplastia expansiva, o músculo palatofaríngeo é rodado anterior, superior e lateralmente para abrir e ampliar o espaço faríngeo posterior, sem necessidade de exérese de tecidos nessa porção da faringe.

Neste capítulo, serão apresentados o procedimento como um todo, a fisiologia do colapso da via aérea superior e considerações específicas sobre a anatomia envolvida.

O tratamento cirúrgico para a síndrome da apneia obstrutiva do sono (SAOS) compreende desde a descrição inicial da UPFP até novas técnicas recentemente descritas que acessam múltiplos sítios e níveis de obstrução da via aérea superior. Os resultados de sucesso das cirurgias têm sido inconsistentes (Sher, 1996). As causas de falha no tratamento são várias, e desconsiderar as variações anatômicas existentes entre os indivíduos é um fator contribuinte para que não haja sucesso (Schwartz, 1992). Diferenças na estrutura anatômica e na técnica cirúrgica devem ser consideradas para a seleção e avaliação dos candidatos a tratamento cirúrgico.

Para a aplicação de qualquer cirurgia, os conceitos estruturais devem ser compreendidos. Nenhum achado estrutural isolado é associado ou preditivo da SAOS ou de sua severidade. As interações craniofaciais e anormalidades dos tecidos contribuem para a estrutura final. Em pacientes não obesos, o maior contribuinte da estrutura facial é determinado pelo crescimento e desenvolvimento ósseo maxilar. A fixação baixa do osso hioide também reflete alterações na passagem da via aérea e o aumento de volume e retroposicionamento da língua também contribuem para a SAOS. Anormalidades dos tecidos como o volume aumentado do palato, palato rebaixado, hipertrofia da base de língua e hipertrofia da parede lateral, têm sido identificadas como fatores de risco para SAOS. Todas essas anormalidades da via aérea são comprometidas pela obesidade. A soma de todas essas alterações cria uma via aérea vulnerável ao colapso quando o tônus muscular diminui. O colapso aumenta a resistência da via aérea, desestabiliza os padrões respiratórios e até mesmo causa a obstrução completa da via aérea.

Quando há obstrução, ela não ocorre em apenas um sítio (Shepard, 1990). O nível da obstrução e as estruturas envolvidas variam. No entanto, na maioria dos casos, a obstrução inclui estruturas relacionadas com o palato mole. Conhecer onde e como essa obstrução ocorre é essencial para o tratamento cirúrgico. Cada paciente difere entre si e a escolha da abordagem cirúrgica deve ser individual. Alguns pacientes (particularmente aqueles com anormalidades na cefalometria como hipogenesia de maxila e hioide rebaixado) apresentam obstrução em dois níveis, em orofaringe e hipofaringe. Frequentemente a área retromaxilar (nasofaringe) é comprimida e estreitada. Nos pacientes obesos e naqueles com hipertrofia das tonsilas, a obstrução é pior em nível de orofaringe. Para esses pacientes, a hipertrofia da parede lateral contribui para esse achado. Quando os resultados de UPFP são avaliados nesse grupo de pacientes, infelizmente a obstrução persiste nesses sítios e compromete o sucesso cirúrgico (Woodson, 1994; Boudewyns, 2001; Langin, 1998).

A cirurgia reconstrutiva, por definição, visa a melhora da forma e da função. Métodos para atingir esse objetivo incluem a exérese de tecidos, a reorientação dos tecidos sem exérese ou apenas remodelamento. Os efeitos na via aérea incluem mudanças no tamanho, volume, forma e complacência. Além disso, a cirurgia não deve influenciar negativamente outras funções da via aérea superior como olfato, paladar, salivação e fala. Os tecidos definem as relações da via aérea tanto anatômica quanto fisiologicamente, mas é o fluxo de ar intraluminal que deve ser normalizado. O procedimento é sobre os tecidos moles ou esqueléticos, mas o objetivo é a reconstrução da própria via aérea. No tratamento da SAOS, o cirurgião deve entender que não é o "palato" em si que está alterado, mas sim a relação "palato-espaço aéreo posterior".

AVALIAÇÃO DA VIA AÉREA

A área seccional transversa da orofaringe e retropalatal é um dado importante na SAOS. Em pacientes obesos, o palato mole é mais longo (rebaixado) e hipertrofiado naqueles com SAOS. Hipertrofia da parede lateral e colapso lateral também têm sido observados na SAOS. A causa exata dessa hipertrofia não tem sido comprovada, mas o aumento dessas estruturas ocorre entre o lúmen da via aérea e a gordura parafaríngea. Entre essas estruturas está a musculatura da parede lateral, estruturas linfáticas, mucosa e vasculatura. Os músculos da parede lateral são os constritores faríngeos, os músculos que se inserem no processo estiloide e o palatofaríngeo. É nesse último músculo que será focado o aspecto reconstrutivo da faringoesfincterplastia expansiva.

O fechamento da parede lateral avaliado sagitalmente permite especulações quanto ao envolvimento dos mecanismos musculares inadequados para a reabertura da via aérea. Nos cortes sagitais é importante avaliar que o palato mole (quando dentro da normalidade) deve ser curto e fino, não devendo ultrapassar o nível de C2.

Nas imagens axiais, o aspecto fundamental é a morfologia da coluna aérea da orofaringe. A forma da área seccional transversa da via aérea em apneicos tende a ser mais elíptica e menos circular. Essa forma elíptica aumenta a superfície de contato da via aérea e, portanto, aumenta a resistência, quando comparada com um pertuito mais circular. Isso se deve a uma estrutura biomecânica que é mais facilmente colapsável em pressões negativas menores. Tubos circulares são mais eficientes do que aqueles que são mais planos.

Friedman e Fujita são os dois métodos de classificação da via aérea. O método de Fujita descreve a obstrução da via aérea como sendo tipo 1 (predominantemente em orofaringe), tipo 3 (predominantemente em hipofaringe), e tipo 2 (obstrução combinada) e tem um valor preditivo positivo baixo. Fujita tipo 1 (favorável a UPFP) tem apenas 50% de sucesso pós-operatório. O método de Friedman apresenta um valor preditivo positivo maior para os pacientes classificados em estágio I, mas baixo sucesso terapêutico para os estágios II, III e IV. Nenhum método de classificação direciona o cirurgião na reconstrução do espaço aéreo retropalatal. Para isso, uma nova classificação deve ser estabelecida.

O espaço aéreo retropalatal também pode ser descrito como o istmo faríngeo (Fig. 25-1). Esta estrutura tem como limites superiormente o teto da nasofaringe, posteriormente a parede posterior da faringe, anteriormente a coana (palato duro, septo, conchas posteriores) e o palato mole, lateralmente a tuba auditiva, o músculo salpingofaríngeo, os músculos palatofaríngeos e as tonsilas, e inferiormente a orofaringe com a margem inferior do palato mole.

A área do istmo faríngeo é menor na SAOS e em roncadores, caracterizando um menor volume da coluna aérea. De qualquer forma, o nível exato da constrição é variável nos diferentes pacientes (Shepard, 1989; Wang, 2003; Lin, 2007). Em aproximadamente metade dos pacientes, o nível de maior estreitamento está no segmento palatal distal (definido como 20 mm ou mais abaixo do palato duro) enquanto, nos outros 50%, o maior estreitamento está no segmento retropalatal mais proximal (10 mm abaixo do palato duro). Dados das áreas seccionais demonstram diferenças na morfologia da via aérea retropalatal. O estreitamento da via aérea no nível do palato duro apresenta uma morfologia diferente do estreitamento que ocorre distalmente no nível da margem livre do palato mole.

Dois padrões de morfologia do espaço de fechamento velofaríngeo têm sido descritos, conforme sua localização craniocaudal. Esse fechamento pode ser superficial (mais superiormente) ou profundo (localizado mais inferiormente na coluna aérea). No padrão de fechamento superficial, o palato mole encosta na parede posterior da faringe. Na prática clínica, esses casos são intuitivamente reconhecidos quando examinados indiretamente com espelho de Garcia. Alguns indivíduos apresentam um fechamento anteroposterior com a formação de uma fenda na abertura, dificilmente visível com o espelho. Outros apresentam um espaço amplo facilmente visível ao espelho de Garcia. Esses padrões de formato fornecem não apenas informação sobre o próprio tecido velofarín-

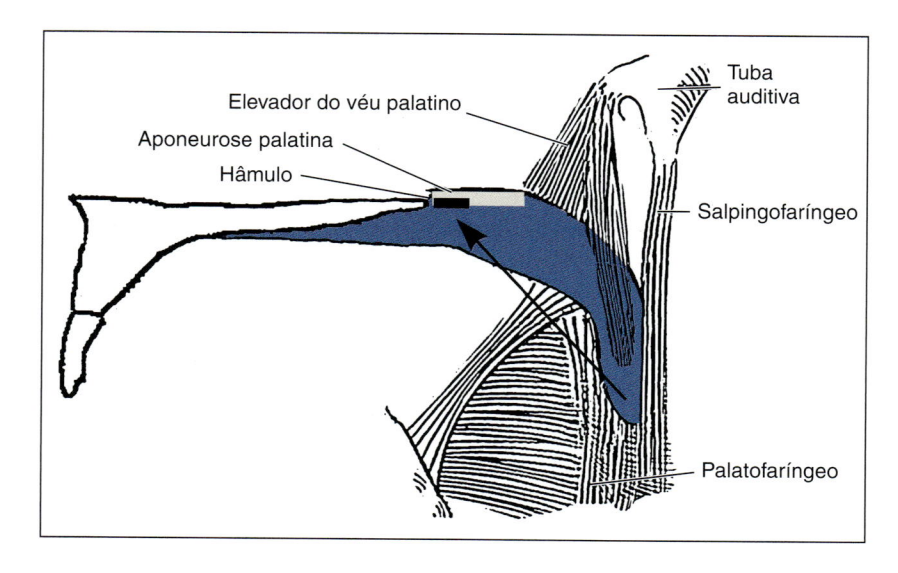

Fig. 25-1.

Anatomia da parede lateral do istmo faríngeo. Observar o elevador do véu palatino que se insere na linha média do palato mole. Os músculos da parede lateral incluem o salpingofaríngeo e os músculos palatofaríngeos. O músculo palatofaríngeo pode ser usado como um apoio para afastar o palato anteriormente, bem como para tracionar a parede lateral.

geo, mas também são associados aos padrões de estrutura facial e sítios de estreitamento no istmo faríngeo. O padrão de fechamento superficial é definido como anteroposterior com pouca contribuição da parede lateral. Esse padrão da área velofaríngea está associado ao estreitamento do segmento retropalatal mais proximal. O resultado é que, em um plano sagital, veremos o palato verticalmente orientado (Fig. 25-2). O palato mole é mais paralelo à parede posterior da faringe e mais perpendicular ao palato duro.

Em contraste, o padrão profundo demonstra o palato mole mais afastado da parede posterior da faringe. Isso também está associado a um istmo faríngeo maior no nível do palato duro. O resultado é um formato oblíquo do palato em um plano sagital. O palato mole está num ângulo obtuso em relação à parede posterior e mais paralelo ao palato duro. As paredes laterais da faringe demonstram maior quantidade de tecidos. Em consequência, a via aérea é menos elíptica e mais circular em seu formato. O padrão desse fechamento é circular, porém com significante contribuição da parede lateral.

Esses dois padrões também estão associados a outras alterações estruturais. No padrão superficial, o músculo palatofaríngeo cursa primariamente na parede lateral da faringe e está verticalmente orientado paralelo ao resto do palato mole. No padrão profundo, o músculo palatofaríngeo está orientado obliquamente ao palato duro e à parede posterior da faringe. Nessa segunda situação, ele origina-se mais anteriormente e cursa posteriormente com relação à parede lateral e à parede posterior (criando um esfíncter mais horizontal). Fatores adicionais como o tamanho das tonsilas ou cirurgias prévias podem alterar essa configuração.

Nessa discussão, o istmo faríngeo também pode ser padronizado em dois tipos de formatos, incluindo um "tubo estreito", quando o padrão de fechamento é superficial, e outro "tubo circular", quando o padrão de fechamento é profundo.

Em aproximadamente metade dos pacientes com SAOS, a área seccional transversa de maior estreitamento está próxima ao palato duro, caracterizando um padrão superficial e estreito da coluna aérea nesse segmento, associado a lateralização dos músculos palatofaríngeos e verticalização do palato nos cortes sagitais. Em contraste, na outra metade dos pacientes, a porção proximal do istmo faríngeo está mais aberta, enquanto a área seccional transversa de maior estreitamento se encontra próxima à margem proximal do palato mole, caracterizando um padrão de fechamento profundo e circular, associado a uma visão oblíqua do palato nos cortes sagitais.

Ressecções amplas e agressivas do palato podem resultar em estenose, insuficiência velofaríngea ou separação brusca da interface entre a língua e o palato mole. Incompetência velofaríngea severa é uma complicação incomum da UPFP tradicional, no entanto, isso se torna um risco nos pacientes que apresentam mobilidade deficiente do palato ou das paredes laterais (Levring, 2004). Disfunção velofaríngea moderada é mais comum. Além disso, é importante considerar que a disfagia em pacientes com SAOS pode ter múltiplas etiologias. Mesmo sem uma intervenção cirúrgica, anormalidades funcionais com aumento da disfagia e estase salivar ocorrem mais frequentemente em pacientes com SAOS. Uma separação da interface entre a língua e o palato pode provocar mecanismos para escapamento de ar e intolerância ao CPAP em pacientes que foram submetidos à UPFP e depois adaptados ao uso de CPAP (Mortimore, 1996). Para reduzir o risco dessa complicação, pode-se economizar na uvuloplastia da UPFP clássica (Han, 2005). Esses dados também sugerem que a ressecção palatal deve ser conservadora, e a avaliação pré-operatória da movimentação das paredes laterais deve ser realizada. Deve-se ter muita cautela se for evidenciada alguma alteração da mobilidade palatal.

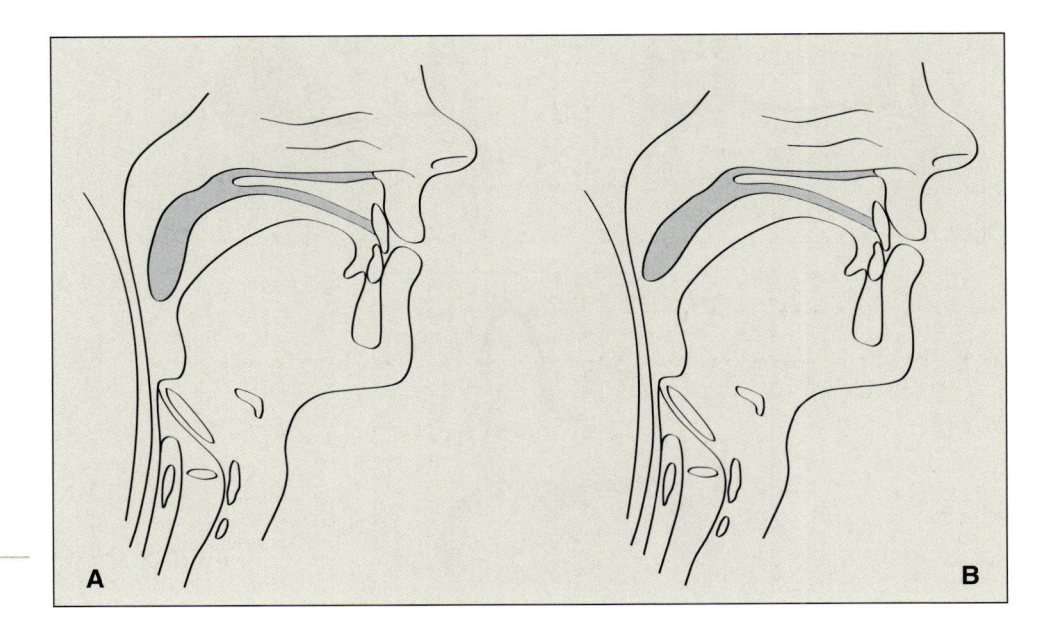

Fig. 25-2.
Dois padrões de anatomia sagital do palato: vertical (**A**) e oblíquo (**B**).

FARINGOESFINCTERPLASTIA EXPANSIVA

Técnica cirúrgica

O procedimento é mais comumente realizado sob anestesia geral, com o paciente em posição supina. Quando a tonsilectomia ainda não foi realizada, recomenda-se anestesia geral com intubação oro ou nasotraqueal. Em um pequeno número de pacientes que já foram submetidos à tonsilectomia, o procedimento pode ser realizado com anestesia local.

A seguir, são descritos os passos do procedimento cirúrgico (Fig. 26-3).

1º Passo. Exame da via aérea. Utiliza-se um espelho de Garcia para avaliação da nasofaringe, retraindo-se a úvula gentilmente. Os pacientes deverão apresentar um padrão oblíquo do formato palatal (ogival), visto que a porção proximal do istmo deverá estar mais aberta e o estreitamento ocorre no nível da orofaringe (aproximadamente 1 a 1,5 cm). Estreitamentos próximos ao palato duro dificilmente serão avaliados neste procedimento. O tamanho e a posição das tonsilas são avaliados, assim como o tamanho e a posição dos músculos palatofaríngeos, que se apresentam como pilares posteriores. A presença aberrante da artéria carótida medializada deve ser notada nessa situação. Deve-se fazer a palpação do palato para inspeção de fissuras submucosas. Após, identifica-se a posição do hâmulo na porção lateral e superior do palato mole. Faz-se infiltração com adrenalina no polo superior da tonsila e do músculo constritor da faringe, bilateralmente, em cada lado da úvula, e inferiormente, onde se palpa a ponta do hâmulo.

2º Passo. Realização da tonsilectomia bilateral. Cuidado para preservar o máximo de mucosa dos pilares.

3º Passo. Identificação do músculo palatofaríngeo na fossa tonsilar. O objetivo é dissecar o músculo inteiro como uma tira para que se faça a sua expansão superior e lateral. Frequentemente, na SAOS, esse músculo está hipertrofiado e a dissecção pode ser feita apenas na sua porção mais volumosa, atingindo metade ou dois terços do músculo proximal. Na maioria dos casos, a dissecção inicia-se na borda medial do pilar posterior, com incisões finas ou com cautério em baixa voltagem. A margem do músculo deve ser solta do pilar sem danos à mucosa para não formar escaras na parede lateral. A

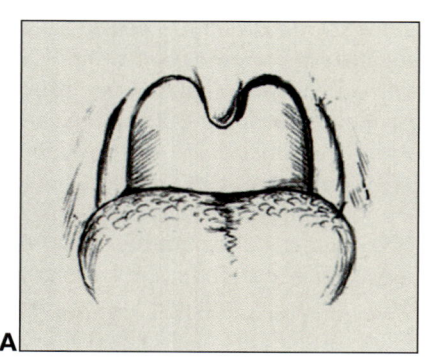

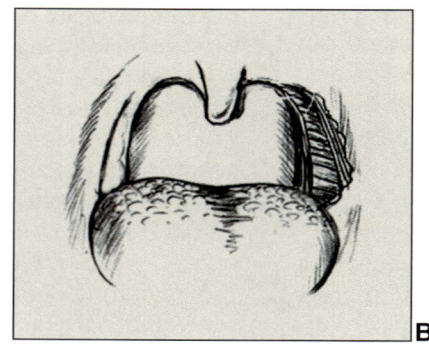

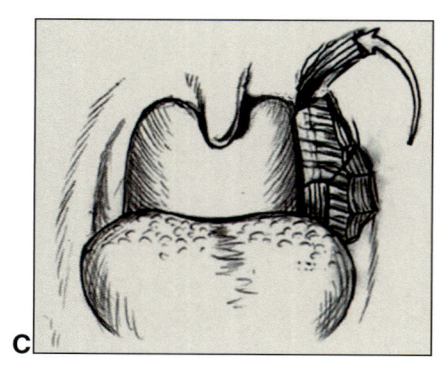

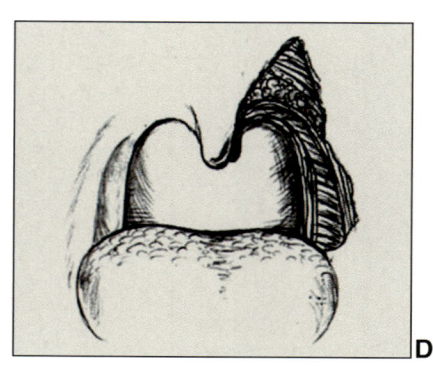

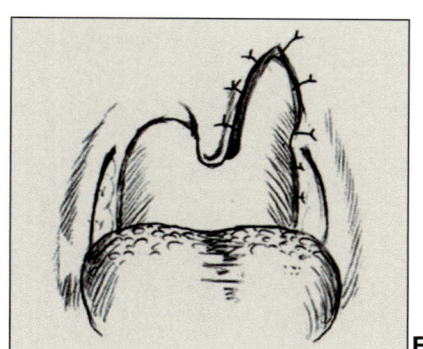

Fig. 25-3.
(A) Faringoesfincterplastia expansiva. Após tonsilectomia (B) o músculo palatofaríngeo é identificado. (C) O músculo é seccionado e elevado, criando um pedículo para avançar e abrir a porção distal do istmo faríngeo.
(D) Uma incisão é realizada no polo superior da fossa tonsilar em direção ao hâmulo. O músculo é suturado na incisão. (E) Fechamento final usando retalho palatal dorsal.

seguir, disseca-se a margem lateral do músculo para formar uma tira muscular. Importante ressaltar que os músculos constritores da faringe não devem ser violados nessa etapa e que as estruturas vasculares e neurológicas se encontram lateralmente a eles. O músculo constritor pode ser identificado nas fibras horizontais vistas na fossa tonsilar. Para a maioria dos pacientes, o sangramento do músculo palatofaríngeo é muito menor, comparado ao constritor, que é mais vascularizado. Faz-se a secção com cautério do músculo palatofaríngeo na sua extremidade inferior e o músculo é elevado superiormente, no nível da margem do palato mole. Essa extremidade inferior será fixada superior e lateralmente, aumentando a via aérea tanto anteroposteriormente (por estender o palato mole) como lateralmente (pela tração da porção fixada na parede lateral).

4º Passo. Incisão do hâmulo. Essa incisão é realizada sobre o músculo palatoglosso no polo superior da fossa tonsilar, logo abaixo da palpação do hâmulo. A incisão não deve lesar outros músculos do arco palatal, a não ser o palatoglosso. O pedículo do músculo palatofaríngeo deve ser rodado e suturado nessa incisão com pontos de vicryl 2/0. O primeiro ponto deve fixar a extremidade inferior do músculo palatofaríngeo junto à submucosa adjacente, simulando um tendão de inserção muscular. Portanto, essa sutura deve ser agressiva porque será a responsável por manter a tensão e a tração de abertura da parede lateral. O segundo ponto deverá aproximar o corpo do músculo junto à mucosa e aos tecidos. A mucosa da incisão deve ser fechada. Se o palato parecer muito tensionado, um retalho palatal dorsal deve ser realizado.

5º Passo. Retalho palatal dorsal (Fig. 25-4). Uma incisão é feita na porção ventral do palato, próximo a úvula para unir-se à incisão anterior. A porção mucosa é elevada até a margem livre do palato mole. A úvula é afastada para observar a mucosa dorsal do palato. Faz-se uma incisão na mucosa dorsal, paralela à úvula, e o tecido existente entre as duas incisões é removido. A porção da mucosa dorsal é rodada para cobrir a porção da parede lateral desnuda, criando uma tensão maior nessa área. O retalho é fechado com sutura com fio absorvível. Os pilares anterior e posterior podem ser aproximados.

6º Passo. Uvuloplastia. Esse procedimento vai variar conforme o tamanho e a redundância da úvula. Deve-se amputar

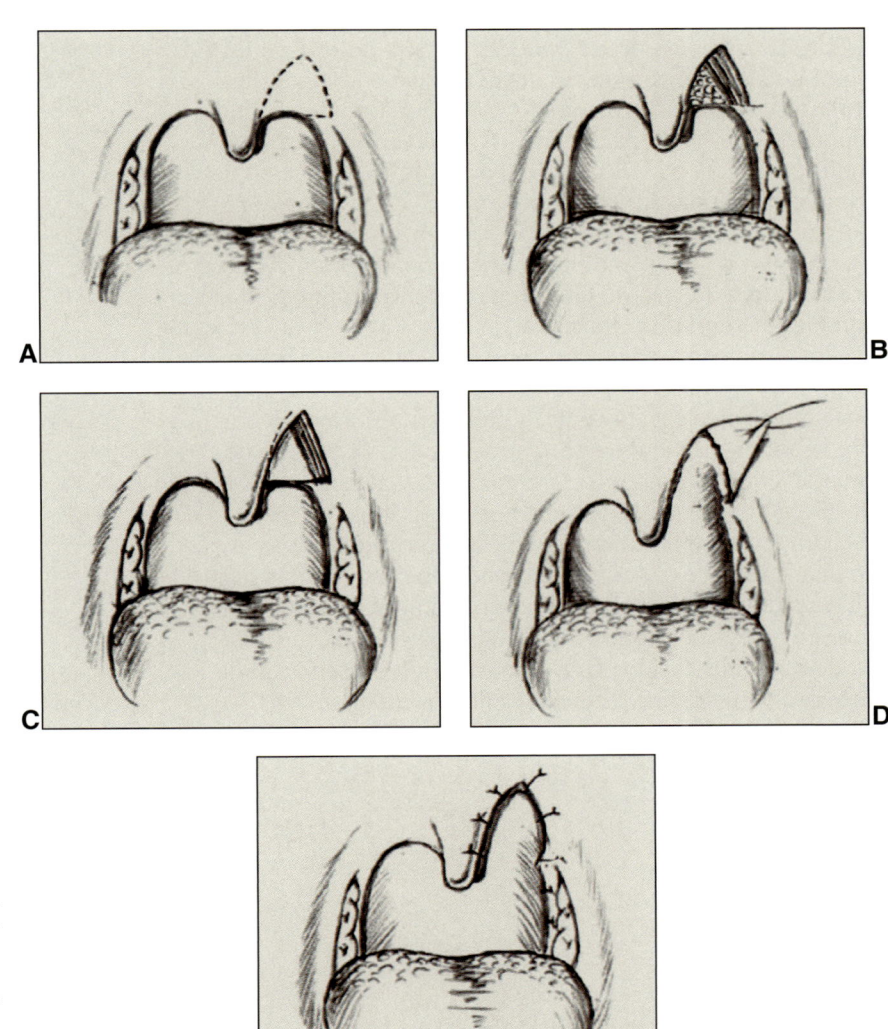

Fig. 25-4.
Diagrama do retalho palatal dorsal (**A**). Para efeitos descritivos, a mucosa ventral do palato foi removida (**B**). A mucosa dorsal do palato pode ser incisada ao longo do corpo da úvula (**C**), para criar um retalho que poderá ser rodado para cobrir os defeitos da parede lateral (**D**). Uvuloplastia também pode ser realizada (**E**).

a ponta distal da úvula, incisões laterais podem ser realizadas. A preservação da úvula deve ser levada em consideração, visto que está diretamente envolvida nos mecanismos de deglutição, fluxo salivar e fluxo de ar (Back, 2004).

DISCUSSÃO

Em 2006 foi realizado um estudo prospectivo randomizado com 45 adultos roncadores e apneicos, com idade superior a 18 anos, IMC < 30, todos classificados em estágios II ou III de Friedman, com fechamento faríngeo lateral e tonsilas pequenas (tamanhos 1 e 2) (Pang, 2007). Destes pacientes, 22 foram submetidos à UPFP tradicional e 23 submetidos à faringoesfincterplastia expansiva. A média do IAH pré-operatório do grupo teve uma melhora de 42,3 ± 17,1 para 19,2 ± 12,0 após os procedimentos, com um seguimento médio de 6,5 meses. O IAH melhorou de 44,2 ± 10,2 para 12,0 ± 6,6 (p < 0,005) para os pacientes submetidos à faringoesfincterplastia expansiva, e de 38,1 ± 6,46 para 19,6 ± 7,9 no grupo da UPFP (p < 0,005). A saturação mínima de oxigênio melhorou, similarmente, de 78,4 ± 8,52 para 85,2 ± 5,1 no grupo submetido a faringoesfincterplastia expansiva (p = 0,003) e de 75,1 ± 5,9 para 86,6 ± 2.2 no grupo da UPFP (p < 0,005). Considerando o critério de melhora como a redução de 50% do IAH ou IAH menor que 20, houve sucesso de 82,6% com a faringoesfincterplastia expansiva, comparado com 68,1% dos pacientes submetidos à UPFP. Considerando o critério de melhora como a redução de 50% do IAH ou IAH menor que 15, o sucesso da faringoesfincterplastia expansiva foi de 78,2%, comparado com apenas 45,5% de sucesso da UPFP. Além disso, a avaliação pós-operatória com manobra de Muller demonstrou significativa redução do colapso lateral nos pacientes submetidos à faringoesfincterplastia expansiva.

Em resumo, a faringoesfincterplastia expansiva é a técnica da UPFP que utiliza o apoio do músculo palatofaríngeo como um pedículo para rodar o palato anteriormente e as paredes laterais, lateralmente. O procedimento é baseado no entendimento da anatomia faríngea e nos conceitos da reconstrução da via aérea sem exérese de tecidos. Os resultados com a nova técnica de faringoesfincterplastia expansiva são animadores, o procedimento não apresenta muitas dificuldades de execução e os limites anatômicos não implicam em risco cirúrgico. Vale considerar que, mais uma vez, o mínimo de dano aos tecidos com o máximo de preservação de mucosa é o que define os bons resultados terapêuticos.

REFERÊNCIAS BIBLIOGRÁFICAS

Back GW, Nadig S, Uppal S et al. Why do we have a uvula? Literature review and a new theory. *Clin Otolaryngol* 2004;29:689-93.

Boudewyns AN, De Backer WA, Van de Heyning PH. Pattern of upper airway obstruction during sleep before and after uvulopalatopharyngoplasty in patients with obstructive sleep apnea. *Sleep Medicine* 2001;2:309-15.

Fujita S, Conway WA, Zorick FJ et al. Evaluation of the effectiveness of uvulopalatopharyngoplasty. *Laryngoscope* 1985;95:70-74.

Han D, Jinging Ye, Lin Z et al. Revised uvulopalatopharyngnoplasty with uvula preservervation and its clinic study. *ORL* 2005;67:213-19.

Langin T, Pepin JL, Pendlebury S et al. Upper airway changes in snorers and mild sleep apnea sufferers after uvulopalatopharyngoplasty (UPPP). *Chest* 1998;113:1595-603.

Levring E, Berggren D, Dhalqvist A et al. Prediction and risk of dysphagia after uvulopalatopharyngoplasty and uvulopalatoplasty. *Acta Otolaryngol* 2004;124:1197-203.

Li HY, Chen NH, Wang CR et al. Use of 3-dimensional computed tomography scan to evaluate upper airway patency for patients undergoing sleep-disordered breathing surgery. *Otolaryngol Head Neck Surg* 2003;129:336-42.

Lin CC, Lee KS, Wang YP et al. Effect of uvulopalatopharyngoplasty on work of breathing during wakefulness in obstructive sleep apnea syndrome. *Ann Otol Rhinol Laryngol* 2007 Apr.;116(4):271-77.

Mortimore IL, Bradley PA, Murray AM et al. Uvulopalatopharyngoplasty may compromise nasal CPAP therapy in sleep apnea syndrome. *Am J Respir Crit Care Med* 1996;154:1759-62.

Pang KP, Woodson BT. Expansion sphincter pharyngoplasty: a new technique for the treatment of obstructive sleep apnea. *Otolaryngol Head Neck Surg* 2007 July;137(1):110-14.

Shepard Jr. JW, Thawley SE. Localization of upper airway collapse during sleep in patients with obstructive sleep apnea. *Am Rev Respir Dis* 1990;141:1350-55.

Shepard Jr. JW, Thawley SE. Evaluation of the upper airway by computerized tomography in patients undergoing uvulopalatopharyngoplasty for obstructive sleep apnea. *Am Rev Respir Dis* 1989;140:711-16.

Sher A, Piccarillo J, Schechtmank K. The efficacy of surgical modifications of the upper airway in adults with obstructive sleep apnea syndrome. *Sleep* 1996;19:156-77.

Schwartz AR, Schubert N, Rothman W et al. Effect of uvulopalatopharyngoplasty on upper airway collapsibility in obstructive sleep apnea. *Am Rev Respir Dis* 1992;146:527-32.

Woodson BT, Wooten MR. Manometric and endoscopic localization of airway obstruction following uvulopalatopharyngoplasty. *Otolaryngol Head Neck Surg* 1994;111:38-43.

CAPÍTULO 26

Procedimentos associados na cirurgia da SAOS

Jeferson Sampaio d'Avila
Ronaldo Carvalho Santos Júnior
Antonio Roberto Setton
Daniel Vasconcelos d'Avila

A SAOS, síndrome da apneia obstrutiva do sono, acompanhando toda evolução da medicina, vem sendo cada vez mais pesquisada, estudada e entendida. Partindo deste princípio é que a sua fisiopatogenia tem sido elucidada. O entendimento de que os processos obstrutivos periféricos são o grande fator etiológico desta síndrome torna-se, portanto, o ponto fundamental para sua abordagem.

A otorrinolaringologia é a especialidade da medicina mais comprometida nesta questão. É nela que se encontra anatomicamente localizada a via aérea superior. Então, desde o nariz até a traqueia, os estudos deste ramo da medicina se concentram. Não há como discutir que a otorrinolaringologia, uma das especialidades médicas que mais se desenvolveu cientificamente nas últimas décadas, é responsável pelo diagnóstico e tratamento de qualquer entidade nosológica que ocupe esta zona do corpo humano.

A SAOS, por ser uma síndrome categoricamente "obstrutiva", em que há aumento da resistência do fluxo aéreo, tem necessariamente de ser focada sob este aspecto.

Para ser entendido o verdadeiro valor da aplicação de procedimentos associados ao tratamento da SAOS, torna-se obrigatório o entendimento fisiopatogênico obstrutivo desta região.

Portanto, o topodiagnóstico é o primeiro passo para conduzir a SAOS de forma criteriosa. É imperativo que, dentre os sinais e os sintomas da síndrome, aquele que se encontra mais em evidência é o ronco. Este, além do lado incomodativo socioconjugal, é o grande sinal preditivo desta doença.

O ronco é o ruído produzido pela via respiratória superior, de forma patológica, e que apresenta características especiais que o diferenciam. Existem os roncos nasal, faringopalatal e faringolaríngeo. Estes se diferenciam à avaliação perceptivo-auditiva do atento examinador como expiratório, inspiratório e misto. É notório que seus ruídos são característicos da região onde os pontos obstrutivos estão localizados. Portanto, o topodiagnóstico já se inicia com uma boa anamnese para a pesquisa do volume do ruído, se possível com a gravação deste, para que o especialista tenha possibilidade de aplicar esta simples e eficiente técnica diagnóstica.

Dentre os exames complementares mais importantes, destaca-se claramente a nasofaringolaringoscopia flexível. Este é o *gold standard* do topodiagnóstico. Permite análise *in vivo* e *in situ*, com manobras importantes, sem ou com sono induzido. A imaginologia também contribui para a confirmação do diagnóstico dos pontos obstrutivos. Através da polissonografia, obtendo a confirmação de que a síndrome é verdadeiramente obstrutiva ou mista, deve-se então proceder com a evolução do tratamento para desobstrução desses pontos. Vale salientar que geralmente as fontes obstrutivas são múltiplas. Esse fato não deve ser subestimado, pois grande parte do insucesso da terapia acontece devido à má investigação dessa pluralidade obstrutiva.

Adentrando, após este primeiro entendimento, na parte terapêutica deste capítulo, abordamos tipos cirúrgicos clássicos sem tecer detalhes amplos, já bem reconhecidos e difundidos sobre os mesmos.

A grande importância deste assunto está justamente no entendimento da filosofia diagnóstica e terapêutica, que visa, em última análise, o benefício de tornar a via aérea o mais livre possível, a fim de controlar a SAOS ou pelo menos favorecer a aplicação de outros artifícios terapêuticos clínicos, como aparelhos dentários; e principalmente favorecer a maior aceitabilidade dos respiradores de pressão positiva (CPAP) pelo paciente.

Estudos fisiológicos sobre a via respiratória alta demonstram que normalmente as fossas nasais contribuem em torno de 50% com a resistência total à passagem aérea.

A respiração bucal de suplência apresenta-se decorrente de processos obstrutivos nasais, que acometam parcial ou totalmente esta resistência respiratória. Daí, em se tratando da SAOS, é imprevisível abordá-la sem oferecer o devido valor ao nariz. Vários são os fatores etiológicos de causa obstrutiva. Dentre estes, aqueles que acontecem com maior prevalência são as alterações do septo do nariz (desvio, esporão, crista, espessamento etc.), hipertrofia e/ou hiperplasia dos turbinados, principalmente o inferior; tumores benignos e malignos. Estas entidades devem ser tratadas em sua grande maioria através de abordagem cirúrgica via rinosseptoplastia, turbinoplastia e cirurgia endoscópica nasossinusal.

Seguindo anatomicamente a via aérea no seu sentido inspiratório vem a faringe, que por ser um tubo músculo-membranoso e conter estruturas orgânicas constituídas por tecido mole, apresenta o maior grau de importância em relação à prevalência etiológica na SAOS.

A correção clínica e/ou cirúrgica do ronco e da síndrome da apneia obstrutiva do sono (SAOS) vem constantemente sendo motivo de novos estudos. O entendimento fisiopatogênico destas entidades encontra-se em franco desenvolvimento e cada vez mais critérios bem definidos tendem a se apresentar de maneira mais objetiva e metodológica.

No seu andar superior, a tonsila faríngea é denotada como a estrutura mais elevada do anel linfático de Waldeyer, e quando da sua hipertrofia, necessita de tratamento cirúrgico. Técnicas como adenoidectomia convencional, cirurgia endoscópica e microdesbridação podem ser aplicadas.

Nas regiões da orofaringe e da faringolaringe concentra-se a maioria das causas obstrutivas da SAOS. Portanto, a exuberância tecidual de tonsilas palatinas, úvula, pregueamento faríngeo, o palato mole deformado e a tonsila lingual hipertrofiada fazem com que estas estruturas, isoladas ou conjuntamente, contribuam para o estreitamento da via aérea, com produção de ronco e formação de outros sinais e sintomas da apneia obstrutiva.

Existem alguns métodos terapêuticos cirúrgicos para a correção do ronco e da SAOS (periférica). Dentre estes, os mais importantes são os seguintes: a uvulopalatofaringoplastia (UPFP) clássica (Fujita, 1981) com o objetivo de alargamento do espaço aéreo faríngeo através de exérese do excesso de tecido mole, utilizando suturas com fios variados. Apresenta-se também como cirurgia efetiva a LAUP *(Laser Assisted Uvulo-Palatoplasty)*, que utiliza como principal instrumento o *laser* de CO_2 (Kamami, 1994). Há também a microcirurgia de tonsilas (MT) (Andréa e Dias, 1993), além de outros métodos como a Criptólise (Krespi, 1994), para redução das tonsilas palatinas (Brown, 2001; Finkelstein, 2002; Pinto, 1981; Pontes, 1990; Richardson, 1980; Rodenstein, 1992; Schechter, 2002; Seemann, 2001; Viner, 1991).

Todos estes métodos cirúrgicos, quando bem indicados, apresentam seus valores bem definidos e reconhecidos.

Aproveitamos neste capítulo para incluir, combinada em um mesmo tempo cirúrgico aos procedimentos nasais, a associação de técnicas conjugadas publicada pelo próprio autor no ano de 1999, na Revista Brasileira de Otorrinolaringologia.

Após o estabelecimento do topodiagnóstico periférico para o ronco e a SAOS (periférica), sem deixar em plano secundário o estudo das cavidades nasais e rinofaringe como zonas de possíveis pontos obstrutivos associados, realizamos em 36 meses 60 cirurgias com pacientes classificados exclusivamente no nível I de Fujita.

Foi incluída em todos os procedimentos a microscopia óptica faríngea (Andréa e Dias, 1993). Foi idealizada a associação de técnicas clássicas que, agrupadas em conjunto, foram classificadas em grupos A, B ou C.

Para o grupo A associamos a LAUP (Kamami, 1994) com a UPFP parcial (Fujita modificada – FM). Para esta última, determinamos essa variação terminológica para justificar que o princípio básico da técnica da UPFP foi mantido, tendo sido realizada apenas variação das suturas, com menor quantidade de pontos. Os pacientes que foram submetidos às cirurgias no grupo A enquadraram-se nos casos clínicos de hipertrofia da úvula, rebaixamento do palato e atrofia ou ausência de tonsilas palatinas (pós-tonsilectomias anteriores) (Fig. 26-1).

Para o grupo B foram associadas a LAUP (Kamami, 1994), a criptólise (Krespi, 1994) e a UPFP (FM). O quadro anatomoclínico dos pacientes submetidos a este grupo de cirurgias foi semelhante ao dos pacientes dos casos clínicos do Grupo A, associados a hipertrofia tonsiliana palatina graus I e II (Figs. 26-2 e 26-3).

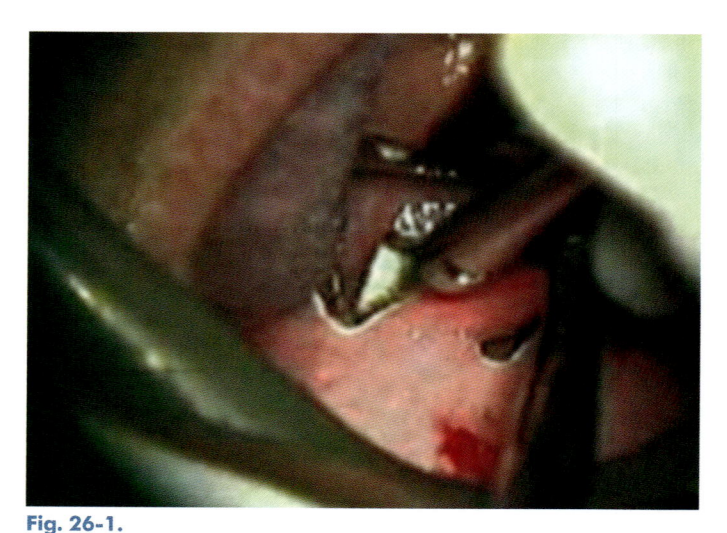

Fig. 26-1.
Tipo cirúrgico A: uvulopalatoplastia com *laser* de CO_2.

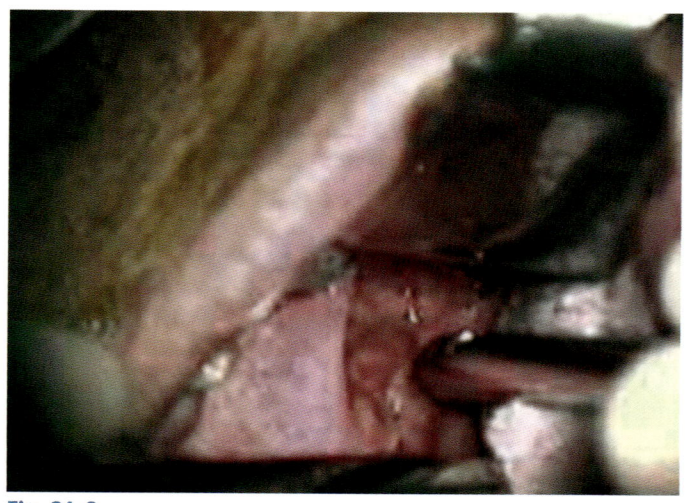

Fig. 26-2.
Tipo anatômico B: hipertrofia de tonsilas palatinas (grau I).

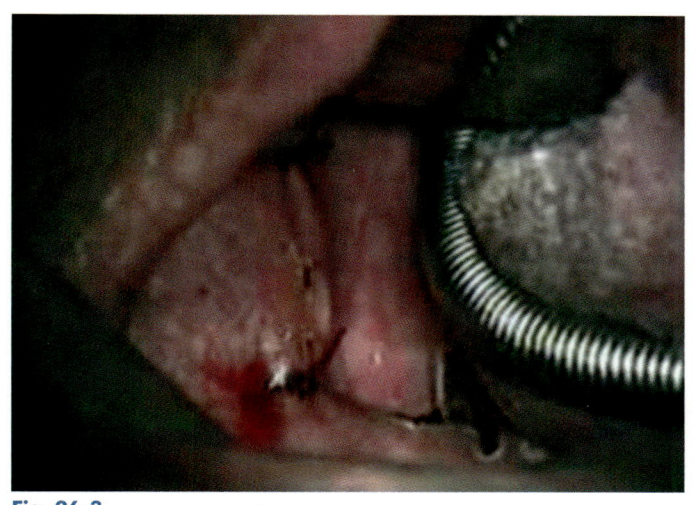

Fig. 26-3.
Tipo cirúrgico B: técnica de Fujita modificada.

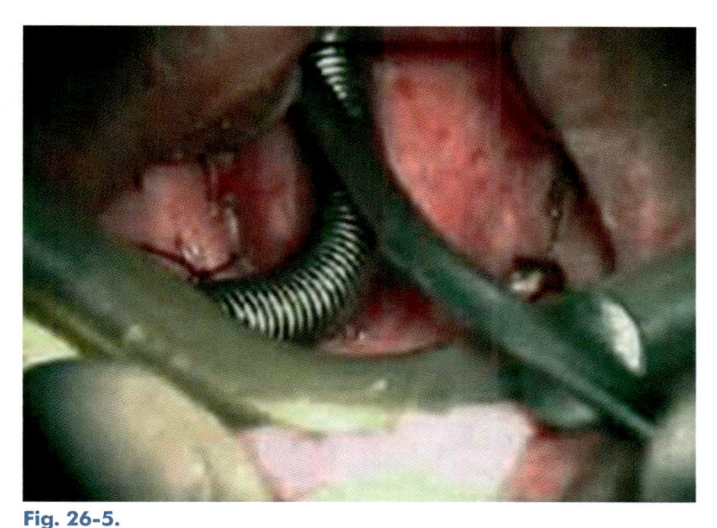

Fig. 26-5.
Tipo cirúrgico C: aspecto final da associação de técnicas.

Para o grupo C associaram-se as seguintes técnicas cirúrgicas: LAUP, microcirurgia de tonsilas (Andréa e Dias) e UPFP (FM). Enquadraram-se neste grupo os pacientes acometidos por hipertrofia da úvula, hipertrofia de tonsilas (grau III) e redundância de tecido da parede posterior da faringe (Figs. 26-4 e 26-5).

Todos os procedimentos foram realizados sob anestesia geral e local associadas, sob intubação oral e com apenas 1 dia de internamento. O anestésico local foi a marcaína 0,5% com adrenalina. O microscópio utilizado foi o D.F. Vasconcelos, com aumento de 300 mm.

No período de 8 anos foram realizadas 170 cirurgias com esta proposta de associação de técnicas, sendo da seguinte maneira distribuídas: grupo A: 39 casos operados, grupo B: 36 e grupo C: 95.

O objetivo desta sistematização cirúrgica foi o de promover de maneira menos traumática, e mais segura possível, o aumento do espaço aéreo da região faríngea na região de Fujita I. Assim, conseguimos o controle da respiração do paciente, que foi notificado através da satisfação do mesmo em relação à melhora do seu sono, disposição e bem-estar diurno; com o ronco tendo desaparecido ou sido relativamente controlado em mais de 76,6% dos casos. Entre os grupos, aquele no qual obtivemos os melhores resultados foi o grupo A, com melhora significativa de 80% pacientes operados. Em relação ao grupo C, dos 95 pacientes, 78,5% relataram satisfação quanto à melhora clínica. Resultados mais modestos foram obtidos no grupo B, em que apenas (66,67%) dos pacientes referiram melhora.

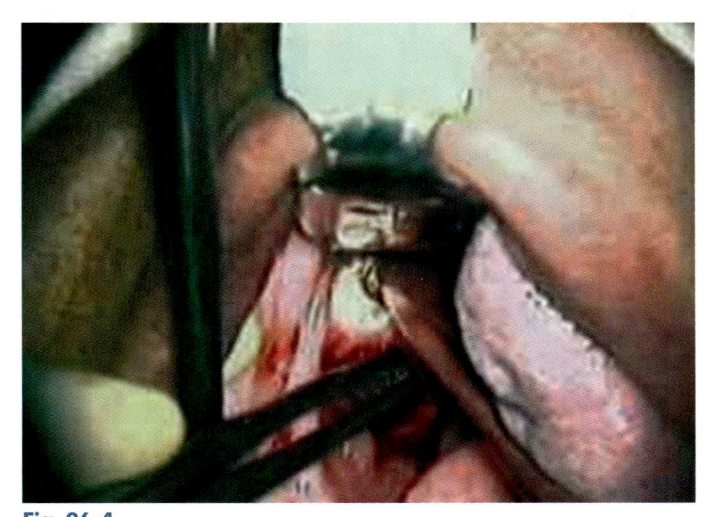

O fato de termos sido rigorosos em relação à indicação cirúrgica e ter sido realizado o topodiagnóstico periférico bem definido resultou na seleção exclusiva dos casos que se encontraram com processos obstrutivos no nível I de Fujita. Isto favoreceu sobremaneira os nossos bons resultados, pois as técnicas utilizadas são reconhecidamente clássicas para estes tipos de obstrução mecânica respiratória.

A magnitude oferecida pela microscopia óptica em todos os procedimentos transformou-se numa garantia de segurança para a cirurgia, pois a preservação de estruturas nobres e entendimento anatomofisiopatogênico no momento da exérese dos tecidos, aliados à realização de suturas em pontos específicos foram fundamentais para o sucesso alcançado.

Esta associação de técnicas cirúrgicas fez com que utilizássemos aquilo que há de melhor e mais favorecedor em cada uma delas, de maneira inovadoramente conjunta. Esta sistematização diagnóstica e terapêutica permitiu satisfatória evolução em todos os nossos casos.

Quanto à diferença de resultados entre os grupos, acreditamos que o fato de os maiores sucessos se situarem nos grupos A e C tem explicação anatômica e funcional, pois no grupo A encontram-se aqueles pacientes com hipertrofia de úvula e rebaixamento do palato mole como únicos fatores obstrutivos. Sendo assim, a ressecção parcial da úvula, associada à reestruturação do véu palatino, proporciona um grande incremento no espaço aéreo.

Fig. 26-4.
Tipo anatômico C: hipertrofia de tonsilas palatinas (grau III).

Já no grupo C, a eliminação do excesso de úvula, das tonsilas palatinas hipertróficas e da redundância faríngea não somente torna maior o espaço aéreo, como diminui a flacidez dos tecidos da parede posterior da faringe, de papel marcante na produção dos roncos. Enquanto isso, no grupo B, a preservação das tonsilas de dimensões intermediárias pode ser o grande fator responsável pelos fracassos terapêuticos entre estes pacientes, o que vem nos encorajando a realizar tonsilectomias em pacientes roncadores e que possuem hipertrofia moderada das tonsilas, quando estes necessitarem submeter-se a uvulopalatofaringoplastia.

Estes dados foram obtidos através de questionário elaborado visando avaliar o índice de satisfação dos pacientes no pós-operatório, que ultrapassava em alguns casos o período de mais de 5 anos do ato cirúrgico.

Este questionário foi respondido pelo próprio paciente através de consulta telefônica realizada por três estudantes de medicina, para desfavorecer possíveis constrangimentos com relação às respostas de insatisfação. Este trabalho está em fase de elaboração final e será encaminhado à Revista Brasileira de ORL para publicação. O mesmo reflete de forma objetiva o verdadeiro índice de benefícios desta metodologia anátomo-clínico-cirúrgica.

A seleção em grupos de pacientes portadores de ronco e SAOS (periférica) do nível I de Fujita, considerando-se parâmetros anatomoclínicos, ofereceu-nos mais segurança na escolha adequada dos métodos de abordagem cirúrgica, com uma taxa global de sucesso de 76,6%. Portanto, com esta proposta de associação de técnicas estamos conseguindo melhorar nossos resultados, e sugerimos que este esquema seja efetivado em outros serviços. As cirurgias desobstrutivas nasais constituíram-se como fundamentais para o sucesso dos procedimentos associados na cirurgia da SAOS.

REFERÊNCIAS BIBLIOGRÁFICAS

Andréa M. Microsurgical bipolar cautery tonsilectomy. *Laryngoscope* 1993;103:1177-78.

Barnes M, Houston D, Worsnop CJ et al. A randomized controlled trial of continuosus positive airway pressure in mild obstructive sleep apnea. *Am J Respir Crit Care Med* 2002 Mar. 15;165(6):773-80.

Berg S, Cole P, Hoffstein V et al. Upper airway pressures in snorers and nonsnorers during wakefulness and sleep. *J Otolaryngol* 2001 Apr.;30(2):69-74.

Brown DJ, Kerr P, Kryger M. Radiofrequency tissue reduction of the palate in patients with moderate sleep-disordered breathing. *J Otolaryngol* 2001 Aug.;30(4):193-98.

Conway W, Fujita S, Zorick F et al. Uvulopalatopharyngoplasty: one-year follow-up. *Chest* 1985;88:385-87.

Finkelstein Y, Stein G, Ophir D et al. Laser-assisted uvulopalatoplasty for the management of obstructive sleep apnea: myths and facts. *Arch Otolaryngol Head Neck Surg* 2002 Apr.;128(4):429-34.

Friedman M, Tanyeri H. Clinical predictors of obstructive sleep apnea. *Laryngoscope* 1999;109:1901-07.

Fujita S, Conway W, Zorick F et al. Surgical correction of anatomic abnormalities in obstructive sleep apnea syndrome: uvulopalatopharyngoplasty. *Otolaryngol Head Neck Surg* 1981;89:923-34.

Goldberg AN, Schwab RJ. Identifying the patient with sleep apnea: upper airway assessment and physical examination. *Otolaryngol Clin North Am* 1998;31:919-30.

Boot H, van Wegen R, Poublon RM et al. Long-term results of uvulopalatopharyngoplasty for obstructive sleep apnea syndrome. *Laryngoscope* 2000;110:469-75.

Kimmelman PC, Levine B, Shore ET et al. Uvulopalatopharyngoplasty: a comparison of two techniques. *Laryngoscope* 1985;95:1488-90.

Krespi YP, Keidar. Anat Laser-assisted uvulopalatoplasty for the treatment of snoring. Operative techniques in otolaryngology. *Head and Neck Surgery* 1994;5(4):228-34.

Kujawski O, Dulguerov P, Gysin C et al. Microscopic tonsilectomy: a double blind randomized trial. *Otolaryngology Head and Neck Surgery* 1997 Dec.;117(6):641-47.

Nieminen P, Lüppünen T, Tolonen U et al. Growth and biochemical markes of growth in children with snoring and obstructive sleeprs apnea. *Pediatrics* 2002 Apr.;109(4):e55.

O'Connor-Reina C, Garcia-Iriarte MT, Casado-Morente JC et al. Snoring surgery with palatal implants after failed uvulopalatopharyngoplasty. *Eur Arch Otorhinolaryngol* 2008 June;265(6):687-93.

Pinto JA, Paupério A. O uso do laser de CO_2 em otorrinolaringologia. *Ars Cvrandi* Set/1981.

Pontes PA, Gregório LC. O laser de CO_2 em otorrinolaringologia. Aplicações clínicas. Parte II. *Acta Awho* 1990 Maio/Ago.;9(2).

Richardson MA, Seid AB, Cotton RT et al. Evalution of tonsils and adenoids in sleep apnea sysdrome. *Laryngoscope* 1980;90:1106-10.

Rodenstein DO. Assessment of uvulopatatopharyngoplasty for the treatment of obstructive sleep apnea syndrome. *Sleep* 1992;15:s56-s62.

Schechter MS. Technical report: diagnosis and management of childhood obstructive sleep apnea syndrome. *Pediatrics* 2002 Apr.;109(4):e69.

Seemann RP, DiToppa JC, Holm MA et al. Does laser-assisted uvulopalatoplasty work? An objective analysis using pre-and postoperative polysomnographic studies. *J Otolaryngol* 2001 Aug.;30(4):212-15.

Viner S, Szalai JP, Hoffstein V. Are history and physical examination a good screening test for sleep apnea? *Ann Intern Med* 1991;115:356-59.

CAPÍTULO 27

Radiofrequência para redução volumétrica dos tecidos (RFRVT) no tratamento da síndrome da apneia obstrutiva do sono (SAOS)

José Antonio Pinto
Denilson S. Fomin

INTRODUÇÃO

As aplicações de correntes elétricas de alta frequência vêm sendo usadas em Medicina há alguns anos com a finalidade de tratamentos minimamente invasivos.

A chamada cirurgia por radiofrequência (RF) é definida por Reienbach (1993) como "a aplicação da energia de radiofrequência com a finalidade de alterar ou destruir células teciduais e de cortar ou remover tecidos em combinação com técnicas mecânicas operacionais".

Sweet e Wepsic (1974) já demonstraram a sua utilidade no tratamento da neuralgia do trigêmeo. Tratamentos para câncer em animais e pacientes têm sido relatados, em especial o câncer do fígado (McGahan, 1993). Jackman *et al.* (1991) relataram o uso da RF em cateter para tratar a síndrome de Wolf-Parkinson-White.

Issa e Osterling (1996) usaram a RF transuretral para a ablação de hiperplasia prostática benigna.

Desinger (2009) considera hoje quatro tipos de aplicação da energia de alta frequência disponíveis:

1. Coagulação submucosa.
2. Vaporização superficial.
3. Vaporização submucosa.
4. Eletrotomia (eletroexcisão).

Na coagulação submucosa, o eletrodo penetra no interstício do órgão e a energia térmica aplicada induz a coagulação em torno do eletrodo, usualmente em forma elíptica, com redução volumétrica da área tratada.

Na vaporização superficial, a ablação e redução em tamanho do órgão se faz pela vaporização tecidual de superfície.

Na vaporização submucosa, um eletrodo bipolar especial é usado, na ponta do qual um processo de ignição do plasma acontece, vaporizando os tecidos em forma de canal *(channeling)*. Entende-se como plasma um gás total ou parcialmente ionizado em que os elétrons e íons estão separados uns dos outros. A expressão "plasma" em cirurgia por radiofrequência refere-se a uma ejeção de gás na forma de uma descarga de faíscas. Os elétrons rompem-se de suas uniões atômicas e aceleram-se pelo alto campo elétrico no eletrodo. Colisões com outros átomos geram novos elétrons, e este processo, similar a uma avalanche, vaporiza os tecidos como resultado das altas temperaturas em seu ponto de impacto.

A eletrotomia ou eletroexcisão, ao contrário da vaporização de superfície, produz cortes usando eletrodos em forma de agulha, com o objetivo de separar tecidos.

Em otorrinolaringologia, estas tecnologias permitem o uso da RF mono ou bipolar para ablação tecidual, produzindo a redução de tecidos moles em excesso nas vias aéreas superiores (VAS), proporcionando assim o aumento de tensão e rigidez tecidual pela formação de cicatriz, além da remoção de camadas de tecidos pela vaporização superficial e a ressecção de partes de órgãos pela eletrotomia.

SISTEMAS DE RADIOFREQUÊNCIA DISPONÍVEIS NO MERCADO

- *Gyrus ENT, Bartllet, TN* (antiga *Somnus Medical Technologies*): conhecida como Somnoplastia, usa tecnologia monopolar através de coagulação submucosa, dentro de um espectro de RF de 465 kHz, baixa potência (2 a 10 watts), baixa voltagem (em torno de 80 volts) e baixas temperaturas teciduais (menos de 100°C), o que difere fundamentalmente do eletrocautério e do *laser*, que atingem altas temperaturas (750 a 900°C).

- *Celon Ag Medical Instruments*: utiliza tecnologia bipolar através de coagulação submucosa e eletrotomia, em que ambos os eletrodos estão integrados em peça única, não necessitando de eletrodo neutro.

A regulação da energia depende da resistência tecidual (impedância), controlando automaticamente a terapia ao alcançar o nível de impedância a ser atingido.

- *Coblator (Arthrocare):* usa tecnologia bipolar através da vaporização submucosa (canalização), da coagulação e vaporização superficial. Não apresenta controle de monitoração da energia, que é feito através de controle manual do tempo. Baseia-se na assim chamada "tecnologia do plasma" (descarga de faíscas de gás na ponta do aplicador gerada pela alta voltagem).

CICATRIZAÇÃO TECIDUAL COM RADIOFREQUÊNCIA (SOMNOPLASTIA)

As lesões histológicas teciduais, produzidas pela radiofrequência, seguem o curso usual da cicatrização das feridas e não são diferentes da patogênese das lesões e cicatrizes encontradas, por exemplo, em um infarto isquêmico do miocárdio. Segundo Powell (1997), nenhuma evidência de lesão neural foi vista fora do núcleo da lesão em modelos animais, por ocasião da introdução do eletrodo, ao atingir o local anatômico e limitar a injúria e o edema.

Após a aplicação da energia de radiofrequência, temos área próxima da lesão de poucos milímetros, onde se inicia a necrose de coagulação com células destruídas, edema e congestão dentro dos tecidos. A lesão fica bem definida com a borda hiperêmica circundando o tecido lesado, este esbranquiçado. Há um processo inflamatório agudo de leve a moderado. No final de 72 horas de lesão, a necrose celular fica bem desenvolvida, havendo extensa perda de núcleos celulares. O processo de fibrose e deposição de colágeno se inicia substituindo o tecido morto, apresentando edema mínimo e inflamação crônica associada à fibrose.

Courey *et al.* (1999) demonstraram que, após 5 semanas, a cicatriz está bem formada, local este em que a fibrose e a inflamação crônica substituíram a lesão inicial, havendo a formação de pequenos vasos sanguíneos na periferia e a extensão do tecido fibrótico em músculos viáveis circundantes, onde se torna evidente a presença do colágeno reparador.

Desta forma, temos o exemplo típico de lesão e reparo tecidual causados pela energia da radiofrequência, com a criação da lesão, reabsorção seguida por formação de cicatriz e retração tecidual. A lesão fica bem definida, com músculos, nervos e vasos viáveis na periferia.

Segundo Fomin *et al.* (2007), a ablação por radiofrequência produz uma lesão submucosa com necrose de coagulação, edema mínimo, reabsorção em 5 semanas com redução volumétrica, substituição dos tecidos necrosados por fibrose e substituição do colágeno tipo III (Fig. 27-1) pelo colágeno tipo I (Fig. 27-2), sendo diretamente relacionado com a redução da vibração palatal.

O colágeno constitui uma família de proteínas que se diferencia durante a evolução, para exercer funções diversificadas, segundo Junqueira & Carneiro (1999).

O colágeno é a família de proteínas mais abundante no corpo humano, representando 30% do total das proteínas do organismo. Essa família de proteínas é produzida por diversos tipos celulares e distingue-se por composição bioquímica, características estruturais, distribuição, funções e patologia. De acordo com sua estrutura e funções, o colágeno pode ser classificado em grupos (Junqueira & Carneiro, 1999).

Lapière (1990) descreveu que, no organismo humano, a função principal do colágeno é promover resistência à tensão tecidual. Segundo Skekhter (1986) e Lenzi *et al.* (1991), o colágeno também modula a migração e o crescimento das células durante o processo inflamatório.

O colágeno do tipo I (Fig. 27-2A) é o mais abundante no corpo humano, fazendo parte de muitos tecidos, onde ocorre como estrutura que corresponde ao que classicamente se denomina fibra colágena (Junqueira & Carneiro, 1978).

Junqueira (1978) demonstrou, a partir de estudos bioquímicos, que quatro tipos de fibras de colágeno podem ser encontrados nos vertebrados: o colágeno tipo I (Fig. 27-2A), na pele, derme, osso, tendão e dentina; o colágeno tipo II encontra-se em cartilagens e condrossarcomas; o colágeno tipo III (Fig. 27-1A), usualmente associado ao tipo I em tecidos da aorta, útero, leiomioma e derme fetal; e o colágeno tipo IV, nas membranas basais. Nesse mesmo estudo, Junqueira (1978) também referiu que os colágenos tipos I e III são vistos, através do microscópio óptico de polarização, com cores diferentes, sendo o tipo I amarelo, laranja ou vermelho (Fig. 27-1B), e o tipo III, verde (Fig. 27-1A).

Junqueira *et al.* (1979) relataram que o método de Picrosirius (*sirius red* e ácido pícrico), associado à microscopia de polarização, evidencia muito mais nitidamente as fibras de colágeno, pois esse método baseia-se na utilização do *sirius red*, que é um corante vermelho escuro, fortemente ácido e de molécula alongada. A sua cor intensa resulta do fato de apresentar quatro agrupamentos azoicos (N=N) que são cromóforos. Ele é fortemente ácido por ter seis grupamentos sulfônicos. Esses grupamentos reagem com os agrupamentos amínicos das moléculas de lisina do colágeno, de tal modo que as moléculas do corante se dispõem paralelamente às moléculas alongadas de colágeno, que sabemos serem normalmente orientadas em uma única direção (Fig. 27-1A).

A importância na produção do colágeno e, especificamente, do colágeno tipo I (Fig. 27-2A) no tratamento cirúrgico do ronco, tem sido estudada por Courey *et al.* (1999) e Fomin *et al.* (2007), que referiram existir a diferenciação na cicatrização na uvulopalatoplastia com o uso do *laser* de CO_2, radiofrequência e eletrocautério, demonstrando que a radiofrequência é mais efetiva na produção de colágeno tipo I na região palatal de suínos em relação ao eletrocautério e também nos resultados de uvulopalatoplastia.

Brietzke & Mair (2001) sugeriram, como tratamento do ronco, a escleroterapia palatal, e usando a substância Sotradecol obtiverem resultados clínicos subjetivos de melhora do ronco, justificando esses resultados através do depósito

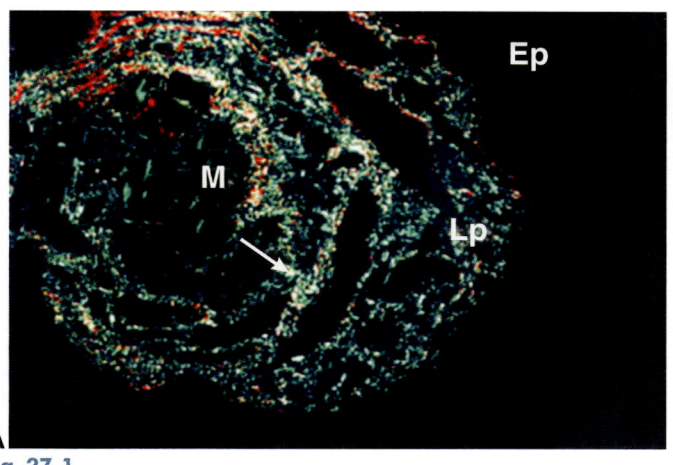

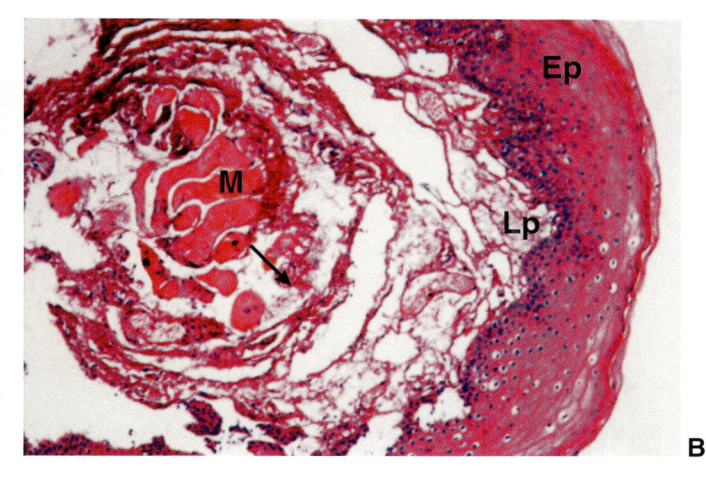

Fig. 27-1.
Corte histológico de biópsias do palato mole do paciente-controle (PC3). Corado com *picrosirius red* e analisado com microscopia de polarização (**A**). Campo claro (**B**). Aumento: 500×. Com polarização (**A**), notar esparsas fibras de colágeno (*seta*). Observar que a maioria das fibras apresenta a cor verde sugerindo colágeno Tipo III. As fibras colágenas são esparsas e estão distribuídas no tecido conjuntivo.
Com campo claro (**B**) é possível observar que as fibras colágenas estão localizadas no tecido conjuntivo da lâmina própria (Lp), abaixo do epitélio de revestimento estratificado pavimentoso queratinizado (Ep) e entre as fibras musculares estriadas esqueléticas (M).

acentuado de colágeno. Dibbern *et al.* (2006) demonstraram que, histologicamente, a quantidade produzida de colágeno tipo I é a mesma, usando a radiofrequência e a substância esclerosante Ethamolim em modelo animal.

Fomin *et al.* (2007) finalmente demonstraram que a relação entre melhora do ronco em pacientes que se submeteram a radiofrequência palatal está relacionada com a presença do colágeno tipo I (Fig. 27-2), o que poderia justificar em alguns casos, na ausência deste tipo de colágeno, os resultados clínicos não satisfatórios.

SELEÇÃO DE PACIENTES

A RFRVT é indicada principalmente para o tratamento do ronco primário. O candidato ideal para palatoplastia com RF é o roncador com palato aparentemente normal, não apneico, não obeso, sem deformidades faciais esqueléticas aparentes. Pacientes com sobrepeso, discretas alterações palatais (úvula longa, palato mais espesso) e apneia leve podem também apresentar boa resposta à RF, que na experiência de Sher (2001) correspondeu a 84%. Procedimentos adjuntivos à RF podem ser usa-

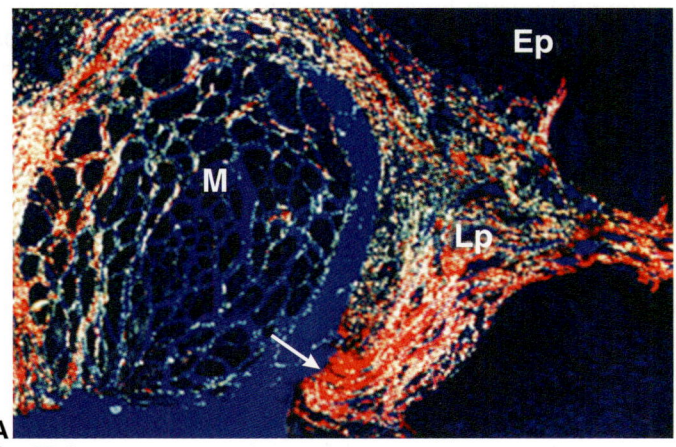

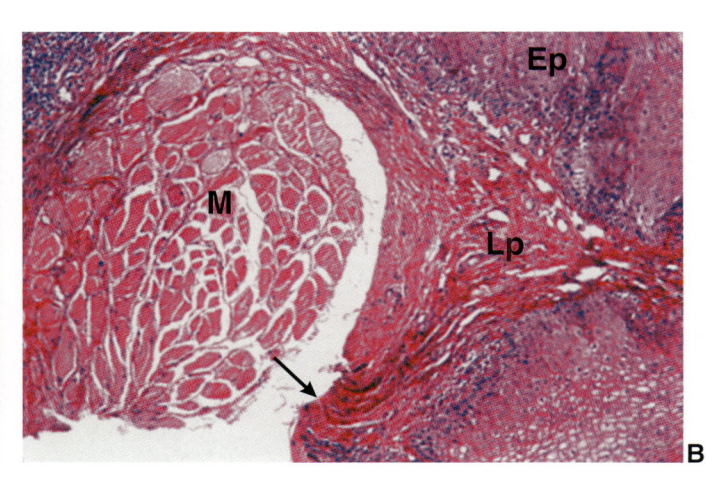

Fig. 27-2.
Corte histológico de biópsia do palato mole do paciente (P1) submetido à cirurgia. Corado com *picrosirius red* e analisado com microscopia de polarização (**A**). Campo claro (**B**). Aumento: 500×. Com polarização (**A**) observar a abundância de colágeno. Notar os feixes densos e paralelos *(seta)* contendo fibras vermelhas, alaranjadas e amarelas indicativas de colágeno do Tipo I. Com campo claro observa-se que as fibras colágenas estão localizadas no tecido conjuntivo da lâmina própria (Lp), subjacente ao epitélio de revestimento estratificado pavimentoso queratinizado (Ep) e entre as fibras musculares (M).

dos como uvulectomias parciais ou a combinação com a LAUP para excesso de mucosa redundante. Da mesma forma, em pacientes com obstrução nasal, a redução volumétrica de conchas por RF pode ser realizada ao mesmo tempo ou em tempo posterior.

A avaliação do resultado do tratamento do ronco pela RF é subjetiva, feita através de escala visual analógica de 0 a 10 (índice de ronco – IR), definindo como 0 a ausência de ronco, 1-3 ronco leve, não perturbador ao parceiro, 4-6 ronco perturbador ao parceiro, 7-9 ronco audível fora do quarto e 10 ronco perturbador o suficiente para o parceiro deixar o quarto. Consideramos um bom resultado de tratamento quando o IR é reduzido a 3.

Pacientes com SAOS, nos quais a avaliação pré-operatória sugira obstrução de base de língua, são candidatos a RF. Isto pode ser feito como um procedimento isolado ou combinado com outros (uvulopalatofaringoplastia, tireoidopexia, avançamento de genioglosso ou maxilomandibular).

PROCEDIMENTOS

Palato mole

A palatoplastia por RF pode ser feita em consultório, sob anestesia local. Em algumas situações, um sedativo via oral pode ser usado, principalmente em pacientes tensos ou com reflexo nauseoso exagerado.

Usamos uma fonte geradora de RF (Somnus Medical Technologies, agora Gyrus ENT, Sunnyvale, CA) (Fig. 27-3), à qual acoplamos um eletrodo manual para palato e um eletrodo neutro (placa) que é fixado na pele de uma região bem vascularizada do paciente (região lombar ou lateral da escápula). Com o paciente sentado, o palato é anestesiado topicamente com lidocaína 10% *spray* e, em seguida, infiltramos anestesia local: lidocaína 2% com epinefrina, submucosa, num total de 6 a 7 mL na área palatal a ser tratada. O eletrodo palatal é reto, sendo encurvado de acordo com o palato do paciente e em sua extremidade apresenta uma agulha de 2 cm, na qual 1 cm é isolante e 1 cm é ativo. Inicialmente o eletrodo é inserido na parte alta da linha média do palato a fim da sua porção ativa atinja a base da úvula (Fig. 27-4), e duas outras aplicações são feitas laterais à linha media, numa distância de 8 mm. A quantidade de energia é ajustada à espessura do palato, sendo em torno de 750 joules (J) na linha média e 350 J de cada lado (Fig. 27-5). Este tratamento em três pontos de aplicação mostrou-se mais efetivo que a aplicação única, diminuindo a necessidade de tratamento sequencial (Sher, 2001).

Com o objetivo de diminuir o número de tratamentos sequenciais, abordagens mais agressivas têm sido propostas com técnicas de aplicação da RF em 4 pontos: 700 J na linha média alta, 350-500 J na linha média baixa e 500 J de cada lado.

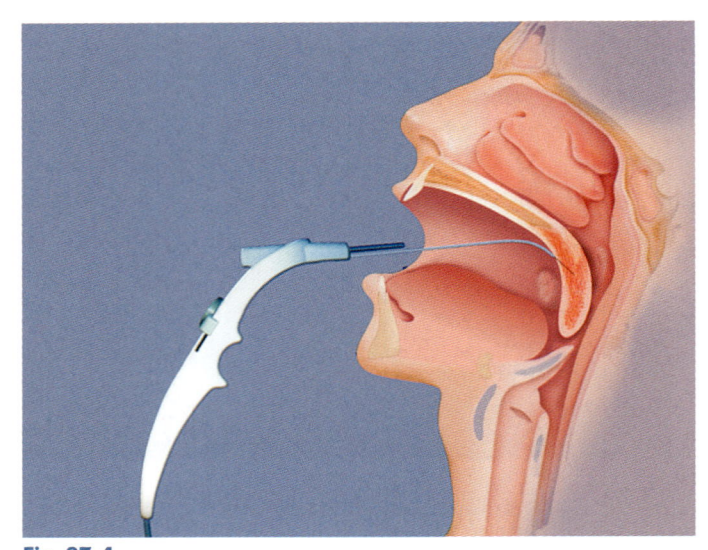

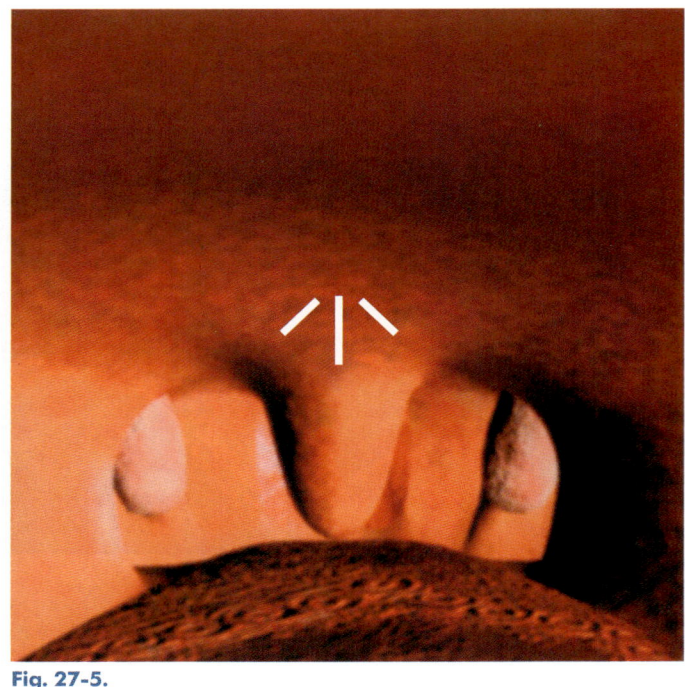

Fig. 27-4.
Aplicação de RF no palato.

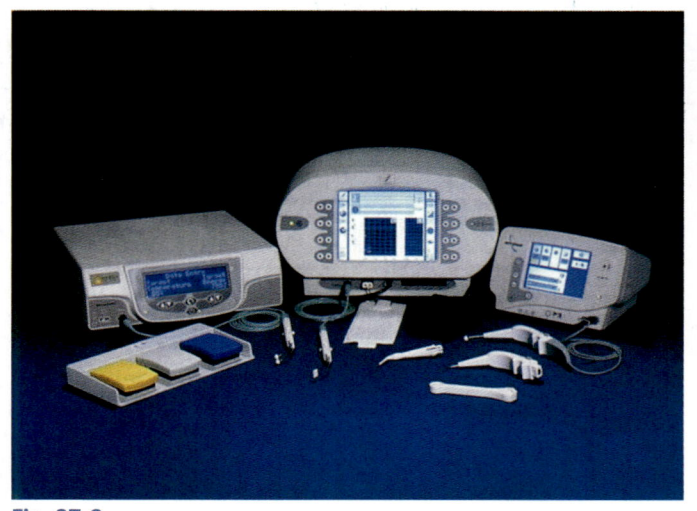

Fig. 27-3.
Conjunto de geradores de RF.

Fig. 27-5.
Pontos de aplicação de RF no palato.

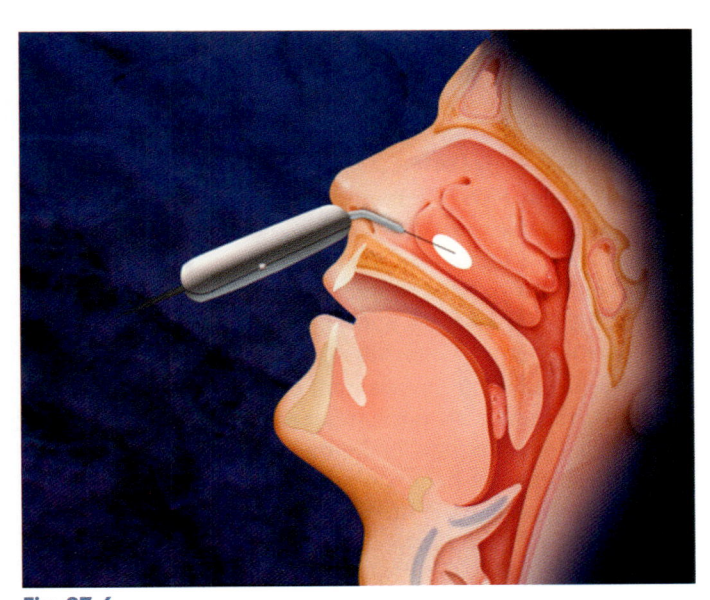

Fig. 27-6.
Aplicação de RF na concha nasal inferior.

O objetivo é atingir uma quantidade de energia que corresponda a um mínimo total de 2.000 J, independente do número de sessões, que produza uma melhora substancial do ronco.

No pós-tratamento, há discreto desconforto na garganta, sugerindo-se dieta mais leve, fria, evitando-se condimentos. Analgésico e anti-inflamatórios podem ser usados.

Avaliação para um segundo tratamento deve ser feita após 2 meses.

Conchas nasais

A energia da RF pode ser usada para a redução volumétrica dos tecidos hipertróficos das conchas nasais. Em consultório, sob anestesia tópica (algodão com lidocaína 2%) e local (3 cm³ de lidocaína 2%) na cabeça da concha inferior, o eletrodo nasal é inserido submucosamente. Em geral, energia de 400 a 700 J é liberada em cada concha. Em conchas com muito tecido, podemos fazer mais de um ponto de aplicação com energias variáveis de 300 a 500 J por ponto (Fig. 27-6).

O tratamento pode ser repetido, se necessário, após 2 meses.

Não há necessidade de analgésicos ou tampões nasais.

Solução salina em *spray* e descongestionantes sistêmicos podem ser usados.

Base da língua

Pode ser feita com o paciente em consultório ou em ambiente hospitalar.

Sob anestesia local, iniciamos com *spray* de lidocaína a 10%. A seguir, com agulha calibre 25, injetamos 5 cm³ de xilocaína a 2% de cada lado do corpo da língua. Bloqueio do nervo lingual é opcional.

Existem dois modelos de eletrodos de base de língua, com uma ou duas agulhas em sua ponta, com uma cúpula estabilizadora para sua inserção.

A zona de tratamento corresponde a uma área de 2,5 a 3 cm por 2,5 a 3 cm na linha média da base da língua e circunscreve as papilas circunvaladas (Fig. 27-7). Evite a lateralização do eletrodo para não lesar os feixes neurovasculares laterais, que correm numa profundidade aproximada de 2 a 2,5 cm do dorso da língua (Figs. 27-8 e 27-9). Nos seus trabalhos iniciais, Powell e Riley (1999) usaram uma agulha liberando 750 J de energia por cada ponto, fazendo 3 a 4 aplicações por sessão num total de 2.000-3.000 J. Usando-se o eletrodo de dupla agulha, liberam-se 600 J em cada uma, num total de 1.200 J.

A dor pós-operatória é discreta, recomendando-se analgésicos comuns, além de pedir ao paciente para chupar pedras de gelo para diminuir o edema da língua. Antibioticoterapia oral profilática é instituída, assim como gargarejos com antissépticos orais. A incidência de complicações como infecção ou abscesso de língua varia de 0 a 1,5%.

As sessões de tratamento são repetidas a cada 4 a 6 semanas até que o ronco e os sintomas da SAOS sejam resolvidos.

RESULTADOS

Os resultados iniciais da palatoplastia com RF foram comparáveis aos outros métodos de tratamento do ronco (LAUP e uvulopalatofaringoplastia (UPFP) em torno de 85% de sucesso, apresentando como grande vantagem a baixa morbidade do procedimento, com menor dor, melhor tolerância e rápido retorno às atividades normais dos pacientes.

Troell (2000), em estudo comparativo, assinala que somente 9% dos pacientes submetidos à RF necessitaram de narcóticos para o controle da dor, diferente dos 100% dos seus pacientes de LAUP e UPFP. Da mesma forma que os outros procedimentos, os resultados a longo prazo mostraram recorrência do ronco. LI (2000) demonstra a recorrência do ronco em

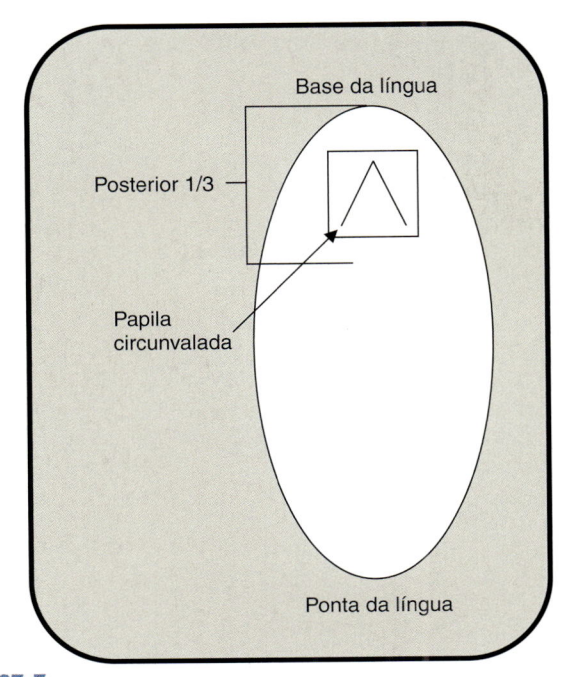

Fig. 27-7.
Zona de tratamento na base da língua para a aplicação de RF.

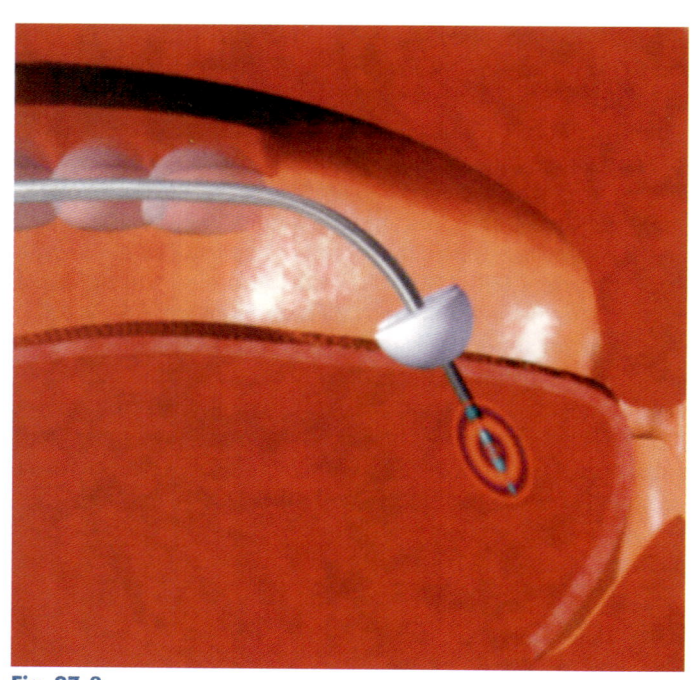

Fig. 27-8.
Aplicação do eletrodo de base de língua.

41% dos pacientes num período de 12 a 18 meses, porém com menor intensidade. Chama a atenção que o retratamento em consultório restaurou os resultados a níveis satisfatórios, sendo que a aceitação do retratamento pelos pacientes atingiu 95%. Sendo um procedimento minimamente invasivo, que não produz alterações significativas na anatomia palatal, e é bem tolerado pelos pacientes, a palatoplastia por RF constitui excelente opção no tratamento do ronco primário.

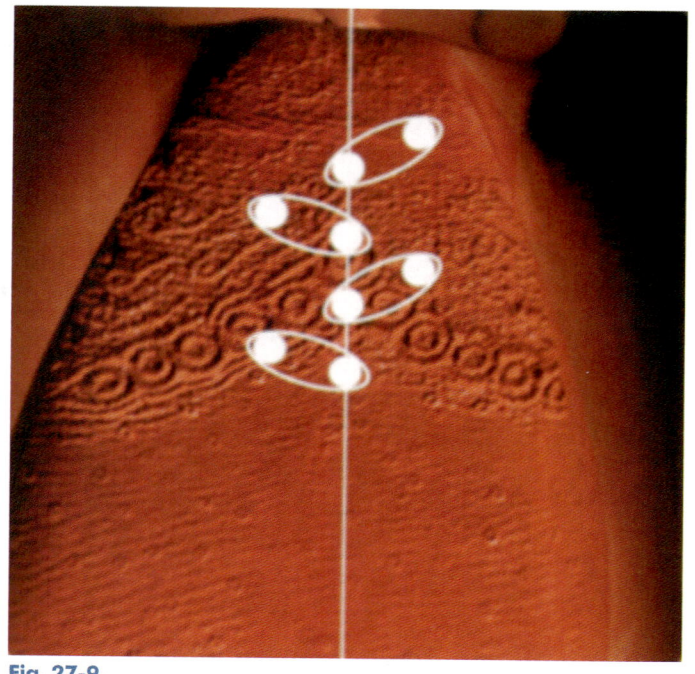

Fig. 27-9.
Pontos de aplicação de RF em base de língua (múltiplos).

A redução volumétrica de conchas nasais pela RF melhora a obstrução nasal com um mínimo de desconforto e de efeitos adversos (Li, 1998; Pinto, 2000), demonstrando também que a fisiologia nasal permanece inalterada após o tratamento (Rhee, 2001; Porter, 2006).

Powell *et al.* (1997) demonstraram a ação da RF em estudos com língua de porco, com redução controlada do volume da musculatura lingual de uma forma precisa e sem lesão mucosa e infecção. Após liberação da energia da RF de forma crescente de 500 a 2400 J, após 3 semanas, observaram uma redução volumétrica de tecido de 26,3%.

Powell *et al.* (1999) realizaram os primeiros estudos em humanos, tratando 18 pacientes com SAOS. A média pré-operatória do IAH era de 39,6 e melhorou para 17,8 (55%), a dessaturação da oxi-hemoglobina melhorou de 81,9% para 88,3% pós-tratamento. A média de energia liberada por sessão foi de 1543 J, num total de 8490 J.

RMN revelou redução de 17% no volume da língua e de 15% no espaço aéreo posterior (PAS). A longo prazo, 16 pacientes foram avaliados 28 meses após o tratamento inicial, havendo piora do IAH para 28,7 e da dessaturação da oxi-hemoglobina para 85,8. A conclusão dos autores é que o sucesso da RF na base da língua reduz-se com o tempo (Li, 2002).

Friedman (2003) compara a UPFP isolada com a UPFP associada à RF de base de língua, mostrando que a abordagem combinada melhora as taxas de sucesso dos pacientes com níveis II e III de obstrução das VAS.

Estudo multi-institucional (Tucker *et al.*, 2001) avaliou 73 pacientes com SAOS, dos quais 56 (76,7%) trataram da base da língua com RF e fizeram controle polissonográfico. Uma média de 5,4 ($\pm$ 1,8) sessões foram realizadas com uma média de 3,1 ($\pm$ 0,9) aplicações por sessão, com um total de energia aplicada de 13.394 ($\pm$ 5.459 J). A média de IAH de 40,5 ($\pm$ 21,5) decresceu para uma média de 32,8 ($\pm$ 22,6) pós-tratamento. Os autores concluíram que a RF diminui a gravidade da SAOS com resultados subjetivos comparáveis ao nCPAP.

Steward (2004) avaliou 22 pacientes submetidos a RF no palato e na base de língua (4,8 sessões na língua e 1,8 sessões no palato) e encontrou melhora estatística na sonolência diurna e melhora significativa nos IAH de 31,0 para 18,7, sem complicações pós-operatórias. O sucesso cirúrgico foi de 59% definido como um IAH menor que 20 com ao menos uma melhora de 50%.

CONCLUSÕES

A RFRVT constitui hoje uma nova abordagem no tratamento de problemas obstrutivos das VAS, em especial relacionados com a SAOS. Como tratamento primário ou adjuntivo, tem permitido procedimentos ambulatoriais com desconforto mínimo aos pacientes, mantendo inalterada a anatomofisiologia das VAS, com taxa de complicações extremamente baixas. Representa tratamento de primeira linha no ronco primário e na obstrução nasal em pacientes devidamente selecionados, assim como contribui efetivamente no tratamento combinado das obstruções retrolinguais.

REFERÊNCIAS BIBLIOGRÁFICAS

Brietzke SE, Mair EA. Injection snoreplasty: How to treat snoring without all the pain and expense. *Otol Head Neck Surg* 2001;124:503-10.

Courey M, Fomin DS, Smith T *et al.* Histologic and physiologic effects of eletrocautery, CO_2 laser and radiofrequency injury in the porcine soft palate. *Laryngoscope* 1999;109:1316-19.

Desinger K. Fundamentals of minimally invasive radiofrequency applications in ear, nose and throat medicine. In: Friedman M (Ed.). *Sleep apnea and snoring – Surgical and non-surgical therapy.* China: Elsevier Saunders, 2009. p. 233-42.

Dibbern R, Thuler E, Fomin DS *et al.* Resultados preliminares do tratamento dos pacientes submetidos à radiofreqüência no ronco e apneia leve do sono. *Rev Bras de Otorrinolaringologia* 2002;68:97-100.

Fomin DS, Oliveira JAA. Alterações histológicas e tensiométricas na uvulopalatoplastia com eletrocautério, laser de CO_2 e radiofreqüência em modelo animal. Dissertação de mestrado apresentada à Faculdade de Medicina de Ribeirão Preto da Universidade de São Paulo, 2007.

Friedman M. Combined UPPP and radiofrequency tongue base reduction for treatment of OSAHS. *Otol Head Neck Surg* 2003;129(6):611-21.

Issa M, Oesterling J. Transurethral needle ablation (TUNATM): An overview of radiofrequency thermal therapy for treatment of benign prostatic hyperplasia. *Curr Opin Urol* 1996;6:20-27.

Junqueira LC, Carneiro J. *Histologia básica*. 9. ed. Rio de Janeiro: Guanabara Koogan, 1999; Cap. 5. p. 69-93.

Junqueira LC. Differential staining of collagens type I, II and III by Sirius Red and microscopy. *Arch Histolol JPM* 1978;41:267-74.

Junqueira LC. Picrosirius staining plus polarization microscopy a specific method for collagen detection. *Histochem J* 1979;11:447-55.

Jackman WM, Wang XZ, Friday KJ *et al.* Catheter ablation of accessory atrioventricular pathways (Wolff-Parkinson-White syndrome) by radiofrequency current. *N Engl J Med* 1991;324:1605-11.

Lapière CM. The ageing dermis: the main cause for the appearance of "old skin". *Br J Dermatol* 1990;122:5-11.

Lenzi HL, Lenzi A, Kerr IB *et al.* Extracellular matrix in parasitic and infectious diseases. *Mem Inst Oswaldo Cruz* 1991;86:77-90.

Li KK, Powell NB, Riley RW *et al.* Radiofrequency volumetric reduction of the palate: an extended follow-up study. *Otol Head Neck Surg* 2000;122:410-14.

Li KK, Powell NB, Riley RW *et al.* Radiofrequency volumetric tissue reduction for treatment of turbinate hypertrophy – A pilot study. *Otol Head Neck Surg* 1998;119:569-73.

Li KK, Powell NB, Riley RW *et al.* Temperature-controlled radiofrequency tongue base reduction for sleep-disordered breathing: long term outcomes. *Otol Head Neck Surg* 2002;127(3):230-34.

Mcgahan J, Schneider P, Brock J *et al.* Treatment of liver tumors by percutaneous radiofrequency electrocautery. *Sem Intervent Radiol* 1993;10:143-49.

Porter MW, Hales NW, Nease CJ *et al.* Long term results of inferior turbinate hypertrophy with radiofrequency treatment: a new standard of care? *Laryngoscope* 2006;116:554-57.

Powell NB, Riley NB, Guilleminault C. Radiofrequency tongue base reduction in sleep-disordered breathing: a pilot study. *Otol Head Neck Surg* 1999;120:656-64.

Powell NB, Riley RW, Troell RJ *et al.* Radiofrequency volumetric reduction of the tongue: a porcine pilot study for the treatment of obstructive sleep apnea syndrome. *Chest* 1997;111:1348-55.

Powell NB, Riley RW, Guilleminault C. Radiofrequency tongue base reduction in sleep-disordered breathing: a pilot study. *Otol Head Neck Surg* 1999;120(5):656-64.

Reienbach HD. Fundamentals of bipolar high-frequency surgery. *Endosc Surg Allied Technol* 1993;1:85-90.

Rhee CS, Kim DY, Won TB *et al.* Changes of nasal function after temperature-controlled radiofrequency tissue volume reduction for the turbinate. *Laryngoscope* 2001;111:153-58.

Sher AE, Flexon PB, Hillman D *et al.* Temperature-controlled radiofrequency tissue volume reduction in the human soft palate. *Otol Head Neck Surg* 2001;125:312-18.

Skekhter AB. Conective tissue as an integral system: role of cell-cell and cell matrix interactions. *Connect Tissue Res* 1986;15:23-31.

Steward DL, Weaver EM, Woodson BT. A comparison of radiofrequency treatment schemes for obstructive sleep apnea syndrome. *Otol Head Neck Surg* 2004;130(5):579-785.

Sweet W, Wepsic J. Controlled thermocoagulation of trigeminal ganglion and rootlets for differential destruction of pain fibers: 1. Trigeminal neuralgia. *J Neurosur* 1974;3:143-56.

Troel RJ, Powell NB, Riley RW *et al.* Comparison of postoperative pain between laser-assisted uvulopalatoplasty, uvulopalatopharyngoplasty, and radiofrequency volumetric tissue reduction of the palate. *Otol Head Neck Surg* 2000;122:402-09.

Woodson BT, Nelson L, Mickelson S *et al.* A muli-institutional study of radiofrequency volumetric tissue reduction for OSAS. *Otol Head Neck Surg* 2001;125(4):303-11.

CAPÍTULO 28

Substâncias esclerosantes – injeção roncoplástica

Fábio Tadeu Moura Lorenzetti

INTRODUÇÃO

O termo escleroterapia deriva do radical grego *skleros,* que significa duro ou endurecimento. Portanto, esclerosar nada mais é do que provocar um endurecimento (fibrose) através de uma irritação tecidual. Esta irritação pode ser realizada de diversas maneiras, por vários tipos de agentes:

- *Térmicos:* fogo, ferro em brasa, gelo etc.
- *Elétricos:* eletrocoagulação, eletrofulguração etc.
- *Irradiantes:* raios X, argônio, cobalto etc.
- *Químicos:* soluções esclerosantes.

Deste modo, o presente capítulo abordará um tipo de escleroterapia química, ou seja, a injeção de substâncias esclerosantes no palato mole para o tratamento das roncopatias. Acreditamos que o termo "Injeção Roncoplástica" seja o mais adequado para designar este procedimento, evitando confusões com outros tipos de escleroterapia.

HISTÓRICO

Há relato que, no século IV a.C., Hipócrates utilizou ferro em brasa para cauterizar um vaso sangrante de um paciente. Em 1667, Elsholt utilizou uma solução esclerosante de tanchagem *(Plantago major)* para tratar uma úlcera de um soldado. Após o advento da seringa hipodérmica desenvolvida por Pravatz, em 1851, Soquet e Guilhermond realizaram escleroterapia com soluções iodadas em 1854. Schiassi, em 1905, desenvolveu uma técnica própria para escleroterapia de varizes e foi um dos grandes responsáveis pela divulgação deste método. Em 1933, Jausion realizou escleroterapia empregando glicerina crômica a 1% e Bigcleisen, em 1937, utilizou o oleato de etanolamina a 2%.

Em 1943, Straus foi o primeiro a realizar escleroterapia para o tratamento do ronco. Publicou uma pequena série de casos com sete pacientes, nos quais realizou injeções de Sylnasol® (psiliato de sódio), uma droga esclerosante com ação irritativa. As aplicações foram realizadas no palato mole e nos pilares das tonsilas. Obteve desaparecimento do ronco em um paciente e melhora importante do ronco em três pacientes.

Após o estudo de Straus, houve um grande hiato na literatura sobre esta modalidade, até que, em 2001, Brietzke e Mair publicaram um estudo alentador utilizando Sotradecol® (tetradecil sulfato de sódio), um agente esclerosante consagrado para tratamento de veias varicosas e telangiectasias. Injetaram Sotradecol® no palato mole de humanos, mostrando excelentes resultados clínicos para tratamento do ronco primário: 92% de sucesso após 12 meses de acompanhamento. Em 2003, os mesmos autores publicaram um novo estudo no qual eles aumentaram a casuística inicial e o tempo de seguimento: em 19 meses a taxa de sucesso caiu para 75%, comparável à de outros tratamentos muito mais onerosos, como a radiofrequência (RF).

Lopes *et al.*, em 2002, realizaram estudo experimental injetando Ethamolin® (oleato de monoetanolamina) na base da língua de suínos. A língua destes animais é muito semelhante à de humanos, principalmente na sua espessura. Fizeram posterior análise histológica dos locais de injeção e observaram compactação e espessamento do colágeno, com formação de fibrose tecidual, significativamente aumentada em relação aos controles.

Em 2004, Brietzke e Mair desenvolveram um estudo comparativo entre diferentes tipos de substâncias esclerosantes para o tratamento do ronco. Notaram que o etanol 50% foi o que apresentou eficácia mais semelhante ao Sotradecol®, com potencial discretamente maior para complicações.

Iseri e Balcioglu (2005) compararam a escleroterapia com a radiofrequência (RF). Utilizaram injeções de polidocanol no palato mole de indivíduos roncadores e as taxas de sucesso foram 87,5% para a radiofrequência e 76,7% para a escleroterapia. Poyrazoglu *et al.* (2006) realizaram análise histológica em palato mole de ratos submetidos a escleroterapia e RF. Notaram que ambos os procedimentos provocaram um endurecimento do palato, com formação de fibrose e queratinização. Entretanto, isto ocorreu de maneira um pouco mais intensa com a escleroterapia em relação à RF.

Recentemente (2008), publicamos um artigo propondo o termo "injeção roncoplástica" para designar a escleroterapia do palato mole com o objetivo de tratar o ronco e os distúrbios respiratórios do sono através da injeção intersticial de substâncias esclerosantes. Este termo, além de ser distinto e autoexplicativo, é o que mais se assemelha ao inglês *injection snoreplasty*.

TIPOS DE SUBSTÂNCIAS ESCLEROSANTES

De acordo com seu mecanismo de ação, as substâncias esclerosantes podem ser divididas em três tipos:

- *Detergentes:* Sotradecol® (tetradecil sulfato de sódio), Ethamolin® (oleato de monoetanolamina), polidocanol.
- *Osmóticas:* etanol, glicose, solução salina hipertônica.
- *Irritantes:* glicerina cromada, Sylnasol® (psiliato de sódio).

Além das substâncias citadas, existem várias outras que também podem ser utilizadas para escleroterapia.

INDICAÇÕES

Por se tratar de uma terapia relativamente recente em nosso meio, os critérios para indicação da injeção roncoplástica ainda estão sendo estabelecidos. Desta forma, acreditamos que o paciente ideal para este tipo de tratamento deve preencher os seguintes critérios:

- Pacientes com ronco primário, síndrome de resistência de vias aéreas superiores (SRVAS) ou síndrome da apneia obstrutiva do sono (SAOS) de grau leve (IAH < 15/h).
- Ausência de dessaturação intensa do O_2 durante o sono.
- Pacientes hígidos e não obesos (IMC < 30).
- Pacientes sem hiperplasia de tonsilas palatinas e sem obstrução evidente de via aérea que necessite de correção cirúrgica (nasal, faríngea ou esquelética).

TÉCNICA

O procedimento é realizado sob anestesia tópica do palato mole com lidocaína *spray* a 10%. O material utilizado é muito simples e de fácil aquisição (Fig. 28-1).

A metodologia de aplicação é variável na literatura. Em nosso protocolo, realizado no Hospital das Clínicas da Faculdade de Medicina da Universidade de São Paulo (HC-FMUSP), estamos comparando dois tipos de solução: o etanol a 50% (álcool absoluto diluído com lidocaína a 2%) e o oleato de monoetanolamina.

Realizamos a injeção roncoplástica em três pontos do palato mole, um mediano e dois paramedianos utilizando 0,5 mL de solução em cada ponto. Estamos procedendo de uma até três sessões com intervalo mínimo de 4 semanas (Fig. 28-2).

Todos os pacientes deste protocolo são submetidos a questionários, exame físico e exames subsidiários (polissonografia, nasofibrolaringoscopia e ressonância magnética) antes e 3 meses após a última aplicação.

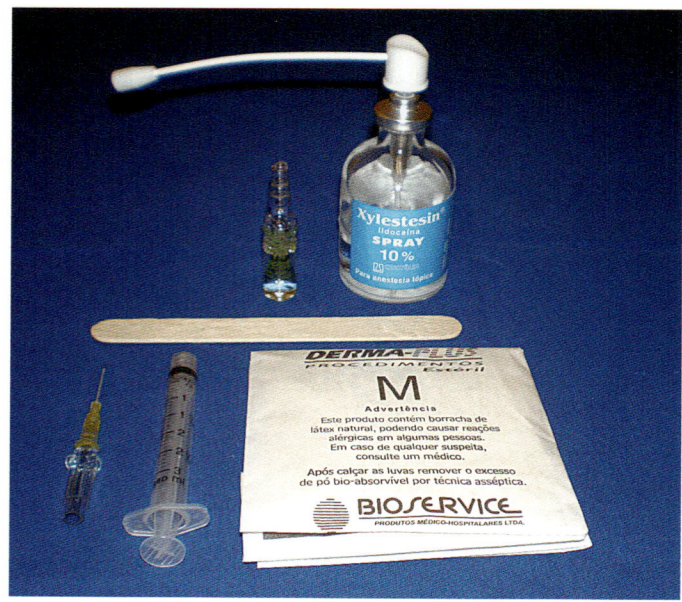

Fig. 28-1.
Ilustra a simplicidade dos materiais utilizados para a injeção roncoplástica.

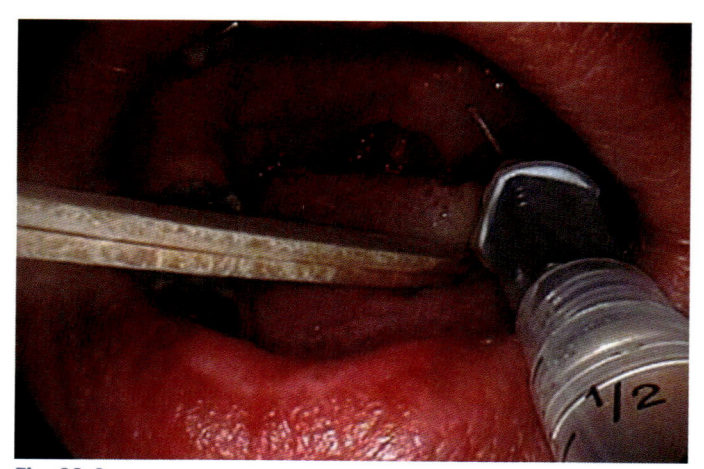

Fig. 28-2.
Ilustra a metodologia da aplicação, com a demonstração do ponto mediano do palato.

RESULTADOS

Os estudos na literatura mostram uma taxa de sucesso com a escleroterapia variando de 75 a 92%, dependendo do autor, da metodologia, do agente utilizado e do tempo de seguimento.

Os resultados parciais de nosso estudo no HC-FMUSP têm sido bastante favoráveis: até julho de 2008 16 pacientes já fazem parte do protocolo, sendo que oito já finalizaram todos os exames. Obtivemos uma taxa de sucesso de 87,5% até o momento, utilizando os mesmos critérios subjetivos propostos por Brietzke e Mair: desaparecimento ou melhora significativa do ronco, a ponto de não incomodar mais o(a) parceiro(a).

Tais resultados animadores devem ser interpretados com cautela, pois muitos estudos se baseiam apenas em questionários e dados subjetivos. Somente com seguimentos mais prolongados e análises mais objetivas poderemos ter resultados mais consistentes.

COMPLICAÇÕES

Assim como outros procedimentos cirúrgicos, a injeção roncoplástica não está isenta de complicações (Fig. 28-3).

Dentre as principais complicações locais, podemos citar: dor, edema, ulceração, necrose e, a mais temida, fístula palatal, que pode ocorrer em 1 a 4% dos casos. Complicações mais graves como anafilaxia e óbito são raríssimas, mas não podem ser descartadas.

CONSIDERAÇÕES FINAIS

A injeção roncoplástica é uma técnica com excelente perspectiva por ser ambulatorial, simples, rápida e de baixo custo. Entretanto, a seleção dos pacientes deve ser feita de maneira individualizada.

A consagração desta técnica virá com a publicação de novos estudos, principalmente em nosso meio, que elucidem qual(is) o(s) melhor(es) tipo(s) de substância(s) e a melhor metodologia de aplicação, com melhores resultados e menores complicações.

RESUMO

Esclerosar um tecido é causar um endurecimento do mesmo através de uma irritação tecidual. A injeção de substâncias esclerosantes no palato mole surgiu como uma alternativa de tratamento para roncopatias e acreditamos que o termo injeção roncoplástica seja o mais adequado para designar esta terapia.

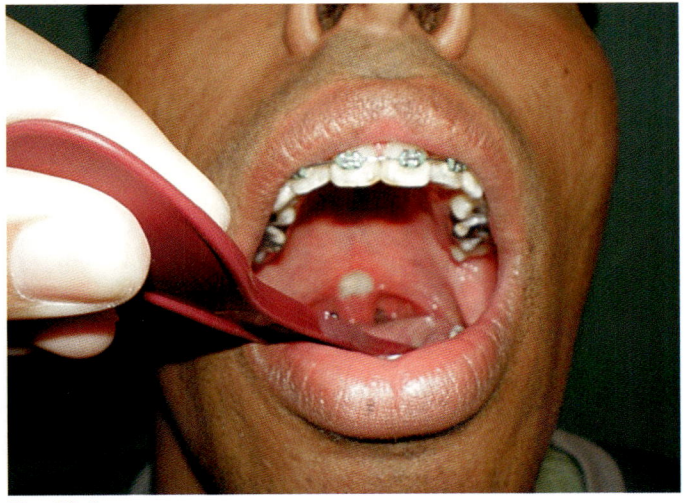

Fig. 28-3.
Mostra a presença de ulceração mediana no palato mole, 1 semana após a injeção roncoplástica.

Vários estudos publicados comprovam a eficiência da injeção roncoplástica. Os resultados favoráveis dependem da seleção correta dos pacientes e da metodologia empregada. Complicações podem ocorrer, mas geralmente são mínimas e transitórias. A perspectiva futura é excelente, pela facilidade técnica e pelo baixo custo. A consagração desta terapia necessita de novas publicações.

AGRADECIMENTOS

Aos doutores Michel B. Cahali e Gilberto G. S. Formigoni, por todos os conhecimentos transmitidos e pelo apoio fornecido.

REFERÊNCIAS BIBLIOGRÁFICAS

Alberta Heritage Foundation for Medical Research. Sclerotherapy for Varicose Veins of the Legs. *Technote* 2003;40:1-33.

Alóe F. Distúrbio respiratório sono-dependente. In: Pinto JA (Ed.). *Ronco e apneia do sono*. São Paulo: Revinter, 2000. p. 21-32.

Bittencourt LRA. Tratamento clínico da síndrome da apneia e hipopneia obstrutiva do sono. In: Campos CAH, Costa HOO (Eds.). *Tratado de otorrinolaringologia*. São Paulo: Rocca, 2002. p. 584-93.

Brietzke SE, Mair EA. Injection snoreplasty: extended follow-up and new objective data. *Otolaryngol Head Neck Surg* 2003;128(5):605-15.

Brietzke SE, Mair EA. Injection snoreplasty: how to treat snoring without all the pain and expense. *Otolaryngol Head Neck Surg* 2001;124(5):503-10.

Brietzke SE, Mair EA. Injection snoreplasty: investigation of alternative sclerotherapy agents. *Otolaryngol Head Neck Surg* 2004;130(1):47-57.

Burrows PE, Mason KP. Percutaneous treatment of low flow vascular malformations. *Journal of Vascular & Interventional Radiology* 2004;15(5):431-45.

Chao S, Ayub MG. Escleroterapia. In: Maio M (Ed.). *Tratado de medicina estética*. São Paulo: Rocca, 2004. p. 1573-77.

Fujita RR, Moysés MG, Vuono IM. Ronco e apneia do sono. In: Campos CAH, Costa HOO (Eds.). *Tratado de otorrinolaringologia*. São Paulo: Rocca; 2002. p. 637-43.

Iseri M, Balcioglu O. Radiofrequency versus injection snoreplasty in simple snoring. *Otolaryngol Head Neck Surg* 2005;133:224-28.

Levinson SR. Injection snoreplasty. *Otolaryngol Head Neck Surg* 2001;125(5):579-80.

Lopes RP, Gomes LG, Ramos D et al. Injeção de substância esclerosante na base da língua: modelo experimental para tratamento da SAOS. *Rev Bras Otorrinolaringologia* 2002;68(6):834-37.

Lorenzetti FTM, Formigoni GGS, Cahali MB. Uma nova proposta de nomenclatura: "Injeção Roncoplástica". *Rev Bras Otorrinolaringologia* 2008;74(3):327.

Poyrazoglu E, Dogru S, Saat B et al. Histologic effects of injection snoreplasty and radiofrequency in the rat soft palate. *Otolaryngol Head Neck Surg* 2006;135(4):561-64.

Straus JF. A new approach to the treatment of snoring. *Arch Otolaryngol* 1943;38:225-29.

Zonato A, Formigoni GGS. Síndrome da apneia obstrutiva do sono: análise da eficácia do tratamento cirúrgico. *Arquivos da Fundação Otorrinolaringologia* 1997;1(3):72-79.

CAPÍTULO 29

Cirurgia excisional para obstrução retrolingual de VAS

José Antonio Pinto

INTRODUÇÃO

O estabelecimento dos locais de obstrução da via aérea superior (VAS) é de fundamental importância no planejamento adequado para um efetivo tratamento da síndrome da apneia obstrutiva do sono (SAOS). O exame endoscópico da VAS com manobra de Muller, exames de imagens (cefalometria, ressonância magnética nuclear – RMN) e, mais recentemente, a sonoendoscopia representam guias importantes no planejamento para um tratamento cirúrgico adequado.

De acordo com Katsantonis (1993), os colapsos da VAS ocorrem em múltiplos níveis, sendo mais frequentes nas seguintes áreas anatômicas: palato, 25%; palato e base de língua, 55%; base de língua somente, 10% e supraglote, 10%.

Abdullah e van Hasselt (2007), estudando 893 pacientes submetidos à nasoendoscopia sob sedação, encontraram 87% de obstruções em múltiplos níveis. Em 89 pacientes candidatos a cirurgia, havia a combinação de 302 pontos de obstrução, assim envolvidos:

I. Palato	69 (22,8%)
II. Faringe lateral	64 (21,2%)
III. Tonsilas	41 (13,6%)
IV. Base de língua	62 (20,5%)
V. Epiglote	37 (12,3%)
VI. Hipofaringe	29 (9,6%)

O sucesso do tratamento cirúrgico da SAOS depende de um estadiamento topográfico adequado da VAS para que possamos tratar os múltiplos níveis das obstruções. Consideramos hoje os resultados insatisfatórios de grande parte dos tratamentos cirúrgicos como consequência de subtratamentos ou tratamentos incompletos que não corrigiram os vários níveis das obstruções.

Aboussouan *et al.* (1993) demonstram que a maior causa de insucesso da uvulopalatofaringoplastia (UPFP) é a obstrução de base da língua não tratada.

Devido à frequência das obstruções retrolinguais, o tratamento da base da língua constitui etapa importante no cuidado cirúrgico da SAOS, seja através de cirurgias esqueléticas que promovam o avanço maxilomandibular, movendo a língua para a frente e colocando-a sob tensão, ou através de intervenções diretas sobre a própria base da língua.

Riley *et al.* (2003) chamam a atenção para a hesitação dos cirurgiões em realizar procedimentos na base da língua, em geral devido à falta de treinamento, confiança e riscos aumentados.

Fujita e Woodson (1991) descreveram a glossectomia de linha média (GLM), usando raios *laser* de CO_2 em 12 pacientes com SAOS grave, nos quais 11 já haviam sido submetidos a UPFP, sem sucesso. Quarenta e dois por cento responderam com sucesso a GLM, com redução do índice de apneia e hipopneia (IAH) de 64 eventos/h para 15 eventos por hora. As complicações foram mínimas, como: sangramento discreto, odinofagia prolongada em um paciente e alteração temporária da gustação.

Os pacientes que não responderam ao tratamento apresentavam fechamentos laterais da hipofaringe, eram mais obesos e com hipoplasias mandibulares.

Woodson e Fujita (1992) apresentaram modificação da técnica, chamando-a de lingualplastia, em que, além da GLM, ressecavam cunhas laterais da língua com sutura anteroposterior, produzindo avanço e lateralização da língua. Os resultados foram considerados melhores que a GLM, obtendo-se, em 22 pacientes com SAOS grave, respostas de sucesso em 17 pacientes (79%), com redução do IAH de 50,2 para 8,6 eventos por hora. Todos foram submetidos à traqueostomia e o índice de complicações pós-operatórias foi maior (23%), incluindo sangramento (três), edema de língua (um), odinofagia prolongada (um) e enfisema subcutâneo relacionado com a traqueostomia (um).

Mickelson (1997) apresentou seus resultados com a GLM associada a epiglotidectomia com *laser* de CO_2 em 12 pacientes com SAOS grave, 11 já com UPFP prévia, com resposta bem sucedida em três pacientes (25%). O IAH nestes três pacientes diminuiu de 69,7 para dez eventos por hora.

Chabolle (1994) relatou técnica de glossectomia trans-hióidea, via cervical, ressecando em média 21 cm^3 de volume da base da língua em dez pacientes, com redução do IAH de 64 para 24 eventos/hora. Trata-se de técnica de maior morbidade, que exige traqueostomia concomitante.

Li (2004) utilizou o Nd:Yag *laser* através de fibra, ressecando a base da língua e tonsilas linguais, associado a uvulopalatofaringoplastia, demonstrando uma taxa de sucesso de 63,6% (14/22), com redução de 50% do IAH pré-operatório.

Novas tecnologias vêm sendo usadas recentemente, como o ultrassom para localizar os pedículos neurovasculares da língua (artéria lingual, nervo hipoglosso) e a dissecção submucosa, via percutânea, através de um probe de plasma bipolar (*coblation*), que disseca os tecidos em baixas temperaturas (Robinson, 2003). Outras vias são utilizadas:

A) Excisão lingual submucosa intraoral minimamente invasiva (SMILE – *submucosal minimally invasive lingual excision*), usando dissecção submucosa guiada com endoscópio sob anestesia geral (Maturo & Mair, 2006).
B) Glossectomia de linha média submucosa intraoral sob anestesia local (Woodson, 2009, descrita em outro capítulo deste livro).
C) Lingualplastia submucosa intraoral sob anestesia geral (Robinson, 2009).

INDICAÇÕES

Em nossa experiência, as cirurgias excisionais para a correção das obstruções retrolinguais podem ser realizadas diretamente sob microlaringoscopia de suspensão, em geral combinadas com outros procedimentos, de acordo com os seguintes critérios:

1. Quando a obstrução é determinada por hiperplasia linfoide volumosa de base de língua.
2. Quando existe colapso retrolingual (Fujita II/III), com fechamento anteroposterior.
3. Não é um procedimento isolado, podendo estar associadas a UPFP, cirurgia nasal, avançamento de genioglosso, tireo-hioidopexia ou avançamento maxilomandibular (AMM).
4. É uma possível alternativa ao AMM nos casos sem deformidades esqueléticas.
5. É mais efetiva com índices de massa corporal (IMC) mais baixos.

TÉCNICA CIRÚRGICA

Glossectomia de Linha Média com *Laser* de CO_2

1. Paciente sob anestesia geral, intubado pelo nariz ou pela boca com sonda metálica ou de teflon, em decúbito dorsal.
2. Exposição da base da língua com laringoscópio largo, em suspensão (esteja seguro de estar na linha média).
3. Acople o microscópio operatório e o *laser* de CO_2.
4. Delimite a área de ressecção posterior às papilas circunvaladas até a implantação da epiglote. Esta área de ressecção deve ter 2 cm de largura, 1,5 a 2 cm de profundidade e 5 a 6 cm de comprimento (Figs. 29-1 a 29-3).
5. A ressecção com *laser* de CO_2 é realizada utilizando energia de 15 a 20 watts, contínua, com remoção de uma cunha de tecido lingual e, posteriormente, o *swiftlaser* é usado para vaporizar tonsilas linguais e, muitas vezes, a margem livre da epiglote e tecidos redundantes dos ligamentos ariepiglóticos.
6. As áreas vizinhas devem ser protegidas com cotonoides úmidos.
7. Um eletrocautério deve estar disponível, pois pode haver sangramento não controlado pelo *laser*, principalmente se sairmos da linha média.
8. Traqueostomia inicial é excepcional, indicada em pacientes com obstrução severa.
9. Corticosteroides e antibióticos são prescritos.

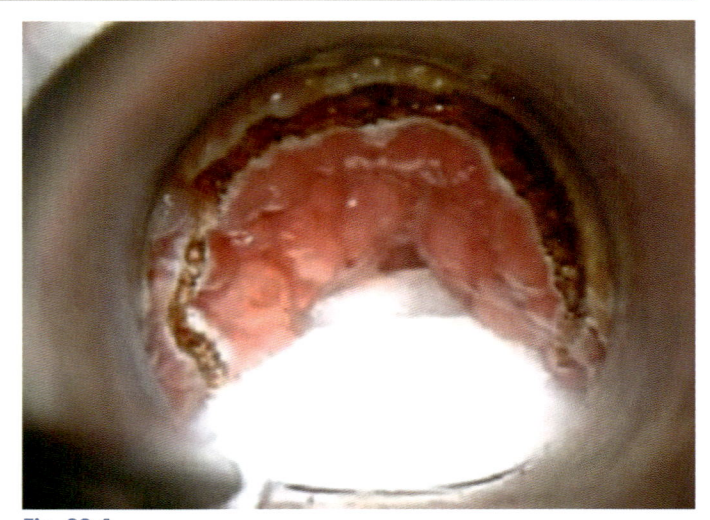

Fig. 29-1.
Microlaringoscopia com exposição da área de ressecção da base da língua.

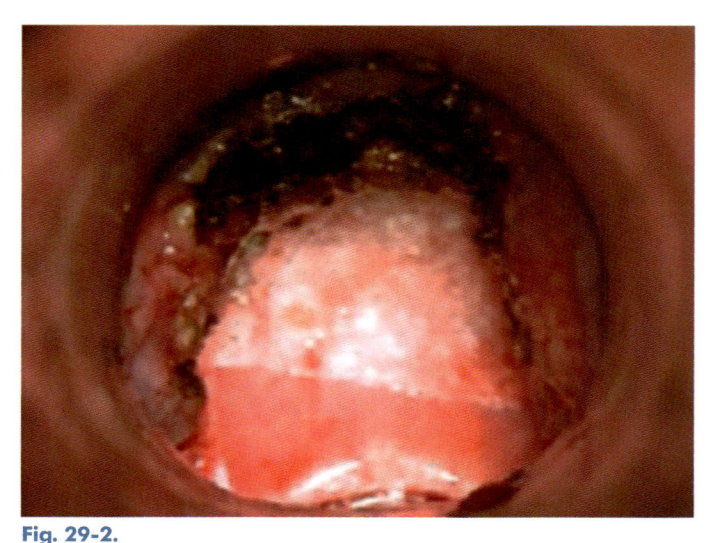

Fig. 29-2.
Aspecto pós-ressecção da base da língua.

Fig. 29-3.
Ilustração esquemática dos limites da área de ressecção da base da língua.

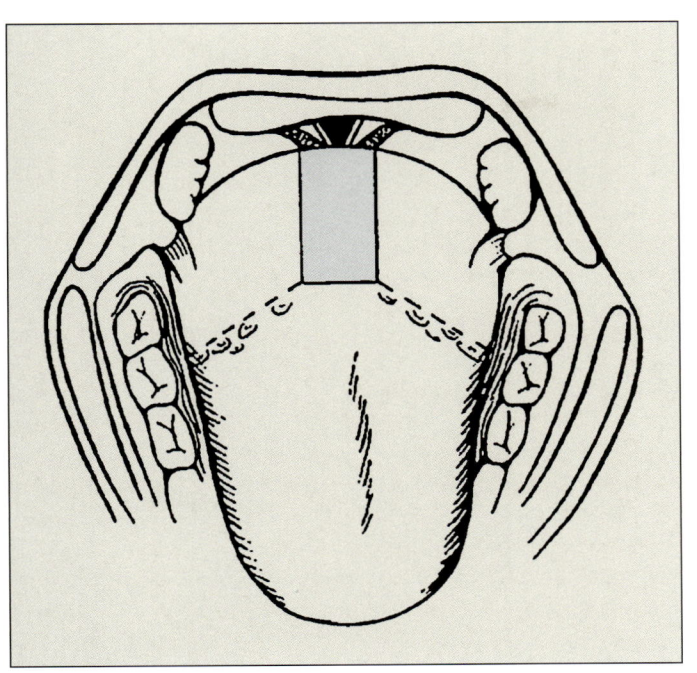

DISCUSSÃO

O sucesso no tratamento cirúrgico da SAOS tem sido variável devido sobretudo a procedimentos que não corrijam topograficamente os colapsos da VAS em seus múltiplos níveis. Estima-se que mais de 55% das obstruções envolvam também a base da língua e, assim sendo, o não tratamento desta região determina resultados insatisfatórios.

A seleção de pacientes para este tipo de procedimento deve envolver minuciosa avaliação de VAS através de endoscopia, cefalometria e RMN, a fim de demonstrar o estreitamento da hipofaringe e o posicionamento da mandíbula.

A GLM não é um procedimento isolado e deve estar associado a outros como a UPFP, cirurgia nasal, avançamento do genioglosso (AG), tíreo-hioidopexia (THP) e AMM.

Empregamos a GLM mais UPFP e cirurgia nasal em pacientes apneicos moderados ou graves sem deformidades esqueléticas, não obesos (IMC < 30), com retroposicionamento lingual anteroposterior e sem estreitamento lateral da hipofaringe.

Utilizamos também a GLM associada ao AMM em pacientes com SAOS moderada e grave, com e sem deformidade esquelética, com a finalidade de diminuir a morbidade do avançamento e maximizar a via aérea (vide capítulo sobre Avançamento Maxilomandibular).

Em 38 pacientes, o IDR de 45,47/hora (média) diminuiu para 4,76/hora, com um aumento da dessaturação mínima de O_2 de 76,5% para 87,39%, com seguimento de 24 a 80 meses (100% de cura) (Pinto, 2007).

As complicações são raras e disfagia/odinofagia pós-operatória são mais frequentes nas cirurgias combinadas com UPFP. Não observamos disfagias persistentes por mais de 1 mês.

Alguns pacientes referem alterações da gustação no pós-operatório imediato, que melhoram gradativamente.

Dentre mais de 150 procedimentos, um paciente apresentou hemorragia profusa no 2º PO, sendo submetido à revisão cirúrgica, e somente dois pacientes foram traqueotomizados.

CONCLUSÃO

A glosssectomia de linha média (GLM) tem demonstrado ser um procedimento adjuntivo bastante eficaz no tratamento da SAOS, na qual o componente base de língua representa papel preponderante. A seleção adequada de pacientes associada a acurada técnica cirúrgica utilizando raios *laser* de CO_2 proporciona procedimento seguro, com reduzido índice de complicações e taxas de melhora bastante significativas.

REFERÊNCIAS BIBLIOGRÁFICAS

Abdullah VJ, van Hasselt CA. Video sleep nasendoscopy. In: Terris DJ, Goode RL (Eds.). *Surgical management of sleep apnea and snoring*. New York, NY: Informa Healthcare USA, Inc., 2007.

Aboussouan L, Golish J, Wood B et al. Dynamic pharyngoscopy in predicting outcome of UPPP for moderate and severe obstructive sleep apnea. *Chest* 1995;107:496-51.

Chabolle F, Wagner I, Blumen MB et al. Tongue base reduction with hyoepiglottoplasty: a treatment for severe obstructive sleep apnea. *Laryngoscope* 1999;109(8):1273-80.

Fujita S, Woodson BT, Clark JL et al. Laser midline glossectomy as a treatment for obstructive sleep apnea. *Laryngoscope* 1991;101(8):805-09.

Katsantonis GP, Moss K, Miyazaki S et al. Determining the site of the airway collapse in obstructive sleep apnea with airway pressure monitoring. *Laryngoscope* 1993;103:1126-31.

Li H, Wang PC, Hsu CY et al. Same-stage palatopharyngeal and hypopharyngeal surgery for severe obstructive sleep apnea. *Acta Otolaryngol* 2004;124:820-26.

Maturo SC, Mair EA. Submucosal minimally invasive lingual excision (SMILE): an effective, novel surgery for pediatric tongue base reduction. *Ann Oto Rhino Laryngol* 2006;115(8):624-30.

Mickelson AS, Rosenthal L. Midline glossectomy and epiglottidectomy for obstructive sleep apnea syndrome. *Laryngoscope* 1997;107:614-19.

Pinto JA, Colombini NEP, Godoy L et al. Maxillomandibular advancement and glossectomy for OSAS. *Otolaryngol Head Neck Surg* 2007;137(2)(Special Issue):100-01.

Riley RW, Powell NB, Li KK et al. An adjunctive method of radiofrequency volumetric tissue reduction of tongue for OSAS. *Otolaryngol Head Neck Surg*; 129:37-42.

Robinson S. External submucosal glossectomy. In: Friedman M. *Sleep apnea and snoring: surgical and non-surgical therapy*. Elsevier Inc. 2009. p. 292-300.

Woodson BT, Fujita S. Clinical experience with lingualplasty as part of the treatment of severe obstructive sleep apnea. *Otolaryngol Head Neck Surg* 1992;107(1):40-48.

CAPÍTULO 30

Técnica inovadora para glossectomia de linha média

B. Tucker Woodson, MD, FACS

INTRODUÇÃO

A síndrome de apneia obstrutiva do sono (SAOS) resulta de um complexo cenário que se inicia por uma estreita passagem de vias aéreas superiores seguido pelo colapso e pela obstrução das vias aéreas, perda de reflexos compensatórios de sono e vigília, aumento do esforço ventilatório, excitação, hipoventilação e asfixia durante o sono. A etiologia do estreitamento das vias aéreas superiores pode incluir uma estrutura craniofacial anormal, excesso de tecido mole para o espaço disponível e obesidade. Quando se amplia ou desobstrui a via aérea, pode-se impedir essa cascata de eventos que evoluem para o ronco e a apneia do sono.

Muitos otorrinolaringologistas utilizam a técnica cirúrgica da uvulopalatofaringoplastia (UPFP) para o tratamento da SAOS, porém anormalidades nas vias aéreas não estão limitadas ao nível superior da faringe (Krespi, 1989). A obstrução na hipofaringe pode envolver a base da língua, paredes laterais, tonsilas linguais e supraglote. Vários procedimentos foram descritos para o tratamento destes locais com diversos resultados em eficácia e morbidade. A glossectomia submucosa transoral endoscópica é uma das técnicas descritas para tratar a hipofaringe e quando comparada com técnicas semelhantes, sua eficácia é associada a menor morbidade.

TÉCNICAS PARA TECIDOS MOLES DE BASE DE LÍNGUA

A obstrução na hipofaringe é desafiadora cirurgicamente. Várias técnicas foram descritas: glossectomia parcial, glossectomia com ablação, avanço mandibular, avanço maxilar, osteotomias, suspensão da língua, suspensão do osso hioide, tonsilectomia lingual, e supraglotoplastia (Wouters, 1989; Yoskocitch, 2000; Suzuki, 2003).

A glossectomia com radiofrequência pode ser realizada ambulatorialmente, mas também pode ser realizada sob anestesia local ou geral, isolada ou em combinação com outros procedimentos faríngeos (Robinson, 2006). As complicações são raras, podendo-se apresentar como abscesso de língua, infecção local (celulite), hipotonia lingual, alterações na fala e deglutição e obstrução das vias aéreas com edema local. Estudos randomizados têm demonstrado a eficácia na redução da severidade da doença e melhora na qualidade de vida desses pacientes. Eficácia também tem sido demonstrada em estudos a longo prazo. Procedimentos isolados raramente conseguem tratar a SAOS definitivamente, apresentando melhores resultados quando associados a outros métodos que reconstroem os segmentos da via aérea superior.

A glossectomia de linha média e as glossectomias parciais são procedimentos para ampliar as vias aéreas da hipofaringe e tratar a SAOS, diminuindo o volume de tecido da língua. Nos casos de SAOS severa após UPFP sem sucesso, a glossectomia pode reduzir o IAH para menos de 20 eventos/h em 70% dos pacientes. Mesmo utilizando *laser*, os índices de complicações são de 25% e incluem hemorragia severa, odinofagia, edema da língua e alterações gustatórias. Por essa razão, a glossectomia tem sido raramente realizada. Essas complicações estão diretamente relacionadas com pacientes que apresentam risco operatório preexistente, sendo considerado procedimento de alto risco com necessidade de traqueostomia perioperatória. Entretanto, recentes tecnologias vêm permitindo um procedimento menos traumático, não necessitando traqueostomia e ainda permitindo que algumas cirurgias sejam ambulatoriais.

Recentemente, uma nova arma tecnológica vem facilitando a técnica e a visualização da glossectomia. Trata-se de uma ponteira de plasma para radiofrequência bipolar chamada "Coblation" (Arthrocare, Sunnyvale, CA). Esse instrumental minimiza o trauma tecidual e as hemorragias, acelera a cicatrização e diminui a dor pós-operatória. Sua facilidade de uso para trabalhar fora do lúmen do laringoscópio rígido com fibra ótica permite remoção de tecido que pode ser extremamente difícil usando *laser* ou outras técnicas.

AVALIAÇÃO

A avaliação otorrinolaringológica inclui exames de rotina, como nasofaringoscopia e laringoscopia flexível. Pacientes candidatos para a glossectomia devem apresentar uma base de língua hipertrofiada que impede a visualização da raiz da epiglote ou valécula durante o exame em vigília.

O procedimento também pode ser realizado sob anestesia geral. A intubação nasal permite o deslocamento do tubo endotraqueal com bom distanciamento da base da língua.

A utilização do telescópio rígido angulado 30, 45 ou 70 graus tem melhorado sensivelmente a visualização durante o procedimento. As etapas deste método incluem a colocação de um abridor de boca com proteção para a superfície ventral da língua, seguido de sutura no dorso da língua para tração. Um telescópio com sistema de irrigação melhora ainda mais a visualização da valécula, hipofaringe e laringe.

GLOSSECTOMIA SUBMUCOSA TRANSORAL ENDOSCÓPICA

A glossectomia trata a hipofaringe ao modificar a forma e o tamanho da base da língua e tecidos da hipofaringe e supraglote. O espaço das vias aéreas aumenta através da redução da massa de tecido mole. Embora conceitualmente simples utilizando os métodos tradicionais, a morbidade do procedimento pode ser elevada e a exposição pode ser difícil. Riscos de obstrução das vias aéreas, hemorragia, infecção, e disfagia foram relatadas em até 25% dos pacientes. Quanto mais tecido for removido ou danificado, pior será o período de recuperação (dor, edema, disfagia, hemorragia, infecção). A atual técnica cria o mínimo de trauma tecidual com menor morbidade, o que é uma grande vantagem porque permite que seja realizada tanto em uma única etapa ou em múltiplos processos.

Nesse procedimento são removidos 15 centímetros cúbicos da parte posterior da língua e pode ser realizado sob anestesia local, através de uma incisão na linha média. O tecido da submucosa é removido preservando as papilas gustativas e minimizando a dor. A exposição da musculatura da língua é obtida com três suturas de tração. Nesse sítio a ponteira de plasma desintegra o tecido, que é removido por um fluxo contínuo de irrigação. Grande parte da cirurgia é realizada sob visualização endoscópica. Os limites anatômicos são identificados primeiramente com ultrassom para evitar danos às estruturas vasculares importantes. Os pacientes podem retomar uma dieta oral quase imediatamente após o procedimento.

AVALIAÇÃO DA GLOSSECTOMIA

As indicações para glossectomia são determinadas pela estrutura anatômica do paciente. Base de língua obstrutiva (Malampatti 3 ou 4 ou Fujita tipo II ou III) e Moore classes A e B com anormalidades de tecido mole na base da língua são candidatos. A base da língua foi classificada por Moore em três tipos. Estas incluem: "tipo A" demonstrando obstrução pela porção alta da base da língua, "tipo B" demonstrando obstrução causada pela porção baixa da língua e "tipo C" demonstrando obstrução retroepiglote exclusiva (Moore, 2002). Sendo este um procedimento com baixa morbidade, a quantidade de pacientes candidatos é mais alta, em contraste com processos de maior morbidade, também podendo ser aplicados em pacientes com doença grave, nos quais os processos alternativos não são indicados.

As contraindicações para glossectomia são os pacientes com problemas de deglutição ou fala e pacientes com tireoide ectópica lingual. A atual técnica preserva a mucosa e as papilas gustativas, mas, historicamente, as glossectomias alteravam essas estruturas. Na maioria dos indivíduos, mudanças no sabor, muitas vezes transitória, são bem toleradas. Disfagia e edema pós-operatório eram comuns com as técnicas anteriores. Pacientes com pouca reserva pulmonar, com alterações no nervo laríngeo superior ou nervo hipoglosso ou com refluxo gastroesofágico sem tratamento, foram, em geral, contraindicações. A baixa morbidade e a possibilidade de um único procedimento com esta nova técnica reduzem ou eliminam esses fatores como um problema.

A hipertrofia da língua tem sido associada com a obesidade. Na obesidade severa, a perda de peso deve ser considerada e discutida como uma alternativa de tratamento quando apropriado.

Procedimento cirúrgico

A glossectomia pode ser realizada como procedimento único ou em vários tempos, com anestesia local e sedação ou anestesia geral. Não há necessidade de curativos e os doentes devem ser informados da possibilidade de um segundo tempo cirúrgico, pois não há uma quantidade definida de remoção do tecido para que haja sucesso na cirurgia. Assim, a ressecção mais agressiva é associada ao risco maior de complicação, como edema, hemorragia ou disfagia. As fases da cirurgia incluem:

1. Anestesia/preparação.
2. Avaliação dos limites anatômicos.
3. Exposição da mucosa e incisão.
4. Remoção dos tecidos.
5. Exposição da valécula.
6. Encerramento e cuidados pós-operatórios.

Anestesia/preparo

Quando realizada sob anestesia local, o paciente é colocado semideitado com a cabeça em elevação de 30 graus. A profundidade da sedação é crítica, pois o paciente deve ser capaz de seguir comandos e manusear secreções orais. Durante os períodos de maior estimulação, a sedação pode ser aumentada e, em seguida, rapidamente reduzida. Uma combinação pré-operatória de midazolam e quetamina em infusão tem sido utilizada com sucesso. A antissepsia pré-operatória é importante e deve-se usar clorexedina por pelo menos 60 segundos. Antibiótico profilático de amplo espectro como as cefalosporinas (cefalexina) e cobertura anaeróbia (metronidazol) são administrados no perioperatório bem como a dexametasona 10 mg. No pós-operatório é administrada uma dose de 20 mg de prednisona por 3 ou 4 dias para reduzir edema, inflamação e dor.

Os pontos da linha média e incisão são marcados. Benzocaína tópica é aplicada. O anestésico local (1% lidocaína com

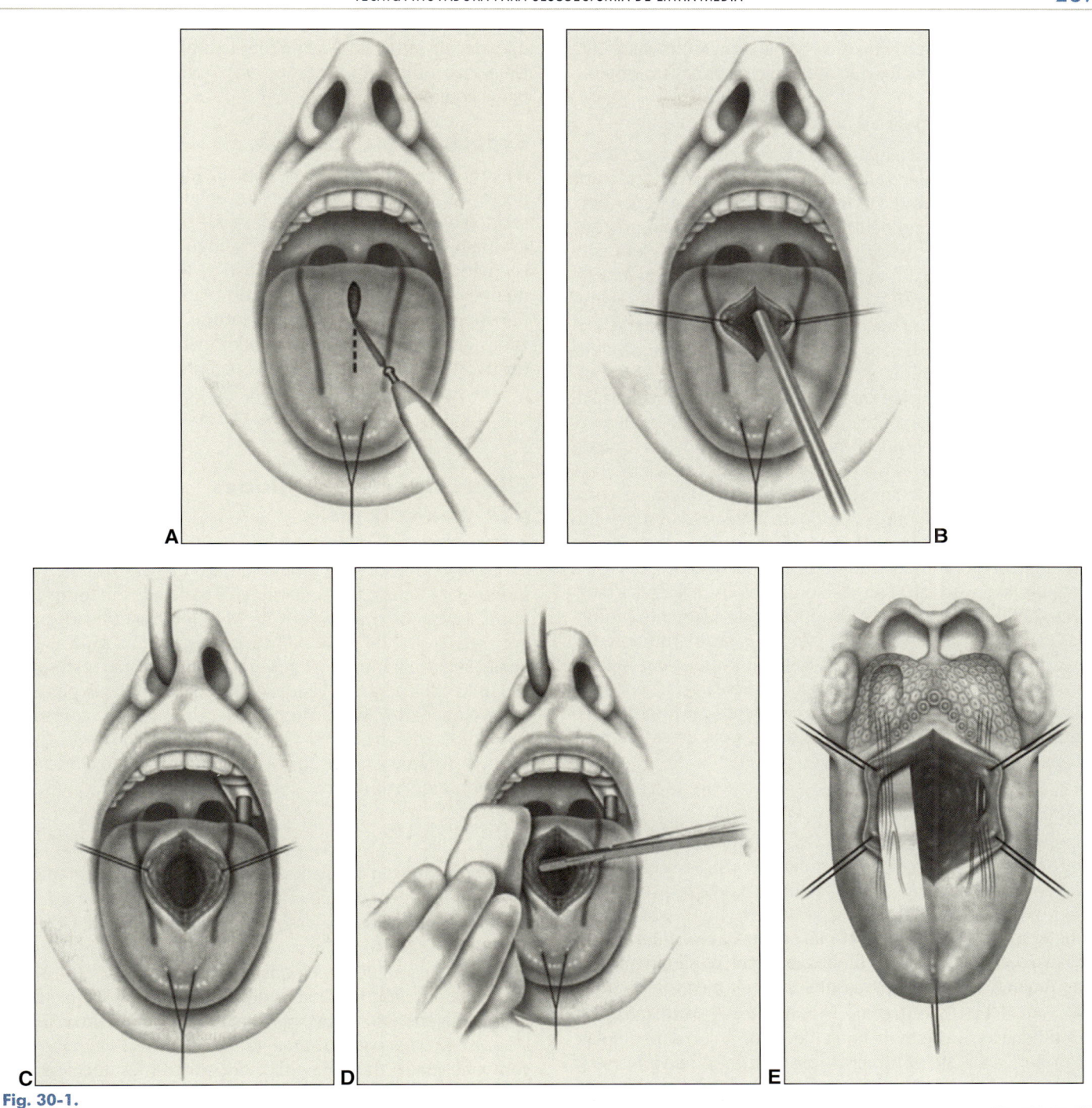

Fig. 30-1.
Glossectomia submucosa de linha média.

1/100.000 epinefrina) e bicarbonato de sódio (4 mg/mL (1 mL de 40 mg/mL diluído em uma solução de 10 mL)) são infiltradas nos pontos da linha média para incisão e no músculo da língua para a incisão lateral e posterior.

O procedimento também pode ser realizado sob anestesia geral, com intubação nasal. Para melhor visualização, faz-se um ponto na porção posterior da língua com fio de algodão para tração. A exposição inicial da valécula exige laringoscópio rígido de suspensão (como um laringoscópio Weerda bivalvulado), mas o procedimento pode ter seguimento com telescópio de 70°. O tecido da base da língua é removido usando a ponteira EVAC 70 (definição 7-9, Arthrocare Corp, Entec divisão, Sunnyvale, CA). Este dispositivo cria um campo de plasma de temperatura baixa (inferior a 80° Celsius). A coroa de íons ativados dissociados dos tecidos é removida com irrigação salina. A remoção de tecido linfoide e muscular é relativamente sem sangramento importante. A ponteira é maleável, permitindo o acesso às áreas de difícil visualização. A remoção de tecido em estreita aproximação com a laringe é melhor com fibra óptica ou telescópios que operam com um microscópio.

Limites anatômicos

A localização da artéria lingual é a chave para a localização do pedículo neurovascular da língua. A artéria tem três segmentos dentro do corpo da língua, um oblíquo, profundo e outro anterior. Danos ao pedículo neurovascular é um risco do procedimento. Para reduzir esse risco, pode-se usar ultrassom para mapear a localização do segmento anterior e profundo da artéria lingual. Assim que estas sejam identificadas, a "área segura" para ressecção encontra-se na lateral posterior da língua.

A posição do feixe neurovascular varia entre os indivíduos com alterações motoras e movimento da língua. Posteriormente, a artéria lingual entra na porção lateral e ventral da língua correndo obliquamente em uma direção aproximadamente paralela à borda inferior da mandíbula. A artéria corre medial ao músculo hioglosso e ao nervo hipoglosso. Cerca de 2 cm da borda posterior da língua, a artéria muda direção e corre verticalmente (segmento profundo da língua). Esse segmento está aproximadamente a 2 cm da linha média. A artéria se aproxima da linha média durante o procedimento devido à manipulação muscular. O nervo hipoglosso corre lateral ao segmento oblíquo, e corre anterior e inferior ao segmento profundo. O limite anterior está onde começa o segmento anterior, aproximadamente 1 a 1,5 cm do frênulo. Estudos em cadáveres mostram que a artéria está localizada cerca de 2,7 centímetros inferior e 1,6 centímetros lateralmente ao forame ceco (Lauretano, 1997). Deve-se ter cuidado, pois essas medidas são estáticas e a língua é um órgão móvel.

Exposição da mucosa e incisão

A exposição do dorso da língua é obtida utilizando-se três pontos de tração (linha média e duas laterais). Uma gaze é utilizada para puxar a língua gentilmente e o fio é transfixado na ponta para que possa ser tracionada mais agressivamente. Uma incisão é feita utilizando eletrocautério na linha média, anterior ao início das papilas circunvaladas. A incisão é estendida posteriormente para ampliar a visualização. A ponteira *coblation* (70 EVAC, Arhtrocare, Sunnyvale, CA) é utilizada para aprofundar a trincheira da linha mediana. A corrente de plasma pode "vazar" do ponto principal para áreas não infiltradas quando a configuração de fluxo for muito alta. Essa "fuga" é geralmente associada a uma sensação de amortecimento e maior dor aguda. Nos casos mais graves, um bloqueio do nervo glossofaríngeo pode ser considerado. Cuidados devem ser tomados para manter a ponteira na linha média. Duas suturas de tração são feitas na lateral de cada extremidade da incisão. O cirurgião pode agora expor a linha média posterior da língua muscular por tração sobre essas suturas.

Remoção dos tecidos

A visualização deve ser feita com fibra óptica rígida 30 graus que pode ser realizada pelo assistente. O procedimento é então realizado pela visualização do monitor. A linha média da língua é excisada deixando uma borda posterior da mucosa e a valécula intactas. O segmento lateral da língua é retirado. Uma nova infiltração com anestesia é feita usando uma agulha para raqui número 22.

Exposição da valécula

A maioria das glossectomias foi realizada expondo o músculo posterior, visualizando valécula e epiglote. Se a exérese de tecido atingir a zona da valécula, pode haver sangramento da artéria hioide, um ramo da artéria lingual. Após a retirada do segmento da linha média, prolapso de língua e tecidos geralmente obliteram o espaço criado. A ferida é inspecionada para hemostasia e uma ou duas suturas absorvíveis são realizadas anteriormente para também evitar espaço morto e a formação de um sulco excessivo na linha mediana da língua. Se um sulco excessivo se forma, ele pode ser eliminado em um segundo procedimento para remover o revestimento mucoso e eliminar o defeito.

Encerramento e cuidados pós-operatórios

O pós-operatório necessita de um rigoroso acompanhamento da pressão arterial para reduzir o risco de hemorragia. Tratamento para refluxo faringolaríngeo é realizado em todos pacientes. Lavagens com Peridex ou Mycelex são utilizados para antissepsia oral no pós-operatório. Benzocaína tópica, gelo, analgésicos narcóticos e anti-inflamatórios não esteroides são utilizados para dor. Dieta líquida já é liberada no pós-operatório imediato. Aspiração pode ser um risco até com anestesia local. Edema e dor são esperados no período pós-operatório. A disfagia e a dor pós-operatória pior ocorrem entre o segundo e quarto dias.

DISCUSSÃO

Vários estudos têm avaliado a glossectomia como tratamento para SAOS. Poucos ensaios clínicos randomizados foram realizados. Vários casos de glossectomia usando *laser* de CO_2, eletrocautério, radiofrequência e cirurgia tradicional foram publicados (Robinson, 2006; Woodson, 1992; Powell, 1999; Wouters, 1986). A descrição inicial de Fujita da glossectomia de linha média posterior (GLM) para apneia do sono reduziu 50% o IAH, em 42% dos pacientes (Fujita, 1991). A GLM em pacientes com obesidade mórbida utilizando diferentes técnicas demonstrou uma redução de 25% do IAH (Mickelson, 1997). Com a técnica de linguoplastia houve uma taxa de sucesso de 67% em reduzir o IAH para menos de 20 eventos/hora. Um estudo de coorte retrospectivo com indivíduos classificados como Friedman 3 (com uma taxa de sucesso esperado de 5 a 10% com UPFP exclusiva) demonstram uma taxa de sucesso de 60% com as cirurgias combinadas (UPFP e GLM) (Andsberg, 2000).

A redução de volume da língua, como uma forma de glossectomia, vem sendo estudada com bons resultados. As taxas de sucesso variam de 20 a 50%. Uma abordagem cervical transcutânea trans-hioidea para reduzir a dimensão da língua e reposicionamento da base tem relatado altas taxas de sucesso (80%) (Chabolle, 1999). Nesses casos, a redução da base da língua foi de 24 cm^3. Estudos com a glossectomia têm demonstrado ser um método eficaz para pacientes com SAOS moderada a grave, quer isoladamente, ou em combinação com outros procedimentos, e para aqueles que falharam com UPFP.

Linguoplastia, uma forma mais agressiva de ressecção da linha média posterior, demonstrada em 22 pacientes com apneia grave (falha anterior com UPPP em 21), apresentou êxito em 77% dos casos (Woodson, 2001). Nesse pacientes, o IAH diminuiu de $58,8 \pm 39,5$ para $8,1 \pm 6,2$ eventos/hora. Complicações hemorrágicas, edema da língua e disfagia ocorreram em 5% dos pacientes. Todos resolvidos com o tratamento clínico.

Em suma, a glossectomia de linha média reduz o tamanho da parte posterior da língua e aumenta o volume das vias aéreas, sem a necessidade de avanço mandibular esquelética ou osteotomias.

REFERÊNCIAS BIBLIOGRÁFICAS

Andsberg U, Jessen M. Eight years of follow-up, uvulopalatopharyngoplasty combined with midline glossectomy as a treatment of obstructive sleep apnea syndrome. *Acta Otolaryngol Suppl* 2000;542:175-78.

Chabolle F, Wagner I, Blumen M et al. Tongue base reduction with hyoepiglottoplasty: a treatment for severe obstructive sleep apnea. *Laryngoscope* 1999;109:1273-79.

Fujita S, Woodson BT, Clark JL et al. Laser midline glossectomy as a treatment for obstructive sleep apnea. *Laryngoscope* 1991;101:805-09.

Krespi YP, Har-El G, Levine TM et al. Laser lingual tonsillectomy. *Laryngoscope* 1989;99:131-35.

Lauretano AM, Li KK, Caradonna DS et al. Anatomic location of the tongue base neurovascular bundle. *Laryngoscope* 1997;107:1057-59.

Mickelson S, Rosenthal L. Midline glossectomy and epiglottidectomy for obstructive sleep apnea syndrome. *Larynogoscope* 1997;107:614-19.

Powell N, Riley R, Guilleminault C. Radiofrequency tongue base reduction in sleep-disordered breathing: a pilot study, otolaryngology. *Head and Neck Surgery* 1999;120:656-64.

Robinson S, Ettema SL, Brusky L et al. Lingual tonsillectomy using bipolar radiofrequency plasma excision. *Otolaryngol Head Neck Surg* 2006;134:328-30.

Suzuki K, Kawakatsu K, Hattori C et al. Application of lingual tonsillectomy to sleep apnea syndrome involving lingual tonsils. *Acta Otolaryngol* 2003;550(Suppl):65-71.

Woodson BT, Fujita S. Clinical experience with lingualplasty as part of the treatment of severe obstructive sleep apnea, otolaryngology. *Head and Neck Surgery* 1992;107:40-48.

Woodson BT, Michelson S, Huntley T et al. A multi-institutional study of radiofrequency volumetric tissue reduction for OSAS, otolaryngol. *Head and Neck Surg* 2001;125:303-11.

Wouters B, van Overbeek JJM, Buiter CT et al. Laser surgery in lingual tonsil hyperplasia. *Otolaryngol Clin* 1989;14:291-96.

Wouters B, van Overbeek JJM, Hoeksema PE. Treatment of lingual tonsil hyperplasia. *Otolaryngol Clin* 1986;11:294.

Yoskovitch A, Samaha M, Sweet R. Suction cautery use in lingual tonsillectomy. *J Otolaryngol* 2000;29(2):117-18.

CAPÍTULO 31

Cirurgia craniomaxilofacial e síndrome da apneia obstrutiva do sono

Nelson Eduardo Paris Colombini
Arturo Frick Carpes
Alexandre Scimini Boni (in memoriam)

A cirurgia esquelética tem sua indicação desde o tratamento do ronco primário, na síndrome de hiperresistência de vias aéreas, até as formas mais graves da apneia obstrutiva do sono.

Os procedimentos esqueléticos maxilofaciais aplicáveis aos fatores obstrutivos das VAS englobam desde a rinoplastia, com correção das válvulas externa e interna, até os clássicos procedimentos esqueléticos.

Os principais procedimentos que descreveremos são:

1. Piriformeplastia.
2. Ressecção de osso palatino (uvulopalatofaringoplastia – técnica Woodson).
3. Disjunção palatina maxilar.
4. Osteotomia de Le Fort I.
5. Osteotomia de Le Fort II, III e outras.
6. Osteotomias mandibulares.
7. Osteotomias combinadas.

PIRIFORMEPLASTIA

É comum observar nos pacientes portadores de obstrução nasal assimetria das fossas piriformes. Isto se justifica devido ao crescimento do terço médio da face estar relacionado com o fluxo aéreo nasal.

O fluxo aéreo nasal é, portanto, o que determina esta alteração, impondo reabsorção óssea na face nasal e aposição óssea na face palatina das fossas nasais. O desvio septal cartilaginoso complementa a distorção anatômica e funcional do nariz, já que o crescimento desta cartilagem é contínuo e sua deformidade ocorrerá por falta de espaço, mais propriamente por deficiências de espaço vertical da fossa nasal.

As alterações vicariantes observadas nos cornetos comprometem ainda mais o fluxo e seu ciclo determina o aumento da resistência nasal com implicações ao tônus da musculatura palatofaríngea.

Sendo assim, o cirurgião deverá estar atento para a indicação da piriformeplastia unilateral conjuntamente com o tratamento do septo nasal e turbinoplastia. É sobejamente documentada na literatura a melhora do fluxo nasal, quando tratamos a válvula, septo e cornetos inferiores. Trabalhos utilizando rinomanometria documentam melhora do fluxo quando se associa a piriformeplastia, a septoplastia e turbinoplastia.

A piriformeplastia, a nosso ver, é um procedimento adjuvante que determinará até um procedimento mais conservador sobre o corneto inferior com maior preservação estrutural deste, julgando-se sua importância no ciclo respiratório nasal.

Obviamente estão salvaguardados da turbinoplastia mais agressiva os cornetos com doenças inflamatórias e degeneração mucosa. A piriformeplatia bilateral geralmente está reservada aos casos de hipoplasia maxilar anteroposterior isolada ou associada a excesso vertical com atresia transversal maxilar.

Técnica cirúrgica

Podemos realizar a piriformeplastia por via nasal ou bucal.

- *Via nasal*: incisão em "U" no soalho da fossa nasal, estendendo-se da incisão clássica de Cottle para baixo e lateralmente, descolando-se amplamente o periósteo da parede anterior da pré-maxila e soalho da fossa nasal.
O recorte da piriforme deve respeitar o ápice dos dentes adjacentes, podendo ser realizado com desgaste através de brocas ou por formão tipo *meia cana* de aproximadamente 1 a 1,5 cm.
- *Via bucal*: realizada através da incisão de aproximadamente 3 cm no sulco gengivolabial com exposição da espinha nasal, fossa nasal, fossa piriforme inferiormente e lateral.

Ressalta-se que nos desvios septais baixos que envolvem a pré-maxila e junção vômero-etmoidal cartilaginosa, a via bucal constitui um excelente acesso. Assim, através de uma só via, podem-se tratar o septo e a fossa piriforme sob visão direta.

Outra indicação para piriformeplastia é sua realização juntamente ao Le Fort I de aplicação principal na correção das hipoplasias maxilares e face longa.

UVULOPALATOFARINGOPLASTIA DE WOODSON (RESSECÇÃO DO OSSO PALATINO)

A modificação da uvulopalatofaringoplastia (UPFP) com ressecção do osso palatino e reinserção da musculatura de palato mole foi introduzida por Woodson com o nome de UPFP transpalatal.

Em nossa experiência é uma ótima técnica que, associada à uvulectomia parcial, produz resultados até mesmo superiores à UPFP tradicional, por evitar cicatriz, que torna o palato disfuncional, bem como os resultados mais estáveis ao longo dos anos.

Apresenta como limitação sua associação ao Le Fort I, julgando-se que o pedículo dominante na maxila é representado pelas artérias palatinas e o acesso para UPFP com ressecção do osso palatino requer a via palatina, expondo-se ao risco as duas artérias.

Outro problema potencial é a insuficiência velofaríngea, se esta técnica estiver associada à indicação tardia de osteotomia Le Fort I.

DISJUNÇÃO MAXILAR

Este procedimento adjuvante está indicado a casos selecionados de deficiência transversal da maxila e palato ogival.

Esta técnica pode ser realizada por via nasal no mesmo tempo da septoplastia e turbinoplastia.

Seus resultados são satisfatórios e comprovados com rinomanometria. Via de regra associada à osteotomia Le Fort I com avanço maxilar e piriformeplastia.

Podemos observar que o tratamento do nariz possui destaque nas técnicas mencionadas, sendo perfeitamente viável através das osteotomias maxilares. Representa um dos fatores mais significativos na diminuição da resistência respiratória, aumento da estabilidade dos resultados e melhora na aderência à terapia com *Continuous Positive Airway Pressure* (CPAP) nos casos de falha do tratamento cirúrgico primário.

OSTEOTOMIA LE FORT I

Há muitos anos conhecida do cirurgião craniomaxilofacial com aplicação na cirurgia estético-funcional ortognática, na correção das sequelas traumáticas do terço médio da face e como via de acesso à base de crânio. Sua aplicabilidade está comprovada no tratamento da síndrome da apneia obstrutiva do sono (SAOS) conforme trabalhos de vários autores como: George Cisneiro, Norman Triger, Wotten; destacando-se Nelson Powell, Robert Riley, e Peter Waite.

Na síndrome de hiperresistência de vias aéreas superiores (SHRVAS) e SAOS a osteotomia de Le Fort I poderá estar indicada isoladamente nos casos de hipoplasia maxilar e deficiência vertical do terço médio da face (Figs. 31-1 a 31-3).

Sua aplicação no tratamento do ronco primário é rara, mas não contraindicada, devendo ser aplicada a casos selecionados de pacientes já portadores de discrepância maxilo-

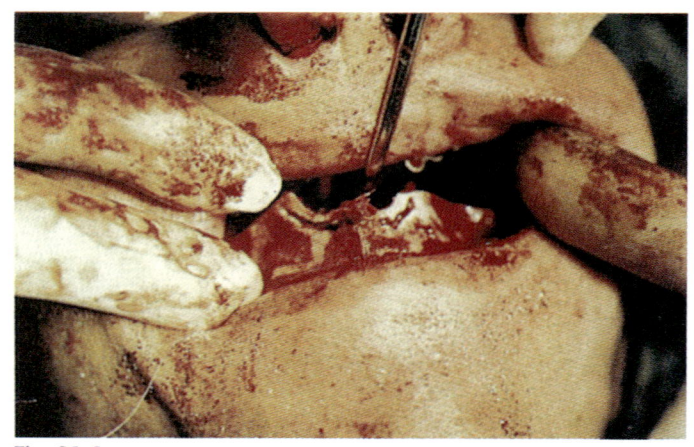

Fig. 31-1.
Osteotomia tipo Le Fort I com piriformeplastia.

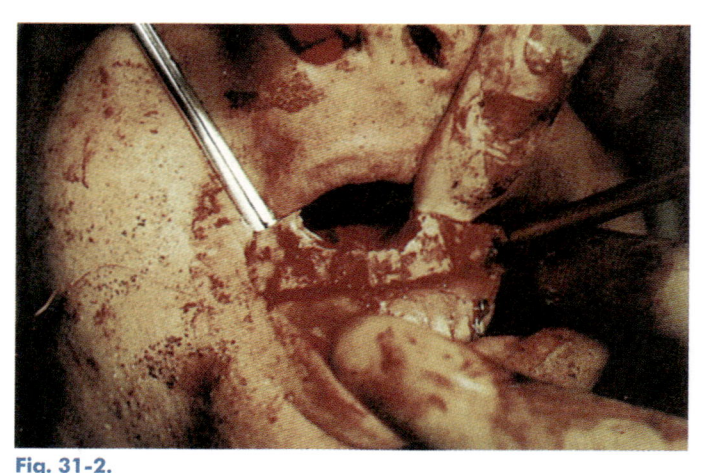

Fig. 31-2.
Down fracture da maxila com piriformeplastia concluída, septoplastia e turbinoplastia.

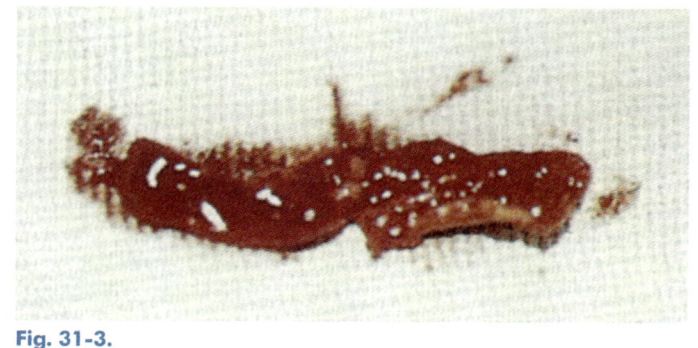

Fig. 31-3.
Produto de ressecção econômica do corneto inferior esquerdo.

mandibular. É um procedimento cirúrgico simples de baixa morbidade com tempo cirúrgico em nossas mãos não superior a 30 minutos.

Através desta osteotomia é possível tratar o soalho da fossa, septo nasal e cornetos inferiores, com sensível vantagem no controle da hemostasia e mensuração da quantidade de tecido a ser removida, dispensando, em alguns casos, o uso de tamponamento nasal.

O avanço maxilar, por si, predispõe a abertura da válvula alar que geralmente é incompetente nos pacientes portadores de distúrbios obstrutivos das VAS. Pode também ser associada à UPFP tradicional como o é em nossa prática, tornando os resultados mais estáveis.

A ocorrência de insuficiência velofaríngea é rara e não tem sido observada nos casos de nossa serie. O refluxo de líquidos para rinofaringe e nariz pode ocorrer nas primeiras semanas, não persistindo no pós-operatório tardio.

A osteotomia Le Fort I pode ser associada a avanços mandibulares combinados de até 12 mm, mostrando resultados altamente satisfatórios nos casos de apneia moderada e grave.

O melhor conhecimento a respeito dos pedículos de irrigação da maxila permite hoje a adição de osteotomias segmentares e disjuncionais sobre a maxila osteotomizada. Alterações em seu desenho poderão compensar deficiências zigomáticas, genianas e nasogenianas.

Assim, se elevarmos o nível da osteotomia sobre a apófise da maxila, obteremos compensação da rinomegalia. Por outro lado, poderemos associar esse tipo de osteotomia à rinoplastia, que será efetuada pela mesma via de acesso.

A osteotomia do tipo Le Fort I está indicada nos seguintes casos:

- Hipoplasia maxilar.
- Posição recuada da maxila.
- Posição avançada da maxila.
- Correção da face curta.
- Correção da face longa.
- Sequelas de desenvolvimento do terço médio oriundas de fissura palatina e outras.
- Sequela do trauma facial.
- Discrepâncias maxilomandibulares complexas.
- SAOS.

Com interesse à fixação interna rígida, Bell propõe a alteração do desenho original desta osteotomia, passando a realizá-la de maneira mais alta, incorporando a porção inferior do osso zigomático. Tal desenho divide os pilares zigomaticomaxilares e nasomaxilares, em zonas de maior espessura que permitem ótima adaptação de parafusos dos mini-implantes por nós utilizados (Fig. 31-4).

Esta forma de osteotomia prevê um bom contato ósseo pós-osteotomia de grande importância na estabilidade pós-operatória e no longo termo.

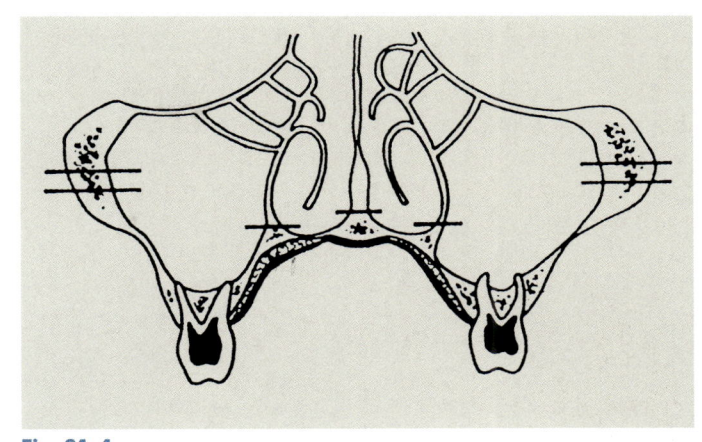

Fig. 31-4.
Representação esquemática do nível da osteotomia com interesse a FIR (Bell).

Técnica cirúrgica (Figs. 31-5 a 31-12)

A técnica cirúrgica é relativamente simples e seus tempos principais são:

1. Incisão no sulco vestibular superior de maneira a compor dois retalhos musculomucosos que permitem o fechamento da ferida em dois planos, estendendo-se até a distal do primeiro molar.
2. A divulsão musculoperióstica deve ser delicada e respeitar o nervo infraorbital.
3. A osteotomia seguirá o desenho planejado; poderá ser realizada com brocas ou serras oscilatórias.
4. A complementação da osteotomia é feita com cinzéis retos no septo nasal, vômer e pilar nasomaxilar; com cinzéis curvos no pilar zigomaticomaxilar.
5. A finalização da osteostomia é realizada na junção da tuberosidade maxilar e lâmina pterigóidea, que é palpada pelo operador através do indicador colocado medialmente pela orofaringe. Atenção à entrada da artéria pala-

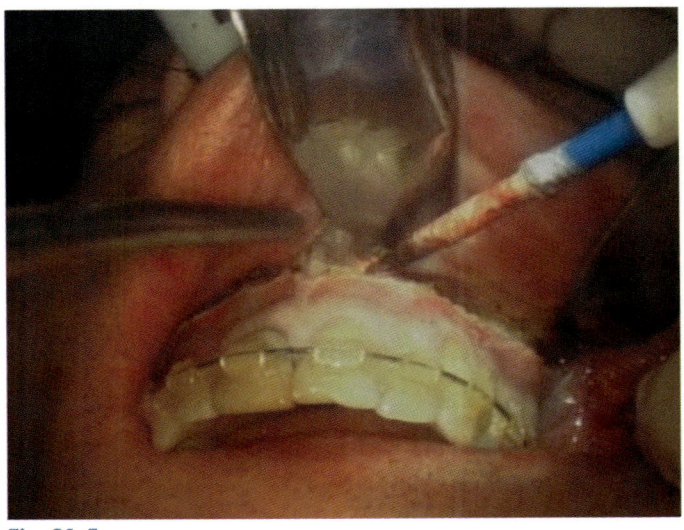

Fig. 31-5.
Incisão mucosa no sulco vestibular superior.

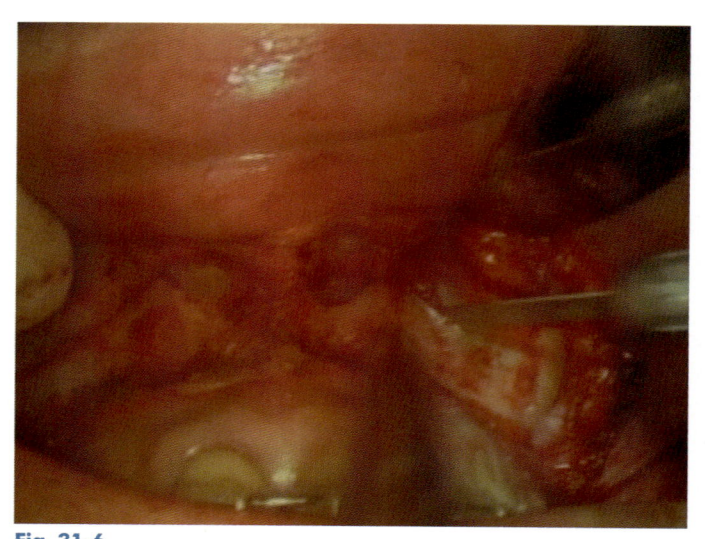

Fig. 31-6.
Osteotomia Le Fort I.

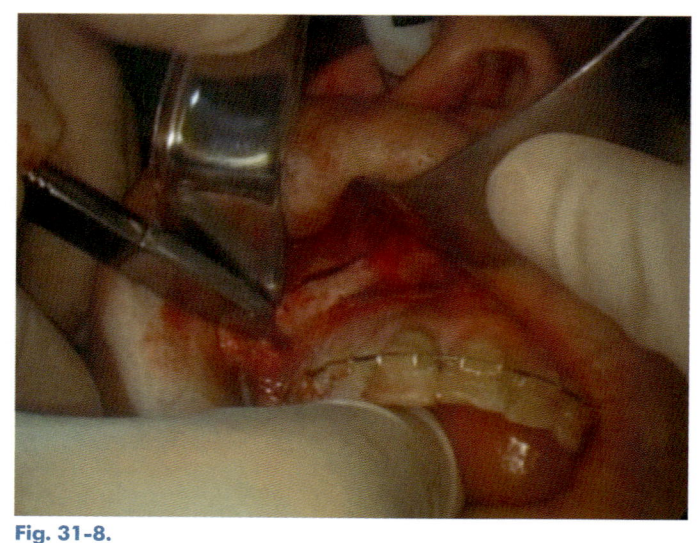

Fig. 31-8.
Complementação da osteotomia Le Fort I, com cinzéis curvos no pilar zigomaticomaxilar.

tina (pedículo dominante) em direção ao forame palatino posterior torna esta manobra o tempo principal da cirurgia.

6. A maxila é então deslocada e basculada inferiormente *(down fracture)*, dando acesso visual direto à sua face superior, permitindo assim a execução dos ajustes ósseos necessários, bem como das osteotomias segmentares.
7. Em seguida a relação oclusal é obtida no *splint*, de acordo com o planejamento em modelos, com bloqueio maxilo-mandibular rígido.
8. A esta manobra segue-se a fixação interna rígida (FIR) da maxila com placas em seus pilares nasomaxilares e zigomaticomaxilares. A manobra bimanual do primeiro assistente para o posicionamento condilar é realizada através da rotação ascendente, procurando uma postura superior e posterior do côndilo na cavidade glenoide.
9. Quando a osteotomia mandibular esta incorporada ao plano de tratamento, sua segmentação e FIR será o passo seguinte.
10. Finalmente realizamos a sutura em dois planos, à prova d'água.

Avanços maxilares superiores a 7 mm requerem enxerto ósseo para aumento da estabilidade e reparação tecidual adequada. Estes enxertos podem ser tomados da própria mandíbula quando possível, frequentemente do osso ilíaco, da calota craniana ou de blocos ósseos liofilizados.

Em nossa experiência, a fase I de Stanford (UPFP + avanço genioglosso e genióideo e tíreo-hioideopexia) mostra resultados pobres em aproximadamente 40% das apneias moderadas e graves. Quando incorporamos correção esque-

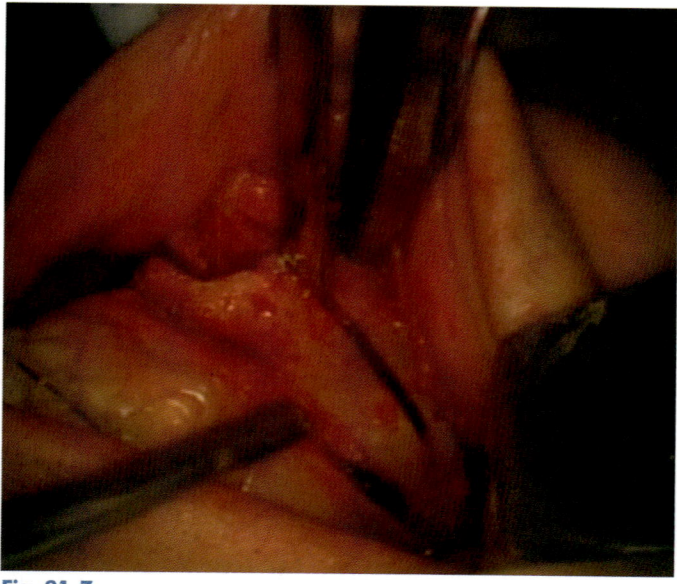

Fig. 31-7.
Complementação da osteotomia Le Fort I, com cinzéis retos no septo nasal, vômer e pilar nasomaxilar.

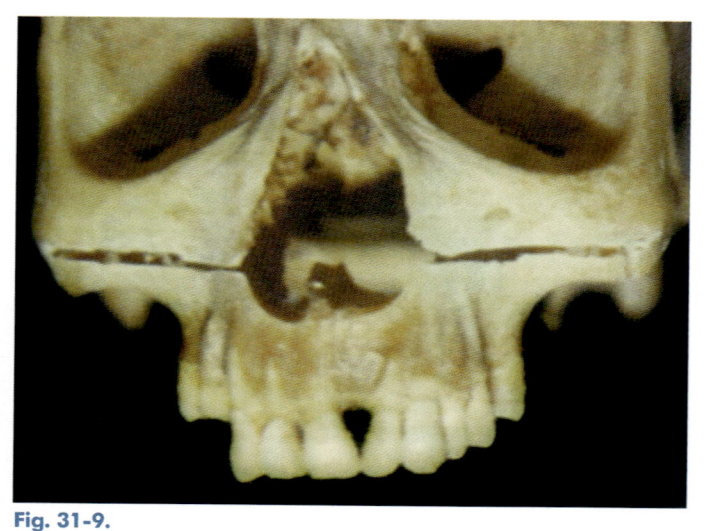

Fig. 31-9.
Osteotomia Le Fort I alta – Representação esquemática em crânio seco.

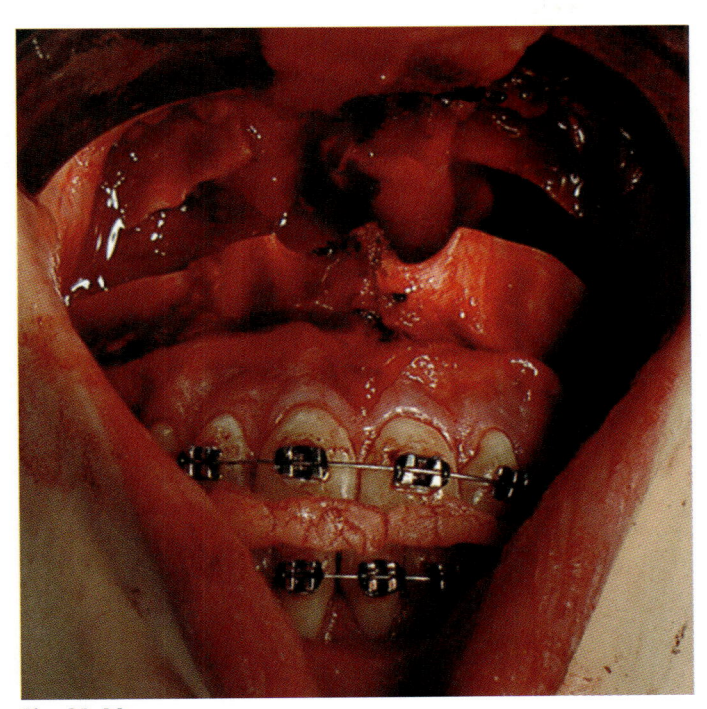

Fig. 31-10.
Down fracture do Le Fort I.

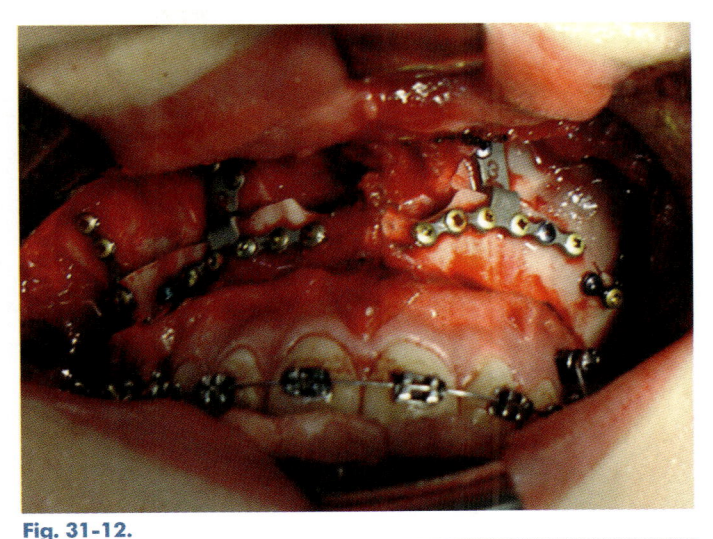

Fig. 31-12.
Fixação interna rígida com placas de titânio em osteotomia Le Fort I em paciente com fissura lábio-palatina bilateral completa.

lética da discrepância dominante maxilar, através do Le Fort I, ou da mandíbula, pela osteotomia sagital do ramo, obtemos resultados de cura ao redor de 98% na doença leve a moderada. Sendo que o avanço maxilomandibular destes casos variou de 10 a 12 mm.

Os pacientes portadores de apneia moderada e grave com dessaturação da oxi-hemoglobina ao redor de 80% devem ser tratados integralmente com atenção sobre o nariz, palato, faringe, base da língua, hioide, e reposicionamento dos maxilares. Com este método chegamos a resultados comparáveis aos de Waite em 1995, que cita cura em 90 a 95% dos casos.

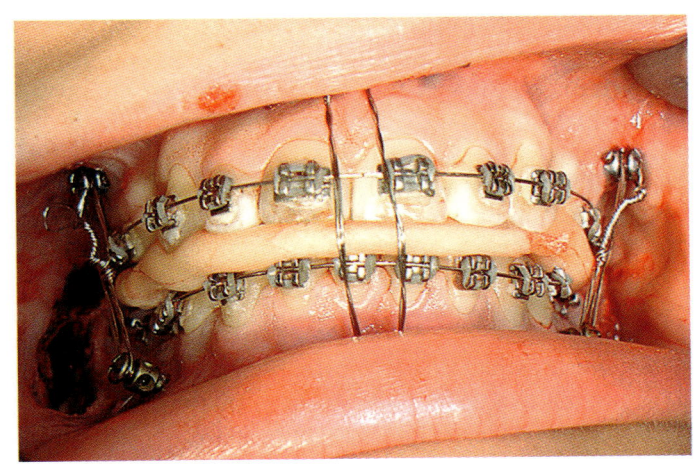

OUTRAS OSTEOTOMIAS DO TERÇO MÉDIO DA FACE

As osteotomias maxilozigomáticas, Le Fort II, Le Fort III, bem como as craniofaciais de Tessier, possuem indicação restrita aos erros de desenvolvimento e síndromes craniofaciais, lembrando-se de que nestes casos os distúrbios respiratórios estão também relacionados com problemas centrais, além da distorção anatômica das vias áreas. O estudo da apneia obstrutiva em pacientes portadores de síndrome craniofacial foge ao objetivo deste capítulo.

OSTEOTOMIAS MANDIBULARES

As osteotomias mandibulares aplicadas aos casos do ronco primário, síndrome de hiperresistência de vias aéreas superiores e SAOS são:

- Mandibulotomia mediana com avanço de genioglosso.
- Mentoplastias modificadas.
- Osteotomia subapical do bloco canino dos primeiros pré-molares.
- Osteotomia sagital do ramo.

MANDIBULOTOMIA MEDIANA COM AVANÇO GENIOGLOSSO

Esta osteotomia, popularizada no mundo por Rilley e Powel em 1989, aplica-se nos casos de apneia obstrutiva em seu protocolo intitulado Stanford I, no qual os autores a associavam à UPFP e tíreo-hioideopexia.

Em nossa experiência, já tivemos oportunidades de aplicá-la até no ronco primário associada à UPFP e tratamento do nariz. Sem dúvida, alguns roncadores, nos quais foram descartadas a SHRVAS e SAOS, possuem envolvimento nítido da base de língua como importante fator do ronco.

Fig. 31-11.
Bloqueio maxilomandibular rígido. Relação oclusal é obtida com splint, de acordo com o planejamento em modelos.

Sua aplicação também está indicada nos casos de SHRVAS, desde que o envolvimento da base da língua seja comprovado pela cefalometria, nasofaringofibroscopia ou tomografia computadorizada e ressonância magnética.

Outra prova de envolvimento da base da língua que temos utilizado em nossa rotina é a aplicação de aparelhos dentários que reposicionam a mandíbula. Alguns pacientes repetem o *holter* arterial e a polissonografia com o aparelho; e os resultados são comparados com os exames anteriores, podendo-se assim observar o envolvimento da base da língua, que receberá indicação para mandibulotomia mediana isolada ou em adição à glossectomia de linha média (GLM), ou a redução volumétrica por radiofrequência.

Técnica cirúrgica (Figs. 31-13 a 31-18)

1. Incisão labial distando mais ou menos 20 mm do sulco gengivolabial inferior.
2. Divulsão e *degloving* com exposição da basal mentual sem desinserção da cinta digástrica.

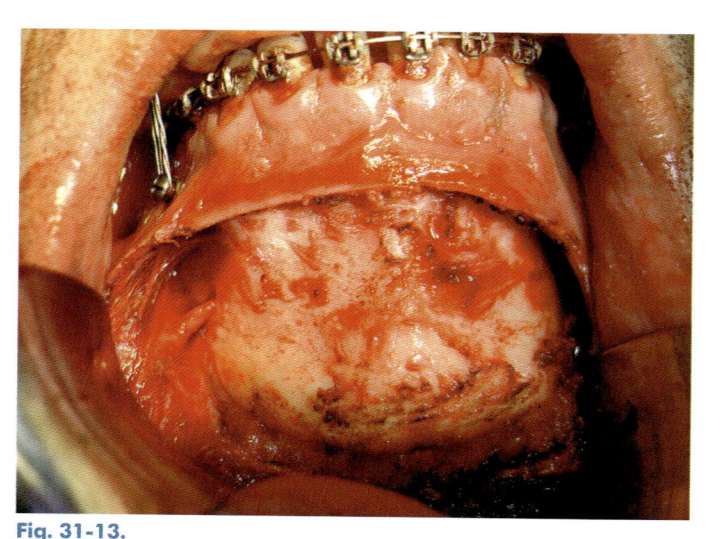

Fig. 31-13.
Exposição do mento com exposição dos nervos mentuais.

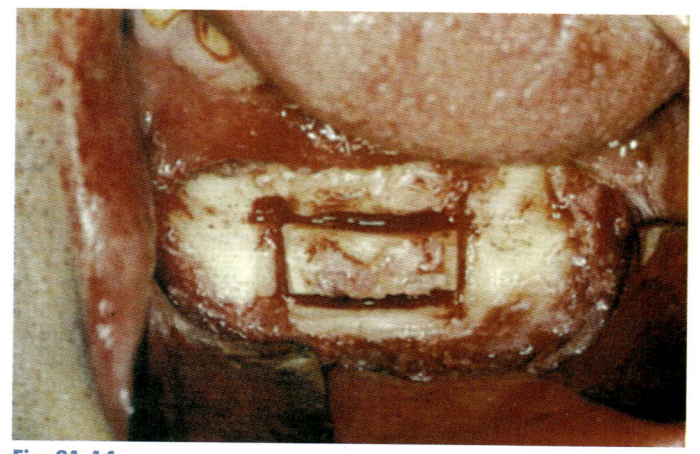

Fig. 31-14.
Osteotomia de Powell, delimitação da osteotomia.

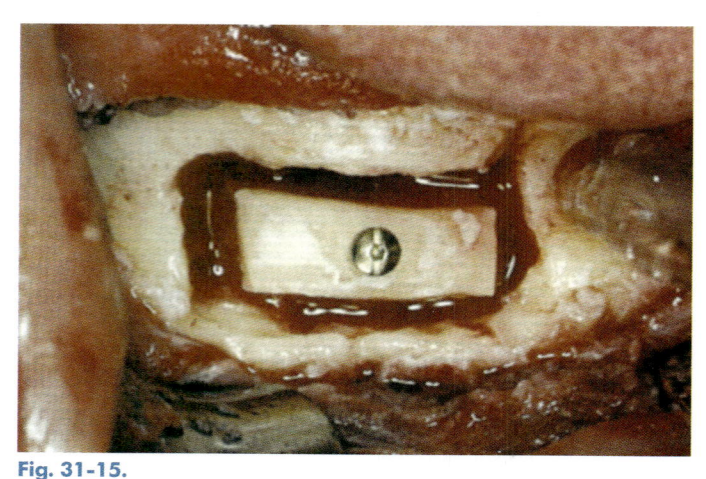

Fig. 31-15.
Osteotomia de Powell, colocação do parafuso de tração.

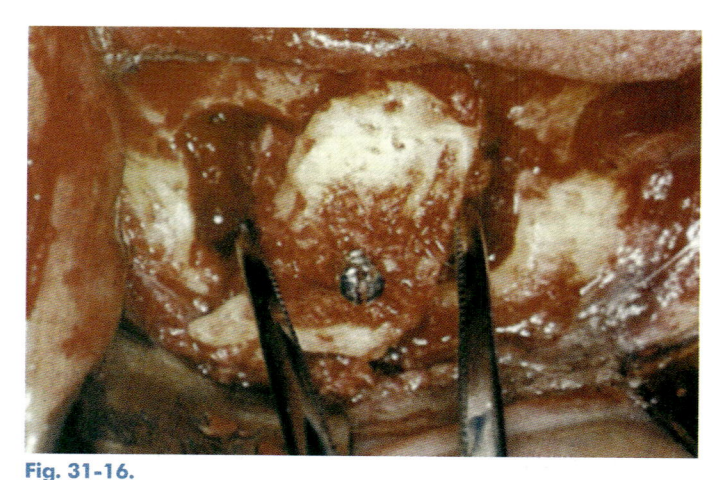

Fig. 31-16.
Osteotomia de Powell, rotação e fixação do segmento com parafuso Lag screw.

3. Isolamento dos nervos mentuais e osteotomia sob forma de um retângulo de 2,5 × 1 cm aproximadamente, colocado sobre a apófise geni (Fig. 31-8). Nesta manobra procura-se salvaguardar os ápices dos dentes inferiores, já que as serras oscilatórias deverão atingir as corticais externas e internas.
4. Colocamos um parafuso de tração para deslocarmos anteriormente o segmento que trará consigo o músculo genioglosso.
5. Hemostasia.
6. Após a decorticação de tábua externa, procedemos à fixação com *lag screw* ou placas visando oferecer estabilidade máxima.

Complicações importantes

- Necrose avascular do bloco osteotomizado (infrequente).
- Escape da fixação e insuficiência respiratória aguda por ptose do complexo glossoepiglótico (rara).
- Parestesia labial (infrequente).
- Necrose pulpar dos incisivos inferiores (mais frequentes em mentos curtos).

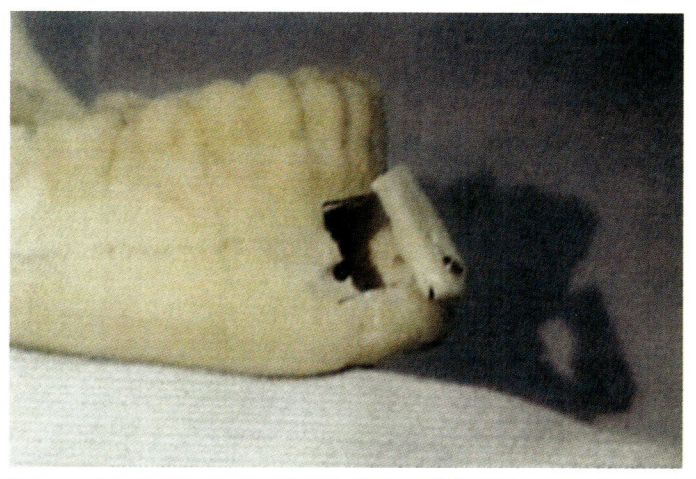

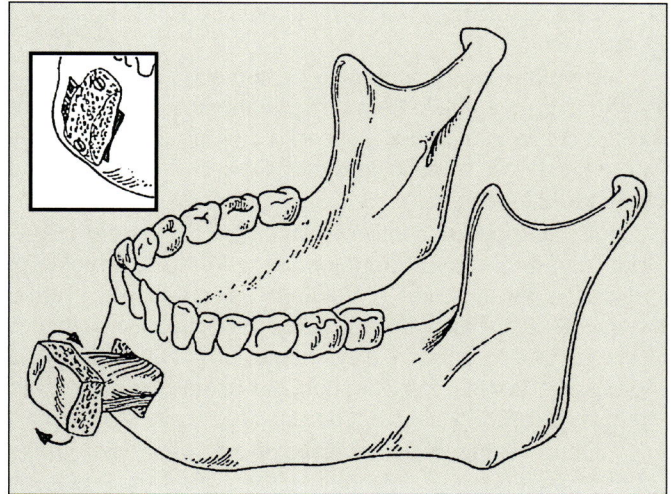

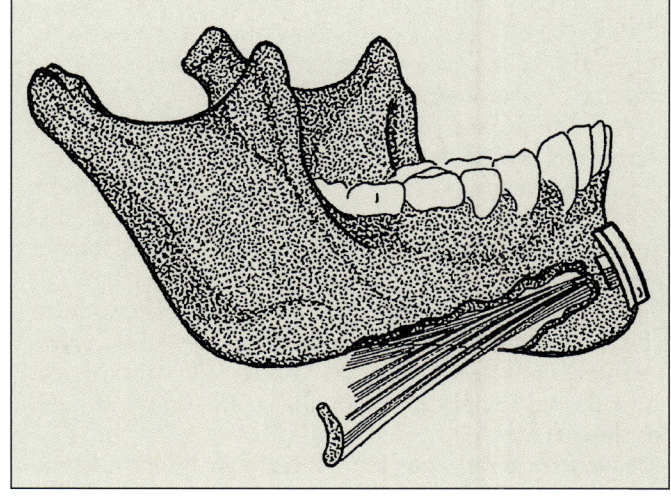

Fig. 31-17.
Osteotomia de Powell, representação esquemática de rotação.

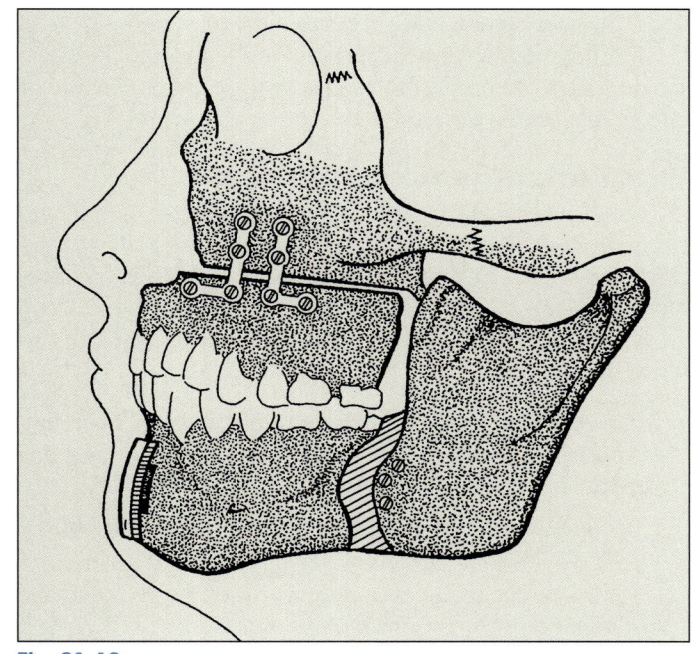

Fig. 31-18.
AMM e avanço genioglosso clássico, representação esquemática.

A hipoestesia restrita ao sulco mentolabial é de comum observação, sendo totalmente reversível em 3 a 4 meses pós-operatórios. Nas hipoestesias labiais persistentes, o operador deve suspeitar de neurotmese do nervo mentual. Lembrar da pouca resistência ao estiramento do nervo em seu trajeto intraósseo devido à bainha de mielina delgada com relação à sua porção externa.

Nas mandíbulas com altura curta do mento, o paciente deverá ser avisado, no pré-operatório, da necessidade eventual de tratamento endodôntico do grupo incisivo mandibular.

A fixação é dependente de dois fatores importantes:

1. Forma de osteotomia em retângulo na cortical externa e interna; isto é: não realizar osteotomias em formas de cone, pois estão altamente instáveis e de difícil fixação.
2. A fixação deve ser realizada por cirurgião com experiência em FIR e que saiba contornar problemas eventuais com o *lag screw*.

Críticas ao método

Em nossas mãos o método mostrou-se efetivo na tração da base de língua em 50% dos pacientes.

Metade de nossos pacientes receberam necessariamente outras formas de tratamento como a GLM ou redução por radiofrequência da base de língua (Powell).

Mentoplastia modificada

Aplicada a pacientes com deficiência mental leve, moderada e severa, exige do profissional o reconhecimento dos diferentes tipos de mento para o adequado planejamento.

Posição do mento

A avaliação do mento é realizada através do exame clínico de frente e perfil, cefalometria e radiografia panorâmica de maneira a estudar suas alterações verticais, anteroposteriores, transversais e angulares.

A posição do mento poderá ou não estar associada às desoclusões, discrepâncias verticais maxilomandibulares e alterações esqueléticas a distância, como por exemplo: as da base do crânio e coluna cervical.

Na análise facial frontal, conforme Arnett em 2004, o mento normal está situado no eixo central, simétrico no sentido lateral, devendo guardar as proporções do tecido mole mentolabial e interlabial. O efeito de corrugamento da musculatura mental, quando da oclusão labial, quase sempre está relacionado com as alterações verticais da face.

O desvio lateral do lábio inferior com relação ao filtro labial e às comissuras dirige o examinador à pesquisa de desvios mandibulares de lateralização com atenção à morfologia das articulações temporomandibulares (ATM) ou tão somente aos desvios mentuais.

De maneira geral, o mento possui grande importância na determinação do formato da face. Podem ser arredondados, ovalados, quadrados e triangulares.

Ao exame do perfil, a proporção labiomental deverá ser harmoniosa, respeitando a relação proporcional de normalidade entre o terço médio e o inferior da face. O ângulo mento-cervical, dentre outros parâmetros, situará o examinador quanto à posição horizontal e anteroposterior do mento ósseo.

A fórmula proposta por Pascal é importante recurso no estudo da altura do mento. Nesta analise devemos considerar a presença de intrusão ou extrusão dos incisivos.

As anomalias de posição do mento deverão ser minuciosamente avaliadas a fim de determinar com exatidão as discrepâncias esqueléticas responsáveis.

O mento das faces longas está situado muito abaixo, causando impressão de excesso. Esta posição baixa pode ser resultante de varias causas, como uma anomalia anatômica da região mental (aumento vertical com relação ao incisivo), ou estar situada em posição muito baixa, apesar de a morfologia estar dentro de padrões normais. Esta última condição, via de regra, está associada a discrepâncias verticais maxilomandibulares nas quais poderemos observar os seguintes desvios do padrão de normalidade: mordida aberta interincisiva, excesso de altura maxilar e ângulo goníaco aberto.

Nas faces curtas, o andar inferior ou maxilomandibular estão reduzidos. Esta insuficiência de altura geralmente é de responsabilidade da região maxilar anterior e/ou da mandíbula.

Com relação ao mento, o caso mais clássico é a insuficiência vertical da região sinfisária, que se expressa por uma acentuação desgraciosa do sulco mentolabial e supraoclusão incisiva.

A anquilose temporomandibular representa uma afecção traumática ou infecciosa do côndilo mandibular, que pode assentar-se de maneira direta ou indireta e primária ou secundária. É observação comum, nesses casos, a alteração do crescimento mandibular com comprometimento estético-funcional dos terços médio e inferior da face. Podem ser unilaterais ou bilaterais e suas respectivas expressões sobre o mento geralmente denunciam um ou outro tipo. O mento das anquiloses unilaterais mostra-se desviado na linha mediana para o lado da lesão, em virtude do maior potencial de crescimento da hemimandíbula sã.

Esta marcante atrofia mandibular irá determinar a micrognatia.

De observação comum no estudo do perfil está a abertura do ângulo goníaco com direcionamento oblíquo para baixo do corpo mandibular pela ação da musculatura depressora, em especial o músculo digástrico que se encontra hipertrofiado e hipertônico.

A mentoplastia apresenta vantagem de exercer tração da cinta digástrica e tração anterior e superior do osso hioide, além da tração dos músculos genioglosso e gênio-hióideo, com consequente suspensão do ligamento hioepiglótico. Isto ocorre principalmente quando adicionamos a tíreo-hioideopexia, a qual irá determinar força em direção oposta e tornar a resultante mais favorável a abertura do espaço glossoepiglótico.

Outra vantagem é a irrigação deste "retalho osteomuscular" ser superior ao da mandibulotomia, praticamente isentando-a de necrose avascular.

A FIR da mentoplastia é fácil e estável, pode ser realizada alta de forma que incorpore a apófise geni, com tração efetiva do músculo genioglosso e gênio-hióideo.

É fundamental na mentoplastia de avanço que a expressão do avanço de partes moles será sempre um pouco menor que aquela obtida no esqueleto.

Vascularização do mento ósseo

O conhecimento da vascularização do mento ósseo pelo cirurgião contribui na escolha da técnica a ser utilizada em cada caso e ajuda a evitar algumas complicações pós-operatórias possíveis.

O aporte arterial é de responsabilidade das seguintes artérias dominantes:

- *Artéria dentaria inferior:* após seu trajeto no canal mandibular posteriormente, divide-se em dois ramos no nível dos pré-molares.

  Com interesse, a irrigação do mento ósseo propriamente destaca-se:

  – Um ramo mental passando por trás do nervo mental e dirigindo-se aos tecidos moles do mento.

  – Um ramo incisivo intraósseo destinado a irrigação medular do bloco incisivo.

- Artéria sublingual: seu ramo terminal penetra nas fibras do músculo genioglosso, próximo à inserção óssea e assume trajeto ascendente em direção à mucosa gengival do lado lingual. Essa artéria possui capital importância na cirurgia do mento pela topografia de seus dois principais ramos terminais. Um situado entre as duas apófises geni, superiormente, e outro medial, inferiormente. Localizadas a mais ou menos 8 mm da porção basal lingual, destacam-se na irrigação do componente medular da sínfise mentual.
- Artéria ranina: seus ramos terminais são muitos delgados e distribuem-se à mucosa retroalveolar da região parassinfisária.
- Artéria facial: de importância relativa na irrigação do mento ósseo, destaca-se seu ramo coronário inferior que se distribui ao longo do queixo. Participam da irrigação do rebordo mandibular e do nível sinfisário, fazendo anastomose com ramos da artéria sublingual.

A irrigação gengivoperióstica é dependente das artérias sublingual e ranina, posteriormente, e da artéria facial e ramos mentuais da artéria dentária inferior, anteriormente (Fig. 31-19).

Conclusões importantes

- A desperiostização anterior ou vestibular do mento não representa comprometimento significativo do aporte arterial do mento ósseo. As ressecções ditas desvacularizantes são consideradas aquelas de dimensão superior a 11 mm do plano basal e dirigidas horizontalmente na superfície lingual.

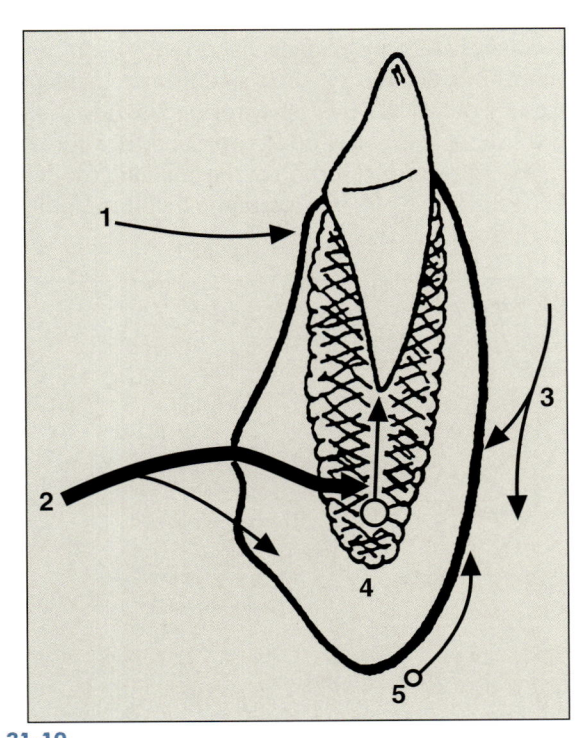

Fig. 31-19.
Irrigação do mento (1), artéria ranina (2), artéria sublingual (3), ramos mentuais (4), artéria auricular inferior (5), ramos da artéria facial.

- A drenagem linfática do mento é dupla: dirigida aos gânglios submentuais, à cadeia jugular anterior, e como escalam as cadeias submandibulares, às cadeias jugulares internas.
- A drenagem venosa do mento ósseo é constituída de três vias principais: medular, gengivoperióstica e musculoperióstica. Os troncos principais desta drenagem são representados pelas veias linguais e raninas ao tronco tireolinguofacial e daí à veia jugular interna.

Técnica cirúrgica

1. O acesso ao mento é realizado através de uma incisão semelhante à descrita para mandibulotomia com avanço dos músculos gênio-hióideo e genioglosso.
2. A osteotomia é então iniciada, tomando-se pontos de referência verticais que salvaguardarão os desvios de simetria pós-operatórios. Nas osteotomias simples, o recorte não deve ser alto a ponto de incluir a apófise geni. Nas modificadas, associamos retângulo superior que inclui a apófise geni que reposiciona também a musculatura (Fig. 31-20).

OSTEOTOMIA SUBAPICAL DO BLOCO CANINO

Esta osteotomia é realizada com extração dos primeiros pré-molares ou segundos pré-molares visando ao retroposicionamento do bloco, que por sua vez criará uma maior discrepância entre os dentes anteriores da maxila e mandíbula, permitindo assim avanços mandibulares, que geralmente são realizados por osteotomia sagital complementar.

Assim, já tivemos oportunidade de realizar avanços mandibulares da ordem de 20 mm nas cirurgias combinadas com a maxila, efetivas na desobstrução da base da língua e paredes laterais da faringe. Variante técnica que pode ser aplicada também a avanços mandibulares isolados.

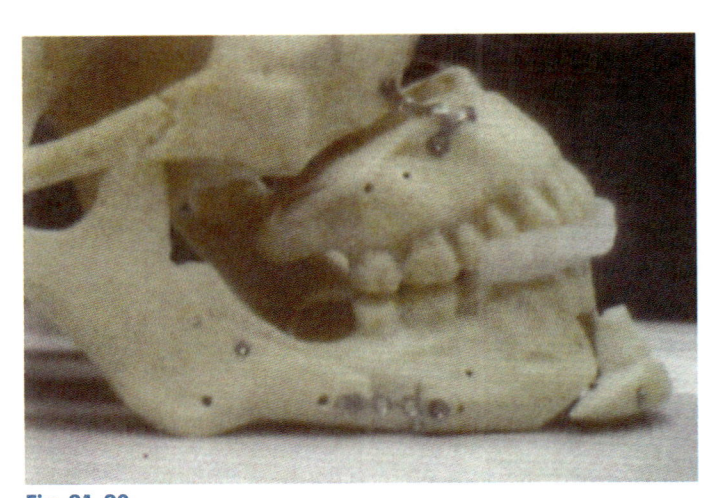

Fig. 31-20.
AMM e osteotomia da apófise geni.

Estes artifícios técnicos são indicados no caso da apneia grave com dessaturação maior que 85%, considerando-se também o tempo de duração dos eventos apneicos.

Técnica cirúrgica

1. Incisão mucosa semelhante à mentoplastia, ampliada com exposição dos nervos mentuais.
2. A extração dentária dos primeiros ou segundos pré-molares é então realizada.
3. A osteotomia correrá abaixo dos ápices dentários. Procedemos a ressecção das tábuas ósseas alveolares dos dentes extraídos, retroposicionando o bloco dentário posteriormente.
4. Fixação dentária é então realizada, ou através de *splints* acrílicos previamente confeccionados. FIR mandibular basal é realizada através de miniplacas ou cerclagem. A associação da mentoplastia nesses casos deve ser criteriosa, devido ao risco de fratura mandibular.
5. Visando a uma menor morbidade, tal procedimento poderá ser realizado ortodonticamente no período de mais ou menos 10 meses pré-operatórios (Fig. 31-21).

OSTEOTOMIA DE AVANÇO DA MANDÍBULA

As situações que requisitam o avanço mandibular são representadas principalmente por:

- Hipodesenvolvimento do terço inferior da face por retrognatismo, rotação e retrusão, característica da má oclusão classe Angle II.
- Hipodesenvolvimento unilateral característica da anquilose e das artropatias que determinem mordida cruzada, retroposicionamento e desvio do mento.

De maneira geral, a retrognatia é produto de uma anomalia esquelética e dentoalveolar, somada a um retroposicionamento do mento.

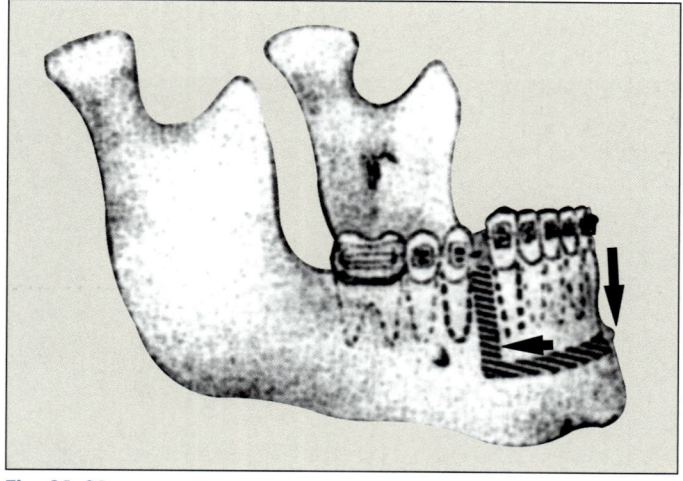

Fig. 31-21.
Osteotomia mandibular subapical com extração dos primeiros molares e recuo do canino permitindo avanço mandibular de 18 a 20 mm.

Em nossa prática utilizamos duas técnicas que julgamos atender os diversos casos de retrognatia, SHRVAS e SAOS.

OSTEOTOMIA SAGITAL DO RAMO

Este tipo de técnica atualmente é o preferido dos cirurgiões maxilofaciais. Foi desenvolvida por Obwegeser em 1975 e aperfeiçoado por Dal Pont, que inclui o ramo e o ângulo mandibular na osteotomia (Fig. 31-22).

Alguns pontos importantes devem ser realçados na prevenção de complicações intra e pós-operatórias, tais como o respeito ao músculo bucinador na localização da incisão para prevenir o sangramento intraoperatório, anestesia de mucosa bucal por lesão do nervo bucal, bem como retrações cicatrizantes regionais que podem dar origem a uma limitação de abertura de boca pós-operatório.

A correta localização da *espinha de Spix* (Língula) é fundamental. Nesta manobra o arco dental maxilar serve de guia para indicar abordagem supralingular. Quando o paciente está com a boca aberta e uma tangente imaginária é traçada no nível do arco dental maxilar, seguramente abordaremos o espaço pterigomandibular de maneira superior à língula. O afastador de ramo deverá expor as primeiras fibras de inserção do músculo temporal no processo coronoide, ligeiramente acima da linha de arco dental maxilar.

A preservação da lâmina interpterigóidea previne quanto à possibilidade de hemorragia importante e lesão do nervo dentário inferior, lingual, e milo-hióideo.

A infrequente lesão do nervo alveolar inferior (NAI) com consequente anestesia e hipoestesia do hemilábio correspondente tem sido apontada como uma das principais desvantagens deste tipo de osteotomia. Gudel (1986) estuda suas alterações de sensibilidade decorrente desta osteotomia e conclui o achado de uma significante incidência de hipoestesia do NAI no pós-operatório. Em nossa série, o achado de hipoestesia pós-operatória imediata foi de 80%. Destes, 90% tiveram o retorno da sensibilidade do lábio no período de um ano e 10% não relataram melhora significativa neste período.

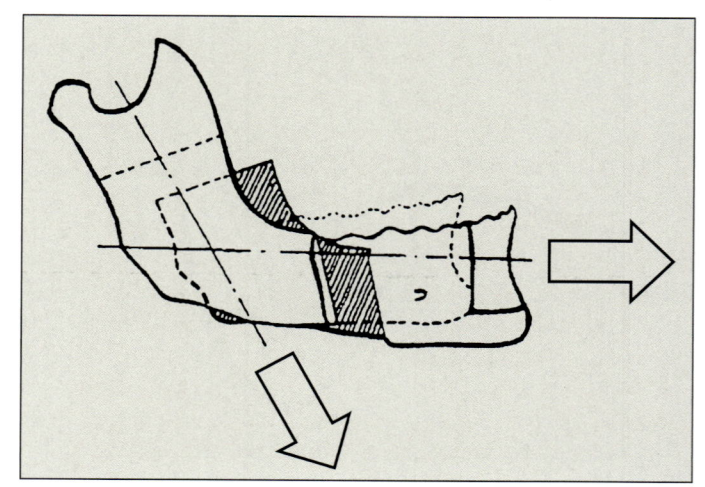

Fig. 31-22.
Osteotomia sagital de avanço com obstrução de alongamento do corpo. Representação esquemática.

A hiperestesia foi a queixa de aproximadamente 8% de todos os doentes operados e esta queixa consistiu em odontalgia generalizada no lado comprometido. Um terço destes pacientes ainda possuía a queixa após 1 ano.

A ocorrência destas complicações enfatiza a importância de estandardização técnica pelo cirurgião (Fig. 31-23).

Devido a sua complexidade, a FIR da osteotomia sagital de ramo mandibular merece algumas considerações especiais:

- A estabilidade rígida da nova oclusão através de bloqueio maxilomandibular (BMM) rígido intraoperatório constitui parte imprescindível.
- A locação percutânea de parafusos merece nossa preferência. Estudos realizados enfatizam maior estabilidade do método percutâneo quando comparado ao método intraoral (parafusos sobre o lado de tração). Nós temos utilizado exclusivamente parafusos de 2 mm dispostos na zona de tração e zona de pressão.
- Os casos de alteração transversal do plano oclusal, que consequentemente determinarão zonas de contato ósseo ao lado de zonas de afastamento dos cotos (diástase), são fixados por via intraoral sobre a linha oblíqua somente. Nestes casos é preferível sacrificar a estabilidade da osteossíntese para garantir a estabilidade de oclusão obtida. Nestas situações utilizamos BMM por 10 a 15 dias.
- Correta relação côndilo-cavidade glenoide. Para assegurarmos boa locação, seguimos a orientação de Seto que preconiza a utilização de uma miniplaca ancorada à maxila e à porção anterior do ramo (Fig. 31-24). Este dispositivo é instalado no intraoperatório antes da osteotomia, marcando assim o ponto de relação de côndilo próprio do paciente. Em seguida é removido, procedendo-se então à osteotomia. No momento da fixação, a miniplaca é novamente pre-estabelecida. A relação côndilo-cavidade glenoide deverá ser checada no intraoperatório, pós-fixação e antes do fechamento das incisões.

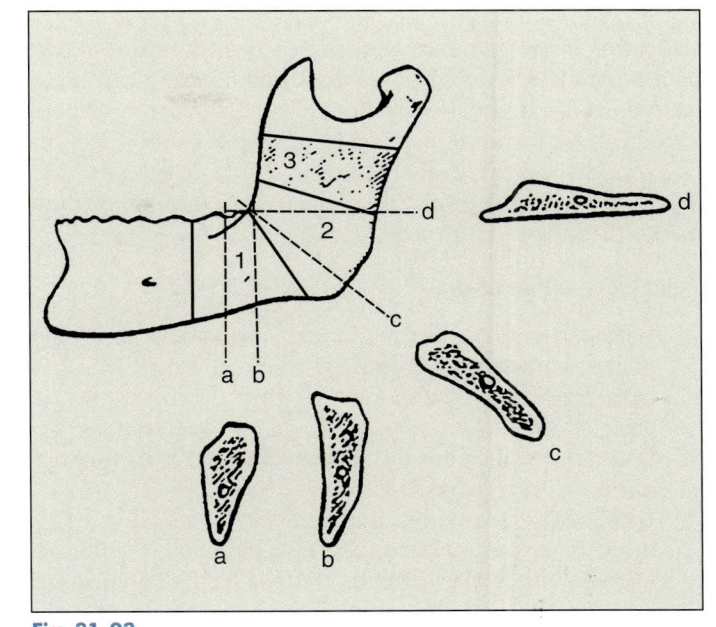

Fig. 31-23.
Representação esquemática da localização topográfica do nervo mandibular: 1. angulação; 2. pós-angular; 3. ramo. O ponto mais suscetível à lesão é a região pós-angular (2d) seguida pela (2c) (spiesse).

O passo técnico seguinte visa ao escoamento e à prevenção de formação de espaço morto e consequente infecção.

Em nossa experiência o edema e o hematoma, citados antigamente como desvantagem relacionada com este tipo de osteotomia, têm sido contornados com a colocação de dreno tubular de aspiração contínua em casos selecionados, através de contra-abertura e cutaneocervical. O uso de corticosteroides de ação prolongada e rápida como medida complementar assegura o controle do edema e desconforto pós-operatório.

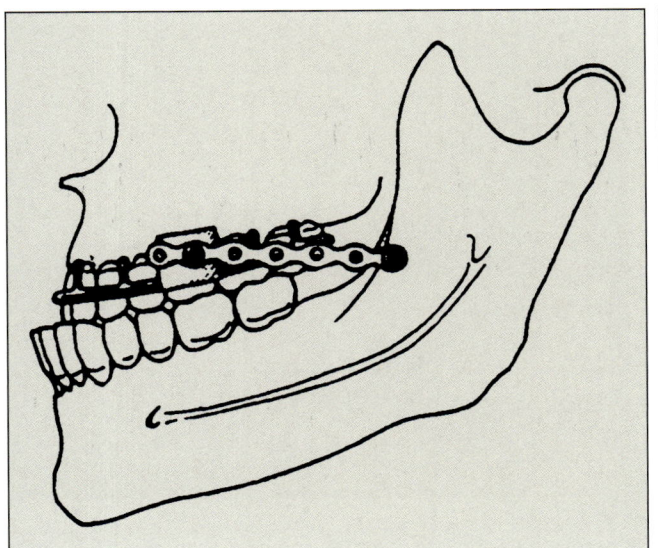

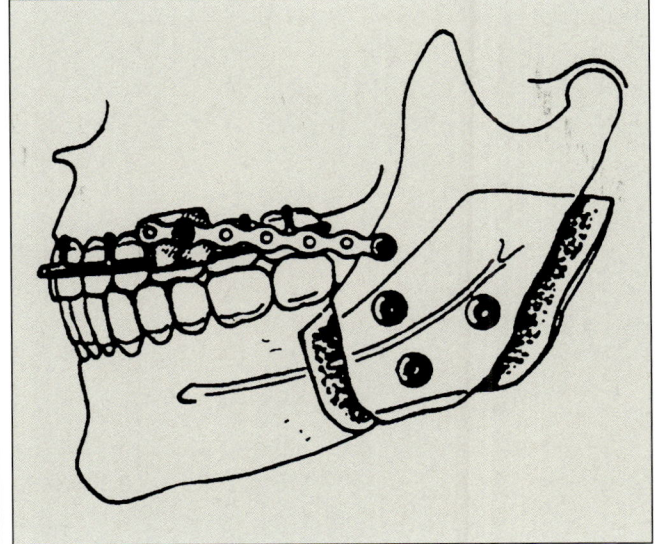

Fig. 31-24.
Representação esquemática da técnica de Seto.

A osteotomia sagital do ramo permite a correção dentoalveolar e o alongamento esquelético biaxial, isto é, movimento para frente do corpo e para baixo do ramo mandibular. A correção dentoalveolar poderá requisitar procedimentos adicionais como osteotomias segmentares sobre o rebordo a fim de obtermos uma adequada curva de *Spee* ou simplesmente a corticotomia alveolar visando facilitar o tratamento ortodôntico (ortodontia imediata).

Técnica cirúrgica (Figs. 31-25 a 31-35)

1. Palpação da linha oblíqua externa mandibular e incisão mucosa com exposição óssea ao nível do primeiro molar.
2. Dissecção medial subperiosteal com descolamento da cinta masseterina.
3. Locação de afastador de ramo e Obwegeser expondo o ramo e corpo mandibular.
4. Localização da espinha de Spix.
5. Início da osteotomia com serra reciprocante superiormente à língula com orientação dada pelo plano oclusal. Esse corte interessa a cortical interna e parte da díploe.
6. Osteotomia desce no sentido do trígono retromolar, respeitando-se a linha oblíqua externa e a uma profundidade de 8 a 10 mm.
7. No nível do primeiro molar, a osteotomia faz um ângulo de 90⁰ e continua paralela à raiz dentária até a basal mandibular. Poupando o canal alveolar.
8. Com cinzéis de Epcher, a osteotomia é completada, iniciando-se pelo corpo mandibular com movimentos de báscula. A direção é ascendente. Atenção na região pré-angular e pós-angular pela proximidade do nervo alveolar com a cortical lateral. Um descolador-aspirador de septo nasal é útil no descolamento do nervo.
9. O paralelismo das linhas de osteotomia orienta-nos quando da rotação posterior e anterior do côndilo. Pinças de aproximação do coto devem ser evitadas, pois alteram lateralmente a posição condilar.
10. Bloqueio maxilomandibular.
11. Fixação rígida com parafusos solitários deve ser perpendicular à osteotomia. Usamos aparato de fixação percutânea. Disposição única sobre a linha oblíqua externa ou em trípode com dois parafusos colocados na linha oblíqua externa superiormente e um colocado na basal inferiormente. Nas assimetrias mandibulares ou em cirurgias combinadas com osteotomia maxilar utilizamos reforço com placa monocortical.
12. Por fim, sutura músculo-mucosa hermética.

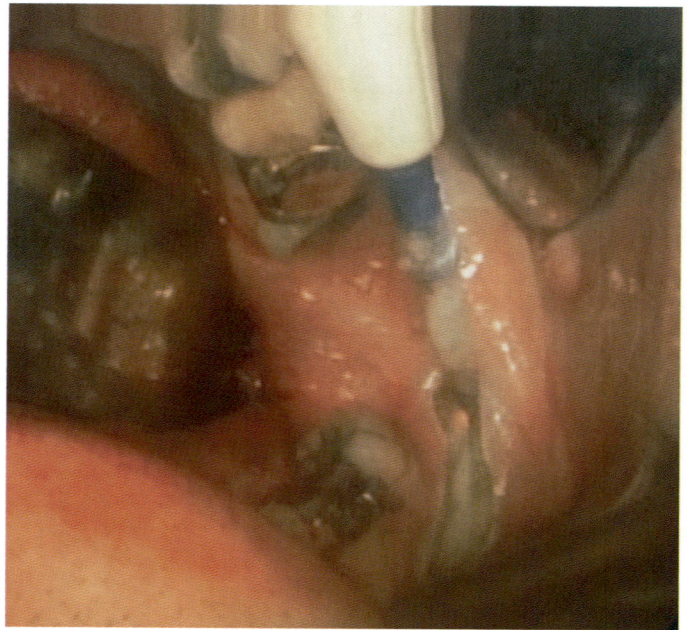

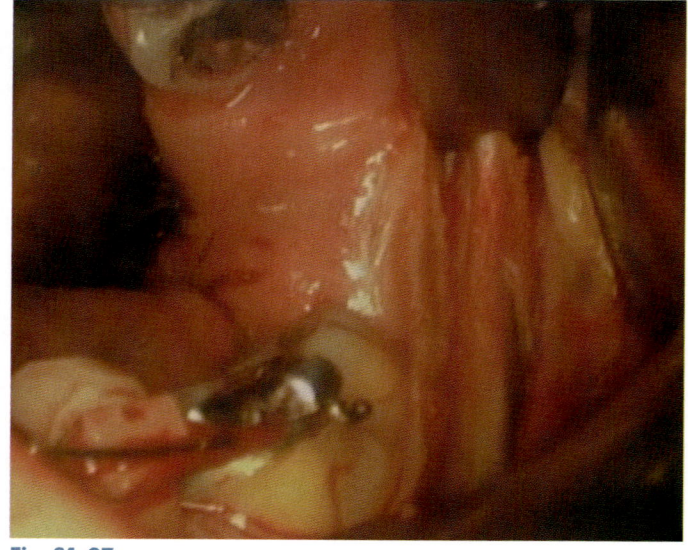

Fig. 31-25.
Osteotomia sagital da mandíbula – ramo esquerdo. Incisão mucosa.

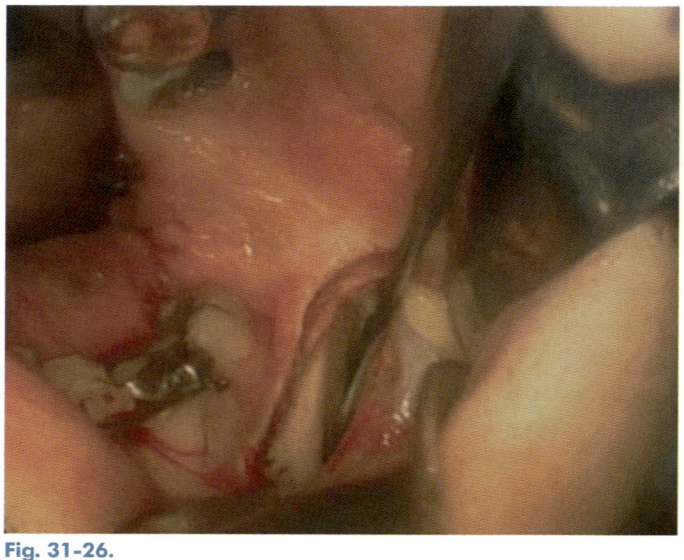

Fig. 31-26.
Osteotomia sagital da mandíbula – ramo esquerdo. Descolamento subperiosteal da cinta masseterina.

Fig. 31-27.
Osteotomia sagital da mandíbula – ramo esquerdo. Afastador de ramo expondo trígono retromolar e primeiras fibras da inserção do músculo temporal no processo coronoide.

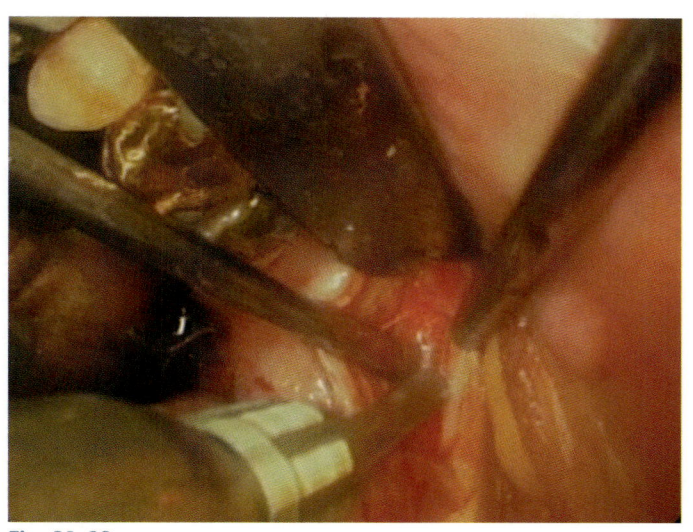

CIRURGIA CRANIOMAXILOFACIAL E SÍNDROME DA APNEIA OBSTRUTIVA DO SONO

Fig. 31-28.
Osteotomia sagital da mandíbula – ramo esquerdo. Início do corte em terço superior do trígono retromolar. Angulação no nível da linha de oclusão, garantindo topografia cranial à língua.

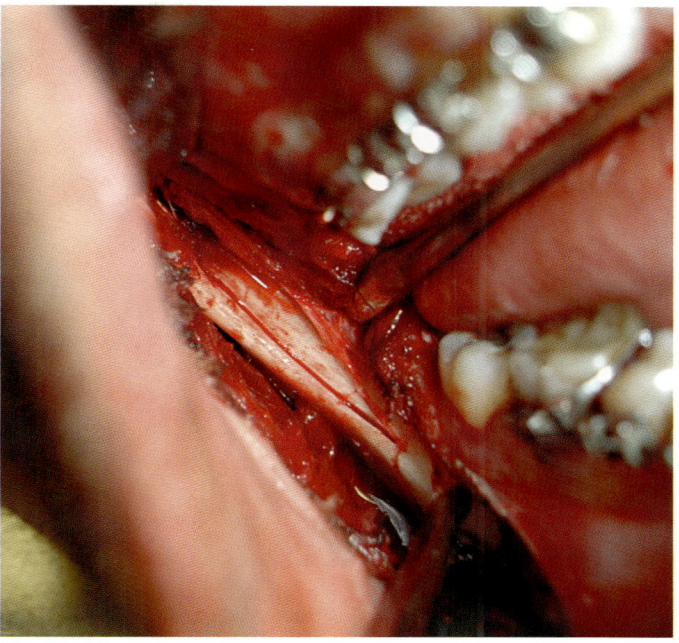

Fig. 31-30.
Visão intraoperatória da osteotomia sagital – ramo direito.

Os pontos cardeais de orientação terapêutica para os casos de retrognatia são:

- Mensuração cefalométrica do grau de alongamento horizontal e vertical, visto que estes pacientes possuem diminuição do terço inferior da face.
- Escolha do método de aumento da dimensão vertical de oclusão, com respeito à posição do côndilo-fossa glenoide, clínico ou cirúrgico.
- Reconstrução do ângulo goníaco.
- Correção da extrusão dos dentes anteriores inferiores que determinará inoclusão posterior, quando do avanço esquelético mandibular.
- Avaliação dos desvios de forma dos côndilos e eminências articulares, diagnóstico de condições artríticas degenerativas e seu tratamento cirúrgico em primeiro ou segundo tempo ou simplesmente assistência gnatológica.
- Obtenção de estabilidade do resultado com compensação muscular à custa de ortopedia pré e pós-operatória, FIR e miotomia digástrica.
- Avaliação de necessidade de mentoplastia e decisão de execução em primeiro ou segundo tempo cirúrgico.

Avanço maxilomandibular

O avanço maxilomandibular (AMM) constitui uma das formas de tratamento mais efetivas para a apneia obstrutiva do sono.

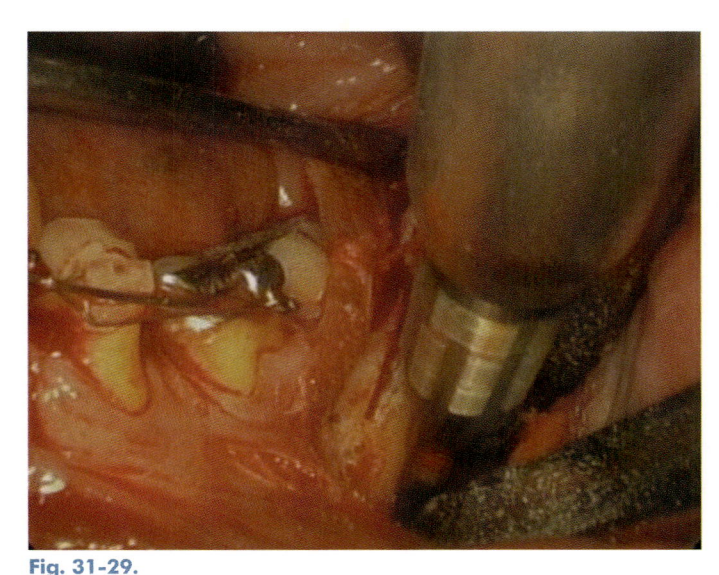

Fig. 31-29.
Osteotomia sagital da mandíbula – ramo esquerdo. Corte transversal do corpo poupando canal alveolar inferior.

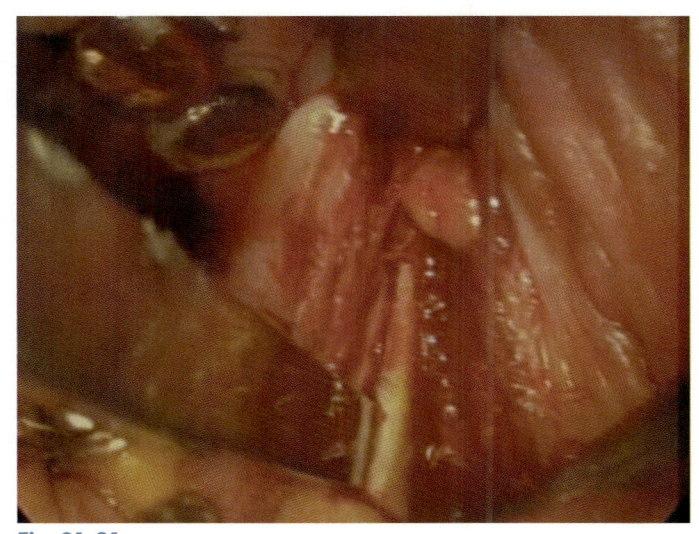

Fig. 31-31.
Osteotomia sagital da mandíbula – ramo esquerdo. Cinzel completando a osteotomia e descolando o canal alveolar.

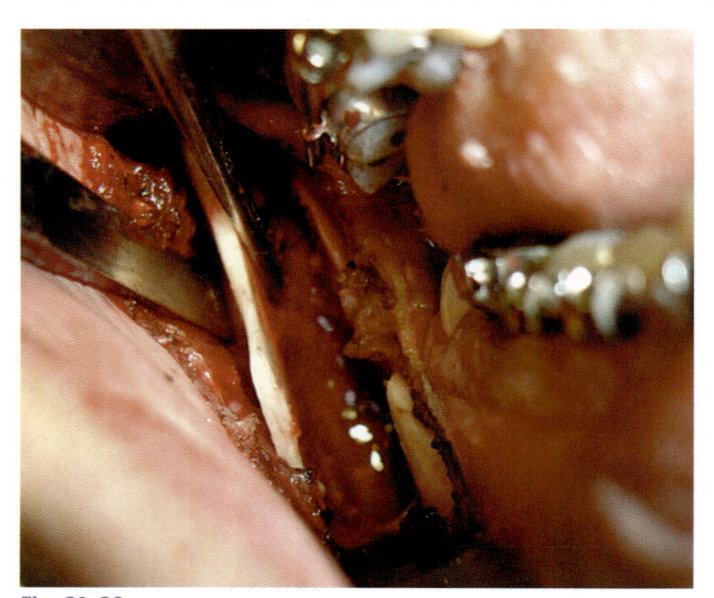

Fig. 31-32.
Visão intraoperatória – ramo direito. Osteotomia sagital completada.

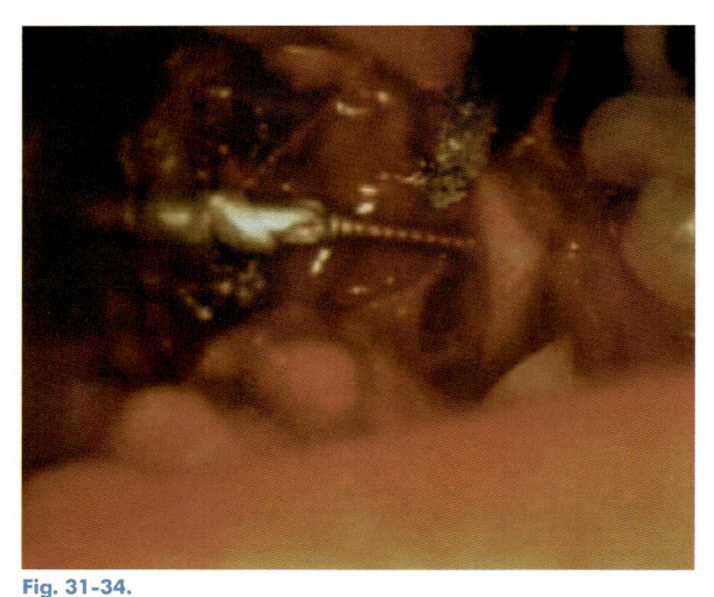

Fig. 31-34.
Visão intraoperatória – ramo direito. Fixação interna rígida da osteotomia sagital com trocarte transbucal.

Sua justificativa apoia-se em dados cefalométricos, que por sua vez constitui um dos melhores métodos, em mãos treinadas, de determinação da angulação de base de crânio, posicionamento maxilar e mandibular e por consequente dimensionamento faríngeo dos níveis I, II, e III.

Em 1970, como cita Waite, cirurgiões maxilofaciais reportaram um paciente portador de hipersonolência diurna que teve seu quadro clínico resolvido com avanço mandibular. O AMM inicialmente foi indicado na obesidade mórbida (IMC >33) com apneia obstrutiva grave, índice de distúrbio respiratório (RDI) > 50 ou 60, saturação O_2 < 85% e falhas de outros tipos de tratamento como LAUP, UPFP isolada ou associada ao tratamento nasal e protocolo Stanford I, que atingem em alguns relatos 70% a 90% de falha nas normas graves da doença.

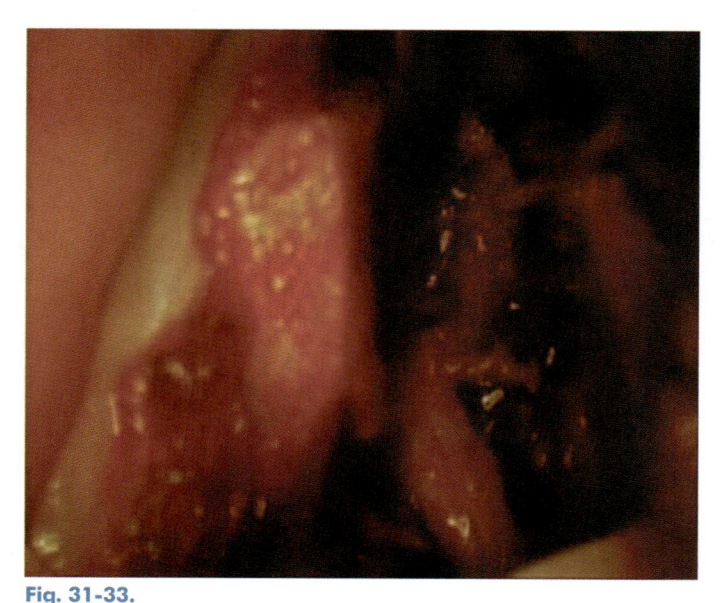

Diante do ingresso da fase I de Stanford, reconhecido por seus criadores e vários autores internacionalmente, e dos pobres resultados apresentados na literatura com a UPFP isolada ou associada ao tratamento nasal, muitos cirurgiões no mundo tornaram-se mais agressivos buscando uma forma efetiva de reconstrução das vias aéreas em somente um tempo cirúrgico. Fato este justificável, se existir comprovadamente chance de controle substancial da doença.

Nós hoje procuramos mesclar e indicar caso a caso considerando-se os seguintes parâmetros:

A) IAH.
B) IMC.
C) Saturação média de O_2.
D) Duração dos eventos.
E) Número total de eventos obstrutivos.

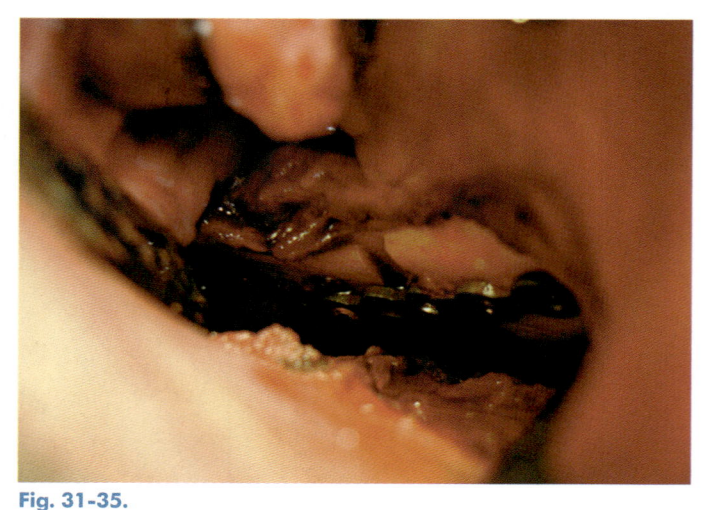

Fig. 31-33.
Visão intraoperatória – ramo direito. Nervo alveolar inferior íntegro na linha de osteotomia.

Fig. 31-35.
Visão intraoperatória – ramo direito. Fixação com parafusos e placa 2 mm.

Para falarmos em controle da doença, sucesso ou cura é apropriado definirmos alguns conceitos; *sucesso* tem sido atribuído por alguns autores à RDI ≤ 20, já para outros à RDI < 10, e a *cura* é atribuída à RDI ≤ 5. Apoiado na observação da literatura e de nossos casos tratados, não existe uma relação clara e proporcional linear entre o RDI, ou IAH, e o grau de dessaturação de oxi-hemoglobina. Estes dois parâmetros apesar de importantes não podem ser estudados isoladamente.

Sabe-se que 80 a 90% dos pacientes portadores de SAOS são do grupo II de Fujita, isto é, possuem envolvimento palatal e orofaríngeo.

O melhor diagnóstico e o estabelecimento da obstrução e seus níveis de comprometimento, bem como o tempo de controle pós-operatório mostraram que o AMM pode estar indicado até mesmo na apneia leve à moderada, RDI 20-40, saturação O_2 < 80%; ou ainda em casos leves, RDI < 20, saturação O_2 < 85%, onde os resultados da fase I de Stanford alcançaram 75% de controle da doença.

Esta indicação se reforça à medida que o RDI e a dessaturação de O_2 são maiores. Nesta situação, o AMM tem proporcionado cifras de 97% de melhora objetiva e subjetiva, e índice de 95% de cura. Comparáveis ao da traqueostomia definitiva (100%) e do CPAP isolado (95%).

No entanto, revisando os resultados de Waite observamos que os mesmos índices foram atingidos com associação do AMM a procedimentos como UPFP, geniotomia mediana com avanço genioglosso, GLM e outros. O RDI variou de 30 a 102, o número de eventos de dessaturação de 35 a 392, com saturação de O_2 abaixo de 90%. Isto corrobora com nosso posicionamento diante da intervenção em base de língua, que em nossa opinião deve receber especial atenção. Tucker relata sucessos da ordem de 70% através da glossoplastia ou GLM em pacientes que já haviam se submetido à UPFP com espaço aéreo posterior (PAS) variando de 3-12 mm.

Em amostra de nosso serviço, 19 pacientes foram submetidos a avanço maxilar 6 a 10 mm, avanço mandibular 9 a 20 mm; com aberturas médias do PAS de 7,8 mm. Neste grupo, como procedimentos associados, tivemos a mandibulotomia mediana, GLM e UPFP em porcentagem pouco significativa dos casos. Os 19 casos foram considerados curados em *follow-up* de 8 meses a 4 anos.

Com a cefalometria de controle fixamo-nos à altura do espaço aéreo, que é definido do ponto mais inferior à fissura pterigoide e *Basion* com a linha que cruza de C4 ao hioide. Em todos os casos houve aumento de volume do espaço aéreo com significativa diminuição da resistência aérea. O posicionamento do osso hioide, apesar de não muito constante, também serviu como parâmetro. Houve elevação e anteriorização do mesmo.

Cabe salientar que nos casos graves o avanço mandibular por osteotomia sagital do ramo pode ser otimizado se associarmos a osteotomia subapical com extração do primeiro pré-molar ou segundo pré-molar e recuo do bloco canino. Manobra que aumenta o *overjet* (distância horizontal entre os incisivos superiores e inferiores); incrementando a possibilidade de avanço mandibular para 20 a 22 mm. Nesta eventualidade, a mentoplastia pode ser omitida ou realizada com muito cuidado, pelo risco de fratura mandibular.

A avaliação pós-operatória, assim como na pré-operatória, não pode ser realizada sem a documentação polissográfica (PSG), cefalometria e relato do paciente a respeito do ronco, sonolência diurna, performance intelectual e física e, eventualmente, comprovação com *holter* de hipertensão arterial sistêmica dos casos associados à SHRVAS.

PLANEJAMENTO PARA CIRURGIA

O adequado planejamento em cirurgia estético-funcional representa o ponto principal para obtenção de sucesso terapêutico.

Após estabelecimento do diagnóstico, análise do tecido mole e esquelético-oclusal, procedemos o planejamento das correções com base na análise perfilométrica e na cefalometria; neste momento os movimentos horizontais e verticais são simulados.

A correção dos ângulos responsáveis pela discrepância esquelético-oclusal irá proporcionar uma nova relação dos tecidos moles. Esta deverá ser correspondente às correções efetuadas sobre fotos em perfil. Este novo traçado é denominado *predictivo*.

Com relação às alterações verticais, o estudo é completamentado nas fotos frontais, buscando harmonia dos segmentos médio e inferior da face com base na relação interlabial, labial incisivo, mentolabial, labionasogeniana e do sorriso.

O estudo oclusal e o dimensionamento das osteotomias são relacionados sobre a cirurgia simulada em modelos, montada em articuladores semi ou totalmente ajustáveis. Nesse estudo conseguimos proporcionalizar em milímetros os terços médio e inferior da face, palpados na relação de cefalometria ideal obtida.

As osteotomias para a correção de discrepâncias verticais, horizontais ou transversais são simuladas proporcionando condições para construção de *splints* oclusais utilizados como meios de fixação e obtenção de relação maxilomandibular intraoperatória. Este procedimento é imprescindível nas cirurgias conjugadas da maxila e mandíbula.

A cirurgia simulada deverá aproximar-se o máximo das condições reais de mobilização dos segmentos ósseos.

AVANÇO MANDIBULAR ASSOCIADO COM GLOSSECTOMIA DE LINHA MÉDIA COM LASER DE CO_2

Desde 1995, Pinto e Colombini usam como protocolo a associação das duas técnicas objetivando otimização dos resultados de pacientes portadores de apneia grave e pacientes selecionados com apneia moderada. Desta forma os avanços se tornaram mais estáveis uma vez que podem ser de menor dimensão já que a GLM garante a abertura do PAS de forma conjunta.

De 1995 a 2003, 38 pacientes com SAOS moderada e grave foram submetidos a AMM, associado a GLM com *laser* de CO_2. Houve redução significativa do IDR (de 45,79/h para 4,77/h) e aumento da saturação mínima de O_2 (de 76,5% para 87,13%) ao serem comparados valores pré e pós-operatórios (*follow up* de 24 a 80 meses) com melhora acentuada do ronco e da sonolência excessiva diurna.

CASOS CLÍNICOS

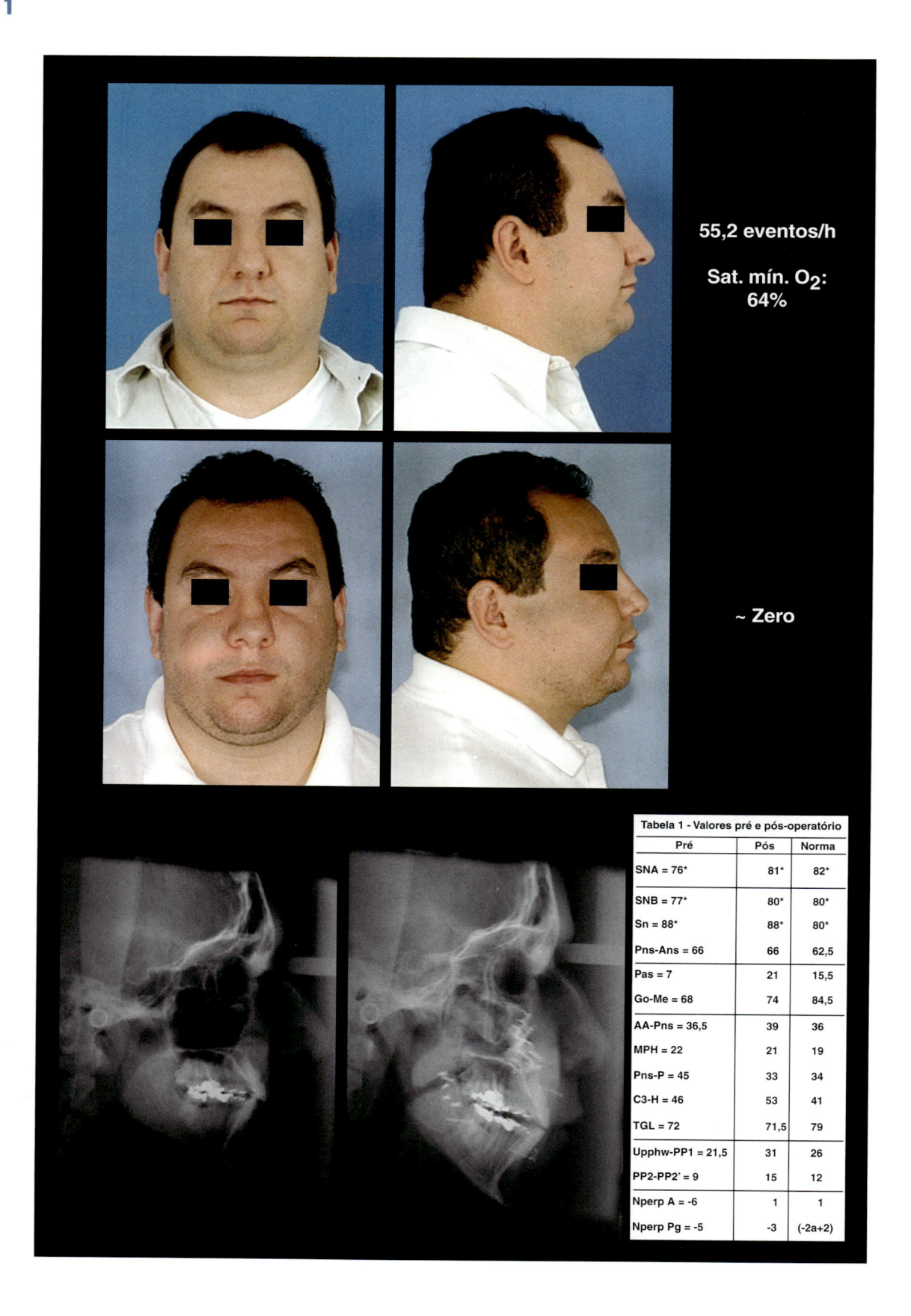

Caso 1

55,2 eventos/h

Sat. mín. O_2: 64%

~ Zero

Tabela 1 - Valores pré e pós-operatório		
Pré	Pós	Norma
SNA = 76*	81*	82*
SNB = 77*	80*	80*
Sn = 88*	88*	80*
Pns-Ans = 66	66	62,5
Pas = 7	21	15,5
Go-Me = 68	74	84,5
AA-Pns = 36,5	39	36
MPH = 22	21	19
Pns-P = 45	33	34
C3-H = 46	53	41
TGL = 72	71,5	79
Upphw-PP1 = 21,5	31	26
PP2-PP2' = 9	15	12
Nperp A = -6	1	1
Nperp Pg = -5	-3	(-2a+2)

Caso 2

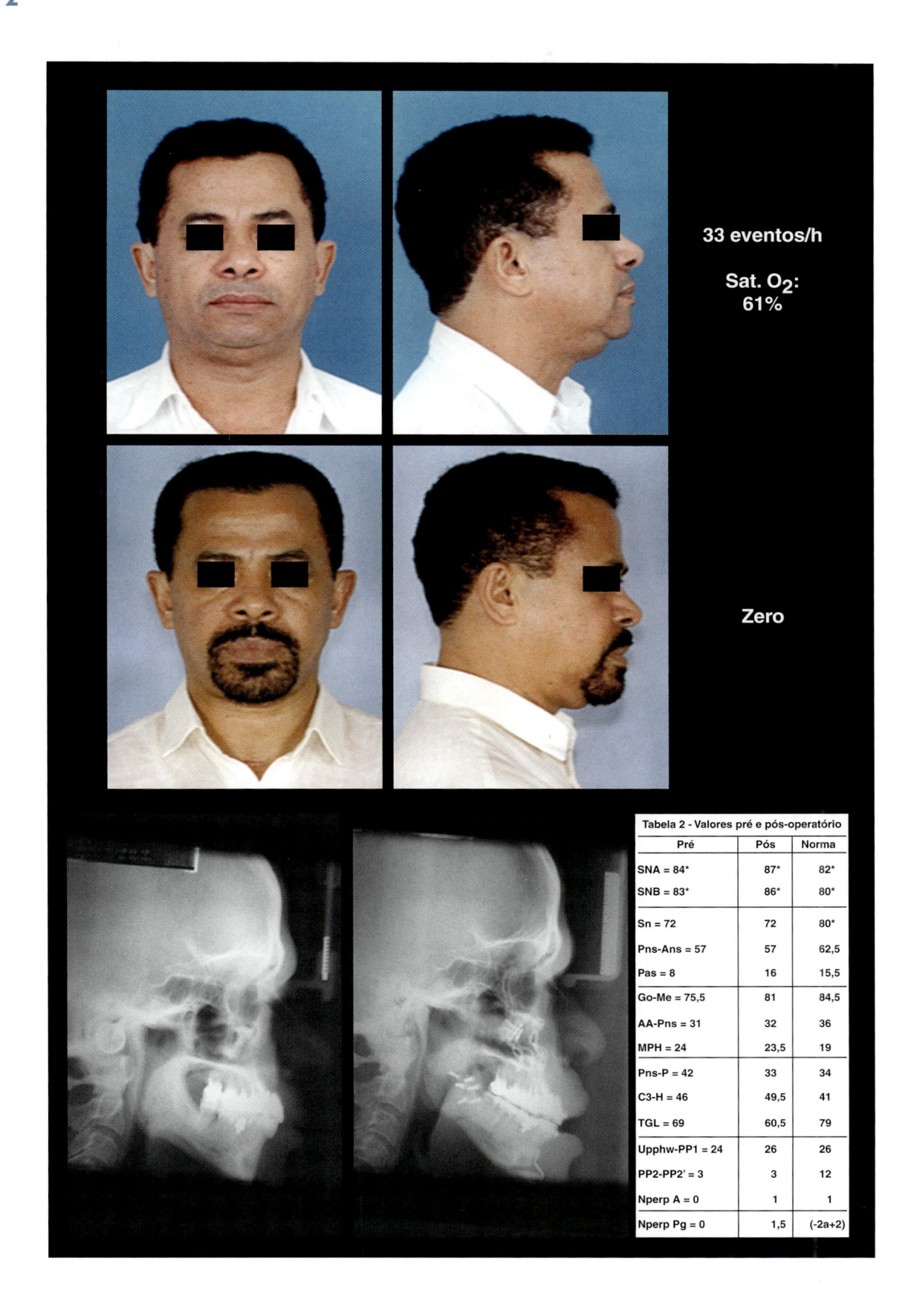

33 eventos/h

Sat. O$_2$: 61%

Zero

Tabela 2 - Valores pré e pós-operatório		
Pré	Pós	Norma
SNA = 84°	87°	82°
SNB = 83°	86°	80°
Sn = 72	72	80°
Pns-Ans = 57	57	62,5
Pas = 8	16	15,5
Go-Me = 75,5	81	84,5
AA-Pns = 31	32	36
MPH = 24	23,5	19
Pns-P = 42	33	34
C3-H = 46	49,5	41
TGL = 69	60,5	79
Upphw-PP1 = 24	26	26
PP2-PP2' = 3	3	12
Nperp A = 0	1	1
Nperp Pg = 0	1,5	(-2a+2)

Caso 3

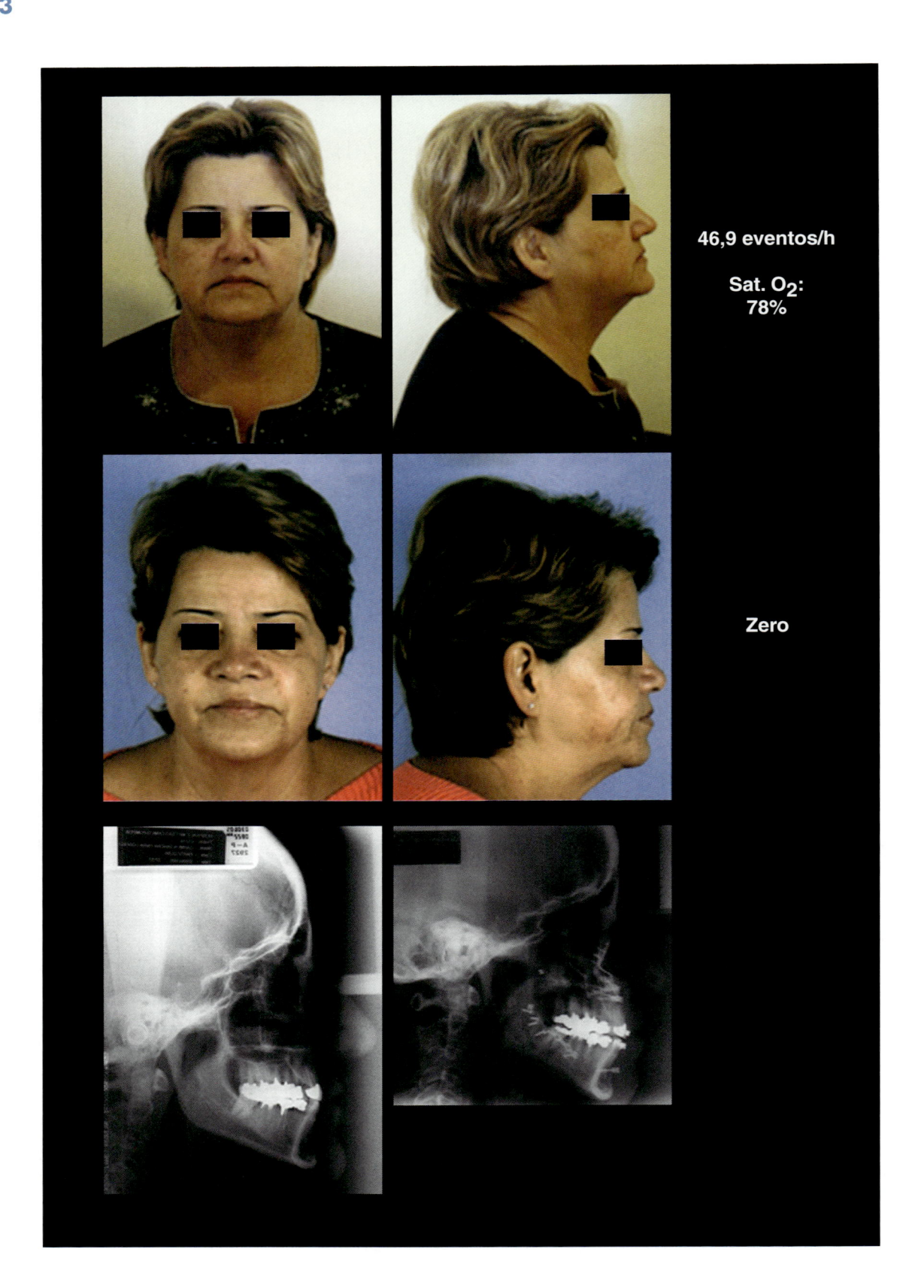

46,9 eventos/h

Sat. O₂: 78%

Zero

Caso 4

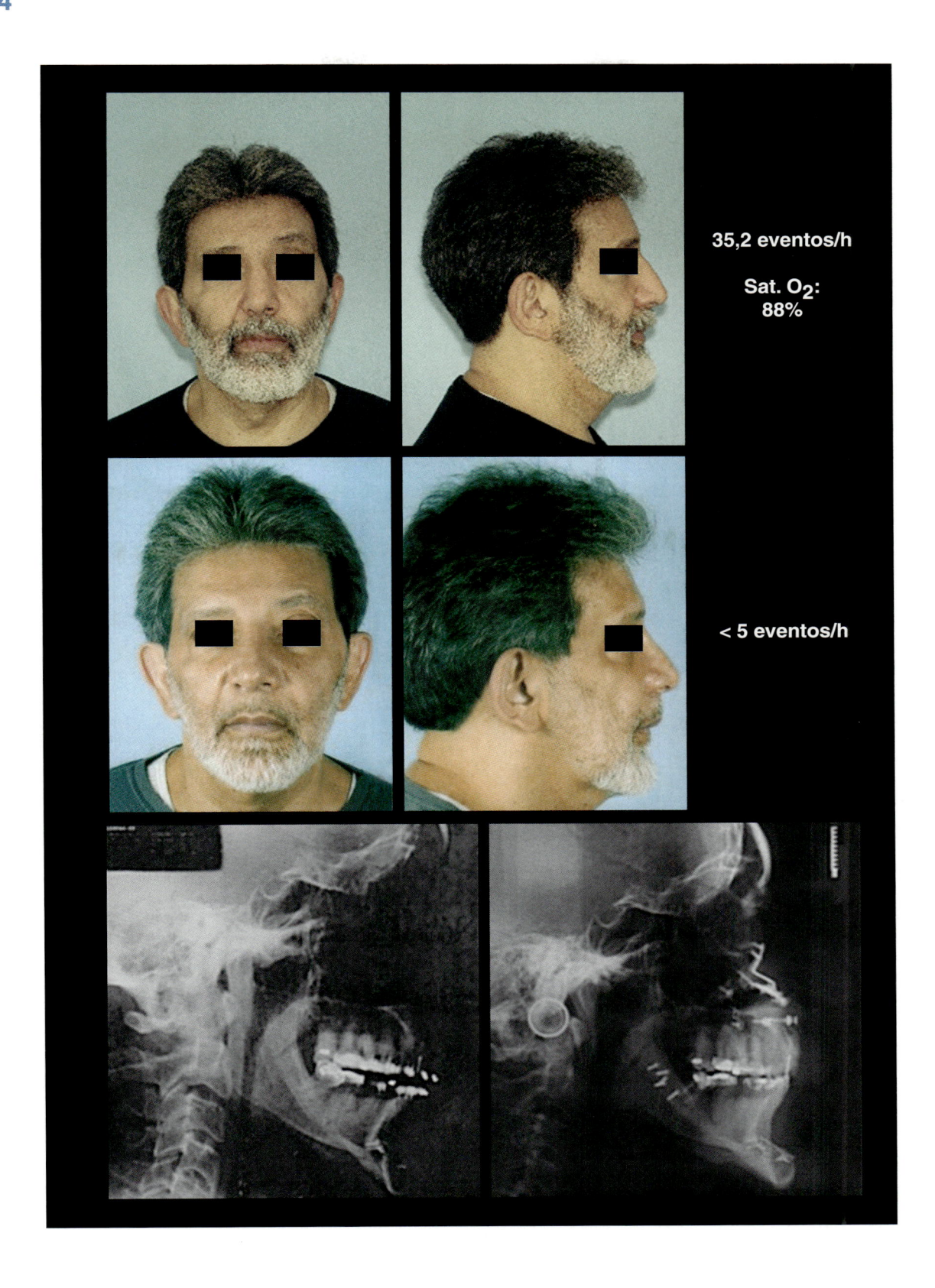

35,2 eventos/h

Sat. O₂: 88%

< 5 eventos/h

Caso 5

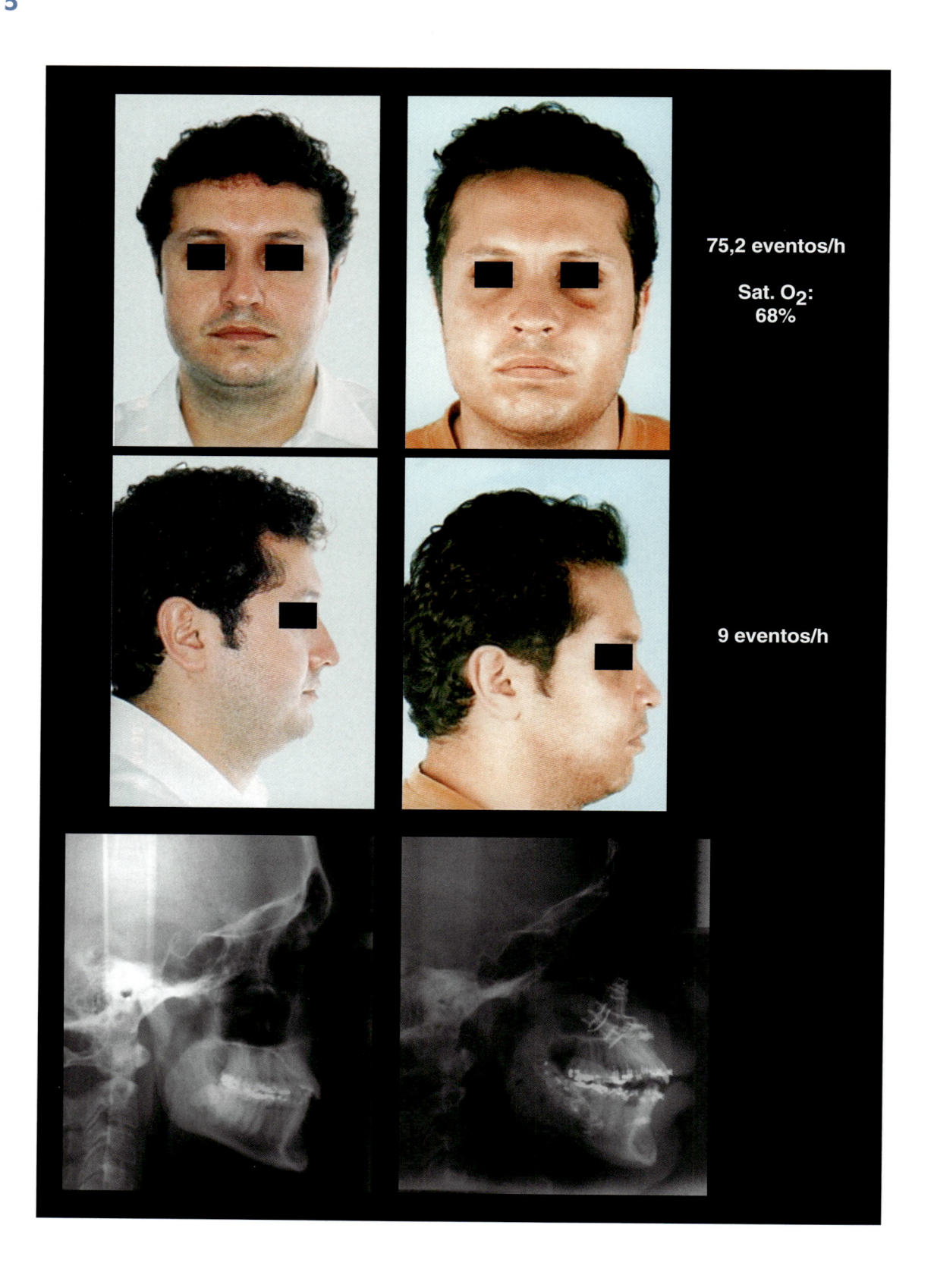

75,2 eventos/h

Sat. O₂: 68%

9 eventos/h

REFERÊNCIAS BIBLIOGRÁFICAS

Arnett GW, Gunson MJ. Facial planning for orthodontists and oral surgeons. *Am J Orthod Dentofacial Orthop* 2004;126:290-95.

Bacon WH, Krieger J, Turlot JC et al. Craniofacial characteristics in patients witch obstructive sleep panes syndrome. *Cleft Palate J* 1988;25:374.

Baker TL. Introduction to sleep disorders. *Med Clin North Am* 1985;69:1123.

Bear SE, Priest JH. Sleep apnea sydrome: correction with surgical advancement of the mandible. *J Oral Surg* 1980;38:543.

Colombini NP. *Cirurgia do terço inferior da face*. São Paulo: Pancoast,1991.

Fujita S, Conway W, Zorick E et al. Surgical correction of anatomic, abnormalities in obstructive sleep apnea syndrome: uvulopalatopharyngoplasty. *Otolaryngol Head Neck Surg* 1981;89:923.

Fujita S, Woodson BT, Clark JL et al. Midlline glossectomy as a treatment for the obstructive sleep apnea. *Laryngoscope* 1991;101:805-09.

Fujita S. Midline laser glossectomy with linguoplasty: a treatment of obstructive sleep apnea syndrome. Operative techniques in otolaryngoloy. *Head and Neck Surgery* 1991;2:127-31.

Fujita S. Sleep apnea: the method of Shiro Fujita MD. In: Gates GA. *Current therapy in otolaryngology. Head and Neck Surgery 1984-1985*. St. Louis: Mosby, 1984. p. 373-81.

Guilleminault C, Stoohs R, Clerk A et al. A cause of excessive daytime sleepiness – The upper airway resistance syndrome. *Chest* 1993;104:781-87.

Lowe AA, Santamaria JD, Fleetham JA et al. Facial morphology and obstructive sleep apnea patients. *Sleep* 1983;6:303.

Lugaresi E, Cocagna G, Cirignotta F et al. Snoring – Some epidemiological data. In: Karacan (Ed.). *Psychophysiological aspects of sleep research*. Park Ridge. New Jersey: Noyes Medical Publications, 1981.

Lugaresi E, Coccagna G, Cirignotta F. Snoring and its clinical implications. In: Guilleminault C, Dement W. *Sleep apnea syndromes*. New York: Alan R Liss, 1978. p. 913-20.

Lyberg T, Kogstad O, Ojupesland G. Cephalometric analysis in patients with obstructive sleep apnea syndrome. *J Laryngol Otol* 1989;103:287.

Patton TJ, Thawley SE, Waters RC et al. Expanson hyoidplasty: potential surgical procedure designed for the selected patients with obstructive sleep apnea syndrome (experimental canine results). *Laryngoscope* 1983;93:1387-96.

Pinto JA, Colombini NPE. OSA Surgery: maxillomandibular advancement (MMA) and midline glossectomy. *Otolaryngol Head Neck Surg* 2001;125(2):78 (Special issue).

Powell NB, Riley RW et al. Radiofrequency volumetric reduction of the tongue. *Chest* 1997 May;1111:1348-55.

Powell NB, Riley RW. A surgical protocol for sleep disordered breathing. Oral and maxillofacial surgery. *Clinics of North America* 1995;7(2):345-56.

Riley R, Guilleminault C, Heran J et al. Cephalometric analyses and flow-volume loops in obstructive sleep apnea patients. *Sleep* 1983;6:303.

Riley R, Guilleminault C, Powell N et al. Mandibular osteotomy and hyoid bone advancement obstructive sleep apnea: a case report. *Sleep* 1984;7:79.

Riley RW, Powell NB, Guilleminault C et al. Maxillary, mandibular and hyoid advancement: an alternative to tracheostomy in obstructive sleep apnea syndrome. *Otolaryngol Head Neck Surg* 1986;94:584.

Riley RW, Powell NB, Guilleminault C. Inferior mandibular osteotomy and hyoid suspension for obstructive sleep apnea: A review of 55 patients. *J oral Maxilofac Surg* 1989;47:1959.

Riley RW, Powell NB, Guilleminault C. Inferior sagital osteotomy of the mandibule with hyoid myotomy suspension: a new procedure for obstructive sleep apnea. *Otolayngol Head Neck Surg* 1989;94:589-93.

Riley RW, Powell NB, Guilleminaut C. Obstructive sleep apnea syndrome: a review of 306 consecutively treated surgical patients. *Otolaringol Head Surg* 1993;108:117-25.

Rivlin J, Hoffstein V, Kalbfleisch J et al. Upper airway morphology in patients with idiopathic. *Ear Nose Throat J* 1987;66:201.

Schmidt HS. Discorders of sleep and arousl. In: Gregory L, Smeltzer DJ (Eds.). *Psychiatry essentials of clinical practive*. Boston: Litle, Brown & Co., 1983. p. 343.

Simmons FB, Guilleminault C, Silvestri R. Snoring and some obstructive sleep apnea can be cured by oropharyngeal surgery palatopharyngoplasty. *Arc Otolaryngol* 1983;109:503-07.

Stroohl KP, Saunders NA, Feldman NT et al. Obstructive sleep apnea in family members. *N Engl J Med* 1978;299:969-73.

Van DE, Graaf WB, Gottfried SB et al. Respiratory function of hyoid muscles and hyoid arch. *J Appl Physiol* 1984;57:197-204.

Waite PD, Wooten V, Lacher J et al. Maxilomandibular advancement surgey in 23 patients with obstructive sleep apnea syndrome. *J Oral Maxilofac Surg* 1989;47:159.

Waite PD. Oral and maxillofacial surgery. *Clinics of North America* May 1995.

Woodson T, Fujita S, Clark JL, Wittig R. Laser midline glossectomy as a treatment for obstructive sleep apnea. *The Laryngoscope* 1991;8:805-09.

CAPÍTULO 32

Cirurgias múltiplas no tratamento da síndrome da apneia obstrutiva do sono

José Antonio Pinto
Valéria Wanderley P. B. Marquis

INTRODUÇÃO

A síndrome da apneia obstrutiva do sono (SAOS) é frequentemente causada por múltiplos níveis de obstrução, sendo, portanto, necessárias cirurgias que abordem esses diferentes sítios. Ao descrever a uvulopalatofaringoplastia (UPFP) em 1981, Fujita não tinha intenção de que o tratamento da SAOS abordasse um único segmento da via aérea superior. Fujita *et al.* inicialmente descreveram diferentes níveis de obstrução e indicaram a UPFP para pacientes com obstrução palatal e tonsilar. Pacientes não responsivos à abordagem palatal inicial foram identificados como portadores de obstruções múltiplas combinadas de orofaringe e hipofaringe em 54,5% dos casos (Fujita, 1981, 1984).

Cirurgias múltiplas no tratamento da SAOS foram apresentadas pela primeira vez em 1989 por Waite *et al.* Esses autores realizaram a combinação de UPFP, glossectomia de linha média (GLM), avançamento de genioglosso (AG) e avançamento maxilomandibular (AMM). Com base nessa definição, o conceito das cirurgias múltiplas foi então desenvolvido por Riley *et al.* em 1993. Esses autores identificaram que 93,3% dos pacientes (223/239) eram portados de obstruções no nível de orofaringe e hipofaringe. O protocolo desenvolvido por eles inclui a avaliação clínica para isolar as áreas de obstrução (exame físico, análise cefalométrica, nasofibrofaringolaringoscopia), sendo essas abordadas por duas fases cirúrgicas (Fase I e II de Stanford). A fase I inclui UPFP e/ou AG com suspensão do hioide (SH), abordando os níveis retropalatal e retrolingual, com sucesso de aproximadamente 75% dos pacientes com SAOS leve-moderada e 40% dos com SAOS severa em 6 meses de seguimento. Fase II é reservada para os casos com falha na fase I e consiste no AMM, com resultados em 6 meses de seguimento de aproximadamente 95%.

Em trabalho mais recente, os mesmos autores relataram *follow-up* mais longo desses pacientes incluídos na fase II (50,7 ± 31,9 meses) com sucesso em 90% dos casos, apesar de ganho significativo de peso dos pacientes nesse período (Riley, 2000).

CLASSIFICAÇÃO DAS CIRURGIAS MÚLTIPLAS

Em recente metanálise sobre a eficácia das cirurgias múltiplas no tratamento da SAOS em adultos (Lin, 2008) foi possível desenvolver, a partir dos dados publicados na literatura, uma classificação desses procedimentos.

1. **UPFP associada à técnica para obstrução retrolingual:** a abordagem mais comumente realizada na obstrução multinível. As técnicas retrolinguais mais utilizadas são o AG, SH, radiofrequência de base de língua (RFBL), GLM e, em alguns casos, suspensão da base de língua (SBL). A taxa de sucesso com essa modalidade terapêutica é de 20 a 100% dos casos, segundo a literatura.

2. **Técnicas mais invasivas e radicais na cirurgia de hipofaringe, como ressecção aberta da base de língua:** a maioria desses pacientes são submetidos à traqueostomia temporária com hospitalização longa e significante morbidade pós-operatória. A taxa de sucesso nesse grupo varia entre 44 e 100% dos casos.

3. **Avançamento maxilomandibular como parte do tratamento multinível:** a maioria dos pacientes foram submetidos às cirurgias do grupo 1 como tratamento primário, e incluídos no protocolo de AMM após falha inicial. A taxa de sucesso varia entre 65,2-97,5%.

4. **Técnicas multiníveis minimamente invasivas em SAOS leve-moderada:** pacientes são submetidos a combinações de tratamentos nasais, palatais e de base de língua com uso de diferentes modalidades pouco invasivas, como radiofrequência e implantes palatais. A taxa de sucesso na literatura é de 47,5 a 59%.

RESULTADOS DAS CIRURGIAS MÚLTIPLAS

O objetivo do tratamento cirúrgico é (1) reduzir a resistência das VAS; (2) diminuir a colapsabilidade da faringe; e (3) aumentar o tamanho da via aérea superior, de forma direta ou indireta, pela modificação dos tecidos moles da faringe (tonsilas palatinas, tonsila lingual, palato mole, base da língua) ou da modificação do esqueleto craniofacial (maxila e mandíbula).

A definição de sucesso varia muito na literatura sobre tratamento cirúrgico da SAOS. O "sucesso clássico" é definido como uma redução de 50% no índice de apneia/hipopneia (IAH) e IAH < 20 eventos/hora no pós-operatório. Em trabalho realizado com os nossos pacientes do Núcleo de Otorrinolaringologia e Cirurgia de Cabeça e Pescoço de São Paulo, no período de 1997 a 2008, submetidos a cirurgias múltiplas para o tratamento de SAOS moderada e severa avaliados com polissonografia pré e pós-operatória, encontramos uma taxa de sucesso de 50,4% dos casos moderados e 83,3% dos casos severos, utilizando a definição clássica de sucesso cirúrgico. Consideramos as seguintes cirurgias em nosso estudo: uvulopalatofaringoplastia (UPFP), avançamento maxilomandibular (AMM), glossectomia de linha média (GLM), septoplastia, turbinectomia bilateral, tíreo-hioideopexia (THP), avançamento genioglosso (AGG), piriformeplastia e adenoidectomia, realizadas nas mais diversas associações. A UPFP somada à GLM e a procedimentos nasais (septoplastia e/ou turbinectomia) foi a associação mais frequente (37%) e responsável por melhora no IAH em 70% dos pacientes que receberam esse tratamento.

Sucesso após cirurgias múltiplas que abordam orofaringe e hipofaringe é descrito por uma série de autores. Riley et al., 1993, descreveram resultados cirúrgicos positivos após avançamento genioglosso e miotomia do hioide, que variavam de 75% de sucesso em pacientes com SAOS leve a moderada a 40% em pacientes com SAOS grave. Outro estudo também evidenciou que tanto pacientes submetidos à fase I (tíreo-hioideopexia, uvulopalatofaringoplastia, glossectomia de linha média e avançamento de genioglosso) quanto os pacientes submetidos à fase II (avançamento maxilomandibular) apresentaram sucesso terapêutico segundo a análise do IAH pré e pós-operatórios (78 e 93% respectivamente) (Dattilo, 2004). Neruntarat descreveu resposta ao avançamento de genioglosso associado à miotomia do hioide em 70,1% dos pacientes com sucesso a longo prazo (Neruntarat, 2003). Afirma, também, que a realização de UPFP isolada não leva a sucesso absoluto, já que obstrução das VAS, muitas vezes, é em sítios múltiplos, logo devem ser abordados todos esses. Hicklin et al., em 2000, também criticam a realização de UPFP isolada, argumentando que as melhoras subjetivas do ronco diminuem significativamente com o tempo pós-operatório e que a satisfação geral com a cirurgia é baixa. Li et al. relataram sucesso após uvulopalatofaringoplastia (UPFP) associada a glossectomia de linha média em 83,3% dos casos (Li, 2004). Zhang et al., 2002, avaliaram resposta após 6 meses, 1 ano e 3 anos da realização de UPFP e glossectomia de linha média em SAOS grave, tendo obtido sucesso em 100%, 84,6% e 76,9% dos casos, respectivamente. Outro trabalho também demonstrou sucesso terapêutico em 100% dos pacientes com SAOS leve e em 57% dos com moderada com obstrução múltipla em VAS, após UPFP associada a avançamento de genioglosso e tíreo-hioideopexia, longe ainda dos 78% de sucesso reportado pelo grupo de Stanford (Vilaseca, 2002).

Pacientes podem classificados de acordo com o nível de obstrução, em: (1) obstrução ao nível retropalatal isolado; (2) retropalatal e retrolingual associados; (3) retrolingual isolado. Utilizando essa classificação um estudo recente evidenciou 80% de sucesso em pacientes submetidos a UPFP isolada nos pacientes do grupo 1. Os pacientes dos grupos 2 e 3 foram tratados com UPFP e RFBL. Houve melhora subjetiva de 96% e objetiva de 37 a 74% dos pacientes do grupo 2. O grupo 3 teve melhora subjetiva e objetiva de 85,4% e 43,8%, respectivamente (Friedman, 2004).

Trabalhos que associaram suspensão de base de língua associado a UPFP obtiveram sucesso de 78% a 81,81% em pacientes com SAOS severa com obstrução multinível, e advogam esta ser uma associação positiva por abordar a base de língua de maneira menos agressiva, com pouca morbidade e pouco custo (Omur, 2005; Vicente, 2006).

Terapias cirúrgicas minimamente invasivas para pacientes com SAOS leve-moderada são descritas em vários estudos recentes. Um estudo realizado com pacientes portadores de SAOS leve-moderada tratados com cirurgia nasal (septoplastia e/ou turbinectomia), somados a implante palatal e RFBL obteve sucesso em 47,5% dos casos (54/122). O estudo conclui que cirurgias multiníveis minimamente invasivas oferece um controle razoável de sintomas subjetivos e objetivos em pacientes com SAOS leve-moderada, com baixa taxa de morbidade e complicações (Friedman, 2007).

Nas diversas associações cirúrgicas, a cirurgia nasal é descrita com adjuvante no tratamento da SAOS. A cirurgia nasal isolada não resulta em uma influência positiva com relação à diminuição do IAH e à taxa de cura e não é efetiva no tratamento da SAOS (Verse, 2003, 2006). Apesar dessa determinação do papel da cirurgia nasal no tratamento da SAOS, a mesma é amplamente utilizada em conjunto com outras modalidades cirúrgicas. Avaliando a segurança no pós-operatório da associação da cirurgia nasal e palatal em pacientes com SAOS, estudos têm verificado que esta associação é segura, mesmo na presença de tamponamento nasal, devendo os pacientes ser monitorados com oximetria de pulso sem necessidade de internação em unidade de terapia intensiva no pós-operatório imediato (Busaba, 2002).

FALHA CIRÚRGICA – SEGUIMENTO A CURTO E LONGO PRAZO

Aumento no IAH foi encontrado em pesquisa no nosso serviço em 19,5% dos pacientes, na maioria dos casos em pacientes com SAOS moderada. Em metanálise, com revisão de 23 trabalhos que relataram taxa de insucesso no tratamento cirúrgico multinível, o IAH geral piorou em 9,8% dos casos, sendo 13,2% de falha em pacientes com índice menor que 40 eventos/hora e 6,9% no grupo maior que 40 eventos/hora. Conclui-se que pacientes com doença severa têm melhor possibilidade de melhora do IAH que aqueles com doença leve-moderada (Lin, 2008).

O seguimento pós-operatório relatado na literatura, em sua maioria, é curto, em média de 6 meses, e a variação da taxa de sucesso é de 0 a 100%. O *follow-up* mais longo relata sucesso de 56% em 8,4 anos após UPFP e GLM (n = 16). Os pacientes mantiveram o peso estável durante esse período (Andsberg, 2000). O ganho de peso durante *follow-up* pode ser fator importante para piores resultados a longo prazo, além da progressão natural da doença.

CIRURGIAS MÚLTIPLAS × APARELHO DE PRESSÃO POSITIVA CONTÍNUA (CPAP)

O CPAP continua sendo o tratamento de primeira linha para SAOS, porém uma porcentagem significativa de pacientes falha no uso do aparelho ou não querem seguir esta linha de terapia. A eficácia do CPAP pode ser consideravelmente baixa na prática devido à baixa taxa de aderência que variam de 28 a 80% (Kribbs, 1993; Haniffa, 2004; Lin, 2007). As cirurgias são procedimentos de resgate para pacientes que não têm aderência ao tratamento com CPAP.

Porém, o CPAP também é considerado resgate para pacientes com apneia residual após cirurgia. Para investigar o efeito de cirurgias múltiplas e uso subsequente de CPAP em pacientes com SAOS, um estudo recente avaliou 52 pacientes submetidos a UPFP associado a RFBL com adaptação de aparelho de pressão contínua no pós-operatório. Todos os pacientes foram submetidos à polissonografia (PSG) com titulação de CPAP no pré e pós-operatório e analisados dados sobre índice de massa corporal (IMC), PSG, pressão ótima de CPAP, presença de sono REM, identificação de vazamento pela boca e aderência ao CPAP. Como resultado, o IAH diminuiu significativamente no pós-operatório e a aderência ao CPAP aumentou de 0,02 ± 0,14 horas/noite para 3,2 ± 2,6 após a cirurgia (p < 0,001). A pressão ótima do CPAP diminuiu significativamente de $10,6 \pm 2,1$ cmH$_2$O para $9,8 \pm 2,1$ cm H$_2$O. Cinquenta dos 52 pacientes avaliados (96,2%) foram capazes de manter pressão ótima do CPAP sem vazamento por boca no pós-operatório (Friedman, 2009).

CONSIDERAÇÕES FINAIS

As cirurgias multinívies no tratamento da SAOS estão associadas a resultados favoráveis, principalmente quando os sítios de obstrução são bem definidos no pré-operatório. Pacientes com SAOS severa tendem a ter melhor resultados em cirurgias múltiplas, provavelmente devido à abordagem mais radical nesse grupo de pacientes, associando muitas vezes procedimentos esqueléticos.

Para facilitar as conclusões em relação aos resultados, a definição de sucesso cirúrgico deveria ser padronizada, levando em consideração parâmetros subjetivos associados a objetivos, visto que pacientes com redução do IAH, muitas vezes não o suficiente para classificação de "sucesso cirúrgico", não exibem sintomatologia da doença, como a sonolência excessiva diurna, e portanto poderiam ser definidos como "curados".

Os benefícios das cirurgias no tratamento da SAOS, porém, estão largamente apoiados em trabalhos de evidência nível 4. Para comprovação baseada em evidência dos resultados positivos das cirurgias como tratamento da SAOS, necessitamos de novos estudos níveis 1 e 2.

REFERÊNCIAS BIBLIOGRÁFICAS

Andsberg U, Jessen M. Eight years of follow-up uvulopalatopharyngoplasty combined with midline glossectomy as a treatment for obstructive sleep apnea syndrome. *Acta Otolaryngol Suppl* 2000;542:175-78.

Busaba NY. Same-stage nasal and palatopharyngeal surgery for obstructive sleep apnea: is it safe? *Otolaryngol Head Neck Surg* 2002;126(4):399-403.

Dattilo DJ, Drooger SA. Outcome assessment of patients undergoing maxillofacial procedures for the treatment of sleep apnea: comparison of subjective and objective results. *J Oral Maxillofac Surg* 2004;62:164-68.

Friedman M, Ibrahim H, Joseph NJ. Staging of obstructive sleep apnea/hypopnea syndrome: a guide to appropriate treatment. *Laryngoscope* 2004;114(3):254-57.

Friedman M, Lin HC, Gurpinar B *et al*. Minimally invasive single-stage multilevel treatment for obstructive sleep apnea/hypopnea syndrome. *Laryngoscope* 2007 Oct.;117(10):1859-63.

Friedman M, Soans R, Joseph N *et al*. The effect of multilevel upper airway surgery on continuous positive airway pressure therapy in obstructive sleep apnea/hypopnea syndrome. *Laryngoscope* 2009;119(1):193-96.

Fujita S, Conway W, Zorick F *et al*. Surgical correction of anatomic abnormalities of obstructive sleep apnea syndrome: uvulopalatopharyngoplasty. *Otolaryngol Head neck Surg* 1981;89:923-34.

Fujita S. UPPP for sleep apnea and snoring. *Ear Nose Throat J* 1984;63:227-35.

Haniffa M, Lasserson TJ, Smith I. Interventions to improve compliance with continues positive pressure for obstructive sleep apnea (Cochrane Review). *Cochrane Data Syst Rev* 2004:CD003531. The Cochrane Library. Chichester UK: John Willey & Sons, Ltda, 2004.

Hicklin LA, Tostevin P, Dasan S. Retrospective survey of long-term results and patient satisfaction with uvulopalatopharyngoplasty for snoring. *J Laryngol Otol* 2000;114(9):675-81.

Kribbs NB, Pack AI, Kline LR *et al*. Objective measurement of patterns of nasal CPAP use by patients with obstructive sleep apnea. *Am Rev Respir Dis* 1993;147:887-95.

Li HY, Wang PC, Hsu CY *et al*. Same-stage palatopharyngeal and hypopharyngeal surgery for severe obstructive sleep apnea. *Acta Otolaryngol* 2004;124(7):820-26.

Lin HC, Friedman M, Chang HW *et al*. The efficacy of multilevel surgery of the upper airway in adults with obstructive sleep apnea/hypopnea syndrome. *Laryngoscope* 2008 May;118(5):902-08.

Lin HS, Zuliani G, Amjad EH *et al*. Treatment compliance in patients past to follow-up after polisomnography. *Otolaryngol Head Neck Surg* 2007;136:236-40.

Neruntarat C. Genioglossus advancement and hyoid myotomy under local anesthesia. *Otolaryngol Head Neck Surg* 2003;129:85-91.

Neruntarat C. Genioglossus advancement and hyoid myotomy: short-term and long-term results. *J Laryngol Otol* 2003;117(6):482-86.

Omur M, Ozturan D, Elez F et al. Tongue base suspension combined with UPPP in severe OSA patients. *Otolaryngol Head Neck Surg* 2005;133(2):218-23.

Riley RW, Powell NB, Guilleminault C. Obstructive sleep apnea syndrome: a review of 306 consecutively treated surgical patients. *Otolaryngol Head Neck Surg* 1993;108:117-25.

Riley RW, Powell NB, Li KK et al. Surgery and obstructive sleep apnea: long-term clinical outcomes. *Otolaryngol Head Neck Surg* 2000;122(3):415-21.

Verse T, Baisch A, Maurer JT et al. Multilevel surgery for obstructive sleep apnea: short-term results. *Otolaryngol Head Neck Surg* 2006;134(4):571-77.

Verse T, Pirsig W. The impact of nasal surgery on obstructive sleep apnea. *Sleep Breath* 2003;7:63-76.

Vicente E, Marín JM, Carrizo S et al. Tongue-base suspension in conjunction with uvulopalatopharyngoplasty for treatment of severe obstructive sleep apnea: long-term follow-up results. *Laryngoscope* 2006;116(7):1223-27.

Vilaseca I, Morello A, Montserrat JM et al. Usefulness of uvulopalatopharyngoplasty with genioglossus and hyoid advancement in the treatment of obstructive sleep apnea. *Arch Otolaryngol Head Neck Surg* 2002;128(4):435-40.

Waite PD, Wooten V, Lachner J et al. Maxillomandibular advancement surgery in 23 patients with obstructive sleep apnea syndrome. *J Oral Maxillofac Surg* 1989;47:1256-61.

Zhang Q, Zhang T, Li S et al. Treatment result of uvulopalatopharyngoplasty and tongue base operation for the severe obstructive sleep apnea-hypopnea syndrome. *Zhonghua Er Bi Yan Hou Ke Za Zhi* 2002;37(6):409-11.

CAPÍTULO 33

Complicações das cirurgias no tratamento da síndrome da apneia obstrutiva do sono

José Antonio Pinto
Nelson Eduardo Paris Colombini
Luciana Balester Mello de Godoy

INTRODUÇÃO

Os procedimentos cirúrgicos indicados para o tratamento da síndrome da apneia obstrutiva do sono (SAOS) podem abordar tanto as partes moles da via aérea superior (VAS) como o esqueleto craniofacial, com o objetivo de atuar nos pontos colapsáveis e na resistência ao fluxo aéreo dessa região. As complicações cirúrgicas relativas às várias técnicas utilizadas para o tratamento da SAOS são situações enfrentadas por todos os cirurgiões (Pinto, 1996; Fairbanks, 1999) (Quadros 33-1 e 33-2) e que ainda podem estar associadas a fatores de risco que aumentam a morbidade destes procedimentos, tais como obesidade mórbida, hipertensão arterial e cardiopatias (Fairbanks, 1999).

São causas de complicações perioperatórias na SAOS o uso de agentes farmacológicos que causam sedação e alteram a respiração e o edema na via aérea superior após cirurgias palatais. É essencial o adequado conhecimento sobre os mecanismos fisiopatológicos da SAOS para que seja possível a prevenção dessas graves complicações que aumentam a morbimortalidade das cirurgias da SAOS.

As alterações anatômicas da SAOS são fatores de risco independentes de complicações no intra e perioperatório (Kezirian, 2004). A própria gravidade da doença também consiste em um fator de risco para complicações cirúrgicas, em virtude das alterações anatômicas e fisiológicas envolvidas na doença, além da necessidade frequente de realização de procedimentos múltiplos simultaneamente (Kezirian, 2004).

COMPLICAÇÕES PÓS-OPERATÓRIAS

A incidência de complicações peri e pós-operatórias em cirurgias para SAOS é baixa (Esclamado, 1989), entretanto, é importante que sejam conhecidas e identificadas para que possam ser abordadas pelo cirurgião de forma adequada, bem como prevenidas. As complicações podem ser classificadas em precoces e tardias. Complicações precoces são aquelas que ocorrem tanto no intraoperatório, quanto no período pós-operatório imediato ou na sala de recuperação anestésica. Complicações tardias ocorrem após esse período perioperatório, durante a internação do paciente ou durante e após o período de cicatrização. A complicação precoce mais frequente é a obstrução respiratória, seguida da hemorragia da área abordada (Esclamado, 1989). São consideradas complicações precoces também arritmia, hipertensão, dor, desidratação e reduzida ingestão oral de alimentos (Friedman, 2009).

COMPLICAÇÕES PRECOCES

Respiratórias

As complicações respiratórias mais graves após cirurgias para SAOS são a obstrução respiratória e a dessaturação de oxigê-

Quadro 33-1. Procedimentos realizados de 1996 a 2001 no Núcleo de Otorrinolaringologia e Cirurgia de Cabeça e Pescoço de São Paulo	
Procedimentos	N
Uvulopalatofaringoplastia	243
Uvulopalatoplastia com *laser*	178
Radiofrequência de palato	148
Radiofrequência de base da língua	45
Glossectomia de linha média	80
Piriformeplastia	10
Osteotomia Le Fort I	65
Osteotomia mandibular sagital	72
Mandibulotomia com avançamento de genioglosso	39
Total	880

Quadro 33-2. Total de complicações observadas de 1996 a 2001 em 880 procedimentos									
Procedimentos/complicação	UPFP	LAUP	Somnopalatal	Somnolingual	GLM	Piriforme-plastia	Le Fort I	MMGA	Osteotomia ramo-mandibular
Sangramento	2	10			1				
Edema locorregional/traqueostomia	2								
Depressão respiratória	3								
Infecção	1								
Reação vagal		5		2					
Náuseas			7						
Úlcera palatal			3						
Disfagia				1					
Perda da fixação								1	
Anestesia dentária						1			8
Má oclusão							3		3
Rotação sagital							3		
Anestesia infraorbitária							8		
Disfunção ATM									2
Hematoma								2	

nio. Tais complicações podem levar à necessidade de reintubação ou realização de traqueostomia de emergência. Entretanto, a incidência de tal complicação tem diminuído ao longo dos anos, variando de 1,4 a 11% (Friedman, 2009). Os eventos obstrutivos costumam ocorrer no período pós-operatório imediato, não justificando um período de observação extenso.

Dificuldades de indução anestésica e de intubação também costumam ser observadas em uma parcela significativa de pacientes submetidos a cirurgia para SAOS. Segundo Riley *et al.* (1997), dos 182 pacientes estudados, 18,6% apresentaram tal dificuldade na anestesia geral, especialmente homens com circunferência cervical > 46 cm associado a deformidades esqueléticas faciais, como deficiência mandibular (SNB < 75º) e alteração da distância entre plano mandibular e hioide (>30 mm). Para tais pacientes, intubação realizada com o auxílio de fibronasofaringolaringoscopia pode ser necessária.

O momento da extubação merece atenção especial do cirurgião, devendo sempre ser realizada na presença do mesmo, pois o risco de obstrução de via aérea é grande, pelo importante edema pós-operatório, aliados à analgesia opióidea e recuperação anestésica (Fairbanks, 1999; Riley *et al.* 1997; Katsantonis *et al.*, 1987). Extubação só deve ser realizada com o paciente bem acordado em sala cirúrgica, para proteção da via aérea. A depressão respiratória que pode ocorrer nas primeiras horas do pós-operatório está relacionada com a recirculação anestésica. Em nosso estudo de 243 casos submetidos à uvulopalatofaringoplastia (UPFP), observaram-se dois casos de edema locorregional, sendo necessária traqueostomia emergencial como tratamento para obstrução da VAS. Casos menos severos de edema podem ser resolvidos com a utilização de cânulas oro e nasofaríngeas, evitando-se situações emergenciais.

Dessaturações da oxi-hemoglobina (valores menores do que 85 a 93%) costumam ocorrer com certa frequência no pós-operatório precoce. Não há evidências concretas de que a oferta de oxigênio suplementar possa impedir tal dessaturação. Riley, em 1997, não observou diferença significativa nos valores mínimos de saturação de oxigênio no pós-operatório quando comparou o grupo que fez uso de CPAP e o que não fez. A dessaturação pós-operatória, especialmente na primeira noite, é considerada, por muitos autores (Friedman, 2009), mais como um evento esperado do que uma complicação, já que a melhora da SAOS não ocorre imediatamente após a cirurgia. Se uma dessaturação maior ocorrer, será no pós-operatório imediato, quando o paciente ainda está em sala cirúrgica ou na recuperação anestésica.

Sangramentos

Sangramentos, particularmente da área cirúrgica, ocorrem mais frequentemente em dois momentos: no pós-operatório imediato e nas primeiras 24 h. A incidência de sangramento pós-UPFP não é muito variável na literatura: Riley (1997) observou dois casos em 210 pacientes, Li (1999) confirmou a incidência inferior a 1% e Pinto descreveu dois casos em 243 pacientes (Quadro 33-2). Tal complicação pode ser resolvida com realização de sutura da área ou eletrocauterização sob anestesia geral.

No caso da *laser assisted uvulopalatoplasty* (LAUP), a hemorragia transoperatória é uma das complicações mais comuns. Na maioria das vezes, pode ser controlada com gargarejos com água gelada, peróxido de hidrogênio, sutura e eletrocoagulação ou com *laser* no modo desfocado.

A hemorragia transoperatória durante glossectomia de linha média (GLM) é incomum, devido à boa hemostasia promovida pelo *laser* de CO_2, devendo-se observar o princípio de manutenção da excisão na linha média, preservando o feixe neurovascular. Em casos de sangramento não controlado com *laser*, deve ser usado eletrocautério. Em nossa série de 80 casos, apenas 1 (1,25%) apresentou hemorragia significativa controlada com eletrocautério.

Hemorragia aguda durante osteotomia Le Fort I pode ocorrer por lesão da artéria alveolar póstero-superior, da palatina descendente, maxilar interna, carótida interna e veia jugular interna, devido à fratura da base do crânio, com maior predisposição em casos de fissura ou de síndromes craniofaciais. A hemorragia da artéria maxilar ocorre em caso de disjunções maxilares altas ou inadequadas. Em casos de hemorragia intensa, deve-se rebaixar a maxila e remover a parede posterior com acesso direto à artéria, próximo à fossa infratemporal. Hemorragia da artéria palatina descendente é mais frequente, e ocorre nas fraturas inferiores ou no momento em que a interface óssea é removida com a lâmina vertical do palato.

Cardiovasculares

Pacientes apneicos com indicação cirúrgica apresentam frequentemente comorbidades, especialmente cardiovasculares. Riley *et al.* (1997) relataram que 40% dos 182 pacientes cirúrgicos estudados apresentavam história prévia de doença cardiovascular. Hipertensão arterial sistêmica é a complicação cardiológica mais comum, seguida de arritmia e angina. Pacientes com hipertensão arterial prévia à cirurgia têm maior risco de picos hipertensivos no pós-operatório. Por esse motivo, esses pacientes devem ser submetidos à detalhada avaliação prévia, para que os riscos de complicação sejam minimizados. Entretanto, segundo Riley *et al.* (1997), pacientes apneicos operados sem antecedente de hipertensão também apresentaram incidência aumentada de necessidade de uso de anti-hipertensivo endovenoso após cirurgia (63%). Controle agressivo de hipertensão arterial é essencial para uma adequada hemostasia, evitando-se episódios de sangramento no pós-operatório.

Arritmia e angina também podem ocorrer, mas são menos comuns. Riley *et al.* (1997) documentaram quatro casos de arritmia em 182 (fibrilação atrial), sem história prévia. Um paciente apresentou angina instável.

Edema pulmonar

Trata-se de uma complicação pós-operatória precoce, temida, mas rara. Ocorre quando há transudação de fluido para o interstício pulmonar durante a negativação da pressão intratorácica devido a laringoespasmo. É mais frequente no momento da extubação. Sua incidência pode ser reduzida com o uso de corticosteroides no perioperatório, entretanto, a melhor forma de prevenção é a sua identificação imediata. Laringoespasmo é mais comum após cirurgias que abordam a orofaringe, como UPFP, já que a remoção da área de obstrução causa uma alteração pressórica imediata, com difusão de fluidos.

Dor e desidratação

A dor pós-operatória é a complicação que mais justifica a permanência hospitalar do paciente, especialmente no caso de UPFP e cirurgias esqueléticas. Orientações pré-operatórias sobre controle da dor, dificuldades de ingestão da dieta oral e desidratação devem ser cuidadosamente fornecidas.

No caso das outras cirurgias (GLM, radiofrequência em base de língua, LAUP), a dor pós-operatória pode ser controlada com analgésicos não opioides.

COMPLICAÇÕES TARDIAS

Insuficiência velofaríngea

Das complicações pós-operatórias tardias, a insuficiência velofaríngea (IVF) é uma das mais comuns em cirurgias palatais, tais como UPFP. A incidência varia de 7 a 24% segundo a maioria dos autores (Walker *et al.*, 1999; Croft e Golding-Wood, 1990; Katsantonis *et al.*, 1987). Essa complicação costuma ser transitória, durante aproximadamente 10 a 15 dias, regredindo com a diminuição do edema e restabelecimento da função muscular e esfincteriana do anel de Passavant.

Também associadas à IVF, estão a disfagia (Woodson *et al.*, 2000), perda do paladar e ressecamento faríngeo com incidência em torno de 10 a 20% nos 50 casos descritos de UPFP por Croft (Croft e Golding-Wood, 1990).

A insuficiência velofaríngea temporária é complicação menos frequente na LAUP. Walker (Walker *et al.*, 1999) refere um caso em 38 operados, estando ausente em nossa experiência de 178 casos, provavelmente pelo fato da vaporização tecidual ser mais conservadora, sendo necessário, por vezes, outras aplicações para a obtenção de resultado satisfatório.

Disfagia

A disfagia após procedimentos palatais (principalmente UPFP) está mais relacionada com a dor decorrente da manipulação cirúrgica do que com a alteração anatômica pós-operatória propriamente dita.

A disfagia após GLM é comum nos primeiros dias de pós-operatório, pela diminuição do volume lingual e de sua mobilidade. A adaptação do paciente neste caso é rápida. É importante ressaltar que a realização de procedimentos concomitantes, principalmente palatais, pode intensificar este sintoma. Aspiração glótica e distúrbios do paladar não são comuns.

Infecção

Infecção bacteriana é incomum, com incidência de 2 e 5% após UPFP (Li *et al.*, 2000; Croft e Golding-Wood, 1990, respectivamente), sendo também facilmente controlada com antibióticos e medidas de higiene local. Na LAUP, das complicações infecciosas pós-operatórias, a candidíase é a mais comum. Walker (Walker *et al.*, 1999) descreveu dois casos em 38 operados, sendo facilmente controlada com antifúngicos orais.

Estenose nasofaríngea e glossopalatal

As estenoses nasofaríngeas e glossopalatais são raras, mas são consideradas graves em virtude do comprometimento do resultado cirúrgico e pela dificuldade relacionada com a sua correção. Pinto *et al.* (2008) descreveram um caso de estenose glossopalatal pós-adenotonsilectomia, glossectomia de linha média e UPFP. Foi realizada palatoplastia com confecção de retalho mucoso faríngeo com *laser* de CO_2 (Figs. 33-1 e 33-2).

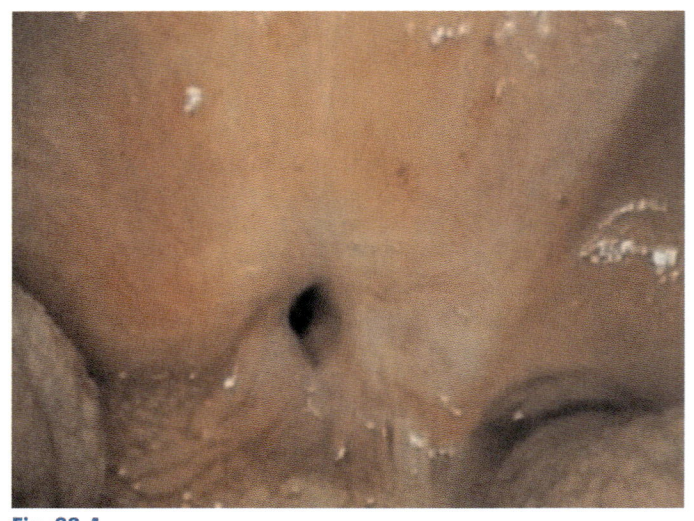

Fig. 33-1.
Estenose glossopalatal com pertuito de 0,5 cm em orofaringe.

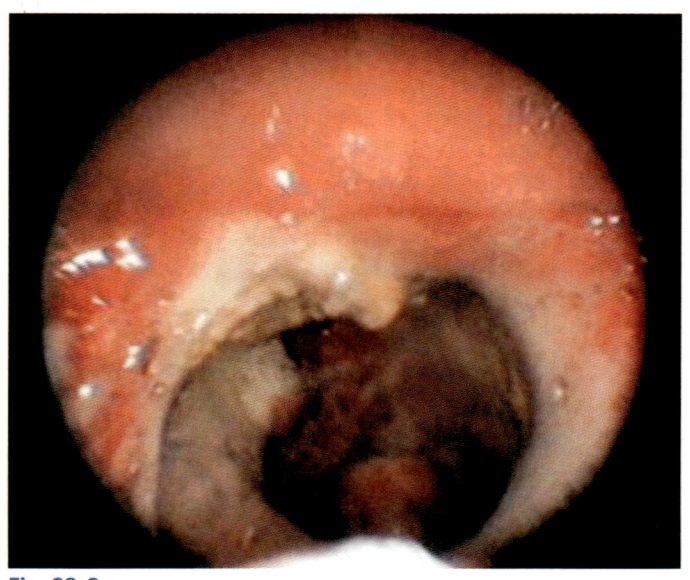

Fig. 33-2.
15º dia pós-operatório.

Assim como na técnica tradicional de UPFP, a palatoplastia com *laser* também pode levar a estenose de rinofaringe, apesar de incomum (Van Duyne e Colleman, 1995). A abordagem terapêutica é semelhante. Pinto relatou dois pacientes com estenose de rinofaringe por LAUP realizados em outros serviços, nos quais utilizou a técnica de zetaplastia com uso de *stent* por 30 dias, com resolução dos sintomas (Pinto *et al.*, 2005).

COMPLICAÇÕES RELACIONADAS COM O TIPO DE CIRURGIA

Radiofrequência palatal (Somnoplastia)

A úlcera em palato mole devido à aplicação de radiofrequência é incomum, iniciando-se em torno do 3º PO. Seu aparecimento está relacionado com a presença de doenças que diminuem a velocidade cicatricial como o diabetes, além de ser mais frequente quando a inserção da agulha do eletrodo é feita superficialmente, ou devido à alta temperatura ou ao excesso de energia (Pinto *et al.*, 2005; Courey *et al.*, 1999).

A nossa incidência de úlcera foi de 3 em 148 casos operados. Emercy e Flexon (Emercy e Flexon, 2000) descreveram apenas um caso de úlcera que necessitou de sutura sob anestesia local, em 43 procedimentos. Powell *et al.*, (1998) apresentaram 11 casos em 117 procedimentos. Hukins *et al.* (2000) observaram três casos de úlcera em 20 pacientes operados, um deles por exposição da agulha no palato.

Osteotomia Le Fort I

Trata-se de um tipo de osteotomia bem conhecida pelos cirurgiões craniomaxilofaciais, apresentando função estética e ortognática.

A redução da vascularização é uma complicação muito rara em Le Fort 1, com uma incidência de necrose asséptica proporcional à segmentação maxilar. Pode ocorrer em um dente, dois ou como comprometimento regional difuso do segmento da osteotomia (Turvey, 1980; Nelson, 1977; Colombini, 2001). Como tratamento de tal complicação, há câmara hiperbárica, confecção de retalho para aumentar a irrigação local e implante em caso de perda dentária.

A sedimentação óssea incompleta ou ausente pode ocorrer em virtude de fatores locais e sistêmicos. A causa mais frequente é a iatrogênica, por comprometimento da vascularização ou em caso de reoperações, especialmente em pacientes fissurados. Ocorre mais frequentemente em osteotomias com *gap* grande e quando não são preenchidas por osso ou outro material. O sinal mais importante é a instabilidade da maxila durante oclusão.

Fissura oronasal é uma complicação mais comum e está associada a segmentação maxilar anterior associada à osteotomia Le Fort I. Pode ocorrer após lesão da mucosa palatina ou durante reposicionamento do bloco osteotomizado. A fissura oroantral ocorre raramente, com indicação de reparo cirúrgico imediato.

Infarto de polpa dentária é uma complicação vásculo-nervosa que deve ser tratada endodonticamente. Em 65 casos de nosso serviço, oito casos de anestesia de nervo alveolar inferior unilateral foram observados.

Infecção pode ocorrer localmente ou por acometimento sinusal ou osteomielite. Infecção localizada ocorre precocemente, entre o 5º e 10º dia pós-operatório, sendo tratada através de drenagem e antibioticoterapia. Enxertos fixados de forma inadequada podem promover infecção crônica, com necessidade de reexploração cirúrgica e limpeza. Sinusite maxilar pode ser uma complicação precoce ou tardia, associada à presença de corpo estranho ou obliteração de complexo ostiomeatal. Há necessidade de procedimento cirúrgico endonasal como tratamento.

Osteomielite é a complicação mais temida, com necessidade de medicação, tratamento cirúrgico e, às vezes, uso de câmara hiperbárica. Em 65 casos estudados em nosso serviço, apenas um caso de infecção foi observado.

Tíreo-hioideopexia

Aspiração discreta pode ocorrer no período pós-operatório precoce, devida à redução da mobilidade laríngea, sendo facilmente compensada através de exercícios.

Perda da fixação pode ocorrer por ruptura das suturas ou deiscência. Li *et al.* (2000) relataram um caso em 23 estudados de deiscência no 7ºdia pós-operatório. Ocorre mais frequentemente em paciente com obesidade mórbida. Em nosso estudo, observamos um caso de perda da fixação dentre 65 pacientes (Fig. 33-3).

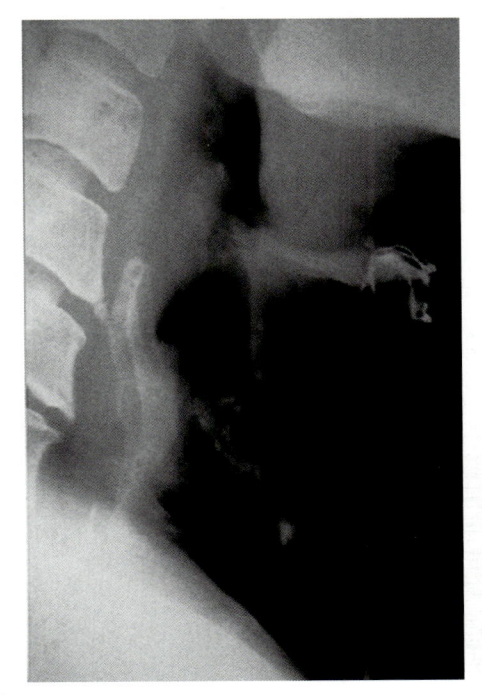

Fig. 33-3.

Radiografia de perfil, com evidente perda da fixação após tireo-hioideopexia.

Mandibulotomia mediana com avançamento de genioglosso (MMGA)

Trata-se de um procedimento realizado frequentemente associado à UPFP e tíreo-hioideopexia. As complicações possíveis são necrose avascular do bloco osteotomizado, parestesia labial, necrose de polpa de incisivos inferiores, deslocamento da fixação, insuficiência respiratória aguda causada por ptose do complexo glossoepiglótico.

Observamos apenas um caso de deslocamento da fixação (Fig. 33-4) que foi corrigida com traqueostomia de urgência por insuficiência respiratória aguda. Também foram observados dois hematomas de assoalho bucal e um caso de abscesso (Fig. 33-5).

Osteotomia sagital do ramo mandibular

O sangramento de fratura mandibular sagital não é comum, ocorrendo, provavelmente, por lesão da artéria facial ou maxilar interna devido à mobilização do côndilo mandibular. É mais comum quando há seu reposicionamento, reconstrução ou em casos de cirurgia prévia.

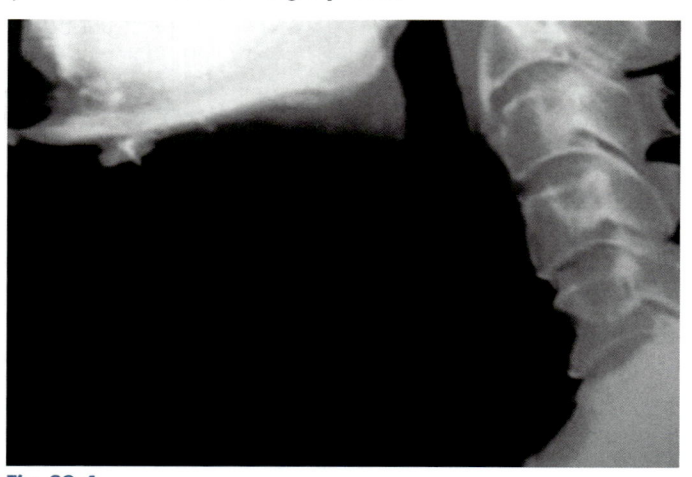

Fig. 33-4.
Perda da fixação após mandibulotomia mediana com avançamento de genioglosso.

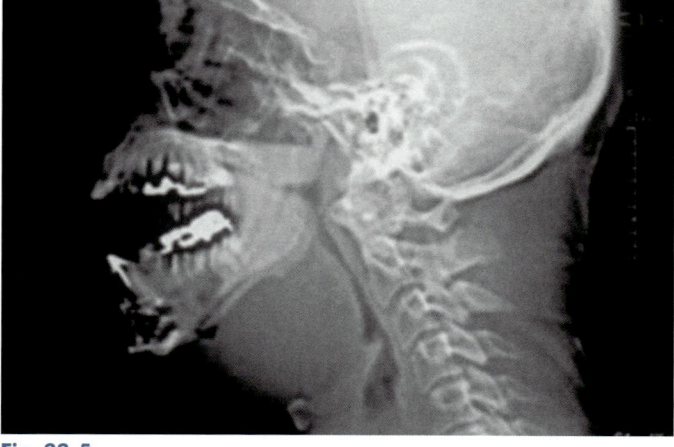

Fig. 33-5.
Abscesso em assoalho de cavidade oral após mandibulotomia mediana com avançamento de genioglosso.

A lesão proximal da região distal da fratura (ramo mandibular) requer tratamento imediato, através de fixação com miniplacas.

Lesões proximais à região proximal da fratura simulam a osteotomia horizontal do ramo. Pode ser tratada através de fixação com placas na região anterior do ramo mandibular.

Em 72 casos submetidos à osteotomia sagital do ramo mandibular em nosso serviço, 11,1% apresentaram parestesia de lábio inferior em virtude de osteotomia realizada próxima ao forame mandibular e 5,55% apresentaram parestesia unilateral persistente.

A perda da relação oclusal ocorre devido ao deslocamento da fixação. Em nosso serviço, observamos três casos de má oclusão e dois distúrbios de articulação têmporo-mandibular dentre os 72 casos acompanhados.

CONCLUSÃO

A avaliação pré-operatória do paciente com SAOS deve ser bem detalhada, com o objetivo de identificarem-se os fatores de risco para complicações peri, intra e pós-operatórias, como por exemplo, presença de comorbidades cardiovasculares (hipertensão arterial sistêmica, arritmia), obesidade, gravidade da apneia (SAOS grave) e dessaturação de oxi-hemoglobina à polissonografia.

Atenção especial deve ser dada aos pacientes portadores de apneia moderada e grave, e obesos, cuja morbidade é consideravelmente aumentada com relação aos demais pacientes, devido ao quadro de hipoxemia crônica e comorbidades que acompanham esses casos de SAOS, com aumento da incidência de doenças cardiovasculares, diabetes e outras condições crônicas, assim como obstrução respiratória no pós-operatório.

Há necessidade de um planejamento cirúrgico adequado, associado a cuidados com relação à manutenção de uma via aérea patente no pós-operatório com monitoração por pessoal bem treinado na identificação das complicações mais graves e imediatas como obstrução da VAS.

É preciso seguimento ambulatorial adequado por médico que saiba identificar e tratar as possíveis complicações e sequelas tardias causadas pelos procedimentos.

Os procedimentos realizados em partes moles e as cirurgias esqueléticas para tratamento da SAOS possuem taxas de complicação aceitáveis segundo casuística da literatura mundial. Tais complicações são passíveis de tratamento, com incidência mínima de sequelas.

PROTOCOLO PRÉ E PÓS-OPERATÓRIO EM CIRURGIAS DE SAOS

Pré-operatório

- Não dar narcóticos ou sedativos antes da cirurgia.
- Dexametasona 10 mg EV 30-60 minutos antes da cirurgia.
- Inibidor de bomba de prótons (IBP) EV 30-60 minutos antes da cirurgia.
- Tratar comorbidades (HAS, coronariopatia, diabetes).

Pós-operatório

- Hidratação.
- Antibioticoterapia de largo espectro (cefalozina 1 g EV a cada 8 h).
- Corticoterapia (dexametasona 10 mg).
- Anti-inflamatórios não hormonais (ibuprofeno, cetoprofeno).
- Analgésicos comuns (paracetamol, dipirona).
- Agentes não opiáceos centrais (tramadol) ou codeína (dor forte).
- Antieméticos (metoclopramida injetável).
- Colutórios orais com antissépticos e anestésicos (benzocaína).
- Vasoconstritor nasal (oximetazolina).
- Elevar cabeceira do leito 30 a 45°.
- Dieta líquida.

REFERÊNCIAS BIBLIOGRÁFICAS

Colombini NEP, D'Azevedo WB. Técnica cirúrgica aplicada às osteotomias do terço médio da face e mandíbula. In: Colombini NEP. Cirurgia da face. Interpretação funcional e estética Vol III. Rio de Janeiro: Revinter, 2001. p. 1061-123.

Courey MS, Fomin D, Smith T et al. Histologic and physiologic effects of electrocautery, CO2 laser and radiofrequency injury in the porcine softh palate. Laryngoscope 1999;109:1316-19.

Croft CB, Golding-Wood DG. Uses and complications of uvulopalatopharyngoplasty. J Laryngol Otol 1990;104:871-75.

D`Souza A, Hassan S, Morgan D. Recent advances in surgery for snoring – Somnoplasty: a pilot study: effectiveness and acceptability. Rev Laryngol Otol Rhinol 2000;121(2):111-15.

Emercy BE, Flexon PB. Radiofrequency volumetric tissue reduction of the soft palate: a new treatment for snoring. Laryngoscope 2000;110:1092-98.

Esclamado RM, Glenn MG, McCulloch TM et al. Perioperative complications and risk factors in the surgical treatment of obstructive sleep apnea syndrome. Laryngoscope 1989;99:1125-29.

Fairbamks DNF. Operative techniques of uvulopalatopharyngoplasty. Ear Nose and Throat J 1999;78(11):846-50.

Fairbanks DNF. Uvulopalatopharyngoplasty complications and avoidance strategies. Otolaryngol Head Neck Surg 1990;102:239-45.

Hathaway B, Johnson JT. Safety of uvulupalatopharyngoplasty as outpatient surgery. Otolaryngol Head Neck Surg 2006;134:542-44.

Hukins CA, Mitchell IC, Hillman DR. Radiofrequency tissue volume reduction of the soft palate in simple snoring. Arch Otolaryngol Head Neck Surg 2000;126:602-06.

Kamamy YV. Outpatient treatment of sleep apnea syndrome with CO2 laser: laser-assisted uvulopalatoplasty. J Otolaryngol 1994;23(6):395-98.

Katsantonis GP, Friedman WH, Krebs FJ et al. Nasopharyngeal complications following uvulopalatopharyngoplasty. Laryngoscope 1987;97:309-14.

Kezirian EJ, Weaver EM, Yueh B et al. Incidence of serious complications after uvulopalatopharyngoplasty. Laryngoscope 2004;114:450-53.

Krespi YP, Kacker A. Management of nasopharyngeal stenosis after uvulopalatoplasty . Otolaryngol Head Neck Surgery 2000;123(6):692-95.

Krespi YP, Keidar A. Laser-assisted uvulopalatoplasty for the treatment of snoring. Otolaryngol Head Neck Surgery 1994;5(4):228-34.

Lanigan DT, Tubman DE. Carotid-cavernous sinus fistula following Le Fort I osteotomy. J Oral Maxillofac Surg 1987 Nov.;45(11):969-75.

Li KK, Powell NB, Riley RW et al. Overview of phase I surgery for OSAS. Ear Nose Throat J 1999;78(11):836-45.

Li KK, Riley RW, Powell NB et al. Obstructive sleep apnea surgery: patient perspective and polysomnographic results. Otolaryngol Head Neck Surgery 2000;123(5):572-75.

Nelson L. Simultaneous tongue base somnoplasty with uvulopalatoplasty in obstructive sleep apnea surgery. OHNS, special issue 2000;Aug.:75.

Nelson RL, Path MG, Ogle RG et al. Quantization of blood flow after Le Fort I osteotomy. J Oral Surg 1977 Jan.;35(1):10-16.

Olsen KD. A report from the Committee on Sleep Disorders. Bull Am Acad Otolaryngol Head Neck Surg 1987;3:9.

Pinto JA, Colombini NEP, Faller GJ. Complicações em cirurgia para apneia obstrutiva do sono. Rhinology. Campinas-SP: Komedi, 2002. p. 121-31.

Pinto JA, Colombini NEP. Projeto de um protocolo para tratamento dos distúrbios respiratórios dependentes. In: Colombini NEP. Cirurgia da face – SAOS. Interpretação funcional e estética. Vol II. Rio de Janeiro: Revinter 2001. p. 636-91.

Pinto JA, Fomin DS. Ronco e apneia do sono – Tratamento com laser de CO_2, resultados preliminaries. Rev Bras Otorrinol 1996;62(6):463-67.

Pinto JA, Nóbrega MO, Silva RH et al. A técnica da palatoplastia no tratamento da estenose de rinofaringe. Rev Bras Otorrinol 2005;71(5):32-37.

Pinto JA. Ronco e síndrome da apneia obstrutiva do sono: Atualização. Rev Bras Otorrinol 1996;62(1):1-5.

Powell NB, Riley RW, Troell RJ et al. Radiofrequency volumetric tissue reduction of the soft palate in subjects with sleep-disordered breathing. Chest 1998;113(5):1163-73.

Riley RW, Powell NP, Guilleminault C et al. Obstructive sleep apnea surgery: risk, management and complications. Otolaryngol Head Neck Surgery 1997;117(6):648-52.

Silva JR SN. Análise acústica da voz pré e pós uvulopalatoplastia com laser de CO_2 [dissertação] FMUSP. Ribeirão Preto: Universidade São Paulo, 1999.

Spiegel JH, Tejas RH. Overnight hospital stay is not always necessary after uvulopalatopharyngoplasty. Laryngoscope 2005;115:167-71.

Turvey TA, Fonseca RJ. The anatomy of the internal maxillary artery in the pterygopalatine fossa: its relationship to maxillary surgery. J Oral Surg 1980 Feb.;38(2):92-95.

Ulnick KM, Debo RF. Postoperative treatment of the patient with obstructive sleep apnea. Ear Nose Throat J 2000;122(2):233-36.

Utley DS, Shin EJ, Clerk AA et al. A cost-effective and rational surgical approach to patients with snoring, upper airway resistance syndrome, or obstructive sleep apnea syndrome. Laryngoscope 1997;107:726-34.

Van Duyne J, Colleman Jr JA. Treatment of nasopharyngeal inlet stenosis following uvulopalatopharyngoplasty with CO_2 laser. Laryngoscope 1995;105:914-18.

Walker RP, Grigg-Damberger M, Gopalsami C. Laser-assisted uvulopalatoplasty for the treatment of mild, moderate, and severe obstructive sleep apnea. Laryngoscope 1999;109:79-85.

Walker RP, Grigg-Damberger M, Gopalsami C. Uvulopalatopharyngoplasty versus laser-assisted uvulopalatoplasty for the treatment of obstructive sleep apnea. Laryngoscope 1997;107:76-82.

Woodson BT, Huntley TC, Mickelson SA et al. A multi-institutional study of tongue Base somnoplasty for OSAS. Otolaryngol Head Neck Surg special issue 2000; Aug.;53-54.

CAPÍTULO 34

Perspectivas futuras no tratamento da SAOS

José Antonio Pinto

A síndrome da apneia obstrutiva do sono (SAOS) constitui uma doença de grande complexidade e com múltiplas variáveis apresentando questões ainda não definidas quanto a sua avaliação e tratamento.

A colapsabilidade faríngea representa ainda um intrincado enigma, objeto de incansáveis estudos na compreensão dos controles neurais dos músculos faríngeos.

Considerada uma doença rara, nos últimos 20 anos, a SAOS e suas consequências fazem parte dos vários ramos da medicina, tendo abordagens diferentes de acordo com a experiência dos profissionais envolvidos. Os tratamentos variam desde formas comportamentais até o uso de aparelhos intraorais, CPAPs e métodos cirúrgicos.

Para termos sucesso com os respectivos tratamentos é fundamental um diagnóstico correto, a adequada escolha do método terapêutico e a compreensão e adesão do paciente.

O diagnóstico se inicia com a pesquisa da qualidade de sono (ronco alto, despertares frequentes, paradas respiratórias, engasgos) e da qualidade de vida do paciente (sonolência excessiva diurna – SED, cansaço, falta de concentração, cefaleia matinal, depressão, impotência etc.) e suas consequências.

A historia clínica é evidente, porém, os métodos correntes de avaliação ainda são imprecisos. A própria polissonografia (PSG), considerada padrão-ouro no diagnóstico e tratamento, apresenta limitações. Flemons (1997) mostra pouca correlação entre IDR e SED. Engleman (1993) também demonstra o mesmo com as funções neurocognitivas e Young (1997) com os acidentes automobilísticos.

A qualidade de vida é afetada negativamente pela dessaturação de oxigênio independente do IDR (Akashiba, 2002). Weawer (2000) também não correlaciona parâmetros da PSG com a qualidade de vida dos pacientes. Os índices de apneia/hipopneia não são registrados de maneira uniforme e a frequência dos mesmos pode variar de noite para noite (Pitman, 2000).

A PSG é método mandatório na avaliação da SAOS, mas não absoluto. A permanente evolução tecnológica tem incrementado sua sensibilidade, porém, não pode ser considerada como um método isolado e sua correlação com a clínica é fundamental.

O exame clínico, otorrinolaringológico com endoscopia das vias aéreas (VAS) constituem a base de avaliação dos parâmetros anatômicos que vão revelar os potenciais fatores obstrutivos e colapsantes da faringe. Sistema de estadiamento mais objetivo baseado nas alterações anatômicas encontradas tem permitido uma melhor indicação de procedimentos cirúrgicos com melhores resultados (Friedman, 2004). A manobra de Muller, pela sua simplicidade e segurança, constitui o método mais utilizado para localizar os diferentes níveis e graus de obstrução. É questionável pela sua subjetividade e por ser feita com o paciente acordado, porém auxilia na seleção de pacientes com colapso de hipofaringe.

Croft e Pringle (1991) introduziram a técnica da sonoendoscopia em que, sob sono induzido, é feita a investigação endoscópica dinâmica dos pacientes com SAOS, selecionando com maior precisão os níveis obstrutivos a serem corrigidos pela cirurgia.

Pinto e Ferreira (2007) utilizam a sonoendoscopia em nosso meio, empregando o propofol como agente sedante através da infusão computadorizada controlada. Este método pode definir com mais propriedade uma abordagem cirúrgica mais específica, aumentando nossos índices de sucesso.

Exames de imagem como a cefalometria e a ressonância magnética nuclear (RMN) podem ser úteis na definição do tratamento.

Os tratamentos não cirúrgicos através de aparelhos intraorais (AIO) ou de pressão positiva contínua (NCPAP) podem ser usados isolados ou combinados com modalidades cirúrgicas.

O NCPAP é recomendado no tratamento da SAOS moderada e grave, porém o fator limitante é sua aceitação e adesão (Weaver, 2006). Suas taxas de aderência variam de 46 a 89% (Kribbs, 1993; Sin, 2002). A longo prazo, desde sua introdução em 1981, sua adesão tem aumentado muito lentamente apesar da melhora tecnológica apresentada. Aparelhos de pressão positiva com redução da pressão expiratória, aparelhos de pressão positiva autorregulável (APAP), aparelhos de pressão positiva em dois níveis (BIPAP), máscaras nasais e faciais melhor adaptáveis, uso de umidificador e programas educacionais são usados para melhorar a adesão ao CPAP.

AIO de ajuste progressivo tem-se mostrado efetivo no tratamento do ronco primário e da SAOS leve e moderada, exigindo controle contínuo (Lim, 2006).

A evolução no tratamento cirúrgico da SAOS tem sido constante. Técnicas cirúrgicas reconstrutivas e funcionais, abordagem aos múltiplos níveis das obstruções nas VAS, modernas tecnologias minimamente invasivas (*lasers*, radiofrequência, *coblation*, microdebridador), implantes e distração osteogênica são hoje utilizadas demonstrando o importante papel do cirurgião no tratamento desta complexa síndrome. O otorrinolaringologista deixou de ser *the tail end of the dog* (a ponta do rabo do cachorro) segundo Powell (2005), tendo importante papel no tratamento da SAOS.

Técnicas experimentais em evolução estão sendo testadas, como a estimulação elétrica do genioglosso, resultando em diminuição da pressão crítica da faringe (Schwartz, 1996). Implantes magnéticos no controle da permeabilidade da faringe têm sido testados experimentalmente em modelo animal (Pinto, 2004, Nelson, 2005).

Gradualmente, com um melhor conhecimento desta síndrome de evolução crônica, progressiva e de longa vida, estudada hoje dentro da medicina do sono, envolvendo várias especialidades médicas, estamos ajustando conceitos, modificando terapias, visando trazer melhor qualidade de vida e sobrevida aos nossos pacientes.

REFERÊNCIAS BIBLIOGRÁFICAS

Akashiba T, Kawahara S, Akahoshi T et al. Relationship between quality of life and mood or depression in patients with severe obstructive sleep apnea syndrome. Chest 2002;122(3):861-65.

Croft CB, Pringle M. Sleep nasendoscopy: a technique of assessment in snoring and obstructive sleep apnea. Clin Otolaryngol 1991;16:377-82.

Engleman HM, Cheshire KE, Deary IJ et al. Daytime sleepiness, cognitive performance and mood after continuous positive airway pressure for the sleep apnea/hypopnea syndrome. Thorax 1993;48(9):911-14.

Flemons WW, Tsai W. Quality of life consequences of sleep-disordered breathing. J Allergy Clin Immunol 1997;99(2):S750-S756.

Friedman M, Ibrahim H, Joseph NJ. Staging of obstructive sleep apnea/hypopnea syndrome: a guide to appropriate treatment. Laryngoscope 2004;114:454-59.

Kribbs NB, Pack AI, Kline LR et al. Objective measurements of patterns of nasa CPAP use by patients with obstructive sleep apnea. Am Rev Respir Dis 1993 May;147(5):1162-68.

Lim J, Lasserson TJ, Fleetham J et al. Oral appliances for obstructive sleep apnoea. DOI: 10. 1002/1465 185. Cochrane Database of Syst Rev 2006 Jan.;25(1):CD004435. Review.

Nelson LM, Boucher RP, Stevens SS. Magnetic airway implants for the treatment of obstructive sleep apnea syndrome. Otolaryngol Head Neck Surg 2005;133:954-60.

Pinto JA, Ferreira RDP. Sonoendoscopia: Um novo método topodiagnóstico na Síndrome da apneia-hipopneia obstrutiva do sono. Arq Int Otorrinolarungol 2007;11(2):186-90.

Pinto JA, Fomin DS. Implantes magnéticos no controle da colapsabilidade faríngea em modelo animal. Arq Otorrinolaringol 2004;8(4):264-68.

Pitman SD, Pillar G, Malhotra A et al. Night-to-night variability of apnea severity. Sleep 2000;23:A373.

Powell N. Upper airway surgery does have a major role in the treatment of obstructive sleep apnea. "The tail end of the dog". Journal of Clinical Sleep Medicine 2005;1(3):236-40.

Schwartz AR, Eisele DW, Hari A et al. Electrical stimulation of the lingual musculature in obstructive sleep apnea. J Appl Physiol 1996;81(2):643-52.

Sin DD, Mayers I, Man GC et al. Long-term compliance rates to continuous positive airway pressure in obstructive sleep apnea: a population-based study. Chest 2002;121:430-35.

Weaver EM, Kapur VK, Yueh B. Correlations between polysomnography parameters and quality of life measures in sleep apneics. Sleep 2000;23:A59 (abstract).

Weaver TE. Adherence to positive airway pressure therapy. Curr Opin Pulm Med 2006;12:409-13.

Young T, Blustein J, Finn L et al. Sleep-disordered breathing and motor vehicle accidents in a population- based sample of employed adults. Sleep 1997;20(8):608-13.

Índice Remissivo

A

ABORL-CCF, 2
Acidentes vasculares cerebrais
  e a SAOS, 52
Alta altitude
  respiração periódica de, 24
Anel de Waldeyer, 8
Ansiolíticos e hipnóticos, 120
  na SAOS, 120
Apneia
  central primária, 24, 40
  diagnóstico por imagem, 95-98
    protocolos utilizados, 95
  do sono central
    causa da, 95
    por drogas ou substância, 24
  durante o sono, 40
  mista, *39*
  obstrutiva do sono, 2, *38,* 60
    síndrome da, 25
      cirurgia craniomaxilofacial e, 241-261
      complicações das cirurgias no tratamento da, 267-273
      em pediatria, 25
      tratamento para, 209
  primária da infância, 25
  tratamento da,
    cirurgias múltiplas no, 263-266
Aponeurose palatina, 4
Arcos faríngeos, 6
ARML, 134
Artéria maxilar, 11
Artérias palatinas menores, 8

B

Bruxismo
  relacionado com o sono, 28

C

Câimbras
  nas pernas
    relacionadas com o sono, 28
Canal
  óptico, 11
  pterigoide, 10
  pterigopalatino, 10
  redondo, 10
CAPSO, 190
Cefaleias
  relacionadas com o sono, 31
Cefalometria
  e preparo do paciente cirúrgico, 99-118
    análise cefalométrica modificada, 99
    casos clínicos e resultados, 102
      pacientes, 102-109
    confecção dos guias, 117
    demarcações de linhas de orientação, 113
    instrumento para mensuração das medidas, 114
    medidas dos modelos, 115
    planejamento, 112
    registro de arco facial, 113
    sequência das medidas pré-operatórias, 116
    visão cirúrgica dos guias, 118
  na SAOS, 77
Cheyne-Stokes
  padrão respiratório de, 24
CIDS-2
  objetivos da, 23
Cirurgia bariátrica, 155
  complicações após, 156
  seleção de pacientes para, 156
Conchas nasais
  RF nas, 223
Conselho Nacional de Trânsito, 61
  avaliação dos distúrbios de sono, 62
  avaliação psicológica, 61
  escala de sonolência de Epworth, 62
  exame de aptidão física e mental, 61
  índice de Mallampati, 63
CPAP, 2, 123, 215
  adesão ao
    x alterações nasais e faríngeas, 127-129
  x cirurgias múltiplas, 265
  tratamento com, 123
  uso de, 123, 127

D

DCR, 28
Disfagia, 270
Disjunção maxilar, 242
Dislipidemia
   e a SAOS, 54
Distúrbios
   do metabolismo glicêmico
     e a SAOS, 53
   respiratórios do sono, 24-26
Dormidor
   curto, 30
   longo, 30

E

ECG, 91, 165
Edema pulmonar
   na SAOS, 269
EEG, 36
Eletrotomia, 219
EMG, 36
Endoscopia faríngea pós-operatória, *195*
Endoscopia nasofaríngea, 203
Enurese noturna, 26
EOG, 36
Epilepsia
   relacionada com o sono, 31
Escala de sonolência de Epworth, 62
Esqueleto facial
   avanço maxilomandibular, 153
     indicações para o, *154*
Estenose
   glossopalatal, 270
   nasofaríngea, 270

F

Fairbanks
   técnica de, 179, *180*
     modificada, 180, *181*
Faringe, 16-20
   alterações estruturais anatômicas, 20
     primárias ou secundárias, 141
   anatomia da, 16
   estrutura da, 16
   hipofaringe, 16
   inervação da, 19
     sensorial, 19
   irrigação sanguínea da, 19
   musculatura da, 17
   nasofaringe, 16
   obstrução anatômica, 18
   orofaringe, 16
   tratos alimentar e respiratório na, 16
Faringoesfincterplastia expansiva
   para apneia obstrutiva do sono, 209-214
     avaliação da via aérea, 210
     técnica cirúrgica, 212
       procedimento, 212
Faringoplastia lateral, 150, 193-196
   avaliação pré-operatória, 193
   bases fisiopatológicas, 193
   com avançamento transpalatal, 203-208
     técnica cirúrgica, 203
       avaliação, 203
       complicações, 206, 207
       cuidados pós-operatórios, 206
       procedimento cirúrgico, 204
         incisão e elevação do retalho, 204
         osteotomia, 205
         palatofaringoplastia distal, 206
   cuidados pós-operatórios, 195
   procedimento, 194
Fáscia faringobasilar, 5, 16, 17
Fatores posturais
   na SAOS, 119
Forame
   esfenopalatino, 10, 11
   incisivo, 3
   mandibular, 8
   mentual, 10
   palatino, 3
     canais do, 8
Fossa
   pterigopalatina, 3, 10-12
     artéria maxilar na, 11
     vista medial da, *12*
Fóvea etmoidal, 12
Fribromialgia, 31
Friedman
   sistema de estadiamento de, *80*

G

Glossectomia
   de linha média
     com *laser* de CO_2, 232, 233
       avanço mandibular associado com, 255
         casos clínicos, 256-260
     técnica inovadora para, 235-239
       avaliação, 235, 236
       glossectomia submucosa transoral endoscópica, 236
       anestesia/preparo, 236
       encerramento e cuidados pós-operatórios, 238
       limites anatômicos, 238
       exposição da mucosa e incisão, 238
       exposição da valécula, 238
       procedimento cirúrgico, 236
       remoção dos tecidos, 238
       técnicas para tecidos moles de base de língua, 235

H

Hámulo, 4
   incisão do, 213
Hemostasia, 204

Hidrogênio
  peróxido de, 191
Higiene
  do sono, 120
Hiperestesia, 251
Hipersonia(s), 26
  alucinações do sono, 26
  gemidos relacionados com o sono, 26
  idiopática
    com longo período de sono, 29
    sem longo período de sono, 29
  não orgânica, 29
  por condição clínica, 29
  por drogas ou substâncias, 29
  recorrente, 26
  transtorno alimentar relacionado com o sono, 26
Hipersonolência diurna
  e acidentes de tráfego, 59
Hipertensão arterial sistêmica, 52
Hipoestesia, 247
Hipofaringe, 8, 16
Hipopineia
  diagnóstico de, 38, *40*
  x apneia, 207
Hipoventilação
  não obstrutiva alveolar idiopática do sono, 25

I

Imaginologia, 215
Insuficiência velofaríngea, 207, 243, 270
Índice de Mallampati, 63
Infarto agudo do miocárdio
  e a SAOS, 52
Injeção roncoplástica, 227, 229
Insônias
  aguda, 23
  causada por uso de drogas ou substâncias, 24
  comportamental na infância, 24
  familiar total, 31
  higiene inadequada do sono, 24
  idiopática, 23
  paradoxal, 23
  por causas médicas, 24
  por desordem mental, 24
  psicofisiológica, 23

J

Jet lag, 27

L

Laser
  glossectomia de linha média com, 232
  uvulopalatoplastia assistida por, 189
Le Fort I
  osteotomia, 242, *244*, 245

Língua, 12-16
  artérias da, 15
    localização das, 15
    principais, 15
  base da, 13, 15
    palatoplastia na, 223
    pontos de aplicação na, *224*
    suspensão da, 153
    técnicas para tecidos moles de, 235
  divisão, 12
  estrutura da, 13
  inervação motora da, 15
    sensorial, 16
  músculos da, 13, 14
    inervação motora, 15
    inervação sensorial, 16
  retratores da, 15
  segmento oral da, 16
Linguoplastia, 239

M

Mallampati
  classificação de, *163*
  índice de, 63
  teste de, 163
Mandíbula, 8-10
  forame mandibular, 8
  nervo alveolar inferior, 8
  ramo mandibular, 8
Mandibulotomia mediana
  com avanço genioglosso, 245
    técnica cirúrgica, 246
      complicações importantes, 246
      críticas ao método, 247
      posição do mento, 248
      vascularização do mento ósseo, 248
Maxila
  tuberosidade da, 11
Mentoplastia modificada, 248
  posição do mento, 248
  técnica cirúrgica, 249
  vascularização do mento ósseo, 248
Midazolam, *91*
Mioclonia benigna
  do sono na infância, 30
  fragmentária excessiva, 30
  proprioespinhal
    no início do sono, 30
MMGA, 272
Modafinil
  para promover a vigília, 120
Morte súbita
  e a SAOS, 52
Movimento
  distúrbios do
    relacionados com o sono, 29

Movimentos rítmicos
  distúrbio de
    relacionados com o sono, 28
MP, 15
Muller
  manobra endoscópica de, 83, 143
Músculo(s)
  bucinador, 4
  constritor inferior, 17
  constritor superior, 4, 7, 17, 193
  da úvula, 5
  digástrico, 14
  elevador do palato, 5
  genioglosso, 8, 13
  hioglosso, 13
  masseter, 11
  palatofaríngeo, 6, *6*, 17, 18
  palatoglosso, 7
  pterigoide, 4
  salpingofaríngeo, 6, *6*, 17
  tensor do véu palatino, 4
  transverso da língua, 7

N

Narcolepsia
  com cataplexia, 26
  por condição médica, 26
  sem cataplexia, 26
Nasofaringe, 16
Nasofaringolaringoscopia, 76
  flexível, 215
  na SAOS, 77
Nasofibrolaringoscopia
  e sonoendoscopia, 83-87
    em vigília, 83
    técnica, 84
Nasofibroscópio flexível, 84
Nervo(s)
  alveolar, 8
  glossofaríngeo, 16
  mandibular, 8
  mentual, 8
NREM, 85

O

Obesidade, 119
  e a SAOS, 54-55
Obstrução nasal
  diagnóstico e tratamento da, 171-175
    efeitos do tratamento, 174
Orofaringe, 16
Osso
  hioide, 15
    suspensão do, 151
  palatino
    ressecção do, 242

Osteotomia
  de avanço da mandíbula, 250
  de Powell, *246, 247*
  distal, 205
  do terço médio da face, 245
  Le Fort I, 242, *244, 245*, 271
    técnica cirúrgica, 243
  mandibulares, 245
  planejamento para a cirurgia, 255
  sagital do ramo, 250, *252-254*, 272
    técnica cirúrgica, 252
  subapical do bloco canino, 249
    técnica cirúrgica, 250
  transversa, 205
Otorrinolaringologista
  o papel do, no diagnóstico e tratamento da SAOS, 1-2

P

Palato, 3-8
  anatomia sagital do, 211
  componentes do, 3
  duro, 3
    incisão em ômega em, *204*
  inserções no, 7
  mole, 4, 7
    biopsia do, *221*
    palatoplastia, 222
    radiofrequência em, 150
    suprimento arterial do, 8
  músculo elevador do, 5
  músculo palatofaríngeo, 6
  ósseo, 3, *4*
  processo pterigoide no, 4
  tecido linfático, 5
Palatofaringoplastia distal, 206
  complicações, 206
  cuidados pós-operatórios, 206
Papila
  incisiva, 3
PAPS
  no tratamento da SAOS, 121
Parassonias, 27
  bruxismo, 28
  câimbras nas pernas, 28
  despertares confusionais, 27
  distúrbio comportamental do sono REM, 28
  sonambulismo, 27
  terror noturno, 28
Periformeplastia, 241
  indicações, 242
  técnica cirúrgica, 241
Pesadelos, 28
  características dos, 28
  emoções nos, 28
  pós-traumáticos, 28
Plexo faríngeo, 19

Polissonografia
    e sono normal, 33-43
        aspectos importantes, 33
        como, para quê e por que dormimos, 33
        privação de sono, 33
        sono REM, 34
    estágios do sono, 35
    exame de, 34
        realização do, 34
    laudo polissonográfico, 37
    microdespertares, 36
    monitoramento respiratório, 37
    movimento de membros, 37
    na SEID, 90
    nas parassonias, 42
    nos transtornos respiratórios do sono, 38
    padrão altamente cíclico, 37
    registros, 35
        de outros parâmetros, 37
Posicionadores mandibulares, 136
Processo pterigoide, 4
Propofol
    infusão com, 86

R

Radiofrequência
    e base da língua, 150
    e LAUP, 191
    em palato mole, 150
    na zetaplastia, 198
    palatal, 271
    para redução volumétrica dos tecidos
        no tratamento da SAOS, 219-225
            cicatrização tecidual, 220
            procedimentos, 222
            resultados, 223
            seleção de pacientes, 221
            sistemas disponíveis no mercado, 219
Ramo(s)
    lateral, 15
    palatino, 8
        descendente, 11
    mandibular, 8
    milo-hióideo, 8
    parassimpáticos, 8
    terminal da
        artéria esferopalatina, 3
Refluxo gastresofágico
    relacionado com o sono, 31
REM
    sono, 13, 27, 34
Ressonância magnética
    na SAOS, 78, 97, *98*
    ultrarrápida, 89
Retentores linguais, 135
Rinofaringe
    estenose de, 191

Ritmo circadiano
    desordem do, 26
        atraso de fase, 26
        avanço de fase, 26
        irregular, 27
        jet lag, 27
        livre curso, 27
        mudança de turno, 27
        por condição clínica, 27
Ronco, 30
    a SAOS
        e as alterações sistêmicas, 51
    melhora do, 191, 221
    portadores de, 218
Roncopatia, 84

S

SAOS
    anestesia em pacientes com,
        cuidados pré, intra e pós-operatórios, 159-169
            anamnese, 161
            anestesia, 167
            avaliação pré-anestésica, 161
            exame físico, 162
            fisiopatologia, 160
            jejum pré-operatório, 162
            laser, 167
            medicação pré-anestésica, 166
            monitoração, 166
            patogênese, 159
            recuperação pós-anestésica, 168
    avaliação otorrinolaringológica dos pacientes com, 75-81
        exame físico, 75
            cavidade oral, 76
            inspeção, 75
        exames complementares, 76
        relevância dos achados, 79
    cirurgia craniomaxilofacial e, 241-261
    cirurgia da
        complicações das cirurgias no tratamento da, 267-273
            com o tipo de cirurgia, 271
                mandibulotomia mediana, 272
                osteotomia Le Fort I, 271
                osteotomia sagital, 272
                radiofrequência palatal, 271
                tireo-hioideopexia, 271
        pós-operatórias, 267
        precoces, 267
            cardiovasculares, 269
            edema pulmonar, 269
            dor e desidratação, 270
            respiratórias, 267
            sangramentos, 269
        protocolo de pré e pós-operatório, 272
        tardias, 270
            disfagia, 270
            estenose nasofaríngea e glossopalatal, 270

infecção, 270
    insuficiência velofaríngea, 270
  procedimentos associados na, 215-218
consequências da, 61
diagnóstico da, 99
e acidentes de tráfego, 59-65
fatores de risco da, 61
fisiopatologia da, 45-49
  controle da permeabilidade das VAS, 47
gravidade da, 18
indicação e seleção do tratamento cirúrgico da, 141-158
  alterações anatômicas na faringe, 141
  cirurgias do esqueleto facial, 153
  cirurgias orofaríngeas, 151
  cirurgias palatofaríngeas, 146
  uvulopalatoplastia assistida, 149
manejo da, 20
manifestações cardiometabólicas da, 51-58
  dislipidemia, 54
  distúrbios do metabolismo glicêmico, 53
  HAS, 52
  obesidade, 54
  ronco, 51
  síndrome metabólica, 55
na infância, 67-73
  consequências, 72
  critérios polissonográficos, *71*
  diagnóstico, 68
    exame físico, 68
    exames complementares, 70
  indicações da, 71
  fatores de risco, *68*
  fisiopatologia, *67*
  sinais e sintomas, *68*
  tratamento, 72
o papel do otorrinolaringologista
  no diagnóstico e tratamento da, 1-2
tratamento da, 99
  através de aparelhos intraorais – intervenção
    odontológica, 131-139
    aparelhos desenvolvidos e/ou usados, 135
  cirurgias múltiplas no, 263-266
    classificação das, 263
    falha cirúrgica, 264
    múltiplas x CPAP, 265
    resultados, 264
  higienodietético, medicamentoso
    e com aparelhos de pressão aérea positiva na, 119-125
  radiofrequência para redução volumétrica dos tecidos
    no, 219-225
SEID, 91
Síndrome
  da apneia obstrutiva do sono, 25, 171-175, 209
    em pediatria, 25
    fisiopatologia da, 173
    tratamento para, 209
  da explosão da cabeça, 26
  da hipoventilação central alveolar congênita, 25
  da hipoventilação/hipoxemia
    causada por distúrbios neuromusculares e da parede
      torácica, 26
    por obstrução de vias aéreas inferiores, 25
    relacionada com o sono
      ocasionada por doença parenquimatosa ou vascular, 25
  das pernas inquietas, 29
  do sono insuficiente, 29
  metabólica
    e a SAOS, 55
Somnoplastia, 219, 220, 271
Sonambulismo, 27
  e gritos, 27
  episódio de, 27
  sonhar durante o, 27
Sono
  bruxismo e, 28
  cefaleias relacionadas com o, 31
  distúrbios dissociativos relacionados com o, 28
  distúrbios do
    classificação internacional dos, 23-31
      desordem do ritmo circadiano, 26
      distúrbios do movimento, 29
      distúrbios respiratórios, 24
      hipersonias, 26
      insônias, 23
      objetivos da CIDS-2, 23
      outros distúrbios do, 30
      parassonias, 27
      sintomas isolados, variantes, 30
  epilepsia e, 31
  estágios do, 35
    sono NREM, 35
  falar durante o, 30
  induzido por propofol, 84
  mioclonia benigna do, 30
  normal e polissonografia, 33-43
  paralisia do, 28
  refluxo gastroesofágico e, 31
  REM, 27, 28, 34
    distúrbio comportamental do, 28
  sobressaltos do, 30
  teste das múltiplas latências do, 42
Sonoendoscopia
  e nasofibrolaringoscopia, 83-87
    técnica, 84
  induzida por drogas, 89-93
    achados especiais, 92
    avaliação, 92
    complicações, 90
    consequências, 92
    efeitos adversos, 90
    histórico, 89
    local e preparo, 91
    segurança, 90
    topodiagnóstico funcional, 89
    validade, 90

Splint
   palatal, 207
Substâncias esclerosantes
   injeção roncoplástica, 227-229
      complicações, 229
      histórico, 227
      indicações, 228
      resultados, 228
      técnica, 228
      tipos de, 228

T

Tabagismo
   na SAOS, 120
Terror noturno, 28
Tomografia computadorizada
   na SAOS, 78, 97
Tonsilas
   lingual, 83
   palatinas, 5, 18
Tonsilectomia bilateral, *199, 212*
   aspecto após, *194*
Traqueostomia
   no tratamento da SAOS, 2, 155
Tremor hipnagógico, 30
Tuba auditiva, 10
Túnica
   fibrosa, 16
   mucosa, 16
   muscular, 17

U

Ultraphan
   papel, 99
Uvulectomia subtotal, *200*
Uvulopalatofaringoplastia, 146, *148,* 177-187, 198, 213
   assistida por *laser*, 149, 189-192
      avaliação pré-operatória, 189
      complicações, 191
      cuidados pós-operatórios, 191
      resultados, 191
      seleção de paciente, 189
      técnicas cirúrgicas, 189
   clássica, 216
   complicações, 149, 183
      pós-operatórias, 149
   contraindicação, 148
   cuidados no pré e pós-operatório, 183
   de Woodson, 242
   indicação, 148
   técnica de Fairbanks, 179
      modificada, 180

V

Valécula
   exposição da, 238
Vias aéreas superiores
   alterações anatômicas em
      x adesão ao CPAP, 128
   alterações de
      x adesão ao CPAP, 128
   anatomia cirúrgica das, 3-21
      faringe, 16
      fossa pterigopalatina, 10
      língua, 12
      mandíbula, 8
      palato, 3
   avaliação das, 210
   aumento da resistência da, 173
   controle da permeabilidade das, 47
      alterações estruturais, 48
      competência das, 49
      parede das, 49
      tamanho das, 48, *49*
      tônus neuromuscular, *48*
   patência das, 86
   obstrução das, 92
      cirurgia excisional para obstrução retrolingual de, 231-233
         indicações, 232
         técnica cirúrgica, 232
      patogênese da, 159
Vigília
   medicamentos para promover a, 120

X

Xilocaína
   na uvulopalatoplastia, 189

W

Waldeyer
   anel de, 8
Woodson
   uvulopalatofaringoplastia de, 242

Z

Zetapalatofaringoplastia, 197-202
   complicações tardias, 198
   cuidados pré e pós-operatórios, 200
   resultados, 200
   técnica cirúrgica, 199
   tratamento das desordens respiratórias
      relacionadas com o sono, 197